世界影像学名著系列

肌肉骨骼MRI
Musculoskeletal MRI
（第3版）

原　著　Nancy M. Major • Mark W. Anderson

Clyde A. Helms • Phoebe A. Kaplan

Robert Dussault

主　审　印　弘

主　译　席一斌　周智鹏　郭　钒

副主译　林波淼　陈光祥　安天志　康晓伟

北京大学医学出版社

JIROU GUGE MRI (DI 3 BAN)

图书在版编目（CIP）数据

肌肉骨骼MRI：第 3 版 /（美）南希·M. 梅杰
(Nancy M. Major) 等原著；席一斌，周智鹏，郭钒主译. —北京：
北京大学医学出版社，2023.7
书名原文：Musculoskeletal MRI, 3rd ed
ISBN 978-7-5659-2863-5

Ⅰ.①肌… Ⅱ.①南… ②席… ③周… ④郭…
Ⅲ.①肌肉骨骼系统—影像诊断 Ⅳ.①R680.4

中国国家版本馆CIP 数据核字(2023) 第 037505 号

北京市版权局著作权合同登记号：图字：01-2022-2895

Elsevier (Singapore) Pte Ltd.
3 Killiney Road, #08-01 Winsland House I, Singapore 239519
Tel: (65) 6349-0200; Fax: (65) 6733-1817

This translation of MUSCULOSKELETAL MRI , THIRD EDITION by Nancy M. Major, Mark W. Anderson was undertaken by Peking University Medical Press and is published by arrangement with Elsevier (Singapore) Pte Ltd.
MUSCULOSKELETAL MRI, THIRD EDITION by Nancy M. Major, Mark W. Anderson由北京大学医学出版社进行翻译，并根据北京大学医学出版社与爱思唯尔（新加坡）私人有限公司的协议约定出版。

《肌肉骨骼MRI》（第3 版）（席一斌　周智鹏　郭　钒　主译）
ISBN: 978-7-5659-2863-5

注　意

本译本由Elsevier (Singapore) Pte Ltd. 和北京大学医学出版社完成。相关从业及研究人员必须凭借其自身经验和知识对文中描述的信息数据、方法策略、搭配组合、实验操作进行评估和使用。由于医学科学发展迅速，临床诊断和给药剂量尤其需要经过独立验证。在法律允许的最大范围内，爱思唯尔、译文的原文作者、原文编辑及原文内容提供者均不对译文或因产品责任、疏忽或其他操作造成的人身及/或财产伤害及/或损失承担责任，亦不对由于使用文中提到的方法、产品、说明或思想而导致的人身及/或财产伤害及/或损失承担责任。

肌肉骨骼MRI（第 3 版）

主　　译：席一斌　周智鹏　郭　钒
出版发行：北京大学医学出版社
地　　址：（100191）北京市海淀区学院路 38 号　北京大学医学部院内
电　　话：发行部 010-82802230；图书邮购 010-82802495
网　　址：http://www.pumpress.com.cn
E－mail：booksale@bjmu.edu.cn
印　　刷：北京信彩瑞禾印刷厂
经　　销：新华书店
责任编辑：冯智勇　　责任校对：靳新强　　责任印制：李　啸
开　　本：889 mm×1194 mm　1/16　印张：27.5　字数：870 千字
版　　次：2023 年 7 月第 1 版　2023 年 7 月第 1 次印刷
书　　号：ISBN 978-7-5659-2863-5
定　　价：198.00 元

版权所有，违者必究
（凡属质量问题请与本社发行部联系退换）

译者名单

主 译

席一斌　西安市人民医院（西安市第四医院）
周智鹏　桂林医学院附属医院
郭　钒　中国人民解放军空军军医大学西京医院

副主译

林波淼　南方医科大学珠江医院
陈光祥　西南医科大学附属医院
安天志　贵州医科大学附属医院
康晓伟　西安市人民医院（西安市第四医院）

译 者（按姓氏笔画排序）

王　懿　中国人民解放军总医院第一医学中心
王彩丽　平凉市灵台县人民医院
尹训涛　广州市妇女儿童医疗中心
田海军　上海交通大学医学院附属第九人民医院
刘　艳　西安宝石花长庆医院
刘　豹　西安市人民医院（西安市第四医院）
刘　康　中国人民解放军联勤保障部队第九四〇医院
刘　寒　西南医科大学附属医院
刘倩倩　川北医学院附属医院
齐　菲　西安市人民医院（西安市第四医院）
李　军　西安市人民医院（西安市第四医院）
李振武　西安市人民医院（西安市第四医院）
杨心悦　南方医科大学珠江医院
杨新官　桂林医学院附属医院
吴旭莎　西安市人民医院（西安市第四医院）
何　洋　贵州医科大学附属医院
张　卫　桂林医学院附属医院
张　峰　西安市人民医院（西安市第四医院）
张雪梅　贵州省人民医院
郑　婷　西南医科大学附属医院
胡文鐘　中国人民解放军空军军医大学西京医院
胡培铅　南方医科大学珠江医院
贺　蓓　西安市人民医院（西安市第四医院）
徐世昌　佛山市顺德区第三人民医院（佛山市顺德区北滘医院）
徐永强　中国人民解放军空军军医大学西京医院
蔡　旭　永州职业技术学院附属医院

原著者

Nancy M. Major, MD

Professor of Radiology and Orthopedics
Division of Musculoskeletal Imaging
University of Colorado School of Medicine
Aurora, Colorado

Mark W. Anderson, MD

Professor of Radiology and Orthopaedic Surgery
Harrison Distinguished Teaching Professor of Radiology
University of Virginia
Charlottesville, Virginia

Clyde A. Helms, MD

Durham, North Carolina

Phoebe A. Kaplan, MD

Niwot, Colorado

Robert Dussault, MD

Niwot, Colorado

译者前言

由于人口增长和老龄化，患有肌肉骨骼疾病的人数在迅速增加。疾病严重限制患者的行动能力和灵活性，导致他们提前退休、生活质量降低和参与社会活动的能力降低。肌肉骨骼疾病是全球致残的主要原因，且因其导致的残疾率还在持续增加，预计在未来几十年内仍将继续增加。肌肉骨骼疾病包括150余种影响运动系统的疾病，其涵盖范围从急性损伤（如骨折、扭伤和拉伤）到功能持续受限和残疾等终身疾病。肌肉骨骼疾病的典型特征是疼痛（通常是持续疼痛）以及行动能力、灵活性和总体功能受限，工作能力降低。

近年来，随着影像技术的长足发展，MRI在肌肉骨骼系统疾病诊断中发挥着越来越重要的作用。由 Major 和 Anderson 等主编的《肌肉骨骼MRI》（第3版）是内容非常翔实的一本专业读物，包含了基于解剖部位的各种肌肉骨骼疾病的扫描技术和影像特点总结，涵盖了日常工作中常见病及部分罕见病的最新信息，内容新颖、全面，数据来源可靠，具有很好的临床指导意义。每一章节针对具体病例，均给出典型、清晰的图片和言简意赅的解析，并且较上一版本有了更多病例和图片的更新，以保证时效性。该书具有重要的实践价值，适合于影像科专业人员学习，对非放射专业的骨科、疼痛科、运动医学工作者也有一定参考价值。我们相信，本书对于促进我国肌肉骨骼疾病MRI诊疗水平会起到重要推动作用。

本书诸位主译长期从事临床工作，具有扎实的理论基础和丰富的临床实践经验，参与本书翻译的其他译者也都是长期在临床一线从事医疗工作的中青年骨干，他们熟悉肌肉骨骼疾病的临床诊断和前沿进展，对本书的翻译均倾注了大量心血。由于水平及时间所限，不足之处在所难免，恳请同行批评指正。

席一斌

献　词

献给 Austin，您的支持和幽默帮助我完成了这本书。献给我的父母，永远感谢您们的爱和支持。

致我亲爱的朋友和合著者 Mark，您的合作和耐心在本书中是无价的。还有 Kenneth，永远感谢您。

感谢住院医师和同事们，是您们帮助我成为了一名更好的放射科医生，使我的工作变得有价值。

感谢 Nancy，您的不懈努力使这本书有了很大的提升。还有 Amy，您坚定的爱和无限的耐心使我成为了更好的人。

——Nancy M. Major

——Mark W. Anderson

原著前言

自 2001 年本书第 1 版出版以来，肌肉骨骼 MRI 领域发生了巨大变化。在每个解剖部位都发表了新的论著，并开发了新的成像技术。尽管我们试图在当前版本中融入这些新成果，但我们在阐述基础知识时仍然坚持最初的准则，即"少即是多"。因此，我们决定不让这本著作的篇幅急剧增加。在新版本中每一章都有重要的更新，增加了许多新的图片，并且用一些新技术相关的示例替代原有的图片。同时，文字描述也已经更新，以反映当前的研究和实践进展。

《肌肉骨骼 MRI》（第 3 版）的编著工作使我们在实践和教授肌肉骨骼 MRI 诊断方面有了进一步提高，我们相信这本著作也将有助于提高每位读者的临床技能。

Nancy M. Major, MD

Mark W. Anderson, MD

目　录

第1章　肌肉骨骼MRI的基本原理　1

优质影像由哪些因素决定　1

减少运动　1

信号与分辨率　2

组织对比　4

脉冲序列　4

脂肪饱和　9

钆剂　10

MR关节造影　12

肌肉骨骼组织　14

骨　14

正常表现　14

最有价值序列　14

不足　14

关节软骨　14

正常表现　14

最有价值序列　14

纤维软骨　15

正常表现　15

常用序列：半月板　15

不足　15

常用序列：关节盂或盂唇　16

肌腱和韧带　16

正常表现　16

最有价值序列　16

不足　16

肌肉　16

正常表现　16

常用序列　16

滑膜　16

正常表现　16

常用序列　16

不足　17

应用　17

推荐阅读　20

第2章　骨髓　21

骨髓如何扫描　21

正常的骨髓解剖和功能　21

骨小梁　22

红骨髓　22

黄骨髓　22

骨髓转化　22

正常红骨髓的变化　22

骨髓的正常MR表现　23

黄骨髓　24

红骨髓　24

骨髓的不均质性　25

骨髓病理学　25

骨髓增生性疾病　25

骨髓替代疾病　32

骨髓耗竭　37

骨髓水肿（充血和缺血）　39

其他骨髓疾病　42

推荐阅读　48

第3章　肌腱与肌肉　50

肌腱如何扫描　50

正常肌腱　50

解剖学　50

正常肌腱的MR表现　51

异常肌腱　52

变性　52

腱鞘炎　52

肌腱撕裂　53

肌腱半脱位/脱位　54

其他肌腱病变　55

肌肉如何扫描　59

正常肌肉　59

MR表现　59

肌肉异常　59

肌肉创伤　60

间接肌肉损伤　60

直接肌肉损伤 63
其他损伤 66
炎性肌病 70
化脓性肌炎 70
坏死性筋膜炎 70
特发性炎症性多肌病 71
原发性肌肉疾病 72
营养不良与肌病 72
去神经支配 72
肿瘤 74
其他肌肉异常 75
横纹肌溶解 75
肌肉缺血 75
副肌 77
放疗、手术、化疗 78
推荐阅读 78

第4章 外周神经 80
神经如何扫描 80
正常和异常 80
背景 80
正常解剖及MR表现 80
异常的神经 81
创伤性神经损伤 83
神经肿瘤 84
压迫性神经病变和卡压综合征 87
其他神经异常 89
推荐阅读 91

第5章 肌肉骨骼感染 92
肌肉骨骼感染如何扫描 92
骨髓炎 92
术语定义 93
感染途径 95
血源播散 95
毗邻蔓延 95
直接侵入 97
骨髓炎MR表现 97
急性骨髓炎 97
亚急性骨髓炎 98
慢性骨髓炎 98
软组织感染 100
蜂窝织炎 101
化脓性腱鞘炎和化脓性滑囊炎 101

化脓性肌炎（感染性肌炎） 101
坏死性筋膜炎 102
化脓性关节炎 104
其他疾病与原因 105
异物 105
慢性复发性多灶性骨髓炎 105
AIDS 106
糖尿病足感染 107
推荐阅读 110

第6章 关节炎与软骨 111
关节炎和软骨如何扫描 111
类风湿关节炎 111
强直性脊柱炎 112
痛风 112
二水焦磷酸钙沉积症 114
血友病 116
淀粉样蛋白 116
肿瘤 116
滑膜软骨瘤病 117
色素沉着绒毛结节性滑膜炎 118
游离体 118
软骨 119
总结 122
推荐阅读 123

第7章 肿瘤 124
肌肉骨骼系统肿瘤的分期 124
分期原则 124
分级 124
病灶范围 125
转移 125
成像原理 125
骨肿瘤 125
软组织肿瘤 125
MR图像的重要特征 125
肿瘤治疗后评价 127
化疗后 127
术后及放疗后 128
肿瘤如何扫描 129
图像判读方法 131
一般原则 131
骨病变 131
特异性表现 132

软组织肿瘤 138
　一般原则 138
　特异性表现 138
推荐阅读 147

第8章　骨创伤 148
骨创伤如何扫描 148
　解剖学 148
　骨创伤概述 149
　影像学选择 149
急性骨创伤 149
　撞击性损伤 149
　　挫伤 149
　　挫伤类型 150
　　X线隐匿性骨折 150
　撕脱性损伤 150
　　常见部位 151
　　MR表现 152
重复性创伤 152
　衰竭骨折 153
　　MR表现 154
　疲劳性骨折 157
　　MR表现 157
　　MR表现分级系统 157
　慢性撕脱性损伤 158
　　胫痛症候群（小腿夹板征）158
　　内收肌插入性撕脱综合征（大腿
　　　夹板征）160
　　创伤后骨溶解 160
未成熟骨创伤 160
　骨骺分离 160
　创伤后骺板骨桥 161
　撕脱骨折 162
鉴别诊断 162
　骨骺/软骨下骨髓水肿 162
　疲劳性骨折与肿瘤 163
剥脱性骨软骨炎 163
推荐阅读 166

第9章　颞下颌关节 168
颞下颌关节如何扫描 168
正常颞下颌关节 168
　骨性结构 168
　关节盘 168

颞下颌关节异常 169
　关节结构紊乱病 169
　关节结构紊乱病和退行性变的MR表现 171
推荐阅读 171

第10章　肩关节 173
肩关节如何扫描 173
肌腱和喙肩弓 174
　正常解剖 174
　　肌腱 174
　　喙肩弓 176
　肩关节撞击 179
　　病因 179
　　撞击的影响 181
　肌腱撕裂、退行性变和脱位 182
　　冈上肌 182
　　肱二头肌长头肌腱 185
　　冈下肌和小圆肌 187
　　肩胛下肌 188
　　严重肩袖撕裂 189
　肩袖间隙异常 190
不稳 191
　与不稳有关的解剖结构 192
　　肩关节囊 192
　　盂肱韧带 192
　　盂唇 193
　正常盂唇变异 193
　与不稳相关的病变 194
　　肩关节囊 195
　　盂肱韧带 197
　　骨质 197
　　盂唇 198
　非不稳定性盂唇病变 200
　　SLAP损伤 200
　　盂旁囊肿 203
　　GLAD损伤 203
术后肩关节 205
　撞击和肩袖手术 205
　针对不稳定的手术 205
其他关节囊、滑囊、肌腱异常 206
　粘连性肩关节囊炎 206
　滑膜囊肿 206
　钙化性肌腱炎和滑囊炎 206
　喙突下滑囊炎 206

神经异常　207
　　肩胛上神经卡压　207
　　四边孔综合征　208
　　Parsonage-Turner综合征　209
骨质异常　209
　　创伤后锁骨溶骨改变　209
　　隐匿性骨折　209
　　缺血性坏死　211
　　肿瘤　213
软组织异常　213
　　良性和恶性肿瘤　213
　　胸肌损伤　213
推荐阅读　215

第11章　肘关节　220
肘关节如何扫描　220
正常和异常　221
　　骨骼　221
　　　正常关系　221
　　　骨病　221
　　韧带　223
　　　桡侧副韧带复合体　223
　　　尺侧副韧带复合体　225
　　　滑膜皱襞　227
　　肌肉和肌腱　227
　　　前侧　227
　　　后侧　229
　　　内侧　230
　　　外侧　231
　　神经　232
　　　尺神经　233
　　　正中神经　234
　　　桡神经　235
　　关节疾病　235
　　　关节病变/游离体　235
　　　肿块　236
　　　肱骨内上髁淋巴结肿大　236
　　　滑囊　237
推荐阅读　238

第12章　腕关节与手　241
腕关节与手如何扫描　241
正常和异常　242
　　韧带　242

　　　固有韧带　242
　　　外源性韧带　245
　　三角纤维软骨复合体　246
　　　三角纤维软骨　246
　　　尺桡韧带　248
　　　关节盘同系物　248
　　　尺侧腕伸肌　248
　　　尺侧副韧带（腕部）　249
　　拇指尺侧副韧带　249
　　　正常拇指尺侧副韧带　249
　　　猎场看守人拇指（又名滑雪者指）　249
　　肌腱　250
　　　正常解剖　250
　　　肌腱异常　251
　　腕管　255
神经　255
　　正中神经　255
　　　纤维脂肪瘤性错构瘤　257
　　尺神经　258
骨结构　259
　　正常关系　259
　　骨异常　260
肿瘤　264
　　骨性病变　264
　　软组织病变　265
关节炎　267
　　滑膜囊肿　267
感染　268
推荐阅读　269

第13章　脊柱　271
脊柱如何扫描　271
正常和异常　272
　　退变　272
　　　椎间盘老化和退化　272
　　　骨退行性改变　282
　　脊柱腔狭窄　285
　　　椎管狭窄　286
　　　椎间孔狭窄　286
　　术后改变　288
　　　无并发症的术后MR　288
　　　失败的腰椎手术　290
　　炎性改变　291
　　　椎间盘炎　291

硬膜外脓肿　292

蛛网膜炎　292

强直性脊柱炎　293

创伤性改变　295

峡部裂与椎体滑脱　295

椎间盘骨内疝　296

严重创伤　297

脊柱骨肿瘤　302

良性骨肿瘤　302

恶性骨肿瘤　304

椎管内病变　305

硬膜外间隙　305

硬膜内间隙　308

脊髓病变　312

脊髓拴系　314

推荐阅读　316

第14章　髋关节与骨盆　322

髋关节与骨盆如何扫描　322

正常和异常　323

骨性结构　323

正常骨性结构　323

骨的血管异常　324

骨折　328

滑膜疝凹　332

骨肿瘤　332

软组织　334

肌肉和肌腱异常　334

神经　336

滑囊　337

软组织肿瘤　339

关节　339

正常圆韧带　339

髋臼盂唇　339

正常关节软骨　341

异常关节软骨　341

股骨髋臼撞击　342

炎症性关节炎　343

退行性关节病　344

发育性髋关节发育不良　344

关节内"肿瘤"（滑膜病变）　345

髋关节置换术影像评价　346

推荐阅读　347

第15章　膝关节　350

膝关节如何扫描　350

正常和异常　351

半月板　351

正常表现　351

异常表现　352

撕裂　353

囊肿　356

盘状半月板　356

不足　361

韧带　363

前交叉韧带　363

后交叉韧带　366

内侧副韧带　367

外侧副韧带复合体　368

髌骨　370

滑膜皱襞　371

髌腱　372

脂肪垫撞击　373

滑囊　373

腘窝囊肿（Baker囊肿）　373

髌前滑囊　374

鹅足滑囊（Pes anserinus滑囊）　375

半膜肌-胫侧副韧带滑囊　375

内侧副韧带（MCL）滑囊　375

骨　376

软组织　377

软骨　377

推荐阅读　378

第16章　足和踝　381

足和踝如何扫描　381

正常和异常　382

肌腱　382

后踝肌腱　382

跟腱和跖肌腱　382

内踝肌腱　385

胫骨后肌腱　386

趾长屈肌腱　387

蹞长屈肌腱　387

外踝肌腱　388

腓骨肌腱　388

前踝肌腱　392

胫骨前肌腱　392

踝关节韧带　392
　内踝韧带　393
　外踝韧带　395
各类炎性病变　396
　踝关节前外侧撞击综合征　396
　跗骨窦综合征　397
　足底筋膜炎　401
神经异常　401
　跗管综合征　401
　莫顿神经瘤　403
骨异常　406
　跗骨联合　406

副骨和籽骨　406
骨折　407
　足和踝骨坏死　409
　骨肿瘤　410
骨髓水肿综合征　411
软组织肿瘤　412
　良性　412
　恶性　414
　软组织肿瘤样病变　414
糖尿病足　415
异物　417
推荐阅读　419

第 1 章　肌肉骨骼 MRI 的基本原理

目录

优质影像由哪些因素决定
  减少运动
  信号与分辨率
  组织对比
    脉冲序列
    脂肪饱和
    钆剂
MR 关节造影
肌肉骨骼组织
  骨
    正常表现
    最有价值序列
    不足
  关节软骨
    正常表现
    最有价值序列
  纤维软骨
    正常表现
    常用序列：半月板
    不足
    常用序列：关节盂或盂唇
  肌腱和韧带
    正常表现
    最有价值序列
    不足
  肌肉
    正常表现
    常用序列
  滑膜
    正常表现
    常用序列
    不足
应用
推荐阅读

虽然解释磁共振成像（magnetic resonance imaging, MRI）并不要求一定要对核物理有深刻理解，但如果不了解怎样获得磁共振图像以及怎样提高图像质量，只是被动地阅读 MRI 也是不合适的。放射科医生应该对获取优质图像的基本原理有深刻的认识。本章主要介绍获取高质量图像的决定因素，以及所有 MR 机型都适用的基本原理。

每台磁共振设备都有所不同，临床使用的 MR 设备场强范围从 0.2 T（特斯拉，Tesla）至 3.0 T 不等。并且，每个厂家对它的硬件、软件和扫描参数都有自己特定的描述方式。与技师或物理师一起详细了解设备的细节是非常有必要的。如果你对 MR 物理方面的知识有兴趣，可以阅读相关论文或书籍，本书中所涉及的此项内容较少。

优质影像由哪些因素决定

减少运动

运动是影响 MR 质量最重要的因素之一（图 1.1），可由多种情况导致，例如心脏搏动、肠蠕动和呼吸运动。对于肌骨相关的 MR 检查而言，肢体运动通常是由于患者不舒适而导致的，因此患者检查的舒适度是首要条件。任何运动都会严重破坏图像质量，从而把其他所有成像参数优化的努力付之一炬。

患者的舒适度由其所处的体位所决定，应尽一切努力使患者感到舒适。例如，当患者仰卧时，可将枕头放在膝关节下方或在压力点处提供衬垫，以减轻背部的压力。在患者处于舒适姿势的同时也可以使用一些被动约束物（例如胶带、泡沫橡胶或沙袋）来最大限度地固定住检查部位。除了上述措施外，还可以通过听音乐来缓解焦虑。对于有幽闭恐惧症的患者则需要使用短效镇静剂。

患者运动的另一原因是检查时间过长，因此通过优化扫描方案来减少扫描时间也是非常必要的。优化后的成像序列，可以在尽可能短的时间内完成必要的扫描，从而提高患者的依从性和技术人员的效率，最大化设备的使用效率。标准化扫描方案也减少了扫描过程中诊断医生对图像质量的监督需求，同时也有利于医生对图像的判读，因为诊断医生每

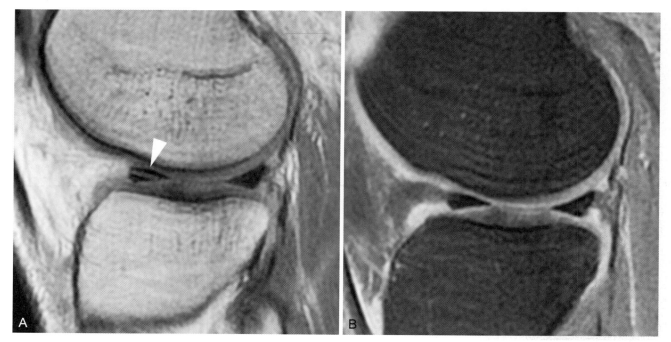

· **图 1.1   运动伪影。A**，膝关节矢状位质子密度加权图像。外侧半月板前角线性高信号（箭头）提示撕裂，局部有明显的运动伪影。**B**，矢状位脂肪饱和质子密度加权图像。运动伪影也降低了其图像质量，但证实半月板是完整的，半月板内异常信号由运动伪影所致

次看到的解剖结构都是使用相同序列在相同成像平面中完成的。

信号与分辨率（表1.1）

信号是磁共振信息在图像上的一个反映。虽然影响图像质量的其他因素很重要，但是如果图像信号差（即"噪声大"），即使是最好的影像诊断医师也无法对其进行判读（图1.2）。

图像由体素（体积最小单元）构成，每个体素对应被检个体的一小部分组织。体素是由层厚、视野、矩阵（图像网格中的方格数）来共同决定的（图1.3）。因为信号与每个体素内共振的质子数成正比，所以信号会随着体素大小的增加而增加（图1.4）。增加层厚或视野（field of view，FOV），或者减小矩阵（减少图像的方格数量从而增加体素的体积）将增加信号强度。

影响信号的另一个因素是信号采集的次数（也称为信号平均次数或激励次数）。信号平均次数为2表示每个体素中质子产生的信号被采集2次，从而使成像时间加倍，但信噪比只增加2的平方根倍。因此，这种增加信号的方法相对低效。

最后，如果扫描层面靠得过近而引发"串扰"现象，会对信号产生不利影响。当获取某一层面信息时，来自相邻层面的一些信息会进入其中形成干扰因素，从而导致噪声增加。这一现象在T2加权序列中尤为明显，通过在层面之间插入"间隔"（一小部分组织未成像），可减轻这种影响，从而降低噪声并增强信号。常用的层间隔范围是层厚的10% ~ 25%。层间隔越大，未成像组织的数量越多，丢失小病变的可能性也越大。

不同的磁共振设备厂家，都有自己特定的序列来消除运动伪影、搏动伪影和串扰伪影。特别是当患者出现焦虑或不能控制的痉挛时，这些特定的序列就派上用场了。

以上讨论了几种改善图像信号的方法（也称为增加信噪比），还需要注意影响图像质量的第二个主要因素：分辨率。分辨率是区分最小物体的能力。鉴于肌骨系统的成像对象通常为相对较小的结构，故分辨率在大多数肌肉骨骼成像中至关重要。

表 1.1	信号和分辨率：正确权衡	
↑信号 / ↓分辨率		**↑分辨率 / ↓信号**
↑ 层厚		↓ 层厚
↑ 视野		↓ 视野
↓ 图像矩阵		↑ 图像矩阵

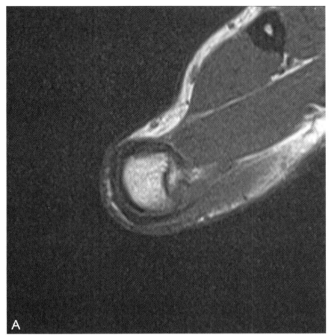

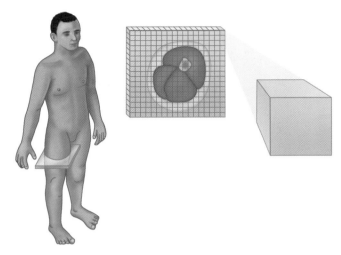

· 图 1.3　图像体素。简图所示大腿近端轴位 MR 图像矩阵和一个单独体素

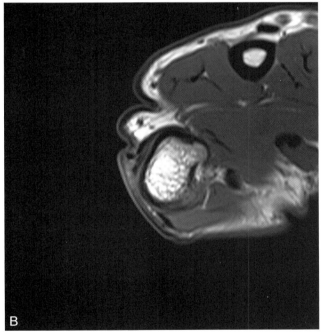

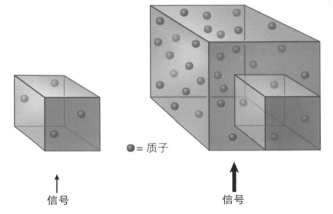

●= 质子

信号　　　　　信号

· 图 1.4　体素大小与信号。信号与体素内的质子数成正比，因此，在较大的成像体素中，质子数量更多，信号也更高

· 图 1.2　图像噪声与表面线圈。A，用四肢相控阵线圈获得的拇指轴位 T1 加权图像质量很差，主要因为图像噪声很大。B，随后用腕关节表面线圈获得的同一平面轴位 T1 加权图像质量显著改善，信噪比提高

另外，线圈的合理选择，会对这个权衡有帮助。

　　磁共振图像的形成是基于线圈接收到组织内质子共振的信号。正如说话者离你越近越容易听到其声音一样，接收线圈离目标组织越近，信号越好，噪声越低。

　　在 MR 检查时，应尽可能使用最小的线圈来产生最大的信号。放置在身体检查部位或附近的线圈称为表面线圈，它产生的信号明显优于体线圈。选择线圈时必须考虑其大小，线圈必须能够从长度和深度上检测到整个目标组织产生的信号。对于表面线圈，其有效深度大约等于线圈直径或宽度的一半，超出此距离，信号便开始下降，表现为图像中局部区域信号下降。为避免此问题，在四肢经常使用所谓的容积线圈，它们环绕手臂或腿部，使整个目标组织产生均匀的信号。现在，大多数线圈采用相控

　　正如生活中"有得必有失"一样，MR 成像中也没有"免费的午餐"，任何旨在提高分辨率的措施都会使信号降低。减小体素的大小（通过减小层厚，缩小视野或增加成像矩阵）虽然可以提高分辨率，但同时也减少了每个体素中的质子数量从而使信号降低（表 1.1）。因此，在设计扫描方案时，始终需要在信号最大化与分辨率最优化之间进行权衡（图 1.5）。

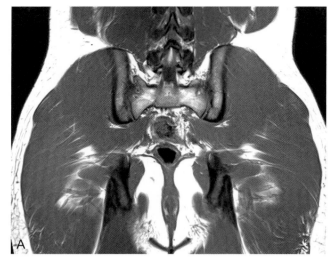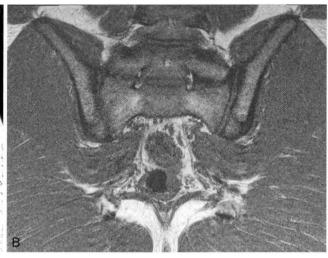

· 图 1.5　图像噪声和分辨率：视野的影响。A，冠状位 T1W 大视野骨盆图像。注意其良好的信噪比。B，使用相同的线圈，但视野较小。该图像的分辨率实际比 A 图像中的分辨率高，但由于其图像噪声增加，整体图像质量较差

阵设计，相控阵线圈由串联排列的几个较小的线圈组成，可获得来自每个小线圈和被这些线圈覆盖的每部分组织的最大信号。表面线圈通常能获得足够多的信号，并可以使用高分辨率成像参数。选择合适的线圈对于获得丰富的信号和高分辨率图像至关重要。

组织对比

计算机断层扫描（computed tomography，CT）和磁共振成像（MRI）均能进行高分辨率扫描，但是 MR 良好的软组织对比度（能够根据其信号强度区分组织类型的能力）使其与众不同。CT 图像是基于组织的 X 射线衰减特性，而 MR 图像中的软组织对比度与组织内共振质子的差异有关。脂肪中的质子与液体中的质子不同，可以通过改变 MR 序列的成像参数，使这种组织特性差异被突显出来，称为磁共振加权图像。可以根据各种序列上的信号强度来区分不同的组织。MR 图像上的组织信号强度应描述为相对强度（例如：相对于肌肉呈高信号），因为 MR 图像的灰度值不像 CT 图像那样是可以定量测量，而是相对于图像上最亮的体素对比而获得的灰度值。

脉冲序列（表 1.2 和表 1.3）

单次扫描选择的特定成像参数的集合称为脉冲序列。常规的肌肉骨骼检查一般采用 3~6 个不同序列获得不同解剖断面的图像。序列有不同的类型，每个序列都有各自的优点和缺点。为了不让读者混淆，在以下讨论中，括号中提供了每个脉冲序列的常用成像参数，并在表 1.3 中进行了总结。

自旋回波序列

传统的自旋回波脉冲序列包括 T1 加权（T1W）、T2 加权（T2W）和质子密度加权（PDW）序列（见表 1.3）。

T1　T1W［重复时间（repetition times，TR）< 800 ms；回波时间（echo times，TE）< 30 ms］被认为是"短 TR、短 TE"序列。脂肪和亚急性期出血在该序列图像上呈高信号（图 1.6）。蛋白液（如脓肿或神经节囊肿中的液体）可能呈中等或高信号，具体取决于蛋白质含量。其他大多数软组织在 T1W 图像上呈中等到低信号强度，并且液体信号更低（相对于肌肉或椎间盘呈低信号）（图 1.7 和表 1.4）。T1W 图像适用于显示解剖平面、骨髓结构、肿块内脂肪含量以及亚急性出血。T1W 序列还可用于评估经静脉内注射钆喷酸葡胺（Gadolinium-DTPA，Gd-DTPA）后组织的增强情况（请参阅本章后面部分）。

T2　T2W（TR > 2000 ms；TE > 60 ms）被认为是"长 TR、长 TE"序列。T2W 图像上的液体呈高信号（见图 1.7）。同样在大多数病理情况下（例如肿瘤、感染、损伤），由于其液体含量增加，通常会在 T2W 图像上表现为高信号。T2W 图像上的脂肪呈高信号，但其亮度低于 T1W 图像，并且肌肉也呈中等强度信号。传统的自旋回波序列在过去一直是大多数成像方案中不可或缺的部分，但是由于其成像时间较长，如今已很少使用，已被快速自旋回波（fast

表 1.2 脉冲序列：优点和缺点

序列	优点	缺点
快速自旋回波（FSE，fast spin echo）		
T1 加权	利于显示解剖细节、脂肪、亚急性期血肿和骨髓病变，具有脂肪饱和的 T1 加权可用于 Gd-DTPA 增强	对软组织水肿和其他 T2 加权敏感病变的检测能力较差，对骨髓病变的检出力不及 STIR 或运用了脂肪饱和技术的 FSE-T2 加权敏感
质子密度加权（PDW）	利于显示解剖细节、半月板病变	当不结合脂肪饱和时，对液体和骨髓病变的检出能力较差
T2 加权	利于检测液体和许多病理改变，当与脂肪饱和技术相结合时对骨髓病变的检测敏感，适用于体内有金属植入的患者（↓磁敏感效应）	当不结合脂肪饱和技术时，对骨髓病变的检测较差
梯度回波（gradient echo）		
T2* 加权	利于显示纤维软骨（半月板，盂唇）、游离体和出血（↑磁敏感效应） 三维成像	在高场强时对骨髓病变和金属植入物（由于磁敏感效应产生的伪影↑↑）检测能力较差
短时翻转恢复（STIR）	骨髓和软组织病变	不适用于 Gd-DTPA 增强

表 1.3 脉冲序列：成像参数（或"通过成像参数怎样识别序列"）

序列	重复时间 TR (msec)	回波时间 TE (msec)	反转时间 TI (msec)	翻转角 FlipAngle (°)	回波链长度 ETL
T1	≤800	≤30	N/A	90	N/A
PD	≥1000	≤30	N/A	90	N/A
FSE T2	≥2000	≥50	N/A	90	2 ~ 16
FSE STIR	≥2000	≥30	120 ~ 180	180 → 90	2 ~ 16
GRE T1	可变	≤30	N/A	70 ~ 110	N/A
GRE T2*	可变	≤30	N/A	5 ~ 20	N/A

ETL, echo train length; *FSE*,fast spin echo; *GRE*,gradient echo; *TE*,echo time; *TI*, inversion time; *TR*, repetition time.
N/A, not applicable, 不适用

spin echo, FSE 或 turbo spin echo, TSE）序列所取代。

质子密度（proton density, PD） PD（TR＞1000 ms；TE＜30 ms）被认为是"中等 TR、短 TE"序列，也称为自旋密度。其图像代表了 T1 和 T2 权重的混合，其对比度主要与组织中氢质子数量有关。该序列图像也能提供良好的解剖细节，但由于其为中等加权，因此组织总体对比度相对较低（见图 1.7）。

快速自旋回波（fast spin echo, FSE）

快速自旋回波（FSE），也称为涡轮自旋回波，与传统的自旋回波相比，可以更快地获取图像。当使用常规自旋回波技术获取一个样本时，FSE 可以采集几个样本（图 1.8）。节省的时间与采集次数（也称为回波链长度）成正比。若获得同样的信息量，回波链长度为 4 的 FSE 序列用时是常规自旋回波序列的 1/4。总成像时间的缩短也减小了扫描时患者运动的可能性。另外，节省的时间可用于获取其他信号以增加图像的信号强度。FSE 序列常被用于骨骼肌肉成像。

该技术也具有一些缺点。首先，在 FSE-PDW 和 T2W 图像上，脂肪的信号强度仍然很高。由于在这些图像上脂肪和液体的信号强度相似，因此皮下脂肪或骨髓内的病变可能会被掩盖。这个问题可以通过结合脂肪饱和技术来解决（参见本章后面的内容）（图 1.9）。

其次，FSE 技术会导致组织边缘的模糊，尤其是当使用长回波链（回波链长度＞4）获取 PDW 图像时。尽管期望使用更长的回波链来缩短成像时间，但与之相关的组织模糊程度增加会导致某些类型的病灶漏诊，例如膝关节半月板撕裂（图 1.10）。

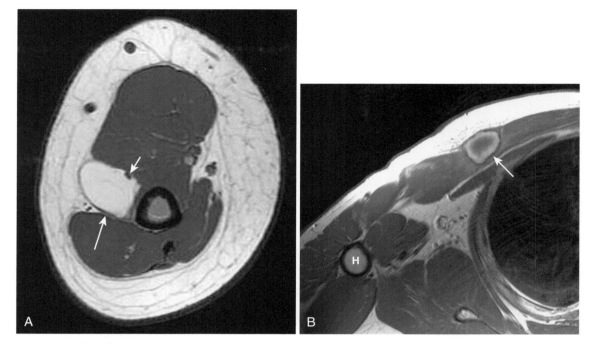

· **图 1.6　T1 加权图像：高信号强度组织。A，**上臂轴位 T1W 图像。注意高信号皮下脂肪和肱二头肌与肱三头肌之间的肌间脂肪瘤（长箭号），肿块部分包绕桡神经（短箭号）。**B，**右侧腋窝轴位 T1W 图像。55 岁男性，玩飞盘高尔夫时感觉到"撕裂"声，右侧胸大肌内境界清楚的肿块。注意该亚急性期血肿（箭号）边缘呈环形高信号。肱骨（H）

反转恢复（inversion recovery, IR）

以前称为短时反转恢复（short tau inversion recovery, STIR）成像。反转恢复（TR＞2000 ms；TE＞30 ms；TI=120～180 ms）是一种脂肪饱和技术，可显著降低脂肪的信号强度并明显增加液体和水肿的信号（图 1.11）。因此，反转恢复序列是检测大多数软组织和骨髓病变的极其敏感的技术。大多数肌肉骨骼的扫描方案中会使用 FSE-STIR 序列。FSE-STIR 序列克服了以前常规 STIR 序列成像时间长、层数少以及信号弱的缺点。在本书的其余部分，当使用术语 STIR 时，除非特别说明，指的均是FSE-STIR。实际上，FSE-STIR 成像在许多方面等效于结合频率选择脂肪饱和技术的 FSE-T2W 序列（请参阅本章后面部分），并且临床上也交替地使用这两种序列。与频率选择脂肪饱和技术相比，STIR 成像上的脂肪抑制得更均匀一致（请参阅本章后面部分）。

梯度回波（gradient echo, GRE）

最初开发梯度回波系列（TR 不定；TE＜30 ms；翻转角 =10°～80°）的目的是为了比传统自旋回波技术能更快地获得 T2W 图像。顾名思义，梯度回波和自旋回波脉冲序列以不同的方式获取图像。因此，

尽管在梯度回波 T2W 图像（T2*W）和 FSE-T2W图像上液体呈高信号，但其他组织的表现在两个序列上则有所不同。韧带和关节软骨（纤维软骨结构，如膝关节半月板和盂唇）在梯度回波序列中显示得很好。但是，其他软组织之间的对比度显示相对较差。

梯度回波可以用于二维（2D）及三维（3D）成像。在 3D 成像中，一次可获取扫描范围内整个组织的信号，并且扫描层厚非常薄（＜1 mm）可满足等体素标准（体素各维度尺寸相等）（图 1.12）。该技术可实现高分辨率成像，在评估微小的结构（例如腕关节韧带）时特别有用。3D 序列扫描获得的数据可以重建出任何平面的图像，而分辨率不会显著降低（图 1.13）。尽管大多数 3D 序列需要相对较长的成像时间（可能会有运动伪影），但是如果重建的图像质量足够好，则可以省略其他扫描序列，从而减少整体扫描时间的影响。

梯度回波序列的一个重要特征是对磁敏感效应的高度敏感性。这是指在磁性相差很大的组织（例如金属和软组织）之间的界面处的信号丢失。这一特性对检出微小出血灶非常有利，因为在梯度回波序列图像上组织内血红蛋白降解产物的磁敏感效应很明显（图 1.14）。同样，由于磁敏感性效应，这些序列也可用于检测游离体和软组织内的气体。

·图1.7　**液体信号强度。A**，颈椎 T1W 矢状位图像。脑脊液相对于椎间盘呈较低的信号强度。**B**，颈椎质子密度加权矢状位图像。液体相对于椎间盘呈稍高信号强度。**C**，颈椎快速自旋回波 T2W 矢状位图像。液体相对于椎间盘呈明显高信号，注意 C5/6 椎间盘突出使该处的脊髓受压变形（箭号）。**D**，颈椎矢状位 STIR 图像。脑脊液相对于椎间盘仍然呈高信号，注意脂肪信号的广泛抑制

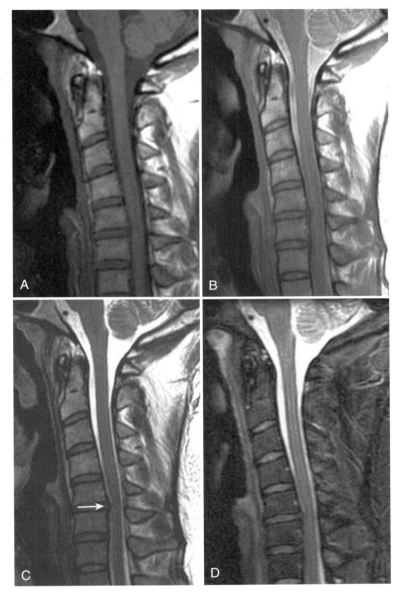

表 1.4	组织信号强度：T1 和 T2	
	T1	T2
脂肪	↑↑	↑
亚急性期血肿	↑↑	↑↑
富含蛋白质的液体	↑	↑↑
液体	↓	↑↑
纤维组织 / 瘢痕	↓	↓ 或 ↑
皮质骨	↓↓	↓↓
慢性出血 / 含铁血黄素	↓↓	↓↓
空气	↓↓	↓↓

↑，信号比肌肉高；↓，信号比肌肉低

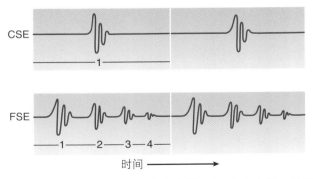

·图1.8　**常规（CSE）与快速自旋回波脉冲序列**。该图显示了 FSE 序列的效率，FSE 序列在传统的自旋回波技术的一个重复时间内获得了 4 个回波

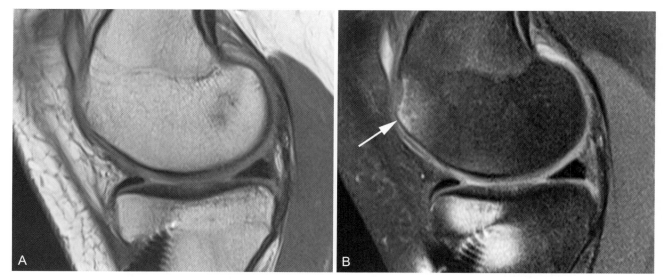

• **图 1.9   脂肪饱和效应。A，**膝关节矢状位快速自旋回波（FSE）-PDW 图像。前交叉韧带重建术后胫骨螺钉周围有一些伪影，但没有骨髓挫伤的征象。**B，**矢状位 FSE-PDW 并脂肪饱和技术。图像显示了股骨内侧髁的前部局灶性高信号骨挫伤（箭号），注意胫骨螺钉附近的脂肪饱和不完全

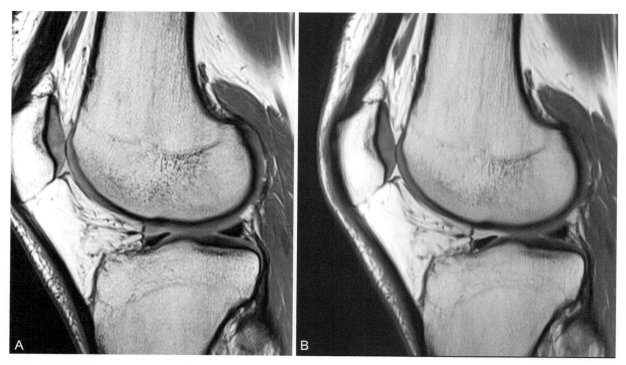

• **图 1.10   模糊伪影：FSE-PDW。**膝关节矢状位 FSE 质子密度加权图像：**A** 图及 **B** 图的回波链长度（ETL）分别为 5 和 21，使用更长的 ETL 获得的图像模糊程度增加

相反地，磁敏感效应的缺点包括脊柱成像中高估了骨赘的大小，并且在骨小梁未破坏时会漏掉骨髓病变，因为在骨小梁与骨髓脂肪之间交界处的磁敏感伪影掩盖了相关的水肿（见图 1.11）。磁敏感效应也会对体内有金属移植物的患者造成影响，因为其伪影会遮挡邻近的正常组织。而 FSE 序列受磁敏感效应影响小，适用于既往有手术史的患者，特别是有金属植入物的患者（图 1.15）。

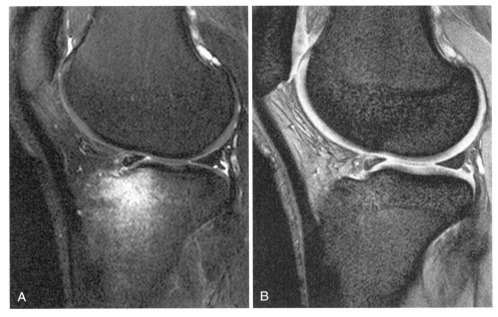

·图 1.11 脂肪饱和 T2W 与梯度回波序列对骨髓病变的检出。A，膝关节矢状位脂肪饱和的 FSE-T2W 图像。胫骨平台前部的局灶性骨髓挫伤，注意挫伤相对于表现为黑色的抑制的骨髓呈明显高信号。B，膝关节矢状位梯度回波 T2*W 图像。由于胫骨平台骨小梁的磁敏感效应，骨挫伤不明显

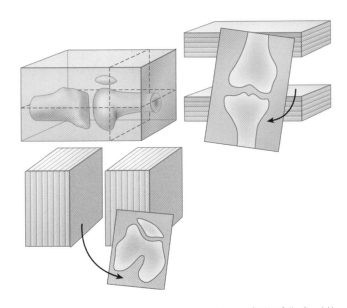

·图 1.12 3D 成像。该简图显示单次 3D 容积采集序列获得数据的轴向和冠状位重建

脂肪饱和

抑制脂肪的高信号在临床中非常有用。脂肪抑制有两种主要技术：频率选择性（化学位移）脂肪饱和、短时间反转恢复（STIR）成像。

频率选择

频率选择技术通过施加与脂肪频率一致的"扰相"脉冲，利用脂肪和水之间的共振频率差异来进行成像。该脉冲消除了来源于脂肪的信号，而不会影响来源于水的信号，同时来自钆喷酸葡胺（Gd-DTPA，经静脉或关节内注入）的信号同样也被保留。

这项技术可与 T1W 成像一起运用，以判断肿块的脂肪性质（图 1.16），并可区分脂肪和出血。因为在非脂肪饱和的 T1W 图像上两者都是高信号，但脂肪会被抑制，而出血则不会被抑制。经静脉注射 Gd-DTPA 对比剂后，脂肪饱和图像使组织增强更加明显（图 1.17）。T1W 脂肪饱和成像也可应用于 Gd-DTPA 关节造影，使关节腔内的 Gd-DTPA 更易识别，从而提高诊断的准确性。

FSE-T2W 成像通常与频率选择性脂肪饱和联合使用，以突出显示软组织和骨髓病变，因为在抑制脂肪的黑暗背景下，可以凸显液体和水肿的高信号。然而，频率选择性脂肪饱和的主要问题是脂肪信号抑制可能不均匀，因为该技术对磁敏感效应及磁场的不均匀性敏感，易导致整个成像区域的脂肪抑制不完全，甚至可能导致这些区域水的信号被误抑制。这种失败的脂肪抑制在弯曲的表面（例如肩和踝）尤其常见，同时还会导致类似于病变的假信号发生。通常注

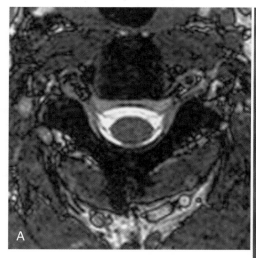
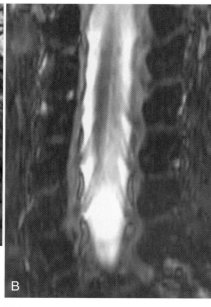
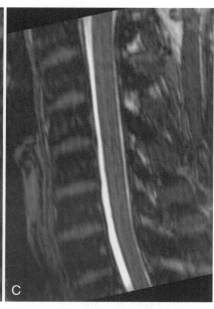

· 图 1.13　3D 容积图像。A，颈椎轴位 T2* 梯度回波图像（3D 采集技术获得）。高信号强度的脑脊液和低信号强度的脊髓以及向外走行的神经根之间有良好的对比。B，颈椎冠状位重建图像（来自轴向数据）。脊髓和神经根在高信号脑脊液中清晰显示。 C，颈椎矢状位重建图像（来自轴向数据）。高信号脑脊液类似脊髓造影效果，未发现椎间盘膨出或突出

意观察这些区域皮下脂肪信号未抑制可以识别出此问题，但也可能难以识别而导致诊断错误（图 1.18）。

　　频率选择性脂肪饱和取决于脂肪和水分的充分分离，这仅在高场强（≥1.0 T）时才可实现。因此，该技术的另一个缺点是在中低场强机器上不能应用。

反转恢复

　　反转恢复（STIR）技术也会导致脂肪饱和，但它是基于脂肪质子的弛豫特性，而不是像频率选择性脂肪饱和那样基于其共振频率。许多医生使用具有脂肪饱和的 FSE-T2W 序列而不是 STIR 成像，尽管这两种序列在图像对比度方面看起来相似，但仍存在一些差异，因为这两种技术基于不同的机制。首先，STIR 技术倾向于产生更均匀的脂肪抑制，因为它不像频率选择技术那样对磁场不均匀那么敏感。其次，STIR 序列不适用于静脉或关节内注射 Gd-DTPA 检查，因为对比剂具有与脂肪质子相似的弛豫特性，故 STIR 图像上 Gd-DTPA 的信号会随着脂肪一起被饱和。

钆剂（专栏 1.1）

　　钆喷酸葡胺（Gd-DTPA）是一种顺磁性化合物，在 T1W 图像上显示出更高的信号强度。它有两种主要的给药途径：静脉内和关节内。Gd-DTPA 在 MR

· 专栏 1.1　钆剂的使用时机
肿块：囊性与实性
肿块：肿瘤组织与坏死（活检引导）
感染：脓肿与蜂窝织炎
脊柱：椎间盘突出与手术后 6 个月内瘢痕

关节造影中的应用将在后面的章节讨论。静脉内注入 Gd-DTPA 应在特定的适应证情况下使用，最近有报道称 Gd-DTPA 与肾源性系统性纤维化或肾源性纤维化皮肤病之间有明显关联性，最常见于肾功能不全的患者。虽然这种情况较罕见，但仍具有潜在的风险。

　　当通过静脉给药时，Gd-DTPA 类似于放射检查的碘对比剂，强化程度取决于软组织内的血管密度，T1W 脂肪饱和图像能更好地评估对比增强情况。但是，当注入 Gd-DTPA 并施加脂肪饱和后，影响组织对比度的两个变量已经发生了改变，必须注意这个情况，从而避免误诊。例如，在注入 Gd-DTPA 之前的没有使用脂肪饱和技术的 T1W 图像上的血肿（信号高于肌肉）在 T1W 脂肪饱和增强后图像上表现为明显增强，这不是因为真正的组织增强，而是由于抑制了相邻脂肪使得血肿内的亚急性期血液成分显得更亮。理想情况下，在注入 Gd-DTPA 之前，应先

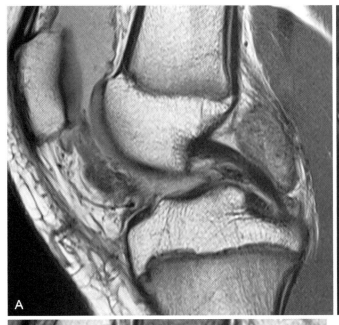
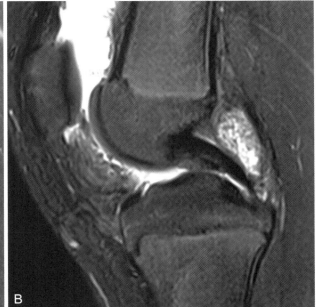
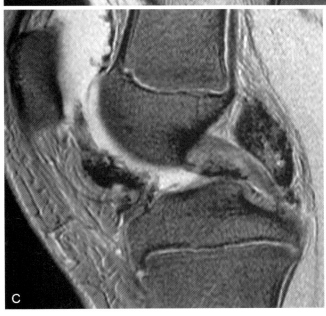

·图1.14 梯度回波图像：磁敏感效应。A，膝关节矢状位 FSE-PDW 图像。关节后部和 Hoffa 脂肪垫中存在低信号的组织。B，矢状位 STIR 图像。该部位病灶呈低至中等信号。C，矢状位梯度回波 T2*W 图像。由于含铁血黄素的磁敏感效应，病灶信号强度显著下降，而周围组织信号明显增加。该病例为色素沉着绒毛结节性滑膜炎（PVNS）

获取增强前的脂肪抑制图像。

大部分肌肉骨骼 MR 检查均不使用静脉内注入 Gd-DTPA，但在以下情况下则是适用的。

囊性与实性

Gd-DTPA 可用于区分囊性病变与囊性表现的实性肿块。单纯囊肿显示外周薄壁强化而中央囊液没有强化（图 1.19）。实性肿块表现为弥漫性强化或至少大部分区域强化。

肿瘤

Gd-DTPA 增强可用于评估软组织肿块，尤其是鉴别囊性病变与实性病变。通过区分有强化的肿瘤组织与无强化的坏死区，还可以帮助指导活检。Gd-DTPA 增强对于骨肿瘤评估通常价值不大，但有助于检测邻近软组织的侵犯情况。

感染

对于软组织感染，Gd-DTPA 增强有助于鉴别软组织水肿或局灶性蜂窝织炎，这些病变仅靠 T2W 或 STIR 图像难于鉴别。脓肿典型表现为厚壁的环状强化，其内部无强化。此外，在增强后图像上更容易发现小窦道。注入对比剂后的骨髓强化是一个非特异性征象，因为其可能是骨髓炎所致，也可能源于

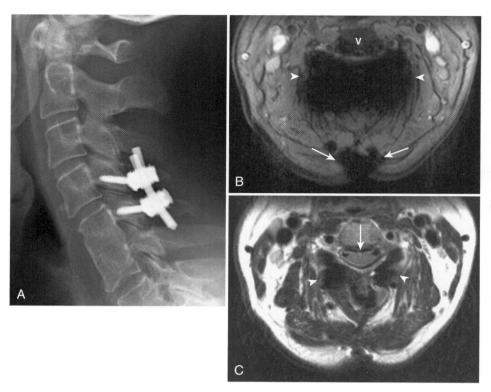

· 图1.15　FSE图像：降低磁敏感伪影。A，颈椎侧位X线片。颈椎融合术手术史，颈后部见金属固定器。B，金属植入物产生明显的磁敏感伪影掩盖了相邻的结构，包括椎管和脊髓（箭头），与其他术后改变相关的伪影在较表浅的组织中也很明显（箭号），椎体（Ⅴ）。C，颈椎的FSE-T2W轴位图像（与图B为同一平面）。与金属植入物有关的伪影减少（箭头），并且对椎管和其内容物的显示明显改善（箭号）

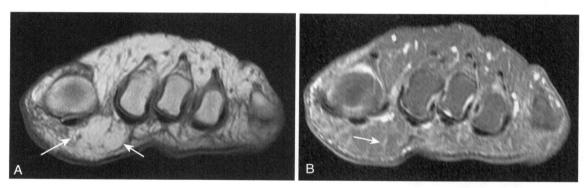

· 图1.16　频率选择脂肪饱和。A，前足短轴位T1W图像。不规则的脂肪瘤位于第一和第二跖趾关节足底侧（箭号）。B，前足经静脉注射Gd-DTPA后的短轴位脂肪饱和T1W图像。除了病变内薄的间隔（箭号）外，肿块信号被完全抑制，证实了脂肪瘤的特征

与充血相关的非感染性、反应性骨髓水肿。

脊柱

　　在脊柱术后患者中，Gd-DTPA可用于鉴别增强的瘢痕组织与无强化的椎间盘异常，特别是在椎间盘手术后6个月内。手术6个月以后的增强鉴别残留或复发椎间盘突出与术后瘢痕的能力不如术后早期增强。Gd-DTPA也有助于评估脊髓病变（例如肿瘤、脱髓鞘疾病）和硬膜内/髓外病变（例如转移瘤、神经鞘瘤）。

MR 关节造影

　　用稀释后的Gd-DTPA溶液扩张关节对于检测某些类型疾病（例如肩关节和髋关节的盂唇撕裂）具有非常重要的价值。膝关节MR造影在有既往手术史的患者中也很有价值，可以区分半月板撕裂（对比剂延伸到撕裂口内）和半月板撕裂愈合后遗留的瘢痕。MR关节造影被美国食品药品监督管理局（FDA）视为"超说明书外"使用，但已成为骨骼肌肉成像中一种广泛应用的技术。

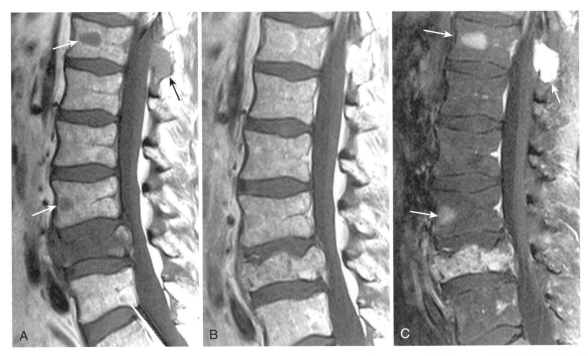

· 图 1.17　频率选择脂肪饱和及 Gd-DTPA 增强。A，腰椎矢状位 T1W 图像。骨髓瘤患者，L4 椎体病理性爆裂骨折，注意在骨折椎体内低信号的水肿、肿瘤或两者均有，以及 T12、L3 椎体平面其他肿瘤病灶（箭号）。B，腰椎矢状位增强 T1W 图像。注意骨折椎体弥漫性增强和椎体内转移灶，很难与相邻的骨髓区分开来。C，腰椎矢状位增强 T1W 并脂肪抑制图像。当抑制脂肪后，强化的转移灶（箭号）和骨折的椎体被清楚显示

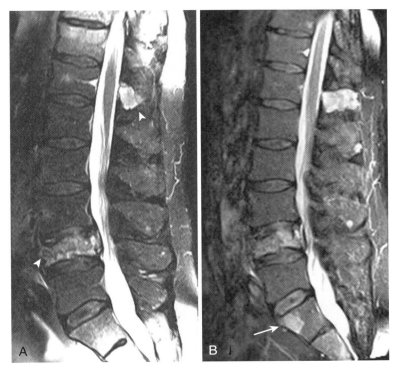

· 图 1.18　不足：脂肪抑制不均匀。A，腰椎矢状位脂肪饱和 FSE-T2W 图像（与图 1.17 为同一患者）。L4 病理性爆裂骨折和 T12 棘突骨髓瘤病灶（箭头）内的高信号在这些区域的脂肪信号被抑制后得到清楚显示，由于图像上缘和下缘的脂肪饱和度较差，这些区域组织不能得到很好地评估。B，腰椎矢状位 STIR 图像。使用 STIR 技术提高了脂肪饱和均匀性，在 S1 处检测到另一个病灶（箭号）

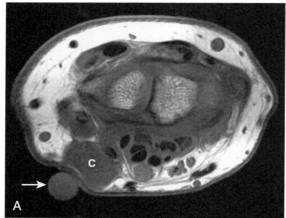

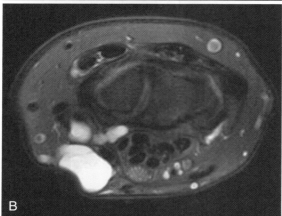

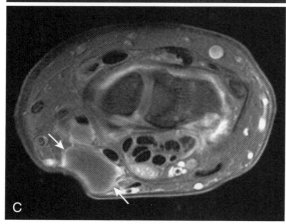

·图 1.19　Gd-DTPA：囊性与实性肿块。A，腕关节轴位 T1W 图像。腕关节桡侧见一低信号肿块（C）（箭号表示皮肤标记）。B，腕关节轴位脂肪饱和 T2W 图像。边界清楚的肿块呈均匀高信号。C，静脉注射 Gd-DTPA 后腕关节轴位 T1W 图像。周围的薄壁强化（箭号），其内部无强化，证实为腱鞘囊肿

在关节穿刺之前，先将 0.1 ml Gd-DTPA 用 20 ml 无菌生理盐水进行稀释。仅需使用少量的 Gd-DTPA，如果 Gd-DTPA 浓度过高，则会导致液体信号丢失。

关节造影成像使用 T1W 图像足矣，并且经常

采用脂肪饱和来区分 Gd-DTPA 与脂肪（例如：肩部的肩峰下 / 三角肌下滑囊中的脂肪）。同时加入至少一个方位的 T2W 序列用于检测软组织或骨髓中的水肿、囊肿或其他 T2 敏感的异常病变也是必要的。

肌肉骨骼组织

本节总结了肌肉骨骼组织的 MR 表现以及对其进行评价最有价值的序列（表 1.5）。

骨

正常表现

在所有成像序列上，皮质骨都是黑色的，因为矿化骨基质中的质子无法共振并产生信号。 在髓腔内，可以识别出脂肪和造血骨髓。造血骨髓在 T1W 图像上相对于脂肪呈略低信号，而相对于肌肉在所有序列上均呈稍高信号（图 1.20 ）。

最有价值序列

1. STIR ：对检测细微的骨髓病变极为敏感。
2. 脂肪饱和 FSE-T2 ：敏感性与 STIR 相似，但脂肪抑制可能不均匀。
3. T1 ：适用于检测肿瘤和明显的骨髓水肿。对细微病变检测不如 STIR 敏感，但对于进一步辨识在 STIR 或脂肪饱和 FSE-T2 上观察到的异常具有价值。

不足

1. 在 FSE-T2W 图像上，如果没有施加脂肪抑制，病变和脂肪呈类似的高信号，骨髓病变可能会被掩盖。
2. 如前所述，由于骨小梁的磁敏感效应，在高场强机器上的梯度回波图像上容易遗漏骨髓病变。

关节软骨

正常表现

正常关节软骨在不同序列上表现各异。

最有价值序列

1. STIR 或脂肪饱和 FSE-T2 ：软骨呈深灰色，容易与关节液区分开，局部缺失显示清晰（图 1.21 ）。

表 1.5　骨骼肌肉组织：最适用的序列

骨 / 骨髓	STIR		脂肪饱和快速 T2	T1
软骨	脂肪饱和 FSE		STIR	GRE（特别注意施加脂肪饱和）
半月板	自旋回波质子密度（± 脂肪饱和）		GRE T2*	T1
盂唇	关节内 Gd-DTPA 注射后 T1		GRE T2*	FSE 质子密度（± 脂肪饱和）
肌腱 / 韧带	快速 T2（± 脂肪饱和）		STIR	
肌肉	STIR		T1	

GRE, 梯度回波；*STIR*, 短时反转恢复

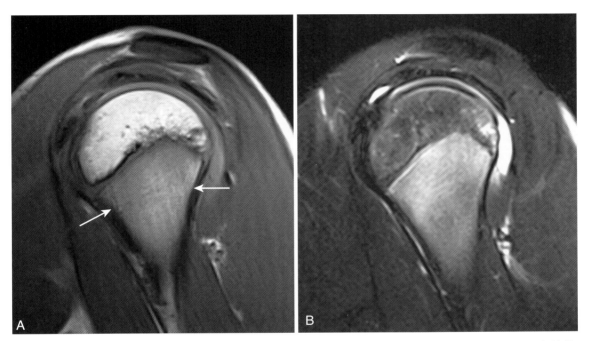

· **图 1.20**　**正常骨髓。A**，肱骨近端的斜矢状位 T1W 图像。肱骨近端骨干和干骺端（箭号）内呈中等强度的信号，其强度略高于骨骼肌。**B**，肱骨近端的矢状位 STIR 图像。造血骨髓因其信号强度高（与细胞密度和液体含量有关），与其邻近骨髓脂肪抑制形成鲜明对比

软骨很难与下面的软骨下骨分离开来，但是区别二者不如识别关节表面异常重要。

2. 有或没有施加脂肪饱和 PD：最好使用适当序列参数使液体比关节软骨稍亮。

3. 脂肪饱和 3D‐T1W 梯度回波：软骨非常亮，容易与软骨下骨和液体区分开。由于此序列非常耗时，可作为标准成像序列（STIR 序列）的补充，因此并不推荐常规使用。

纤维软骨

正常表现

纤维软骨通常在所有序列上都呈低信号。

常用序列：半月板

半月板撕裂最好用短 TE 序列显示。

1. FSE PD 加权（有或没有施加脂肪饱和）。
2. 梯度回波 T2*。
3. T1。

不足

1. 在长 TE（T2W）图像中，多数撕裂显示不佳。
2. 如果未如本章前面所述优化扫描参数，则 FSE‐PD 序列固有的模糊伪像可能会掩盖某些半月板撕裂。

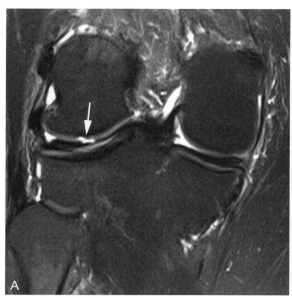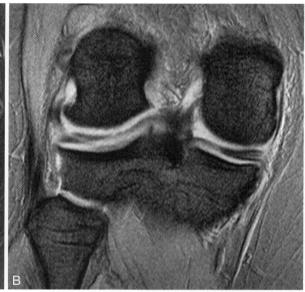

· 图1.21　局部软骨缺损。A，膝关节冠状位脂肪饱和FSE T2W图像。沿股骨外侧髁承重面的一处局灶性软骨缺损显示良好（箭号）。B，注意由于液体和软骨信号强度相似，该软骨缺损在冠状位梯度回波T2*W图像上显示不明显

常用序列：关节盂或盂唇（图1.22）

1. 关节内注射Gd-DTPA后T1W图像（有或没有施加脂肪抑制）。
2. 脂肪抑制FSE PD。
3. 梯度回波T2*。

肌腱和韧带

正常表现

　　肌腱和韧带通常在所有序列上都是黑色的，但前交叉韧带除外，前交叉韧带由于其厚度和胶原束方向的原因而呈条纹状。股四头肌和股三头肌肌腱通常也有纵向条纹。一些肌腱，例如胫骨后肌腱，由于有多个骨附着点，在其附着处附近信号增高。

最有价值序列（图1.23）

1. 有或没有脂肪饱和的STIR/FSE-T2。
2. 梯度回波T2*（薄层；3D成像对小韧带具有价值）。
3. T1。

不足

　　"魔角"是指在任何包含高度结构化胶原纤维（肌腱、韧带、半月板、盂唇）的组织中可能发生的信号强度增加的假象，具体取决于其在磁场中的位置（图1.24）。魔角效应的发生与胶原束的方向有关，当胶原束方向与主磁场呈55°角时会产生此现象。在短TE序列（T1、PD和大多数梯度回波序列）图像上可以看到信号增高，而在长TE序列（T2W）图像上则消失，后一个特征有助于与真正的肌腱病变鉴别。支持魔角的其他征象包括无肌腱肿大或肌腱周围水肿。

肌肉

正常表现

　　正常肌肉在所有序列上呈中等信号强度。

常用序列（图1.25）

1. T1：能很好地显示肌肉整体结构和肌肉萎缩、脂肪化。
2. STIR：除萎缩外，对检测大多数肌肉病变极为敏感。

滑膜

正常表现

　　滑膜通常不明显，除非有病理性增厚。

常用序列（图1.26）

1. 静脉注射Gd-DTPA后T1W脂肪饱和。
2. 有或没有脂肪饱和FSE T2上的滑膜多为中等信

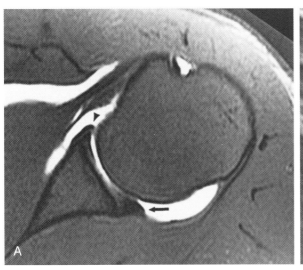

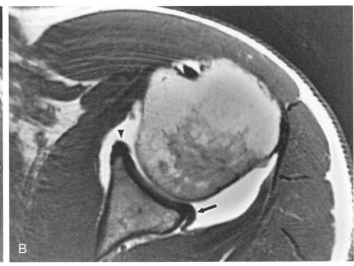

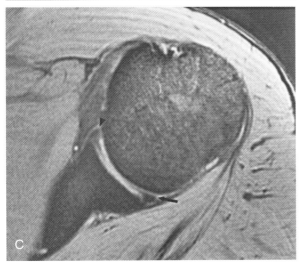

·图1.22 纤维软骨：关节盂唇。A，左肩关节内注射稀释 Gd-DTPA 后轴位 T1W 脂肪抑制图像。前盂唇（箭头）和后盂唇（箭号）显示清晰，这主要是由于关节充分扩张和 Gd-DTPA 与低信号强度盂唇组织之间的良好对比。纤维软骨通常在所有脉冲序列上都是低信号。B，左肩关节内注射稀释 Gd-DTPA 后轴位 T1W 图像。当不进行脂肪抑制时，低信号前盂唇（箭头）和后盂唇（箭号）之间的对比度更好。C，左肩关节的轴位 T2* 梯度回波图像。低信号前盂唇（箭头）和后盂唇（箭号）显示良好，但是关节囊未扩张限制了对盂唇／关节囊的整体评价

号，而关节液呈更高的信号。

3. 没有 Gd-DTPA 增强的 T1W 图像显示滑膜血管翳为中等信号强度，其信号强度略高于相邻的关节液或肌肉。可以通过仔细观察图像来辨识出这种稍高的信号强度，但远不如 Gd-DTPA 增强后那么明显。

不足

在 T2W 和 STIR 图像上，并非都能将增生的滑膜与关节液区分开。

应用

由于在每个解剖部位的扫描范围内包含多种不同的结构（例如：肌腱、软骨、骨骼、肌肉、脊髓），

因此需要使用能够充分显示所有这些不同结构的扫描方案。脉冲序列和成像方位必须仔细选择以便在相对短的时间内将这些结构最佳显示。临床上明确 MR 检查的目的能进一步帮助确定选择哪些脉冲序列和成像方位。无目的地使用已有的每个脉冲序列或成像方位也并不能获得更多价值，与使用标准化成像方案相比，它也不会提高诊断能力。临床医生也赞成使用标准化成像方案，因为这种一致性使他们能够熟悉图像中显示的解剖和病理改变。

希望本章中介绍的与肌肉骨骼系统有关的 MR 基础知识能使您对 MR 更加熟悉，而不会受到其物理学知识的困扰。一般来说，在临床医生面前使用各种 MR 术语几乎没有用处，如果骨科医生听到我们讨论翻转角、TRs、TEs 和信号强度，他们是不感兴趣的。他们更愿意看到我们发现的一条贯穿黑色三角形半月板的白线，并确信这就是他们在关节镜

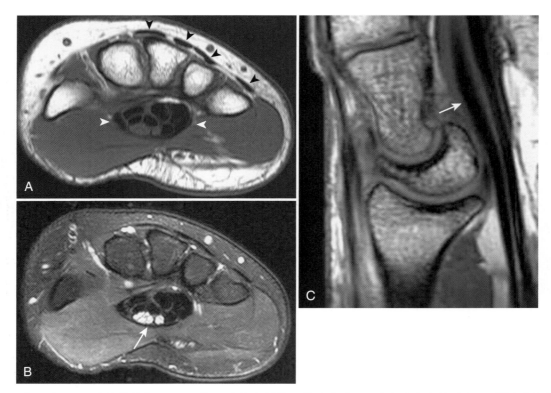

• **图 1.23** **正常肌腱。A，**腕关节轴位 T1W 图像。腕管内低信号的屈肌腱显示良好（白色箭头），同样腕背部的伸肌腱也显示良好（黑色箭头）。**B，**腕关节轴位 FSE-T2W 脂肪饱和图像。屈肌腱和伸肌腱仍然呈低信号强度。注意腕管内呈高信号分叉状的正中神经，属于正常变异（箭号）。**C，**腕关节矢状位梯度回波 T2*W 图像。腕管中低信号强度的屈肌腱显示良好（箭号）

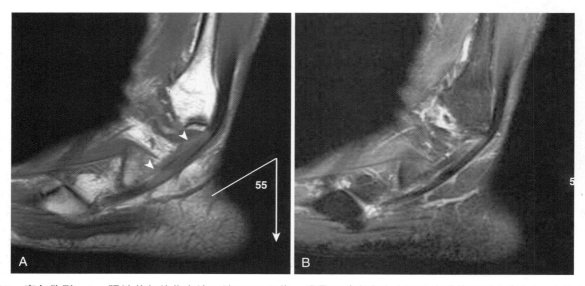

• **图 1.24** **魔角伪影。A，**踝关节矢状位自旋回波 T1W 图像。腓骨肌腱中存在中等强度的信号影（箭头），它的走行与主磁场约呈 55° 角（箭号指向主磁场方向，B₀）。**B，**踝关节矢状位 STIR 图像。肌腱里的中等信号强度消失，肌腱显示为低信号强度及正常大小

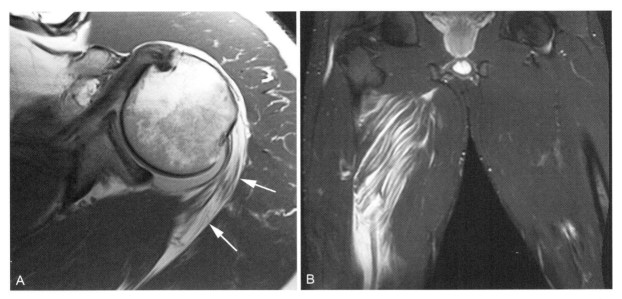

• 图 1.25 肌肉。A，左肩关节轴位磁共振 T1W 图像。小圆肌明显萎缩并脂肪化（箭号），注意作为典型骨骼肌的三角肌内高信号强度的脂肪条纹（"大理石花纹"）。B，大腿冠状位 STIR 图像，患者为大学足球运动员，奔跑中持续损伤，右大腿后部肌群内广泛水肿 / 出血

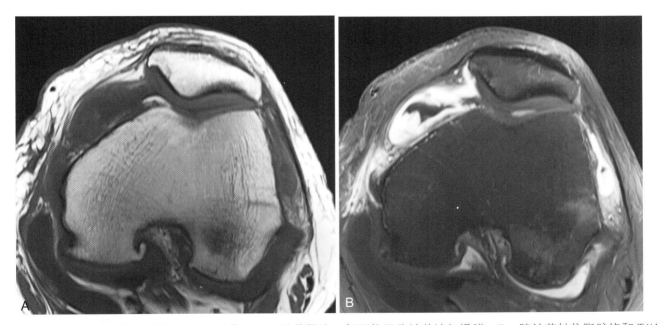

• 图 1.26 滑膜。A，膝关节轴位 T1W 图像，可见关节积液，但不能区分关节液与滑膜。B，膝关节轴位脂肪饱和 T1W 图像，静脉注射钆对比剂后显示明显增厚强化的滑膜和相对较少的低信号无强化的积液

检查时会找到的半月板撕裂。

后续各章中介绍的方案均基于我们的肌肉骨骼 MR 方法。这些方案对我们来说效果很好，但我们也要知道正确的成像方法可能不止一种。我们的方案旨在作为一种有用的指南。由于使用的设备类型不同，我们无法指定所有参数，例如 TR 和 TE。因

此，我们着重介绍了不同适应证都会使用到的 FOV、层厚、成像方位以及脉冲序列。精确的 TR、TE、信号平均次数和矩阵大小将需要针对所使用的设备进行优化。

请记住，并非所有的扫描设备都是一样的。如果您尝试在不同品牌的设备上使用文献报道的方案

来重复他们的结果，这可能不会实现，因为每台机器使用不同的方法来获取和显示数据。首先，您需要对获得高质量 MR 图像的基础知识有深刻理解；其次，还要通过反复实践来了解如何使用您的机器去实现这一目标。

推荐阅读

物理学
Elster AD. *Questions and Answers in Magnetic Resonance Imaging.* St. Louis: Mosby; 2000.

Jacobs MA, Ibrahim TS, Ouwerkerk R. MR imaging: brief overview and emerging applications. *RadioGraphics.* 2007;27:1213–1229.

NessAvier M. *All You Really Need to Know About MRI Physics. Baltimore: Simply Physics*; 2004.

Pooley RA. Fundamental physics of MR imaging. *RadioGraphics.* 2005;25:1087–1099.

Weishaupt D, Koechli VD, Marincek B. *How Does MRI Work? An Introduction to the Physics and Function of Magnetic Resonance Imaging.* Berlin: Springer; 2006.

肾源性系统性硬化
Broome DR, Girquis MS, Baron PW, et al. Gadodiamide-associated nephrogenic systemic sclerosis: why radiologists should be concerned. *AJR Am J Roentgenol.* 2007;188:586–592.

魔角
Erickson SJ, Cox IH, Hyde JS, et al. Effect of tendon orientation on MR imaging signal intensity: a manifestation of the "magic angle" phenomenon. *Radiology.* 1991;183:389–392.

第 2 章　骨髓

目录

骨髓如何扫描
　正常的骨髓解剖和功能
　　骨小梁
　　红骨髓
　　黄骨髓
　　骨髓转化
　　正常红骨髓的变化
　骨髓的正常 MR 表现
　　黄骨髓
　　红骨髓
　　骨髓的不均质性
　骨髓病理学
　　骨髓增生性疾病
　　骨髓替代疾病
　　骨髓耗竭
　　骨髓水肿（充血和缺血）
　　其他骨髓疾病
推荐阅读

骨髓如何扫描

用于评估骨髓的最有用的 MR 序列是 T1W、脂肪抑制的 T2W［或短时反转恢复序列（STIR）或脂肪抑制的快速自旋回波（FSE）T2］。为简便起见，在本章中，"T2W"特指 STIR 或脂肪抑制的 FSE-T2W 序列（这些是"液体敏感序列"）。如第 1 章所述脂肪和液体信号有类似的地方，在评估骨髓时，没有脂肪抑制的 FSE-T2W 意义不大。

对可疑的骨髓异常，MR 应针对临床症状的部位、骨核素显像或其他影像学检查发现异常部位进行针对性检查。MR 线圈的选择、患者的体位、成像平面和视野因每个部位而异，成像参数通常与邻近关节的相同。

当怀疑存在弥漫性骨髓疾病时，将对整个身体，或对整个脊柱、骨盆和股骨近端进行骨髓检查。对这些区域进行检查是因为这些部位含有大量造血骨髓（和病理性骨髓）。用于脊椎、骨盆和股骨近端的骨髓检查的成像参数如下：

- **线圈和患者体位**：对于骨髓检查，患者仰卧于磁体中。脊柱使用脊柱相控阵线圈，骨盆和股骨近端使用体部或骨盆相控阵线圈。
- **采集平面**：脊柱采集矢状位图像，骨盆和股骨近端采集冠状位图像。
- **脉冲序列和感兴趣区域**：常规颈椎、上胸椎、下胸椎及整个腰椎采用的大视野矢状位 T1W 图像，层厚 4 mm。骨盆和股骨近端采用冠状位 T1W 和 STIR 图像，层厚 5 ~ 6 mm。
- **对比增强**：静脉注射 Gd-DTPA 通常不常规用于诊断骨髓疾病。如果不使用脂肪抑制，病理性骨髓的对比增强可能会被掩盖，因为它们在 T1W 图像上会显示类似于脂肪骨髓的信号强度。同时，对比增强和脂肪抑制的使用增加了检查的时间。

正常的骨髓解剖和功能（专栏2.1）

了解正常骨髓的功能和分布对判断骨髓异常、如何对骨髓疾病进行最佳成像是非常重要的。用最简单的术语来说，骨髓由三个部分组成：①骨小梁，②红骨髓，③黄骨髓。

● 专栏 2.1　骨髓三个组成部分的功能

- 骨小梁
  - 支撑红骨髓和黄骨髓的框架结构
  - 矿物质库
- 红骨髓
  - 产生红细胞、白细胞和血小板
- 黄骨髓
  - ？红骨髓的表面／营养支持

红骨髓是骨髓造血的活性部分，产生血细胞。黄骨髓是骨髓造血功能失活的部分，主要由脂肪细胞组成，其功能尚不确定。红骨髓和黄骨髓由网状细胞、神经、血窦组成。骨小梁是用作支撑红骨髓和黄骨髓构成的框架。

骨小梁

骨小梁的同义词包括松质骨、海绵骨和骨髓骨。它主要由原始、次级骨小梁组成，作为框架结构支撑并储藏矿物质。骨小梁的数量随着年龄的增长而减少。

红骨髓（表 2.1）

红骨髓的同义词是细胞骨髓、活性骨髓、髓样骨髓和造血骨髓。红骨髓的细胞成分包括红细胞、粒细胞（白细胞）和凝血细胞（血小板），这些细胞可满足个体的氧合需求（红细胞）、免疫力（粒细胞）和凝血（血小板）功能。在骨髓红系造血岛内，有一种支持性基质-网状蛋白（或网状细胞），包括两大类细胞：吞噬细胞（或巨噬细胞）和未分化的非吞噬细胞。红骨髓中具有丰富的血窦供血。

表 2.1	红骨髓和黄骨髓的特征
红骨髓	黄骨髓
血供丰富	血管稀少
网状基质蛋白丰富	网状基质蛋白缺乏
少量脂肪细胞	少量红骨髓成分
随造血功能的需求增加而增加（再转化）	随年龄增加而增加

黄骨髓

黄骨髓的同义词包括脂肪骨髓、失活的骨髓。理论上来说，黄骨髓中脂肪细胞的作用是为红骨髓成分提供表面或营养支持。黄骨髓的供应血管稀疏。

通常认为红骨髓和黄骨髓是完全独立的部分，它们的解剖位置也截然不同。然而，事实并非如此。红骨髓不仅由造血细胞组成，而且还有大量脂肪细胞散在分布其中。与之对应的，正常的黄骨髓也不是完全由脂肪细胞组成，其中也存在少量的活性细胞成分。红骨髓是活性细胞成分含量最高的骨髓部分，黄骨髓则是脂肪细胞占主导地位的骨髓部分。骨髓的这种组成解释了其 MR 表现（本章稍后讨论）。随着年龄的增加，骨质疏松导致骨小梁吸收和局部脂肪填充，黄骨髓的比例也随之升高。

骨髓转化（表 2.2）

随年龄变化，红骨髓和黄骨髓的数量和分布是不断变化的。从红骨髓到黄骨髓的正常转化以可预测的方式逐渐进行，并在 20 多岁时完成（图 2.1）。

表 2.2	从红骨髓到黄骨髓的转化
整个骨架（四肢骨向中轴骨）	单个长骨（外围到中心）
手 / 脚	骨骺或骨突
↓	↓
前臂 / 小腿	骨干
↓	↓
肱骨 / 股骨	远侧干骺端
↓	↓
骨盆 / 脊柱	近侧干骺端

出生时，几乎整个骨质骨骼均由红骨髓组成。骨骺和骨突骨化时，其中红骨髓很快（几周）就转化为黄骨髓；其余骨髓转化发生在接下来的 20 年中。

红骨髓到黄骨髓的转化顺序是从四肢骨骼到中轴骨骼。首先发生在四肢的远端骨骼（脚和手），最后发展到近端骨骼（肱骨和股骨）。这个转化过程在个体中是以两侧大致对称的方式发生的。

单个长骨的红骨髓到黄骨髓的转化过程按以下顺序进行：首先是骨骺和骨突，然后是骨干、远端干骺端，最后是近端干骺端。转化也是以向心的方式发生在骨内，脂肪细胞在中心居中，而红骨髓则在扁平骨、长骨和椎体髓腔的外缘或外围（皮层下区域）占主导。

转化率可能因人而异，但应该重视已形成的共识（表 2.3）。有时，可能会发生相反的转化过程，称为逆转化，也就是当对造血要求增高，黄骨髓转化为红骨髓的过程。逆转化在整个骨骼系统中均可影响骨髓，长骨的逆转化过程与转化过程正好相反。

表 2.3	红骨髓到黄骨髓的转化率	
年龄组		骨髓表现
婴儿（＜1 岁）	→	弥漫的红骨髓，除了骨骺和骨突
儿童（1~10 岁）	→	黄骨髓出现在膝部、肘部以远，股骨和肱骨的骨干
青少年（10~20 岁）	→	近端长骨的远端和近端干骺端红骨髓进行性转化为黄骨髓
成人（＞25 岁）	→	弥漫的黄骨髓，除了中轴骨、近端长骨的干骺端

正常红骨髓的变化（专栏 2.2）

要注意的是，红骨髓分布存在正常变异，不可误认为是病理性骨髓。红骨髓分布的变化较为复杂。有些人的股骨或肱骨实际上没有红骨髓，而另一些人的数量很多，大多数人都介于这两者之间（图

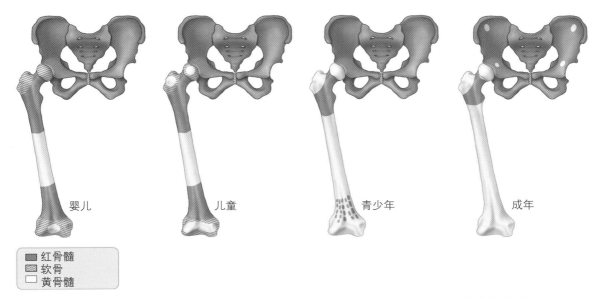

红骨髓
软骨
黄骨髓

婴儿　儿童　青少年　成年

・图2.1　**骨髓转化**。随年龄变化分布的中轴骨和四肢长骨的骨髓转化分布图，红骨髓逐渐转化为黄骨髓

<table>
<tr><td>

・专栏2.2　正常红骨髓的变化
- 红骨髓的数量和分布因人而异，但在同一个体中是对称的
- 肱骨、股骨近端骨软骨下连续的曲线状红骨髓
- 存在局限性红骨髓岛，即不均质性

</td></tr>
</table>

2.2）。正常情况下，左右两侧红骨髓的数量和分布之间存在微小的差异，如果出现明显的不对称性，则需要考虑为病理性改变。

除了肱骨和股骨近端的骨骺外，骨髓的早期完全转化普遍存在，主要是肱骨和股骨近端骨骺中有少量的红骨髓可能终生存在，常表现为骨骺端软骨下区域的弧形中等信号（图2.3）。

红骨髓的这种不均质表现比较常见，如果不能

正常识别这种不均质性表现，可导致误诊。红骨髓和黄骨髓分布的不均质模式，主要表现为黄骨髓中有孤立的红骨髓岛，或者是红骨髓中有黄骨髓灶。红骨髓岛常位于皮质及骨髓间隙附近（图2.4）。红骨髓岛内出现黄骨髓提示良性表现，其转化为局灶性黄骨髓可能是慢性应激和生物力学刺激的结果，使受累部位的血管减少，从而刺激了黄骨髓的转化。

骨髓的正常MR表现

用于评估骨髓的最重要脉冲序列是T1W序列；同时，STIR序列也很常用。正常成人的黄骨髓或红骨髓在Gd-DTPA增强后没有明显的强化表现。儿童具有丰富的红骨髓，可能表现为轻度强化。根据年

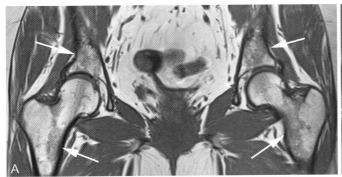

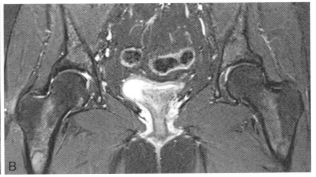

・图2.2　**正常的红骨髓和黄骨髓。A**，骨盆冠状位T1W图像显示股骨近端和髋臼中的正常红骨髓呈中等信号强度（箭号）。黄骨髓由于其较高的脂肪含量，在股骨头和大转子常显示为较亮的高信号。**B**，冠状位短时反转恢复序列（STIR）图像，黄骨髓由于脂肪抑制而变黑，而红骨髓由于其较高的细胞密度和较少脂肪含量，则呈中等至稍高信号

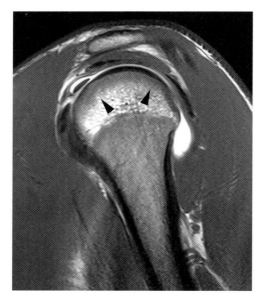

· 图 2.3 正常红骨髓的分布变化。肩关节斜矢状位 T1W 图像。肱骨近端干骺端存在中等信号强度的红骨髓，但在肱骨头的软骨下部分（箭头）也可见到。这可能是肱骨头和股骨头的正常变异

黄骨髓

黄骨髓的信号特征类似于皮下脂肪，在 MR T1W 图像上，信号强度相对较高。同样，在 T2W 图像上具有相对中等的信号强度，并且在脂肪抑制序列上可被完全抑制，呈低信号（见图 2.2）。

骨髓中的脂肪信号被低信号的应力骨小梁中断，通常可以看到一条细线样低信号影，最常见的就是骨骺生长板闭合线（"生长瘢痕线"）（图 2.5）。

红骨髓

当红骨髓足够多的时候，在 T1W 和 T2W 上呈中等信号强度（见图 2.2）。在 T1W 上，其信号强度比黄骨髓低，并且易于识别。由于黄骨髓和红骨髓在 T2W 图像上均显示为中等信号强度，因此在此序列上可能很难将二者区分开。

在 STIR 或脂肪抑制的 T2W 上，红骨髓表现为中等信号强度，比被脂肪抑制的黄骨髓的信号高，与肌肉信号相似（见图 2.2）。

正常红骨髓的一个重要特征是，在 T1W 上其信号强度始终比正常肌肉或椎间盘高一些（见图 2.2 和图 2.6）。在同一 T1W 上，红骨髓的信号强度如果低于正常的肌肉或椎间盘，则提示有异常情况。在 T1W 图像上，红骨髓的信号强度总是比肌肉或椎间盘的信号略高，原因是由于正常的红骨髓中含有大量

龄，可以预测红骨髓和黄骨髓分布的位置，如先前在"正常的骨髓解剖和功能"部分中所述。在四肢和脊柱成像中，应将骨髓的表现和分布作为常规检测的一部分进行评估。因此，MR 扫描方案应至少包括一个不抑制脂肪的 T1W 序列。

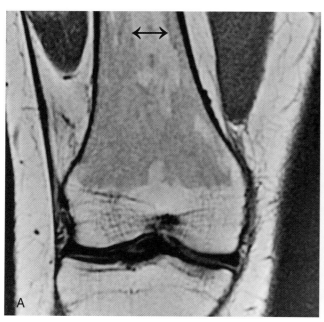
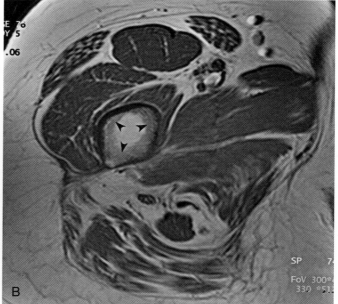

· 图 2.4 正常红骨髓的变化。A，膝关节冠状位 T1W 图像，中等信号的斑片状红骨髓灶位于骨的外周近皮质区域（箭号）。B，大腿横轴位 T1W 图像，箭头指向位于骨髓腔周围的红骨髓，可达低信号的骨皮质下方

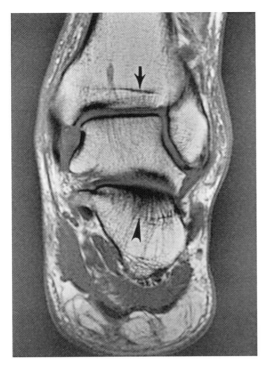

• 图2.5 正常的黄骨髓。踝关节的冠状位 T1W 图像。在远端，高信号脂肪性黄骨髓占主导；黄骨髓被低信号正常结构中断，包括闭合的骨骺线（箭号）和跟骨中的应力骨小梁（箭头）。在胫骨远端骨骺的正上方还有一个低信号骨岛

的脂肪细胞散布在整个红骨髓组成中，从而导致较高的信号强度。当 T1W 图像上红骨髓的信号强度等于或低于正常椎间盘或肌肉时，应考虑病理性改变。

骨髓的不均质性（专栏2.3）

红骨髓和黄骨髓可表现为均匀信号或局灶性信号。如果不仔细分析局灶性骨髓信号所在的位置和信号强度，有时很难区分局灶性正常骨髓与病理性改变。在 T1W 图像显示的局灶性红骨髓岛的中心可能表现出高信号的脂肪中心，这种良性特点也会呈现出"牛眼征"。局灶性的黄骨髓岛在脊柱中很常见，尤其是在椎体后部椎体中央静脉通道周围或邻近椎体的终板（图2.6）。

通常，在 MR 上确定骨髓内的局灶性脂肪并不太受重视。骨髓中局灶性的脂肪区域常见于正常骨髓，也可能是疾病相关的较为常见的改变，但并不代表严重类型的疾病。慢性应力和生物学刺激导致骨髓中特定部位的血管减少，并刺激红骨髓向黄骨髓转化，这可能是局灶性脂肪转化最重要的原因。在退行性变的椎间盘周围，椎体末端的终板骨髓中发生的改变，就是这种现象的典型例子。可以观察

到由于椎间盘疾病引发的缺血所造成的骨髓内条带样信号改变。

局灶性红骨髓很难与病理性局灶性改变（如转移灶）区分开。已有研究通过设计一些特殊的脉冲序列来确定此类病变是否为红骨髓，如梯度回波成像的同反相位图像、扩散加权成像。这些序列的理论基础是：局灶性红骨髓中混有一些脂肪成分，而肿瘤完全替代了包括脂肪成分在内的正常骨髓。在梯度回波成像的同相位和反相位图像中，随着回声时间的增加，脂肪和水的信号贡献相对于彼此相互抵消。因此，含有脂肪的组织产生的信号不同于不含脂肪的组织产生的信号。在反相位图像上，良性的局灶性红骨髓灶的信号强度较同相位减低，而肿瘤组织的信号强度未减低。由于需要额外的扫描时间，这些序列通常不包含在常规扫描序列中，但在特定情况下可以考虑应用这些序列解决问题（图2.7）。

• 专栏2.3 微小的或无意义的局灶性脂肪骨髓

- 椎体中央静脉通道
- 脊柱后部
- 与退化椎间盘相邻的椎体
- 在红骨髓岛的中央（"牛眼征"）
- 病灶愈合
- 血管瘤
- 失用性骨质疏松症

骨髓病理学

骨髓异常可能有 MR 表现，但这些 MR 表现是非特异性的。最好是采用一种系统的方法来评估骨髓，并在无法提供具体诊断的情况下，提供合理的鉴别诊断。可以使用以下五大类骨髓疾病来评估图像并做出恰当的鉴别诊断：

1. 骨髓增生性疾病
2. 骨髓替代疾病
3. 骨髓耗竭
4. 血管异常
5. 其他骨髓疾病

骨髓增生性疾病（专栏2.4）

骨髓增生性疾病是由存在于骨髓中的正常细胞增殖引起的良性和恶性疾病。这些疾病与骨髓替代密切相关，但是二者应该区别开来，后者包括通过非正常存在的骨髓产生的细胞来替代正常骨髓。一般情况下，除了局灶性多发性骨髓瘤以外，骨髓增

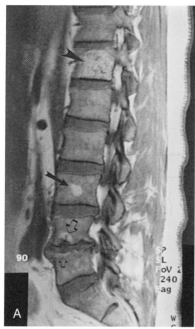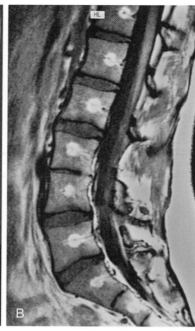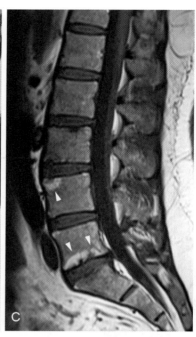

· **图 2.6   正常骨髓不均质性：骨髓脂肪灶。** A，腰椎的矢状位 T1W 图像。腰椎整体的骨髓具有来自正常红骨髓的中等信号（比椎间盘信号高）。另外，可见几个明显高信号脂肪灶，没有真正的临床意义。胸 12 椎体有一个大的血管瘤（箭头），腰 3 椎体见一局灶性脂肪样高信号，提示局灶性骨髓转化或小血管瘤（实心箭号）。腰 4 椎体下终板中的许莫氏结节周围可见曲线脂肪围绕（大空心箭号），而沿着腰 5 椎体上终板的线性脂肪（小空心箭号）信号是相邻椎间盘退行性变所致的表现。B，腰椎矢状位 T1W 图像。在基底椎血管的水平处，即每个椎体的中心处存在高信号脂肪性黄骨髓的局灶性转化。C，腰椎的矢状位 T1W 图像。腰 4 和腰 5 椎体终板边缘的高信号（箭头）是与相邻退行性椎间盘疾病相关的脂肪变性（"Modic，Ⅱ型"终板改变）

· **专栏 2.4   骨髓的增生性疾病**

· 从现有的骨髓成分中产生
· 通常为弥漫性疾病；主要除外局灶性多发性骨髓瘤

良性增生
· 骨髓纤维化
· 再转化
· 真性红细胞增多症
· 肥大细胞增生症
· 骨髓异常增生综合征

恶性增生
· 白血病
· 多发性骨髓瘤
· 淀粉样变性
· Waldenström 巨球蛋白血症

MR 表现
· 正常的信号和分布（低肿瘤负荷，T1W 上比肌肉或椎间盘信号高）
· 异常信号：T1W 上等于或低于肌肉信号，T2W 上信号多样，通常某些信号增高
· 异常分布：黄骨髓替代
· 异常的信号和分布

生性疾病常以弥漫性方式累及骨髓，而不是局灶性病变。

骨髓增生性疾病在 MR 上可能有多种表现。首先，MR 上骨髓表现正常并不能完全排除骨髓病理性改变的可能。在疾病早期，当肿瘤负荷较低，只有部分脂肪细胞被替代时，异常细胞的增殖很难与正常的红骨髓区别开来。多发性骨髓瘤和白血病患者中有 10%～20% 会有这种情况发生，了解 MR 的这一不足之处十分重要。

以下 MR 表现，可以怀疑是骨髓增生性疾病：

1. 信号强度异常
2. 正常信号的红骨髓异常分布
3. 骨髓分布和信号强度均异常（图 2.8 和图 2.9）

红骨髓的异常分布可能提示疾病存在，且可能早于信号强度出现异常。异常红骨髓细胞增殖出现在患者年龄段不应该出现红骨髓的区域，如股骨或肱骨的远端、长骨骨干、膝部或肘部以远、沿椎体中央静脉通道的骨骺或骨突。随着异常细胞增殖数量的增加，骨髓中的脂肪细胞逐渐被替代，T1W 图像上信号强度变为等于或低于肌肉或椎间盘的信号。STIR 或 T2W 序列图像上，细胞增殖数目增加通常

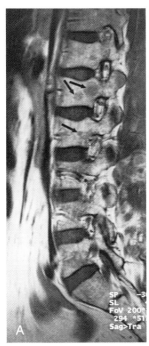
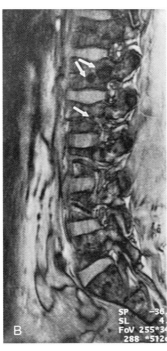

· 图 2.7　正常骨髓不均质性：局灶性红骨髓。A，腰椎的矢状位 T1W 图像。老年妇女患者具有乳腺癌和结肠癌病史，腰 1 和腰 2 椎体中低信号病灶（箭号），怀疑转移灶。可疑病灶区域的信号比椎间盘的信号高，也应该强烈考虑为红骨髓岛的可能。B，梯度回波成像反相位图像。这个特殊的成像序列能确定可疑病变中是否存在脂肪。任何含有残留脂肪细胞的病变在此序列上是低信号，提示良性病灶（箭号）。对腰 1 处较大的病灶进行活检，结果是正常的红骨髓

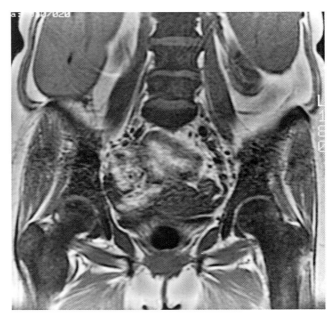

· 图 2.8　骨髓增生性疾病：肥大细胞增多症。骨盆冠状位 T1W 图像，骨骺和骨突的骨髓呈弥漫性低于椎间盘和肌肉的低信号。患者有脾脏肿大。骨髓信号和分布异常是典型的骨髓增生性疾病。该患者患有肥大细胞增多症

会导致骨髓的信号增高，超过肌肉的信号强度。相反，即使是红骨髓的分布正常，信号强度异常也提示可能存在骨髓病理性改变。

当采用非脂肪抑制的 FSE 序列评估骨髓是否异常时，可能存在潜在的陷阱。该序列图像上，病理性骨髓的信号增加可能被正常的脂肪和造血骨髓的背景信号掩盖，从而导致异常骨髓改变被忽略。其原因可能由于在 FSE 序列的 PDW 图像和 T2W 图像中，液体和脂肪都会显示为高信号。通过仔细评估 T1W 图像和脂肪抑制的图像，将有助于回避这一潜在的陷阱（图 2.10）。

良性增生

良性骨髓增生异常包括骨髓异常增生综合征、真性红细胞增多症、骨髓纤维化、肥大细胞增多症以及从黄骨髓再转化为红骨髓。这里首先讨论这些疾病的常规 MR 表现，随后章节中再具体讨论某些疾病的细节。

在这些疾病中，有几种疾病不是由于异常细胞成分增殖导致的骨髓表现发生改变，并且这些疾病的 MR 表现也不尽相同。当细胞增殖时，它们会替代正常的骨髓成分，引起从黄骨髓到红骨髓的再转化，进而增加造血功能。红、黄骨髓再转化导致骨髓的表现很难与其他良性或恶性原因引起的细胞增殖区别。同样，有些骨髓增生性疾病，例如肥大细胞增多症和骨髓纤维化，会刺激骨髓的网状蛋白纤维化、邻近的骨小梁硬化，这些改变在所有 MR 序列上均呈极低信号。最后，一些患者发生溶血（例如，镰状细胞性贫血和地中海贫血）并发展为含铁血黄素沉着症，导致含铁血黄素弥漫性沉着在骨髓，表现为弥漫性极低信号（呈黑色）改变。

黄骨髓转化为红骨髓（专栏 2.5）。如果现有的红骨髓不能满足机体的造血需求，从红骨髓转化成黄骨髓的正常过程将发生逆转化，红骨髓成分增生（图 2.11）。骨髓逆转化开始于红骨髓占优势的区域，然后发展到黄骨髓占优势的区域。关于整个骨骼的逆转化进程，红骨髓增生最早发生在中轴骨骼，其次是外周（四肢）骨骼。肱骨和股骨先于前臂和小腿的骨骼受到逆转化过程的影响。在单个长骨中，骨髓逆转化首先会影响近端干骺端，然后依次是远端干骺端、骨干。如果对造血功能的需求急剧增加而急需产生更多的红骨髓，则长骨的骨骺和骨突会转

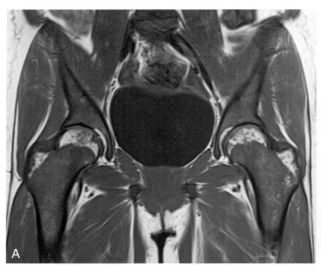
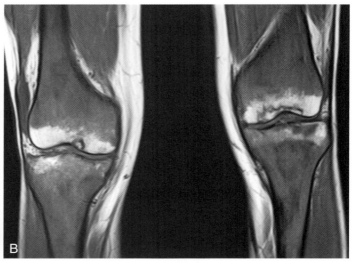

• 图 2.9　骨髓增生性疾病：镰状细胞贫血引起的再转化。A，骨盆的冠状位 T1W 图像。51 岁男性，患有镰状细胞贫血。股骨近端和髂骨出现了相对均匀、中度至低信号强度的红骨髓，这种现象与镰状细胞性贫血相关的黄骨髓向红骨髓的转化有关，这个部位尤其突出。B，膝关节冠状位 T1W 图像。20 岁男性，患有镰状细胞性贫血。股骨远端和胫骨近端可见到类似红骨髓的信号。注意股骨远端与骨坏死区域相关的曲线状低信号强度病灶

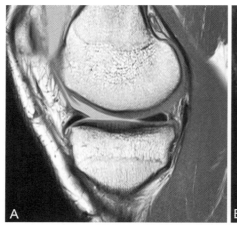
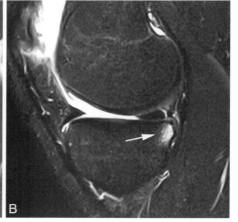

• 图 2.10　骨髓水肿。A，膝关节矢状位质子密度图像。股骨远端和胫骨近端的骨髓表现正常。B，膝关节矢状位 STIR 图像。胫骨后内侧平台的骨髓挫伤相关的局灶性高信号，其与骨髓脂肪抑制后低信号（箭号）形成鲜明对比

• 专栏 2.5　黄骨髓逆转化为红骨髓

造血需求增加
• 偶然发现，肥胖女性
• 溶血性贫血（镰状细胞贫血、地中海贫血、运动）
• 氧气需求增加
• 高海拔
• 高强度运动员
• 骨髓增生或置换疾病引起的正常红骨髓的置换／破坏
• 化疗中给予粒细胞集落刺激因子

变为红骨髓。

　　骨髓转化的 MR 表现为骨髓信号分布异常，本应该由黄骨髓组成的区域逐渐被局灶性或弥散性红骨髓取代，这些区域将表现出与正常红骨髓信号相同的特征（见图 2.9）。如果大量红骨髓增生，则信号强度异常，T1W 图像上出现等于或低于肌肉和椎间盘的信号，其原因是骨髓中所有的脂肪成分几乎完全被红骨髓替代。

　　在弥漫性骨髓增生性疾病或骨髓替代性疾病中，正常红骨髓被破坏或者替代的情况下，机体对造血功能的需求可能会增加。其他情况还包括：镰状细胞性贫血和地中海贫血造成的严重贫血；需氧量较大的高水平运动员（马拉松运动员）；在高海拔地区；偶尔发现常见于肥胖女性吸烟者；接受大剂量化疗的患者中，给予造血生长因子也可刺激造血功能。

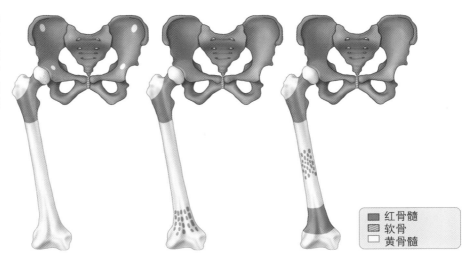

·图2.11　骨髓增生性疾病：逆转化。中轴骨和四肢骨对造血功能需求增加的响应示意图，该需求导致骨髓从黄骨髓转化为红骨髓。这个过程与从红骨髓到黄骨髓的正常转化完全相反。如果严重到一定程度，甚至骨骺也会发生逆转化

红骨髓
软骨
黄骨髓

偶然发现的肥胖妇女（以及经常吸烟者）可发生轻度骨髓逆转化，其可能是 MR 上发现骨髓转化最常见的原因。对于这种偶然现象的理论基础是：患者吸烟可患有慢性支气管炎，导致白细胞增多，进而导致骨髓腔扩张，最后引起骨髓内骨髓细胞的募集。同时，这些妇女处于月经期，可能也会导致对红骨髓增生的需求增加。

镰状细胞性贫血导致红细胞结构改变，红细胞流过小血管时受阻，从而引起血管阻塞和组织梗死。镰状细胞性贫血的骨髓 MR 成像具有两个特征性表现，即伴随红骨髓增生的逆转化和骨梗死（专栏 2.6；见图 2.9）。其他严重的贫血，例如地中海贫血，与镰状细胞性贫血在骨髓转化方面的表现相同，但骨梗死并不常见。

·专栏 2.6　弥漫性骨髓异常并发骨坏死

- 镰状细胞性贫血
- Waldenström 巨球蛋白血症
- 戈谢病
- 用类固醇治疗骨髓增生或骨髓替代疾病

单克隆免疫球蛋白病。单克隆免疫球蛋白病由一系列疾病组成，并按严重程度分类。侵袭性单克隆免疫球蛋白病包括多发性骨髓瘤、原发性淀粉样变性、Waldenström 巨球蛋白血症和淋巴增生性疾病。

非骨髓性单克隆免疫球蛋白病（进一步分为具有不确定性的单克隆免疫球蛋白病和具有重要意义的单克隆免疫球蛋白病）是低度侵袭性的骨髓疾病。这两种免疫球蛋白病包括了一大类无症状的患者，

通常偶然发现其血液中含有少量单克隆蛋白，通常不需要治疗。但是，在 10 年内大约 19% 的患者会发展为侵袭性单克隆免疫球蛋白病，则需要进行治疗。当前，确定哪些患者将进展为侵袭性疾病的方法是通过常规检测尿液和血液中的单克隆蛋白，同时经常还需要进行骨髓穿刺检查。在预测哪些患者可能存在疾病进展方面，MR 被证明是有价值的辅助手段，从而可对其进行更适当的治疗。可能进展为侵袭性免疫球蛋白病的患者的 MR 会表现异常，如脊柱或骨盆的弥漫性或局灶性骨髓病变，与多发性骨髓瘤中所见的骨髓异常表现相似。

恶性增生

引起骨髓异常的恶性疾病包括白血病、多发性骨髓瘤、原发性淀粉样变性和 Waldenström 巨球蛋白血症。

白血病。系骨髓中的白血病细胞增殖替代了正常的红骨髓成分，最终导致贫血，引起中性粒细胞减少和血小板减少，需要进行骨髓穿刺或活检来明确诊断。

白血病患者的骨髓在 MR 上表现为干骺端和骨干的局灶性或弥漫性异常，以弥漫性更常见。白血病细胞对骨髓的浸润也可扩散到骨骺和骨突，提示肿瘤负荷较大。骨骺和骨突的异常信号也可代表红骨髓增生，其原因是白血病细胞替代了其他部位的红骨髓。在 T1W 图像上，异常骨髓的信号低于肌肉和椎间盘的信号。由于白血病细胞含有丰富的水分，导致在 STIR 图像上信号增高，高于肌肉信号，T2W 图像的表现多样（图 2.12）。一般情况下，白血病细胞浸润可能仅仅表现为类似红骨髓增多，几乎不出

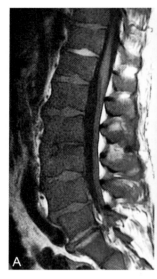
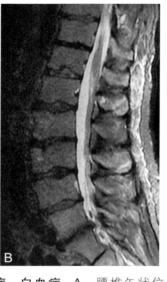

· 图 2.12　骨髓增生性疾病：白血病。A，腰椎矢状位 T1W 图像，胸腰椎骨髓表现为弥漫性异常低信号，其与白血病细胞浸润有关。注意骨髓信号强度低于相邻椎间盘。B，矢状位 STIR，骨髓的信号强度仍然较低，但比相邻的椎间盘信号要高

现信号强度的增加。系列的 MR 检查可以准确监测急性淋巴细胞白血病患儿的疾病缓解或复发情况。

侵袭性丙种球蛋白病（浆细胞病）。多发性骨髓瘤、淀粉样变性病和 Waldenström 巨球蛋白血症彼此之间密切相关，MR 表现基本相同（图 2.13）。Waldenström 巨球蛋白血症的一个明显特征是可能出现骨梗死，是由于高黏度血液阻塞血管而导致的。

多发性骨髓瘤是在缺乏抗原刺激的情况下，浆细胞不受控制呈恶性增殖的一种常见疾病。浆细胞增殖引起破骨细胞刺激因子的产生和成骨细胞活性的抑制，从而导致骨小梁破坏和弥漫性骨质减少。由于这种疾病缺乏成骨细胞反应，放射性核素骨扫描通常是正常的。实验室检查结果对于诊断骨髓瘤非常重要，但无论在疾病的初期或者晚期，实验室检查并不总是有阳性表现或者确诊的意义，骨活检或骨髓穿刺是确诊的重要方法。MR 对确定是否有异常、精确定位以指导骨髓活检等具有重要价值，主要是由于病灶可能是局灶性或弥漫性的，盲目的骨髓穿刺无法准确反映病灶的性质。MR 对怀疑为孤立性浆细胞瘤的患者也可能有用，因为 25% 的患者通过 MR 检查可以发现一处以上的骨髓病变，从而可能会导致治疗方法的改变。

多发性骨髓瘤的 MR 表现方式，按病情轻重缓急依次为：

1. 正常骨髓

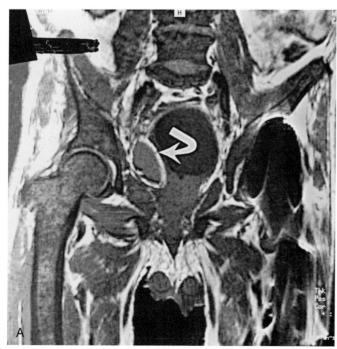
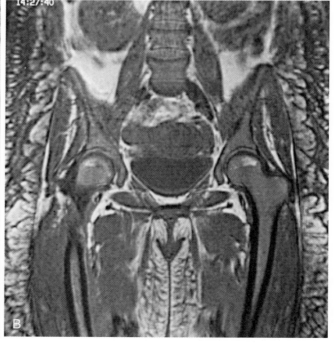

· 图 2.13　骨髓增生性疾病：侵袭性丙种球蛋白病。A，骨盆冠状位 T1W 图像，Waldenström 巨球蛋白血症导致骨髓信号和分布弥漫异常。骨髓的信号强度等于或低于肌肉和椎间盘的信号，累及到股骨的骨干和骨骺。耻骨支的骨折附近有血肿（箭号）。B，骨盆冠状位 T1W 图像（不同患者），女，患有原发性淀粉样变性。骨髓分布异常，股骨骨干、大转子的黄骨髓被异常细胞替代；骨髓的信号略高于肌肉；皮下有弥漫性水肿

2. 局灶型（图 2.14 ）

3. 混杂型（图 2.15 ）

4. 均匀弥漫型（图 2.16 和专栏 2.7 ）

局灶型骨髓瘤在 T1W 图像上的信号强度等于或

低于肌肉或椎间盘的信号强度；病变内出血有时会导致 T1W 图像上呈局灶性高信号。在 T2W 图像上，未经治疗的患者中，病灶可能呈低信号也可能呈高信号，二者出现的机会几乎相同。这些表现与转移

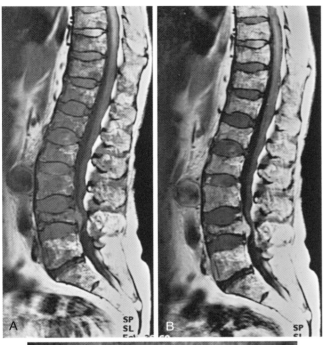

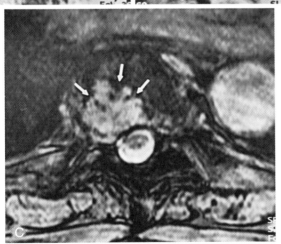

· 图 2.14　骨髓增生性疾病：局灶型多发性骨髓瘤。A，腰椎的矢状位 T1W 图像，可见多个局灶性等信号灶，与转移灶无法区分；且多个椎体受压变扁。腰 4 椎体后方可见硬膜外肿块。B，腰椎的矢状位增强 T1W 图像，多数局灶性病灶可见强化，边缘变模糊。如果患者已经接受了骨髓瘤的治疗，则表明反应较差。腰 4 椎体后方硬膜外肿块可见强化，相对增强扫描前更容易看到。C，脊柱横断面的 T2W 图像（不同的患者）。骨髓瘤的局灶性病变表现为"迷你脑"外观，厚的骨嵴（箭号）从病灶边缘向内伸入内部，形成类似脑沟和脑回表现，该征象有助于鉴别骨髓瘤与转移性疾病

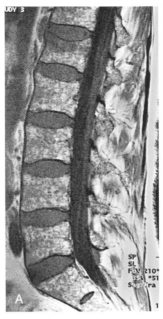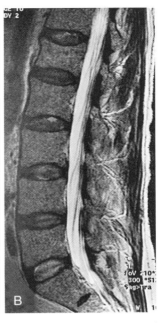

· 图 2.15　骨髓增生性疾病：混杂型骨髓瘤。A，腰椎的矢状位 T1W 图像，在脂肪性骨髓的背景下可见弥漫性小点状低信号灶，看起来像胡椒粉洒在脂肪骨髓上，此为"椒盐征"。这种混杂型较局灶型病灶更具有侵袭性。同时可见腰 1 椎体骨折。B，腰椎矢状位 FSE T2W 图像，骨髓看起来基本正常

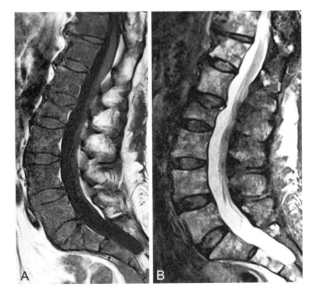

· 图 2.16　骨髓增生性疾病：弥漫型骨髓瘤。A，下胸椎和腰椎的矢状位 T1W 图像，骨髓瘤患者，骨髓可见弥漫性明显信号降低。注意伴随腰 2 椎体的压缩性骨折。B，相应的矢状位 T2W 图像，椎体内肿瘤细胞浸润区域可见斑片状高信号

• 专栏 2.7　多发性骨髓瘤

按严重程度，MR 表现如下
- 正常外观（低肿瘤负荷）
- 局灶性病灶
  - 与转移灶相似
  - "迷你脑"征
- 混杂型（不均匀）
- 弥漫型（均匀）

MR 信号特征
治疗前，无对比增强
- T1W：信号等于或低于肌肉信号
- T2W：信号不定，大约 50％ 的低信号和 50％ 的高信号
- 如果给予对比增强，未治疗的病灶增强后呈弥漫强化
治疗后，对比增强
- 完全缓解
  - 病变消退且无强化
  - 病灶持续存在，无强化（或边缘强化）
- 不完全缓解
  - 病灶持续强化

性疾病的表现相同，除非存在被称为"迷你脑（mini-brain）"的征象（见图 2.14）。在某些局灶性骨髓瘤病变中会出现"迷你脑"征，因为厚的骨嵴从病灶的边缘向内延伸，形成类似于脑沟和脑回的征象。

混杂型骨髓瘤，在 T1W 图像上表现为多发小点状的低信号灶，就好像黑胡椒撒在骨髓上一样，称为"椒盐征"；T2W 上的信号强度可能会有所增加。这种混杂病灶对于骨髓瘤的诊断是相对特异性的（见图 2.15）。

弥漫型骨髓瘤属于骨髓替代的常见类型，没有特征将其与许多其他骨髓增生性病变区分开（见图 2.16）。由于疾病的进展或消退，单个骨髓瘤患者可能会出现上述四种类型中的一种或者多种表现。

骨髓瘤患者的病灶治疗前在 T2W 图像上显示为高信号，治疗后信号降低，则提示治疗有效。由于 50％ 的骨髓瘤病灶在治疗前的 T2W 图像上显示呈低信号，因此除非患者在治疗前后均进行 MR 扫描，否则单纯的治疗后扫描对疗效的判断并无意义。为了解决这种困扰，在治疗后使用 Gd-DTPA 增强来确定是否治疗有效。

已有的研究显示，骨髓瘤治疗后使用 Gd-DTPA 增强可用于预测疗效和预后。化疗后完全缓解（CR）的增强表现包括：
1. 异常信号完全消失
2. 持续性异常信号，无强化
3. 仅边缘环形强化

化疗后部分缓解（PR）可能表现为弥漫型转化为局限型或混合型，增强后持续强化。

总而言之，良性和恶性骨髓增生性疾病的 MR 表现多种多样，从局灶型到弥漫型或两者混合都有。所有这些疾病都有类似的表现，且红骨髓增生看上去和良性或者恶性细胞堆积也比较像。那么，为什么还要做 MR 呢？

首先，MR 能够证实某些临床或实验室检查确定不了的疾病；其次，很多时候即使实验室检查发现异常，仍需要骨髓活检或骨髓穿刺才能确诊，为了达到这个目的，临床上通常采用盲穿法进行骨髓检查，由于疾病的范围或位置变异性较大导致盲穿标本误差大，而根据 MR 结果引导骨髓穿刺可以直接确定异常的部位；再次，还可以通过 MR 检查来监测疾病的疗效。

骨髓替代疾病（专栏 2.8）

最常见的骨髓替代疾病通常是由骨髓固有细胞以外的细胞引起的局灶性异常，与之相反的是，骨髓增生性疾病则由源自骨髓的细胞引起的弥漫性异常。主要的骨髓替代性疾病包括转移性疾病、淋巴瘤、原发性骨肿瘤和骨髓炎。

骨转移

骨髓转移性疾病的典型 MR 表现为局灶性病灶，通常多发。其特征性的表现是在 T1W 图像上呈低信号，T2W 图像上表现为高于周围骨髓的信号（图 2.17）。成骨性转移灶通常（但并不总是）在所有 MR 序列上均呈低信号。转移灶周围的骨髓和软组织水肿可能广泛存在或不存在。良性病变，如骨岛、佩吉特病和血管瘤，可以有类似转移的表现，MR 检

• 专栏 2.8　骨髓替代疾病

骨髓中通常不存在的细胞植入——通常是局灶性病变

良性
原发性骨肿瘤
骨髓炎

恶性
转移灶
淋巴瘤
原发性骨肿瘤

MR
T1W：低信号（等于或低于肌肉或椎间盘）
T2W：多变，但信号高于肌肉 / 椎间盘

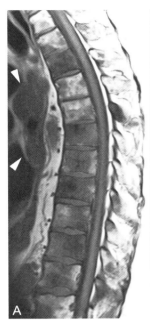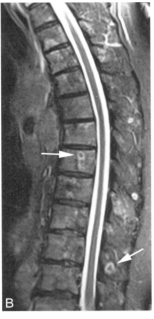

· 图 2.17 骨髓替代疾病：局灶性转移。A，胸椎矢状位 T1W 图像，前列腺癌患者胸椎可见多发性低信号转移灶。纵隔和肺门淋巴结肿大（箭头）。B，相应矢状位 FSE T2W 图像，受累椎体可见斑片状高信号，注意部分病灶的"靶征"或"晕圈征"（箭号）

查时应与其他影像学检查相结合，以避免误诊。虽然大多数转移灶是局灶性的，但转移灶在骨髓中也可能呈弥漫性，表现为均匀或不均匀异常信号（图

2.18）。

MR 对发现转移性病灶非常敏感，并且在这方面超越了其他成像技术。在临床实践中，越来越多的研究使用 MR 对整个骨骼进行转移瘤的筛查，并且可能会在将来成为临床实践的标准。但是，目前 MR 通常被视为一种工具，在其他影像学方法检测到或不确定病灶时，用于进一步阐明其意义。骨痛或实验室检查异常的患者可能通过 MR 检测到在其他检查中无法发现的转移灶。同样，当使用其他方式发现可疑异常时，MR 可用于排除是否为肿瘤（图 2.19）。

MR 可以记录病灶大小随时间的变化，用于监测转移瘤治疗的效果，从而合理用药及早期调整治疗方案（专栏 2.9）。在 T2W 图像上，局灶性病变被高信号水肿环绕（T2 晕环征），提示活动性病变（图 2.17B 和图 2.20）。治疗有效的病例中，常常在

· 专栏 2.9 晕环征
T1 晕环征（"天使"） 缓解性病变：T1W 图像上骨髓萎缩病变周围的高信号脂肪
T2 晕环征（"恶魔"） 活动性病变：T2W 图像上局灶性骨髓病变周围的高信号水肿带

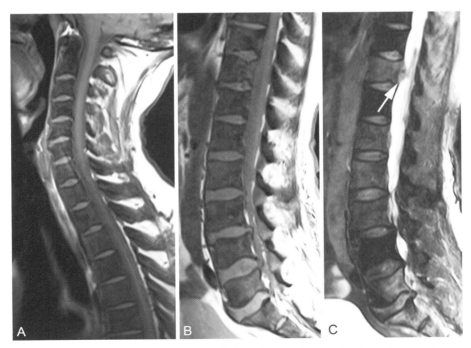

· 图 2.18 骨髓替代疾病：弥漫性转移。A，颈椎和上胸椎矢状位 T1W 图像。B，下胸椎和腰椎矢状位 T1W 图像。整个脊柱的骨髓呈弥漫性低信号，这与患者已确诊的前列腺癌转移有关。C，下胸椎和腰椎矢状位 T2W 图像。多个椎体呈不均匀信号，其余椎体持续信号下降，这是硬化病变的典型表现。同时注意胸 11 椎体水平的硬膜外肿瘤侵犯（箭号），与邻近高信号的脑脊液（CSF）对比更清楚

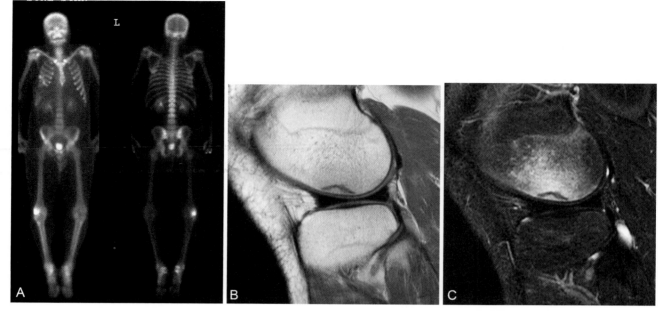

· 图 2.19　骨髓替代疾病：MR 的特异性。A，23 岁男性，患有原始神经外胚层瘤（PNET），全身骨扫描显示右股骨外侧髁的局灶性异常摄取，可能是转移所致。B 和 C，膝关节的矢状位 PD 和 STIR 图像，显示右侧股骨外髁软骨下骨折和相应的骨髓水肿

· 图 2.20　骨髓替代疾病：晕环征。A，胸椎矢状位快速 T2 成像。可以观察到一个小病灶伴周围环形水肿（T2 晕环征，箭号），提示活动性病灶。最终证明该病例为肺癌转移灶。B，腰椎矢状位 T1W 图像（不同患者），该患者为类癌转移并在接受治疗。胸 12 椎体可以观察到低信号病灶伴周围脂肪信号影（箭号），这是 T1 晕环征，提示转移灶对治疗有效。脂肪环替代了原先的肿瘤组织。这位患者正在接受转移性类癌治疗

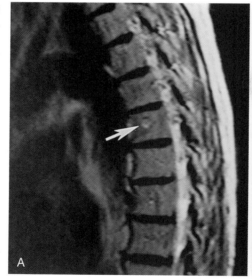
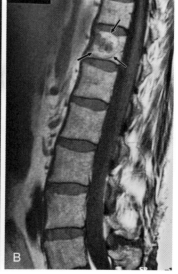

T1W 图像上见到局灶性骨髓病灶周围一圈高信号的黄骨髓（T1 晕环征）（图 2.20）。在转移病灶治疗后，局部骨髓的病变可完全由脂肪组织替代（图 2.21）。MR 的另一种应用是显示与骨相关的其他邻近结构的受侵犯程度，如神经血管或椎管的侵犯（图 2.22）。

　　与放射性核素扫描相比，MR 具有更高的解剖分辨率，可做出更具体的诊断。在已明确原发癌的患者中，放射性核素摄取增加的区域并非都是转移瘤，事实上，部分可能是良性病变。许多癌症患者年龄较大且有骨质疏松，化疗（特别是类固醇激素）

和放疗会进一步加重骨质疏松。这些人很容易出现多发的不全性骨折。同时，类固醇激素治疗引起的骨质坏死也很常见。滑囊炎、筋膜炎、肌腱病和其他软组织炎症可引起邻近骨髓充血反应，放射性核素骨扫描可能怀疑是转移灶，但 MR 检查可以明确其为良性病变（见图 2.19）。由于放射性核素骨扫描的非特异性，对于那些常规 X 线检查未发现的骨病变，在活检前非常有必要进行 MR 检查，以明确是否需要活检。

· 图 2.21　**骨髓替代性疾病：治疗后的病灶被脂肪替代。A**，腰椎的矢状位 T1W 图像，霍奇金淋巴瘤患者，治疗前的 MR，腰椎可见几个局灶性病灶，腰3和骶1椎体最明显。**B**，经治疗后，腰椎的矢状位 T1W 图像显示所有局灶性骨髓淋巴瘤病变均已消失（红骨髓也已消失）。先前存在病灶的部位完全被脂肪替代，表示治疗有效

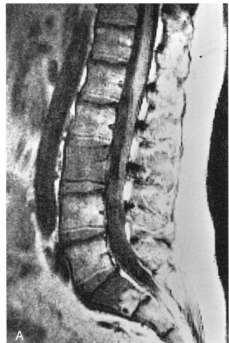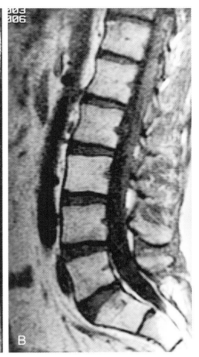

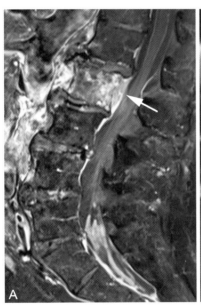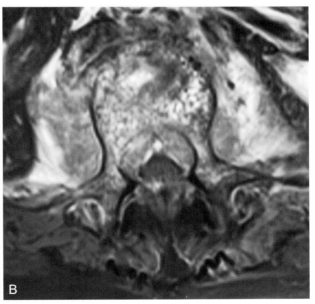

· 图 2.22　**骨髓替代性疾病：骨髓外转移。A**，经 Gd-DTPA 对比增强后的腰椎矢状位脂肪抑制 T1W 图像。腰 1 椎体可见明显异常强化，与该患者的膀胱癌病史有关。注意肿瘤扩展到硬膜外腔（箭号）。**B**，增强后脂肪抑制 T2W 图像，显示广泛的椎旁和硬膜外受累

骨质疏松与椎体病理性压缩骨折（表2.4）

　　确定椎体的急性骨折是由于肿瘤转移引起的，还是由于骨质疏松引起的，是一个常见的难题，尤其是对于已明确原发肿瘤的患者。这两种病变都显示椎体塌陷，由于正常骨髓被替代，在 MR T1W 上显示为低信号。骨髓中的低信号代表可能是肿瘤性病理性骨折或者非病理性骨折导致的出血和水肿（图

表 2.4	骨质疏松与病理性椎体骨折
骨质疏松	**病理性**
异常信号局限于椎体	异常信号累及椎弓根及其他后部结构
通常无软组织血肿 / 肿块	伴有软组织肿块
椎体有脂肪性骨髓持续存在	整个椎体受累
通常为单发	
后壁凹陷	后壁凸出
有骨折线	无骨折线

2.23 和图 2.24）。T2W 表现多样，对区分良性和恶性无帮助。提示是肿瘤转移的征象有：异常低信号灶延伸到椎弓根和椎体后部的其他附件、异常信号累及整个椎体、周围软组织肿块以及骨的多发病灶。反之，提示骨质疏松性骨折的征象包括：缺乏上述的特征；异常信号不累及整个椎体，而是呈一条水平直线样或条带样低信号，与正常脂肪骨髓的高信号区别开来（图 2.25）。骨小梁被压缩形成的水平骨折线被认为是良性的标志，肿瘤所致的椎体压缩不会有明显的骨折线，可能与骨小梁被肿瘤破坏有关。椎体后壁向内成角、凹状改变通常提示为良性骨折，而与转移有关的骨折通常导致椎体后壁向外呈弓状或凸起（见图 2.22 和图 2.23）。

上述这些有趣的征象有助于区分肿瘤和骨质疏松性压缩性骨折，我们需要意识到其临床价值。然而，对于每一个患者而言，明确其有无转移灶非常重要，有时仅仅依靠这些征象来判断是不够的（见图 2.24）。

对于有转移性疾病风险的患者，建议在发现病变后 8 周内进行 MR 随诊复查或活检，以便做出明确诊断。骨质疏松性骨折在 MR 随访中表现出骨髓

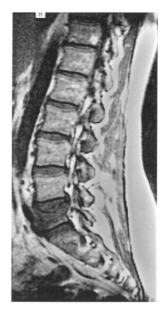

· 图 2.24　骨质疏松与病理性压缩性骨折的对比。腰椎矢状位 T1W 图像。骨折的腰 5 椎体上部的低信号与下部的高信号脂肪之间，有一条平行于终板的直线将其分开。提示为良性骨质疏松性骨折。椎体后壁成角的碎块也提示该骨折是良性的。由于患者有乳腺癌病史，仍对椎体进行了活检，病理证实转移瘤。因为鉴别这些病变的标准并不完善，所以处理这类问题的关键是对有高危风险的患者进行跟踪复查或活检

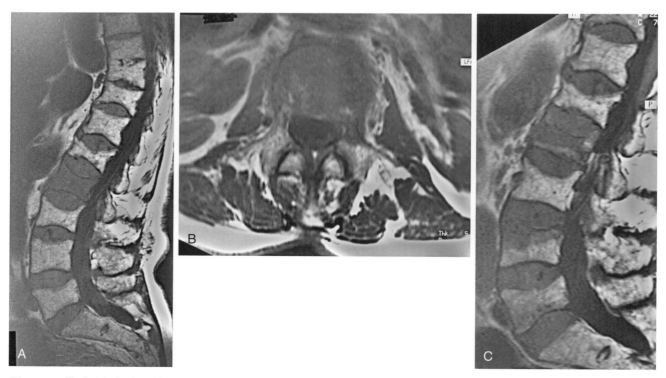

· 图 2.23　骨质疏松与病理性压缩性骨折。A，腰椎矢状位 T1W 图像。老年女性，有几处压缩性骨折，并有原发恶性肿瘤的病史。腰 2 椎体骨折并完全被低信号替代，该征象提示肿瘤可能。B，腰 2 椎体的横断位 T1W 图像。椎体异常信号延伸至左侧椎弓根，基于骨折再次提示可能为肿瘤的征象。C，腰椎矢状位 T1W 图像，在 A 和 B 检查后随访 8 周再次行 MR 检查。腰 2 椎体塌陷更明显，但部分低信号消失，椎体下部可见平行于终板的线性高信号。这种情况只会发生在良性骨折，因为未经治疗的肿瘤不会在短时间内自行消退。腰 4 椎体较第一次检查部分塌陷进展，在脂肪骨髓（下）和低信号骨髓（上）之间存在线样分隔，这是急性良性骨折的典型征象

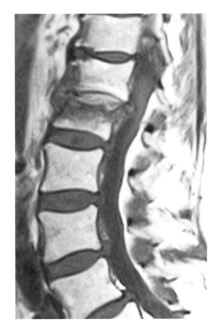

· 图 2.25　骨质疏松性塌陷。腰椎矢状位 T1W 图像。腰 2 椎体的爆裂性骨折，可见沿塌陷椎体上部的终板区显示异常低信号，其下部保留有正常的骨髓脂肪，这是骨质疏松性骨折的典型表现。需要注意的是，与先前放疗有关的脂肪性骨髓遍布整个脊柱

异常信号部分或完全吸收消失，而肿瘤在相同时间间隔内没有变化甚至进展。

淋巴瘤

大约 95% 的骨淋巴瘤是循环血液携带着来自骨外原发部位的异常淋巴细胞在骨髓中沉积所致。其 MR 表现特征与转移瘤没有区别。一般情况下，骨淋巴瘤在 T1W 和 T2W 图像上均表现为低信号。20%～50% 的原发性骨外淋巴瘤患者在尸检发现有骨侵犯，而骨髓盲穿检查对显示淋巴瘤患者骨髓受累的检出率很低。这种差异本质上是由于淋巴瘤的局灶性分布所造成的，而在 MR 发现病灶的特定部位进行穿刺活检，可使该病得到更加准确的分期和治疗。

良性与恶性原发性骨肿瘤

良性和恶性原发性骨肿瘤均是骨髓的局灶性病变。病灶的性质最好用常规 X 线片来评估。MR 在评估这些病变中的作用是评估肿瘤的累及范围及其与邻近结构的关系，以及监测治疗的效果。这是一大类多种多样的疾病，肿瘤和骨髓炎是骨髓替代性疾病，在其他章节中会讲到。

骨髓耗竭（专栏 2.10）

再生障碍性贫血、化疗和放疗等都可导致正常红骨髓弥漫性或局灶性缺失。通常，我们不用影像的方法来诊断这些改变。相反，临床上对接受过放疗或化疗的患者经常进行影像学检查，是为了寻找肿瘤的证据。对再生障碍性贫血患者进行影像学检查的主要原因是患者的疼痛，其来自于服用类固醇激素治疗后发生的继发性骨坏死。因此，必须认识到骨髓衰竭和随后骨髓再生的表现，以免被误导。

·专栏 2.10　骨髓耗竭

- 红骨髓成分减少
- 弥漫或局灶性分布
- 原因
  - 化疗
  - 放疗
  - 再生障碍性贫血
- MR
  - T1：弥漫性或局灶性高信号，典型为脂肪信号
  - T2：病变信号与脂肪信号一致（STIR 或脂肪饱和抑制时呈低信号，FSE T2 无脂肪饱和抑制时呈高信号）

再生障碍性贫血

再生障碍性贫血患者可以看到两种骨髓 MR 表现形式。第一种形式是在整个骨骼中黄骨髓弥漫分布在原来红骨髓存在的区域（图 2.26A）。在通常具有大量脂肪骨髓的老年人中，这种表现可能难以诊断为异常。第二种形式出现在再生障碍性贫血接受治疗患者，局灶性再生的红骨髓岛遍布在整个黄骨髓中（图 2.26B）。这些红骨髓岛可能表现非常局限，与其他疾病类似。

化疗

部分接受化疗的患者其 MR 检查可能无异常发现，而部分患者的红骨髓成分呈弥漫性减少，与未治疗的再生障碍性贫血的表现相同。弥漫性脂肪性黄骨髓在所有脉冲序列上的 MR 信号特征与皮下脂肪相似（图 2.27）。

关于化疗的另一个重要提示是，一些肌肉骨骼恶性肿瘤（通常是原发性骨肿瘤）接受新辅助化疗方案中包含有人类造血生长因子（粒细胞或粒细胞 - 巨噬细胞集落刺激因子）。这种生长因子可以促进患者的红骨髓生成，防止化疗诱导的骨髓抑制的负面后遗症，使患者可以接受更早期、更强烈的治疗。医

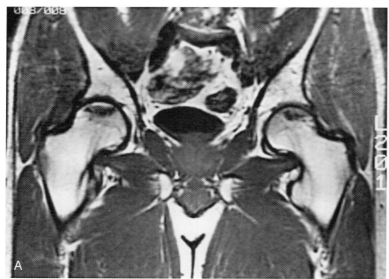

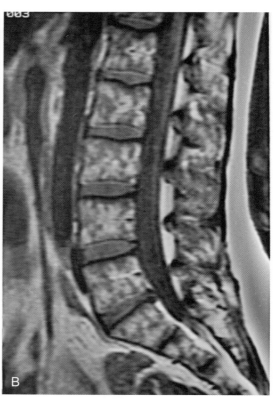

· 图 2.26　骨髓耗竭：再生障碍性贫血。A，骨盆的冠状位 T1W 图像，整个骨盆和髋部都有高信号脂肪骨髓（除外两个股骨头缺血性坏死）。一般情况下，骨髓通常应表现为中等信号，而本例表现为高信号，与再生障碍性贫血有关。B，腰椎的矢状位 T1 图像（同一患者），患者接受了再生障碍性贫血的治疗，椎体骨髓呈弥漫性不均匀信号，对腰椎椎体进行穿刺活检，低信号区为再生的红骨髓岛

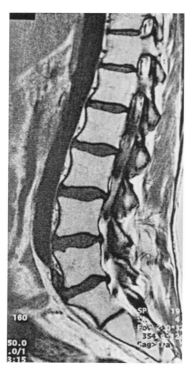

· 图 2.27　骨髓耗竭：化疗。腰椎矢状位 T1W 图像，全身化疗所致的红骨髓成分完全消失，变成脂肪性黄骨髓，呈弥漫性高信号

源性红骨髓刺激在 T1W 上表现为弥漫性或斑片状低信号强度区域，类似于肌肉，在 T2W 上信号强度不变或稍高，类似于正常红骨髓（图 2.28）。这种治疗可以使骨髓发生显著而迅速的变化（专栏 2.11）。

· 专栏 2.11　骨髓再生

- 发生在
  - 化疗
  - 再生障碍性贫血的治疗
  - 低剂量辐射
- MR
  - T1：中 / 低信号（高于或等于肌肉、椎间盘信号）
  - T2：通常轻度信号增高
  - 模式：多变——局灶性岛、仅骨骼外周、弥漫性分布

放疗

　　转移瘤和多发性骨髓瘤通常采用局部放疗。与脂肪骨髓细胞相比，未成熟的红骨髓细胞对放射线的敏感性更高，因此红骨髓优先被破坏。红骨髓减少的程度及其恢复能力是剂量依赖性的，MR 上骨髓信号强度的变化与接受的辐射剂量和治疗后的时间

・图2.28　化疗中造血生长因子刺激导致的红骨髓增加。A，胸椎矢状位T1W图像，骨髓表现为斑片状的中等信号，比邻近的椎间盘信号高。这名16岁的原始神经外胚层肿瘤患者没有明确的转移迹象。B，胸椎的矢状位T1W图像，经过9个月治疗，骨髓呈弥漫性中等信号，且比9个月前（图A）的骨髓信号低得多。与接受粒细胞集落刺激因子而产生红骨髓有关。两个椎体的高信号提示为脂肪骨髓，可能在治疗前就已经被破坏了

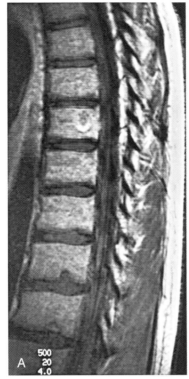
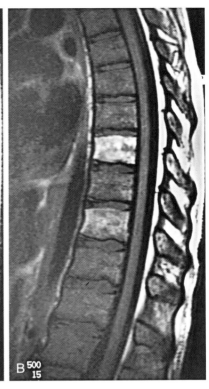

有关（图2.29）。

　　接受脊椎放射治疗的患者通常在治疗后2周内的MR检查骨髓无异常改变。治疗后3~6周大部分红骨髓消失，椎体中央有弥漫性脂肪骨髓。第二种可能出现的表现是由于部分红骨髓减少而使骨髓的不均匀性增加。6周后，骨髓中红骨髓成分消失，所有患者在T1W上呈均匀高信号的脂肪骨髓。小于30 Gy（相对低剂量）的放射治疗停止后的1年内，在放射治疗的骨髓部位，红骨髓发生广泛再生，使其看起来和正常一样，或者红骨髓仅仅分布在椎体

外周（图2.30）。这种表现一定不要与肿瘤混淆。骨髓在接受大于50 Gy剂量的放射治疗后不会出现红骨髓的再生。MR显示放疗区域存在弥漫性黄骨髓，放疗边缘区的正常细胞红骨髓与异常黄骨髓之间有明显的边界（图2.31）。

骨髓水肿（充血和缺血）

　　引起细胞外骨髓水肿的根本原因可能是充血。多种临床疾病均可引起局部骨髓水肿，包括创伤（骨挫伤、应力性骨折和不全骨折）、髋关节一过性骨质疏松症、局限性游走性骨质疏松症、复杂性区域性疼痛综合征（反射性交感神经营养不良综合征）、骨坏死（早期）、感染、肿瘤和关节异常（退行性关节软骨磨损）。

　　骨髓水肿的MR表现为T1W呈中等信号，T2W呈极高信号。其信号特征是骨髓脂肪细胞与水肿液混合的结果（图2.32）；典型的表现为地图样分布，边界不清。肿瘤和感染引起的水肿一般围绕在潜在病灶周围（图2.33），而其他原因引起的骨髓水肿与潜在病灶无关（专栏2.12）。

髋关节一过性骨质疏松/疼痛性骨髓水肿综合征

　　青年和中年男性最常受到髋关节一过性骨质疏松症（也称为疼痛性骨髓水肿综合征）的影响。患有

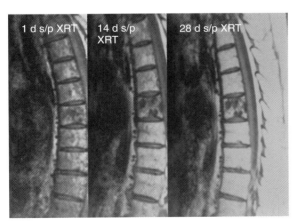

・图2.29　前列腺骨转移。放疗后的连续多次MR影像，在放疗后28天，几乎100%为黄骨髓

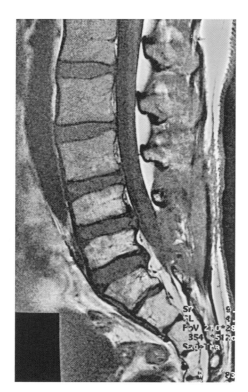

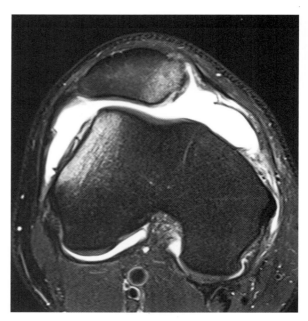

·图 2.32　充血：创伤。膝关节轴位脂肪抑制 T2W 图像。股骨外侧髁和髌骨内侧骨髓水肿，呈弥漫性高信号，与患者近期髌骨外侧脱位继发骨髓挫伤有关

·图 2.30　骨髓耗竭：放疗。腰椎矢状位 T1W 图像，患者在孩童时期曾因肉瘤接受过盆腔放疗，导致下两个腰椎和骶骨发育不全。骶骨和下腰椎的脂肪骨髓也比正常腰椎如腰 1 到腰 3 多。少量的红骨髓出现在放疗后的椎体周围，但大部分的红骨髓已经耗竭，不会再生

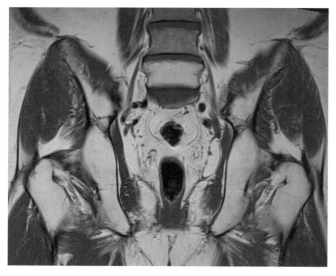

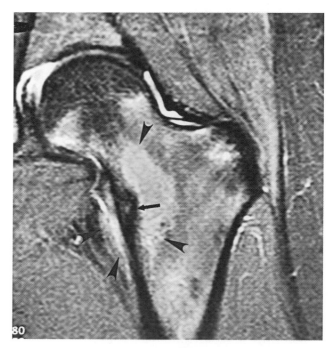

·图 2.31　放疗改变。骨盆冠状位 T1W 图像，骨盆、股骨近端和腰 5 椎体可见弥漫性高信号，为脂肪骨髓，与患者之前的放疗有关。可判断放疗范围位于腰 5 椎体和腰 4 椎体之间，腰 4 椎体呈现正常的中等信号红骨髓

·图 2.33　充血：肿瘤。左髋关节冠状位 STIR 图像，股骨颈内侧及邻近的软组织（箭头）因充血而出现大面积骨髓水肿高信号。水肿包围了底部的骨样骨瘤（箭号）

髋关节一过性骨质疏松症的孕妇，常在孕期的后 3 个月受累，左髋部更多见，骨质疏松可能严重到发生骨折。受累关节的关节间隙正常，关节积液较常

见。X 线检查通常是正常的，但 MR 可显示骨髓水肿，弥漫性累及股骨头、颈，并可向远端延伸至股骨转子间的区域（图 2.34）。这是一种自限性疾病，随访检查显示，通常在 3 ~ 12 个月内，骨髓水肿和骨质疏松症随着临床症状的缓解而逐渐消失。

• 专栏 2.12　充血（骨髓水肿）

- 充血引起骨髓水肿
- 局灶性病变，常累及骨骺
- 原因
  - 创伤
  - 髋关节一过性骨质疏松症
  - 局限性游走性骨质疏松症
  - 复杂性区域疼痛综合征（反射性交感神经营养不良综合征）
  - 感染
  - 肿瘤
  - 关节异常（退变性关节软骨磨损）
  - 早期骨坏死

MR
- T1：中等信号（高于肌肉或椎间盘信号）
- T2：高信号
- 地图样表现，非发散型

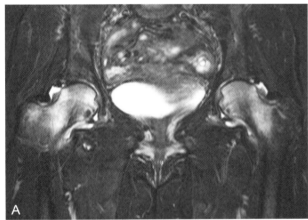
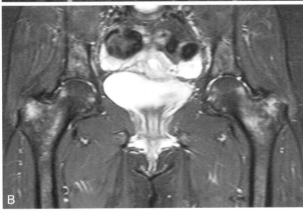

• 图 2.34　充血：髋部一过性／疼痛性骨髓水肿。A，骨盆冠状位 STIR 图像，30 岁女性，在分娩后不久发生髋关节疼痛，两侧股骨近端可见广泛、弥漫性高信号。B，3个月后，冠状位 STIR 显示两侧股骨近端骨髓异常信号几乎完全消失

局限性游走性骨质疏松症

　　局限性游走性骨质疏松症与髋关节一过性骨质疏松症具有相同的 MR 表现和临床特征，主要区别在于前者的 MR 异常信号不仅限于髋关节，而且具有游走性。膝关节、踝关节和髋关节的软骨下区域依次受累，并且在数年内可能累及到四肢（图 2.35）。这些病变具有自愈性。

　　髋关节一过性骨质疏松症和局限性游走性骨质疏松症的发病机制尚不清楚，但与复杂性区域性疼痛综合征的临床表现有明显的相似之处。所有这些病变的 MR 表现都可能与供应近端神经根的小血管的缺血性变化有关，远端的正常血管流量失去调控，从而导致局部充血。复杂性区域性疼痛综合征中的骨髓异常 MR 表现与其他两种疾病相似，T1W 图像上呈斑片状的等信号，T2W 图像上为高信号。

　　髋关节一过性骨质疏松症和局限性游走性骨质疏松症的关系尚不清楚。活检均显示有骨坏死区域。有报道称，髋关节一过性骨质疏松症的典型变化有时并不会自发消退，而是发展为股骨头坏死的典型 MR 表现。为什么这些患者中会出现这种情况以及哪些患者会出现这种情况，目前尚不清楚。

缺血（专栏2.13）

　　骨髓梗死的原因很多，包括创伤性血供中断、类固醇激素治疗、镰状细胞性贫血、戈谢病

• 专栏 2.13　缺血

- 缺血导致血管稀少的脂肪骨髓发生骨坏死
- 骨骺或骨干的局灶性病变
- 常见原因
  - 创伤
  - 类固醇激素治疗
  - 镰状细胞性贫血
  - 减压病
  - 系统性红斑狼疮
  - 戈谢病
  - 酗酒
  - 胰腺炎
  - 特发性疾病

MR
- 早期骨髓水肿（T1 等信号；T2 高信号）
- 进一步发展为蛇形、地图样形态
  - T1：边缘低信号，中心相较脂肪呈等或低信号
  - T2：边缘低信号（± 双边征）；中心较脂肪来说呈等或高信号，也可能是低信号

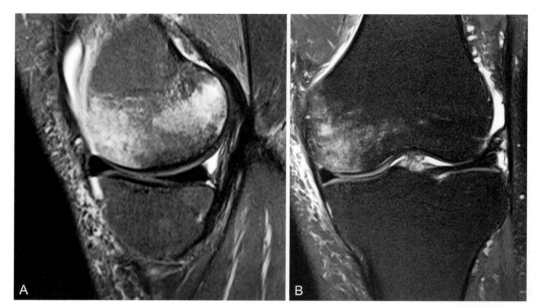

· 图2.35　充血：游走性疼痛性骨髓水肿综合征。A，膝关节矢状位 STIR 图像。B，膝关节冠状位脂肪饱和 T2W 图像。患者近期无外伤，在股骨内侧髁内可见斑片状骨髓水肿。该患者 18 个月前 MR 显示对侧膝关节也有类似的疼痛性骨髓水肿

（Gaucher disease）、酒精中毒、胰腺炎、气体压力异常（减压病）、系统性红斑狼疮、特发性疾病，以及其他原因。许多临床医生将骨骺的缺血性变化称为缺血性坏死，将骨干的变化称为骨梗死。无论病变的位置如何，MR 的表现是相同的，这里我们使用术语"骨坏死"来表示骨的缺血性变化，并不进一步区分病变的位置。

　　骨坏死最常发生在黄骨髓为主（血管稀少）的部位：长骨的骨骺和骨干。与对照组相比，股骨头骨坏死患者在更年轻的时候其 MR 表现为股骨颈和转子间区域的黄骨髓较红骨髓更多，提示该区域的血液供应减少，可能会发生骨坏死。

　　MR 对骨坏死诊断的敏感性超过其他所有影像学检查。除了敏感性高，其特异性也非常高。其他影像学检查很难做到早期诊断，且与微小转移灶或感染性病变难以鉴别。通过 MR 进行准确的早期诊断，就可以避免不恰当的治疗，并能尽早进行骨髓减压或其他治疗，这将给患者提供最佳的康复机会，且不会导致骨质塌陷和继发性退行性关节疾病等不良后遗症。

　　骨坏死的 MR 表现因病变的年龄和阶段而有所不同。MR 最早的表现，是在典型的梗死解剖部位，即骨骺和骨干区，出现类似骨髓水肿的局灶性非特异性病灶，T1W 图像呈中等信号，T2W 图像呈高信号（图 2.36）。这种表现可迅速发展成为一个可做出

特异性诊断的独立、明确的征象。

　　在 T1W 图像和 T2W 图像上，90% 以上的病例表现为特征性的低信号蛇形边缘（图 2.37）。由于骨坏死的区域就像地图上不同国家和州的形状，因此这个边缘形成了所谓的地图征。这条蛇形线代表活骨和死骨之间的交界面。该处也是活跃的骨修复部位，组织学上可见新生骨和增生的肉芽组织（图 2.38）。通常，在骨梗死区域内至少有一部分区域的信号强度与脂肪组织信号相同，此外的区域则呈非常不均匀的信号，包括 T1W 图像上表现为低信号，T2W 图像上表现为高信号（水肿），或者在 T1W 和 T2W 图像上均表现为低信号（纤维化、硬化、骨小梁塌陷）。症状最轻的病灶呈与脂肪一致的等信号，而症状最严重的病灶在所有序列均呈低信号。关节积液的出现常与临床症状的严重程度密切相关。

　　MR 可用于确定骨坏死相关的骨的体积和位置，并显示是否有骨质塌陷或退行性改变。

其他骨髓疾病

　　有一组重要的疾病会影响骨髓异常，但这些异常并不适合归入前面骨髓疾病的分类。本组包括戈谢病（Gaucher disease）、佩吉特病（Paget disease）、骨质硬化症、含铁血黄素沉着病和骨髓浆液性萎缩（胶样转化）。

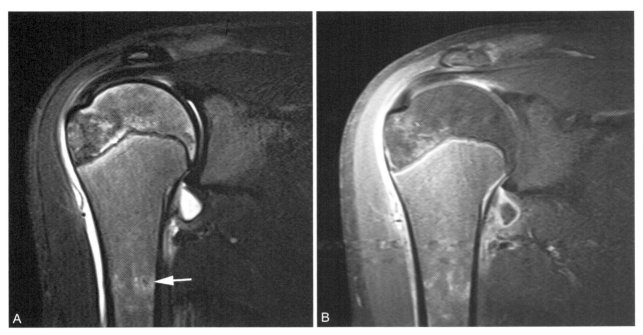

- **图2.36　缺血：早期变化**。A，15岁女性，患镰状细胞性贫血，肩关节斜冠状位脂肪饱和T2W图像，显示骨骺骨髓斑片状水肿，肱骨近端可能有小梗死（箭号）。B，静脉注射对比剂后斜冠状位脂肪抑制T1W图像，显示骨骺强化程度减低，与缺血有关。患者继续发展为肩关节缺血性坏死（AVN）

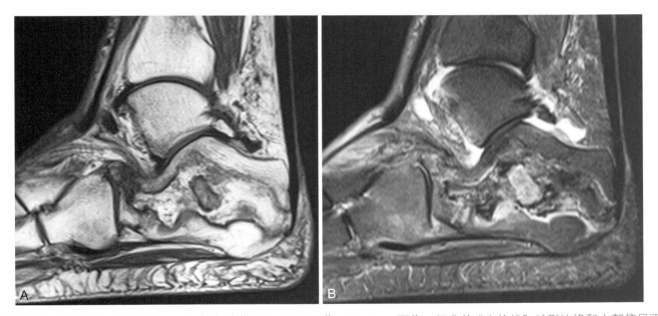

- **图2.37　骨梗死：蛇形曲线**。后足部矢状位：A，T1W图像。B，STIR图像。经典的"火焰状"蛇形边缘和内部信号不均匀是跟骨内广泛骨髓梗死的特征表现

戈谢病

　　戈谢病是一种少见的脑苷脂代谢疾病，由于缺乏葡萄糖脑苷脂水解酶所致。脂质物质（葡萄糖脑苷脂）在网状内皮系统的组织细胞中积累。骨髓浸润在中轴骨和四肢骨的近端多见。

　　骨髓浸润的MR表现无特异性，然而，经常会出现一些骨坏死，这就严重影响了鉴别诊断（图2.39）。骨髓浸润可呈斑片状或弥漫性，T1W和T2W图像上呈低信号。MR显示股骨干骺端和邻近骨干扩大表现为明显的锥形烧瓶样畸形。有时可以看到戈谢细胞突破骨皮质进入骨周围的软组织。

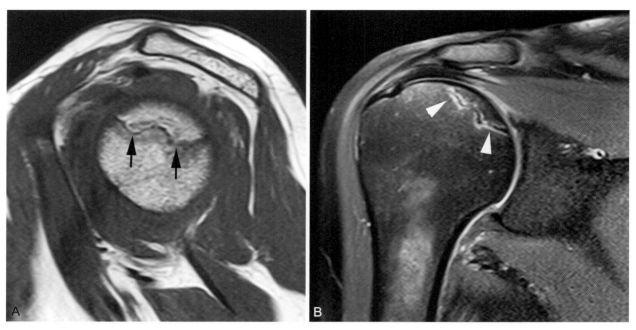

· 图 2.38 缺血性坏死：蛇形边缘。A，肩部斜矢状位 T1W 图像，肱骨头内可见典型蛇形边缘的骨坏死线（箭号）。B，肩部斜冠状位脂肪抑制 PD 图像，注意正常骨和坏死骨交界处高、低信号强度的交界区（箭头）

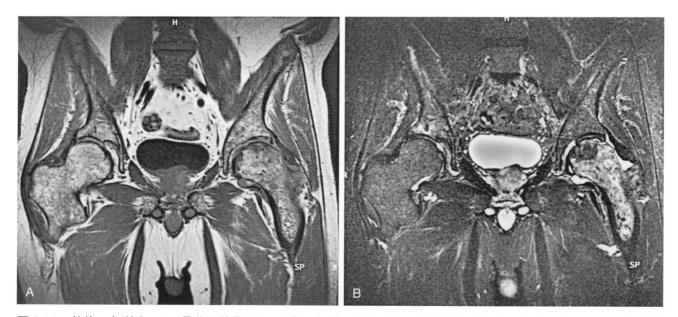

· 图 2.39 其他：戈谢病。A，骨盆冠状位 T1W 图像。包括股骨骨骺和骨突处的骨髓可见异常的弥漫性、斑片状中等信号；左侧股骨头可见骨坏死，右侧髋臼上区有骨坏死导致的低信号线。B，骨盆冠状位 STIR 图像。骨髓中的戈谢细胞仍然是低信号。左侧股骨颈和右侧髋臼上区的骨坏死呈高信号

戈谢病的治疗主要是使用一种酶来分解葡萄糖脑苷脂。MR 常用于监测这些患者肝脏、脾脏和骨髓的变化。骨髓浸润明显减少，提示对患者的治疗有效（图 2.40）。

佩吉特病

佩吉特病的表现分为三个阶段，其 MR 表现取决于骨基质和正常骨髓的动态平衡。常见的佩吉特病骨 MR 表现包括：来自脂肪的高信号区和 T1W 图像上的等或低信号区（图 2.41）。低信号反映纤维血管结缔组织、扩张的血管通道或未钙化的类骨质。MR 也能显示较厚的骨小梁和皮质骨，但不像常规 X 线平片或 CT 那么容易。这种表现经常被忽视或误诊为脊柱血管瘤，因为大面积的脂肪骨髓使图像接

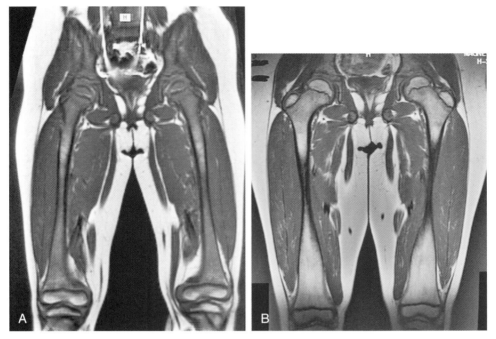

· 图 2.40 其他：戈谢病。A，骨盆和股骨冠状位 T1W 图像，5 岁患儿，在用酶疗法前，股骨近端、远端骨骺、骨突及骨干骨髓可见异常分布的等信号影。B，股骨冠状位 T1W 图像，采用酶疗法治疗 1 年多后，骨髓信号分布恢复正常，股骨近端和远端的骨骺和骨突转化为黄骨髓，信号较治疗前增高。股骨的锥形烧瓶样畸形仍然存在

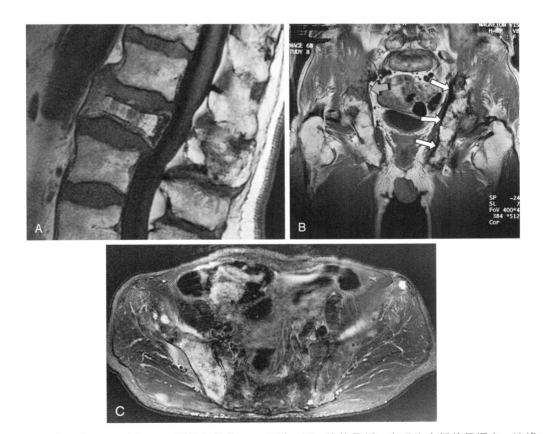

· 图 2.41 其他：佩吉特（Paget）病。A，脊柱矢状位 T1W 图像。腰 1 椎体骨折，表现为高低信号混杂，边缘中等信号（X线片上的"画框征"）。由于骨折的存在，椎体仍然会增宽，并可见骨小梁增粗。B，骨盆冠状位 T1W 图像（不同患者）。随着骨皮质增厚和骨小梁增粗（白色箭号），骨盆增宽。骨盆左侧的骨髓相对于佩吉特骨中的脂肪来说呈高信号；而右侧则呈局灶性等信号（粗箭号）。C，骨盆横断位 STIR 图像（与图 B 为同一患者），在此序列中脂肪骨髓被抑制，右侧可见大范围高信号灶，周围软组织水肿明显。右侧髂骨活检显示佩吉特骨的转移瘤

近正常的表现。将 MR 与常规的 X 线平片结合，则较易诊断，不易误诊，除非没有 X 线平片。在 T1W 图像上，可以很容易地看到佩吉特病的肉瘤样变性、巨细胞肿瘤或者转移瘤，表现为骨髓区的低信号病灶或骨质被软组织肿块替代；T2W 上显示为高信号（图 2.41 ）。由于血供丰富，佩吉特骨的转移瘤发生率较高。

骨硬化病

骨硬化病是一种遗传性骨发育不良，影像表现取决于疾病的严重程度。破骨细胞活性降低，因此骨皮质和骨髓之间的区别不明显。皮质骨占优势时，骨髓腔轻度显示或几乎完全闭塞，这取决于疾病的类型（有 4 种严重程度不同的类型）。这种隐匿性或致命性骨质硬化病能通过骨髓移植治愈。严重病例的 MR 表现为骨皮质在所有脉冲序列上均显示低信号，T1W 图像上几乎见不到高信号的脂肪骨髓（图 2.42 ）。骨髓移植后，这种异常表现消失，骨髓腔出现正常表现的骨髓。轻型的骨硬化病有较多的骨髓

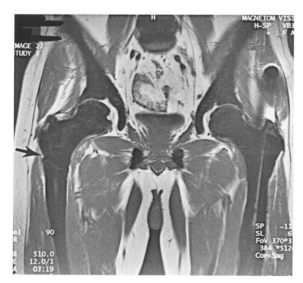

• 图 2.42　其他：骨硬化病。骨盆的冠状位 T1W 图像。骨骼呈弥漫性极低信号。这是骨硬化病的表现，髓质骨缺乏，皮质骨分散存在。右股骨大转子粗隆间有一个病理性骨折（箭号），在 STIR 序列中可以更好地观察到。左股骨曾为治疗病理性骨折放置过髓内棒

（尽管仍在减少），常规 X 线片上看到"骨内骨"的特征在 MR 上也能看到，表现为 T1W 序列上高信号的骨髓腔内可见低信号的病灶。骨硬化病导致骨骼强度减弱，常发生不全骨折，当 X 线片显示不清的时候，MR 可以很容易地显示出来。

含铁血黄素沉积（专栏2.14）

骨髓和其他器官巨噬细胞中含铁血黄素（铁）沉积是由红细胞的慢性破坏（镰状细胞贫血、地中海贫血）、慢性输血或慢性炎症性疾病和艾滋病的代谢异常引起的。骨髓在所有序列上均出现极低信号强度（无信号、黑骨髓），并在梯度回波序列中表现出弥漫效应（图 2.43 ）。肝脏和脾脏出现与骨髓相同的低信号，这有助于鉴别 MR 表现类似的疾病，如肥大细胞增多症和骨髓纤维化。

• 专栏 2.14　弥漫性极低信号（黑色）骨髓

局灶性
- 骨岛
- 硬化性转移
- 真空现象（骨内）

弥漫性
- 肥大细胞增多症
- 含铁血黄素沉积
- 骨髓纤维化
- 骨硬化病

浆液性萎缩（胶样转化）

严重恶病质患者、神经性厌食症患者和艾滋病患者都可能发生浆液性萎缩，其实质是骨髓变成糊状。该过程的进展顺序和结果与红骨髓转化为黄骨髓的过程完全相同（即四肢骨先于中轴骨，四肢远端先于近端）。因此，首先受到影响的是手和脚，然后是前臂和小腿的骨骼。最终，近端长骨和中轴骨也出现异常。MR 信号特征与水类似，T1W 图像上呈低信号（等于或低于肌肉信号），T2W 图像上呈高信号（图 2.44 ）。这一过程开始可能为局灶性病变，进展迅速，很快在 MR 上表现为大片状、融合的区域，组织学上出现骨髓坏死并由浆液组成。

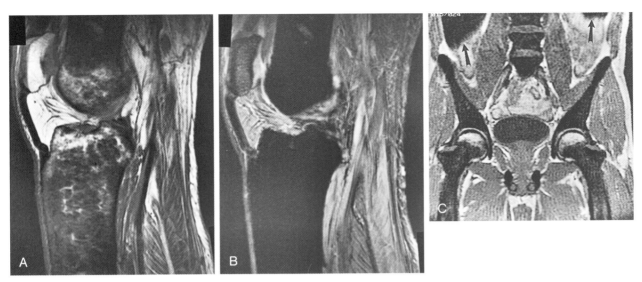

· 图 2.43　其他：含铁血黄素沉积症。A，膝关节矢状位 T1W 图像，镰状细胞贫血患者股骨和胫骨的骨骺可见弥漫性异常低信号，累及骨干。B，膝关节矢状位 T2* 图像，由于骨髓中含铁血黄素的沉积，骨骼出现弥漫性极低信号。C，骨盆冠状位 T1W 图像（不同患者）。除股骨头外，骨髓呈弥漫性低信号。肝脏和脾脏也呈黑信号（箭号）。患者确诊含铁血黄素沉积症

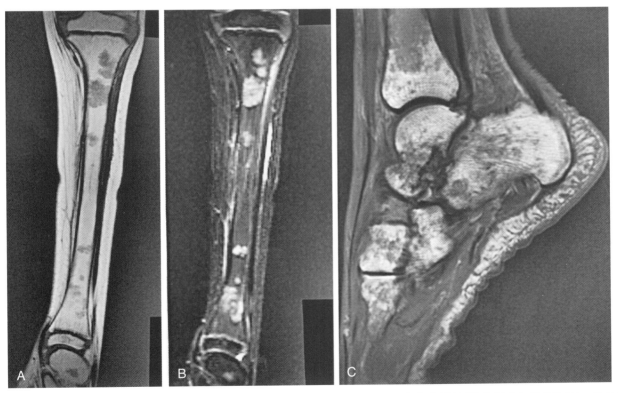

· 图 2.44　其他：浆液性萎缩（胶样转化）。A，小腿的冠状位 T1W 图像，该患者先前接受过尤因肉瘤的治疗，并且呈恶病质（注意小腿肌肉缺乏）。中等信号强度的局灶区域提示可能与转移瘤有关。B，小腿的冠状位 STIR 图像，局灶性骨髓异常高信号，近端大病变的活检显示骨髓有积液，被诊断为浆液性萎缩。C，足的矢状位 T1W 图像，艾滋病患者（与 A 和 B 患者不同）。在足底和胫骨的骨髓中、在皮下脂肪中可见多发的中等信号病灶，与浆液性萎缩一致

推荐阅读

骨髓成像

Andrews CL. Evaluation of marrow space in the adult hip. *Radio-Graphics*. 2000;20:S27–S42.

Dawson KL, Moore SG, Rowland JM. Age-related marrow changes in the pelvis: MR and anatomic findings. *Radiology*. 1992;183:47–51.

Dooms GC, Fisher MR, Hricak H, et al. Bone marrow imaging: magnetic resonance studies related to age and sex. *Radiology*. 1985;155:429–432.

Hanrahan CJ, Shah LM. MRI of spinal bone marrow: Part 2, T1-weighted imaging-based differential diagnosis. *AJR Am J Roengenol*. 2011;197:1309–1321.

Jaramillo D, Laor T, Hoffer FA, et al. Epiphyseal marrow in infancy: MR imaging. *Radiology*. 1991;180:809–812.

Kaplan PA, Dussault RG. Magnetic resonance imaging of the bone marrow. In: Higgins CB, Hricak H, Helms CA, eds. *Magnetic Resonance Imaging of the Body*. 3rd ed. New York: Lippincott-Raven; 1997:101–126.

Kricun ME. Red-yellow marrow conversion: its effect on the location of some solitary bone lesions. *Skeletal Radiol*. 1985;14:10–19.

Moore SG, Dawson KL. Red and yellow marrow in the femur: age-related changes in appearance at MR imaging. *Radiology*. 1990;175:219–223.

Ricci C, Cova M, Kang YS, et al. Normal age-related patterns of cellular and fatty bone marrow distribution in the axial skeleton: MR imaging study. *Radiology*. 1990;177:83–88.

Shah LM, Hanrahan CJ. MRI of spinal bone marrow: Part 1, Techniques and normal age-related appearances. *AJR Am J Roentgenol*. 2011;197:1298–1308.

Steiner RM, Mitchell DG, Rao VM, Schweitzer ME. Magnetic resonance imaging of diffuse bone marrow disease. *Radiol Clin North Am*. 1992;31:383–409.

Vogler JB, Murphy WA. Bone marrow imaging. *Radiology*. 1988;168:679–693.

Wang DT. Magnetic resonance imagin of bone marrow: A review. Part 1. *J Am Osteopath Coll Radiol*. 2012;1(2):2–12.

骨髓分类

Hajek PC, Baker LL, Goobar JE, et al. Focal fat deposition in axial bone marrow: MR characteristics. *Radiology*. 1987;162:245–249.

Mirowitz SA. Hematopoietic bone marrow within the proximal humeral epiphysis in normal adults: investigation with MR imaging. *Radiology*. 1993;188:689–693.

Modic MT, Steinberg PM, Ross JS, et al. Degenerative disk disease: assessment of changes in vertebral body marrow with MR imaging. *Radiology*. 1988;166:193–199.

Moore SG, Bisset GS, Siegel MJ, Donaldson JS. Pediatric musculoskeletal MR imaging. *Radiology*. 1991;179:345–360.

Poulton TB, Murphy WD, Duerk JL, et al. Bone marrow reconversion in adults who are smokers: MR imaging findings. *AJR Am J Roentgenol*. 1993;161:1217–1221.

Roos AD, Kressel H, Spritzer C, Dalinka M. MR imaging of marrow changes adjacent to end plates in degenerative lumbar disk disease. *AJR Am J Roentgenol*. 1987;149:531–534.

骨髓成像技术

Baur A, Stäbler A, Brüning R, et al. Diffusion-weighted MR imaging of bone marrow: differentiation of benign versus pathologic compression fractures. *Radiology*. 1998;207:349–356.

Disler DG, McCauley TR, Ratner LM, et al. In-phase and out-of-phase MR imaging of bone marrow: prediction of neoplasia based on the detection of coexistent fat and water. *AJR Am J Roentgenol*. 1997;169:1439–1447.

Erly WK, Oh ES, Outwater EK. The utility of in-phase/opposed-phase imaging in differentiating malignancy from acute benign compression fractures of the spine. *AJNR Am J Neuroradiol*. 2006;27:1183–1188.

Jones KM, Unger EC, Granstrom P, et al. Bone marrow imaging using STIR at 0.5 and 1.5 T. *Magn Reson Imaging*. 1992;10:169–176.

Padhani AR, vanRee K, Collins DJ, et al. Assessing the relation between bone marrow signal intensity and apparent diffusion coefficient in diffusion-weighted MRI. *AJR Am J Roentgenol*. 2013;200:163–170.

Schweitzer ME, Levine C, Mitchell DG, et al. Bull's-eyes and halos: useful MR discriminators of osseous metastases. *Radiology*. 1993;188:249–252.

Sebag GH, Moore SG. Effect of trabecular bone on the appearance of marrow in gradient-echo imaging of the appendicular skeleton. *Radiology*. 1990;174:855–859.

骨髓病理过程

Algra PR, Bloem JL, Tissing H, et al. Detection of vertebral metastases: comparison between MR imaging and bone scintigraphy. *Radio-Graphics*. 1991;11:219–232.

Eustace S, Tello R, DeCarvalho V, et al. A comparison of whole-body TurboSTIR MR imaging and planar ^{99m}Tc-methylene diphosphonate scintigraphy in the examination of patients with suspected skeletal metastases. *AJR Am J Roentgenol*. 1997;169:1655–1661.

Frank JA, Ling A, Patronas NJ, et al. Detection of malignant bone tumors: MR imaging vs scintigraphy. *AJR Am J Roentgenol*. 1990;155:1043–1048.

Giles SL, Messiou C, Collins DJ, et al. Whole-body diffusion-weighted MR imaging for assessment of treatment response in myeloma. *Radiology*. 2014;271:785–794.

Hanrahan CJ, Christensen CR, Crim JR. Current concepts in the evaluation of multiple myeloma with MR imaging and FDG PET/CT. *RadioGraphics*. 2010;30:127–142.

Howe BM, Johnson GB, Wenger DE. Current concepts in MRI of focal and diffuse malignancy of bone marrow. *Semin Musculoskelet Radiol*. 2013;17:137–144.

Koutoulidis V, Fontara S, Terpos E, et al. Quantitative diffusion-weighted imaging of the bone marrow: an adjunct tool for the diagnosis of a diffuse MR imaging pattern in patients with multiple myeloma. *Radiology*. 2017;282:484–493.

Lien HH, Holte H. Fat replacement of Hodgkin disease of bone marrow after chemotherapy: report of three cases. *Skeletal Radiol*. 1996;25:671–674.

Major NM, Helms CA, Richardson WJ. The "mini brain": plasmacytoma in a vertebral body on MR imaging. *AJR Am J Roentgenol*. 2000;175:261–263.

Moulopoulos LA, Dimopoulos MA, Alexanian R, et al. Multiple myeloma: MR patterns of response to treatment. *Radiology*. 1994;192:441–446.

Vande Berg BC, Lecouvet FE, Michaux L, et al. Stage I multiple myeloma: value of MR imaging of the bone marrow in the determination of prognosis. *Radiology*. 1996;201:243–246.

Vande Berg BC, Mallghem J, Lecouvet FE, Maldague B. Classification and detection of bone marrow lesions with magnetic resonance imaging. *Skeletal Radiol*. 1998;27:529–545.

Vande Berg BC, Michaux L, Lecouvet FE, et al. Nonmyelomatous monoclonal gammopathy: correlation of bone marrow MR images with laboratory findings and spontaneous clinical outcome. *Radiology*. 1997;202:247–251.

良性与恶性压缩性骨折

Baker LL, Goodman SB, Inder P, et al. Benign versus pathologic compression fractures of vertebral bodies: assessment with conventional spin-echo, chemical shift, and STIR MR imaging. *Radiology*. 1990;174:495–502.

Fletcher BD, Wall JE, Hanna SL. Effect of hematopoietic growth factors on MR images of bone marrow in children undergoing chemotherapy. *Radiology*. 1993;189:745–751.

Kaplan PA, Asleson RJ, Klassen LW, Duggan MJ. Bone marrow patterns in aplastic anemia: observations with 1.5-T MR imaging. *Radiology*. 1987;164:441–444.

McKinstry CS, Steiner RE, Young AT, et al. Bone marrow in leukemia and aplastic anemia: MR imaging before, during, and after treatment. *Radiology*. 1987;162:701–707.

Stevens SK, Moore SG, Kaplan ID. Early and late bone-marrow changes after irradiation: MR evaluation. *AJR Am J Roentgenol*. 1990;154:745–750.

Yuh WTC, Zachar CK, Barloon TJ, et al. Vertebral compression fractures: distinction between benign and malignant causes with MR imaging. *Radiology*. 1989;172:215–218.

短暂性骨髓水肿/非血管性坏死

Bettran J, Herman LJ, Burk JM, et al. Femoral head avascular necrosis: MR imaging with clinical-pathologic and radionuclide correlation. *Radiology*. 1988;166:215–220.

Bloem J. Transient osteoporosis of the hip: MR imaging. *Radiology*. 1988;167:753–755.

Coleman BG, Kressel HY, Dalinka MK, et al. Radiographically negative avascular necrosis: detection with MR imaging. *Radiology*. 1988;168:525–528.

Genez BM, Wilson MR, Houk RW, et al. Early osteonecrosis of the femoral head: detection in high risk patients with MR imaging. *Radiology*. 1988;168:521–524.

Glickstein MF, Burk DL, Schiebler ML, et al. Avascular necrosis versus other diseases of the hip: sensitivity of MR imaging. *Radiology*. 1988;169:213–215.

Guerra JJ, Steinberg ME. Distinguishing transient osteoporosis from avascular necrosis of the hip. *J Bone Joint Surg [Am]*. 1995;77:616–624.

Klontzas ME, Vassalou EE, Zibis AH, et al. MR imaging of transient osteoporosis of the hip: an update on 155 hip joints. *Eur J Radiol*. 2015;84:431–436.

Mitchell DG, Rao VM, Dalinka M, et al. Hematopoietic and fatty bone marrow distribution in the normal and ischemic hip: new observations with 1.5-T MR imaging. *Radiology*. 1986;161:199–202.

Mitchell MD, Kundel HL, Steinberg ME, et al. Avascular necrosis of the hip: comparison of MR, CT, and scintigraphy. *AJR Am J Roentgenol*. 1986;147:67–71.

Mitchell DG, Rao VM, Dalinka MK, et al. Femoral head avascular necrosis: correlation of MR imaging, radiographic staging, radionuclide imaging, and clinical findings. *Radiology*. 1987;162:709–715.

Munk PL, Helms CA, Holt RG. Immature bone infarcts: findings on plain radiographs and MR scans. *AJR Am J Roentgenol*. 1989;152:547–549.

Tervonen O, Mueller DM, Matteson EL, et al. Clinically occult avascular necrosis of the hip: prevalence in an asymptomatic population at risk. *Radiology*. 1992;182:845–847.

Turner DA, Templeton AC, Selzer PM, et al. Femoral capital osteonecrosis: MR finding of diffuse marrow abnormalities without focal lesions. *Radiology*. 1989;171:135–140.

Van de Berg BC, Malghem J, Devuyst O, et al. Anorexia nervosa: correlation between MR appearance of bone marrow and severity of disease. *Radiology*. 1994;193:859–864.

Van de Berg BC, Malghem J, Lecouvet FE, et al. Distribution of serouslike bone marrow changes in the lower limbs of patients with anorexia nervosa: predominant involvement of the distal extremities. *AJR Am J Roentgenol*. 1996;166:621–625.

Van de Berg BC, Malghem JJ, Lecouvet FE, et al. Idiopathic bone marrow edema lesions of the femoral head: predictive value of MR imaging findings. *Radiology*. 1999;212:527–535.

Wilson AJ, Murphy WA, Hardy DC, Totty WG. Transient osteoporosis: transient bone marrow edema? *Radiology*. 1988;167:757–760.

第3章 肌腱与肌肉

目录

肌腱如何扫描
 正常肌腱
  解剖学
  正常肌腱的 MR 表现
 异常肌腱
  变性
  腱鞘炎
  肌腱撕裂
  肌腱半脱位 / 脱位
  其他肌腱病变
肌肉如何扫描
 正常肌肉
  MR 表现
 肌肉异常
 肌肉创伤
  间接肌肉损伤
  直接肌肉损伤
  其他损伤
炎性肌病
 化脓性肌炎
  坏死性筋膜炎
  特发性炎症性多肌病
 原发性肌肉疾病
  营养不良与肌病
 去神经支配
 肿瘤
 其他肌肉异常
  横纹肌溶解
  肌肉缺血
  副肌
  放疗、手术、化疗
推荐阅读

肌腱如何扫描

- **线圈和患者体位**：是否使用线圈完全取决于成像的解剖结构。通常，表面线圈可改善图像质量，因此经常使用。但是对于较大的区域，例如大腿或骨盆，则不需要使用表面线圈。

- **图像方向**：通常，肌腱最好是横断成像（垂直于长轴），同时其他平面也有助于肌腱全长的显示。如肱三头肌腱、股四头肌腱和跟腱在轴位和矢状位图像上都可以很好地描绘出来。在冠状位和轴位图像上可以很好地显示骨盆的腘肌腱和肩关节的冈上肌腱。如果对肌腱的成像平面仅有一种选择，那么轴位图像通常是最有用的。

- **脉冲序列和感兴趣区域**：完整评估肌腱需要 T1加权（T1W）和某些类型的 T2 加权（T2W）图像。T2W 序列可用于显示肌腱周围的异常液体（腱鞘炎）、撕裂和大多数其他类型的肌腱病理改变。对于肌腱的 T2W 图像，我们更喜欢具有脂肪饱和的快速自旋回波或短时反转恢复（STIR）序列。层厚和视野由成像部位的大小决定。一个好的经验办法是，相邻关节进行成像时可用相同的视野和层厚。

- **对比增强**：评估肌腱一般无须进行对比增强，除了评估在炎性条件下可能发生的活动性肌腱疾病（例如类风湿关节炎）。

正常肌腱

解剖学

　　肌腱是将肌肉附着在骨骼上的无血管结构。它们由密集的胶原纤维束组成，胶原束则由被称为微纤维的更小单位组成。微纤维以规则且结构化的方式相互交错而形成非常紧密的结合，从而赋予了肌腱的高强度。微纤维由一种称为原胶原蛋白的蛋白质构成，该蛋白质由以三螺旋结构排列的 3 个多肽链组成。蛋白质的螺旋结构紧密结合水分子，因此肌腱的信号强度较低，因为水中的氢离子不可移动。

　　许多肌腱被包绕在腱鞘内，被腱鞘部分或全部覆盖。腱鞘出现在筋膜带肌腱穿行处、韧带下方或纤维 - 骨通道中，伴行于相对活动的组织结构之间以减少摩擦力。其显微结构与连结各关节的滑膜相似。在胎儿发育过程中，肌腱伸入腱鞘，因此鞘的内层（脏层）和外层（壁层）彼此紧密贴合。腱系膜形成在肌腱伸入鞘的位置，并携带血管，位于肌腱的非摩擦面。在腱鞘的脏层和壁层之间存在少许滑液，可使肌腱自由滑动。

一些肌腱主要位于肌肉外部，例如肘部的肱二头肌远端肌腱。也有一些肌腱大部分被肌肉包围，很少暴露，例如肘部的肱肌肌腱（图 3.1）。

正常肌腱的 MR 表现

正常的肌腱只有很少的活动质子，因此它们在所有脉冲序列上的信号通常都很低。但也有一些例外，主要包括膝关节的股四头肌腱和肘部的三头肌腱和跟腱，它们由线性中、低等信号互相交错呈条纹状改变（类似膝关节前交叉韧带远端）（见图 3.1）。条纹状外观是由于粗纤维束的纵向排列以及多个肌腱融合形成单个相连的肌腱引起的。肱三头肌腱、股四头肌腱和跟腱的纵向条纹状改变绝对不能误认为是病理改变。同样，在许多正常跟腱的中部也有一条孤立的高信号的纵线，该垂直线可能代表比目鱼肌腱和腓肠肌腱（组成跟腱）相互毗邻的部位或肌腱中的血管通道。

除了上述原因，正常肌腱信号强度增高还有一些其他因素（专栏 3.1）。如许多肌腱可能在其骨附着处（例如，胫骨后肌腱）附近显示出略微增高的信号。出现这种稍高信号的原因是当肌腱分散开附着到骨骼上时，非腱性脂肪组织被夹在肌腱纤维之间（图 3.2）。

• 专栏 3.1　肌腱高信号

正常原因
- 粗的纤维束或多个肌腱融合
  - 股四头肌和肱三头肌远端
- 多骨附着点
  - 肌腱分散，改变方向
- 魔角现象
  - 肌腱方向与主磁场呈 55° 角

异常原因
- 黏液样变性
- 部分或完全的撕裂
- 黄色瘤、肿瘤、痛风

正常肌腱信号强度增高的另一个主要原因是魔角现象。魔角现象是基于肌腱走行的多样性，当肌腱方向与主磁场呈 55° 角时，在较短的 TE 序列（例如 T1W、质子密度和梯度回波序列）上，肌腱内信号强度增高。短 TE 序列上的高信号是来自于魔角现象还是来自病理因素，通常可以通过多种方式确定：

1. 使用长 TE 的脉冲序列，在这种情况下，高信号强度会消失，肌腱恢复正常。
2. 观察肌腱的直径是否正常。
3. 重新摆位，以便肌腱以相对于主磁场的不同角度成像。

当轴位成像时，大多数肌腱是圆形、椭圆形或扁平的。除非腱鞘中有液体，否则在磁共振成像（MRI）上通常看不到腱鞘。在某些腱鞘中，尤其是在脚踝和腕部，可能会看到少量液体。我们的一般规则是，除非液体完全包围了整个肌腱，否则不应视为异常。

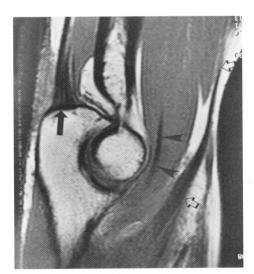

• 图 3.1　正常肌腱。肘部矢状位 T1W 图像。位于前面的肱二头肌腱（空心箭号）是低信号，不被肌肉包围。肱肌肌腱（箭头）也是典型的低信号，但是它几乎全部被肌肉所包绕。与大多数肌腱相比，肱三头肌腱（实线箭号）内通常可见低和中等信号相间的纵向条纹

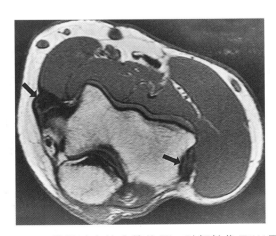

• 图 3.2　正常肌腱内的中等信号。肘部轴位 T1W 图像。某些肌腱与骨骼（箭号）的附着部位会在肌腱内形成中等信号区域，这是正常表现，是由胶原纤维束发散而不是部分肌腱撕裂引起的

异常肌腱（专栏3.2）

肌腱的主要异常包括肌腱变性、腱鞘炎、部分撕裂、完全撕裂、半脱位或脱位、黄色瘤形成、羟基磷灰石或焦磷酸钙晶体沉积病、痛风石、透明细胞肉瘤。腱鞘起源的最常见肿瘤是腱鞘巨细胞瘤。MR上最常见的肌腱异常是变性、腱鞘炎和撕裂（图3.3）。

• 专栏3.2 腱鞘异常
• 变性 *
• 腱鞘炎 *
• 部分或完全撕裂 *
• 半脱位或脱位
• 黄色瘤形成
• 痛风、羟基磷灰石或其他晶体沉积
• 腱鞘巨细胞瘤
• 透明细胞肉瘤

* 最常见的

变性

肌腱的黏液样变性随着年龄的增长或长期过度使用，发生率逐渐增加（图3.4）。这是一个无痛的过程，但它会削弱肌腱，因此轻微外伤便可导致其部分或完全撕裂。股四头肌腱、髌腱和跟腱是很好的例子，由于之前就存在潜在的肌腱变性，在没有或仅有轻微创伤的情况下就可能发生撕裂。

MR检查中，在所有序列上，变性的肌腱呈中等信号强度。肌腱一般正常或口径增大，这与肌腱的部分撕裂无法区别。许多临床医生使用诸如肌腱炎、肌腱病或肌腱变性之类的术语来表示存在这种异常的肌腱信号，但无法给出确切的发病原因。上述情况下使用"肌腱炎"这一术语其实是不够准确的，因为在肌腱变性中没有发生炎症反应。对于肌腱内部高信号这一非特异性表现的另一种简单描述

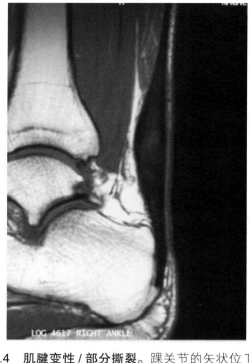

• 图3.4 **肌腱变性 / 部分撕裂**。踝关节的矢状位 T1W 图像。该中年患者的跟腱明显增厚，并在其纤维束内显示出中等信号，代表黏液样变性和部分撕裂

就是它与变性或部分撕裂相关，因为它们通常共存。

腱鞘炎（专栏3.3）

肌腱周围的液体提示腱鞘的炎性过程。里面的肌腱可能是正常的，也可能是异常的，其正常与否需要根据异常表现和液体的量来进行判断。腱鞘炎可能是由于长期反复运动、过度使用应力的肌腱、炎性关节炎或化脓性感染所致。

当在腱鞘中有局限性多房囊状积液时，会发生狭窄性腱鞘炎。常见于距后三角骨综合征患者的踝关节周围的姆长屈肌腱，以及腕关节处的桡骨茎突狭窄性腱鞘炎。

腱鞘炎的 MR 表现为一圈环绕的液体（T1W 低

• 图3.3 **肌腱炎症 / 撕裂**。图示炎症性腱鞘炎通过不同类型的部分撕裂和肌腱完全断裂而引起的肌腱变化

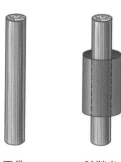
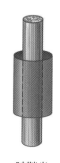

正常　　腱鞘炎　　厚　　薄　　裂开　　中断

部分裂开

原因

- 过度使用，应力增加
- 炎性关节炎
- 感染

狭窄性腱鞘炎

- 腱鞘中的局限性、多囊性液体聚集，通常液体中有分隔

MRI

- 肌腱可能正常或异常
- 液体（T1 低信号，T2 高信号）必须围绕整个肌腱，如果腱鞘与相邻关节相通则无意义
- 狭窄性腱鞘炎中局限性积液的分隔是薄的、线性的、低信号的结构；不要与腱系膜混淆
- 在类风湿关节炎的腱鞘中可能存在血管翳

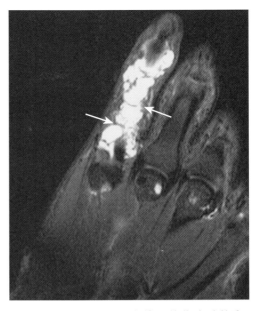

• 图 3.6 **狭窄性腱鞘炎**。手指的冠状位脂肪饱和 T2W 图像。腱鞘炎的高信号液体围绕示指的屈肌腱，边缘分叶状，其内有细小的线性分隔（箭号），表明这是狭窄性腱鞘炎伴有腱鞘的瘢痕和炎性改变

信号，T2W 高信号），轴位上表现为完全包绕肌腱的圆形液体信号。腱系膜可表现为一条从肌腱延伸到腱鞘外层的细线状低信号（图 3.5）。腱鞘炎下的肌腱信号及直径可以是正常或异常的。狭窄性腱鞘炎在 MR 上能被诊断，表现为腱鞘局限性积液扩张并伴有细线状低信号分隔的多房状改变，这些分隔在腱鞘液体内穿行（图 3.6）。

与相邻关节直接连通的腱鞘（例如：肱二头肌腱的长头、踝部的踇长屈肌腱和髋部的髂腰肌肌腱）不应该仅仅因为在肌腱周围发现液体就诊断腱鞘炎。

如果在关节中有积液，则液体可以围绕肌腱，而肌腱或其腱鞘不存在异常。只有在缺乏相邻关节积液的情况下，这些特殊的肌腱周围积液才可有临床意义。

没有腱鞘的肌腱可能在肌腱周围发生炎症性改变，这被称为"肌腱周围炎"（图 3.7）。MR 显示肌腱周围软组织中典型的异常水肿信号（T1W 图像呈低信号，T2W 图像呈高信号）。跟腱（Kager 脂肪垫）是这一表现的典型位置，因为它没有腱鞘。

肌腱撕裂（专栏 3.4）

有几种情况会导致肌腱强度减低并容易撕裂，包括慢性重复性应力、肌腱变性、肌腱的炎症过程（例如：由于类风湿关节炎、血清阴性的脊椎关节病、系统性红斑狼疮或腱鞘感染）、慢性肾脏疾病、

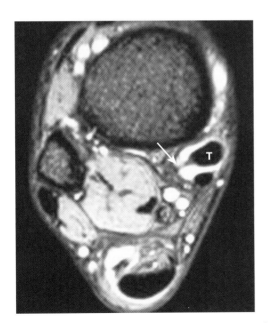

• 图 3.5 **腱鞘炎**。踝关节的轴向 T2* 图像。胫后肌腱（T）轻度增粗，但信号强度正常，周围充满高信号液体，代表腱鞘炎。液体中的细线（箭号）是腱系膜，是胎儿发育过程中肌腱内陷入腱鞘的地方

- 肌腱变性——随年龄增长和慢性应力引起
- 慢性重复应力（过度使用）
- 急性严重创伤
- 糖尿病
- 全身性类固醇和其他药物
- 类风湿关节炎和其他炎症性关节炎
- 慢性肾衰竭 / 甲状旁腺功能亢进
- 腱鞘感染
- 痛风

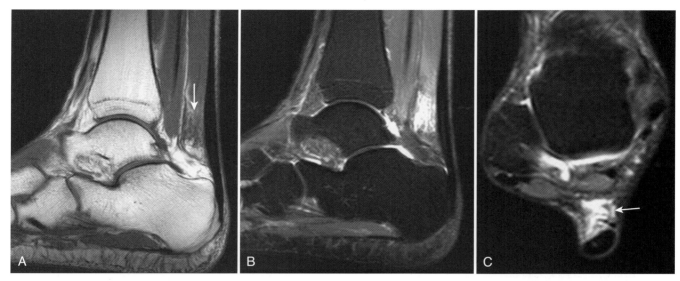

· 图3.7　肌腱周围炎。A，踝关节矢状位 T1W 图像。跟腱没有腱鞘，因此炎性变化表现为肌腱附近脂肪水肿（箭号）。B 和 C，踝关节的矢状位和轴位图像。跟腱前部水肿表现为 Kager 脂肪垫的高信号（C 图箭号），表明肌腱周围炎

长期使用全身性类固醇和某些其他药物、糖尿病和痛风。肌腱部分撕裂表示纤维不完全断裂，肌腱全层撕裂表明肌腱纤维完全断裂，因此它们属于两部分不同的内容。从临床的角度来看，部分撕裂通常较难诊断，而全层撕裂则较为明显。

　　肌腱部分撕裂在 MR 上的表现可能有所不同（图3.8），肌腱可能变厚（肥厚的部分撕裂）或变薄（萎缩的部分撕裂），或肌腱直径正常，这时候异常信号（液体信号）是部分撕裂的唯一证据。萎缩的肌腱比

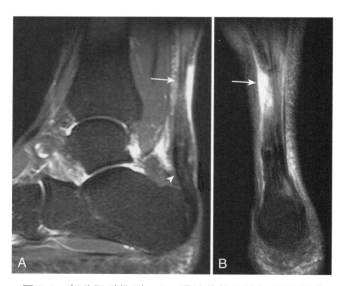

· 图3.8　部分肌腱撕裂。A，踝关节的矢状位 STIR 图像。跟腱远端明显增厚（箭头），与慢性肌腱病和肥厚的部分性肌腱撕裂有关。肌腱在近端重度部分撕裂的部位明显变薄（箭号）。B，踝关节的冠位 STIR 图像。更好地显示了肌腱断裂的程度（箭号）

增厚的肌腱更易发生全层撕裂。目前已经提出了一种基于肌腱直径的撕裂分类系统，但是我们更愿意简单地直接描述（部分撕裂伴有正常直径，或增厚，或萎缩的肌腱），而不是按系统进行分类，因为我们自己都不能记住该系统，内科医生甚至可能不知道有此分类系统。肌腱有时会以纵向或垂直方式而不是横向方式发生部分撕裂（图3.9）。尽管肌腱仍与肌肉和骨骼保持连续，但部分撕裂的肌腱可能表现类似全层断裂，出现功能不全。另一种类型的局部撕裂涉及肌腱纤维的分层，当看到液体出现在肌腱内并在其中延伸，而肌腱表面回缩时，也可诊断为部分撕裂（图3.10）。

　　通常，肌腱部分撕裂在所有序列上都表现为高信号，但是对于慢性部分撕裂，由于瘢痕形成和纤维化，信号强度可能较低。肌腱大小异常和腱鞘炎是在这种情况下识别肌腱异常的唯一方法，腱鞘炎常与部分肌腱撕裂并存。

　　在 MR 上，全层肌腱撕裂表现为局限性中断，肌腱纤维出现不同距离的信号缺失（图3.11）。MR在显示肌腱全层撕裂、残余肌腱性质以及肌腱回缩程度方面很有价值；所有这些特征可能都有助于确定如何管理患者。仔细观察每幅图像对于避免遗漏肌腱撕裂至关重要，因为异常可能仅在一幅图像上出现。

肌腱半脱位 / 脱位（专栏3.5）

　　大部分肌腱通过支持带与相邻骨骼维持正常关

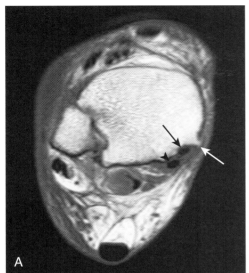

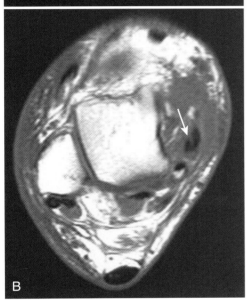

• 图 3.9 部分肌腱撕裂：纵向分裂。A，踝关节的轴位T1W 图像。胫骨后肌腱（黑色箭号）的大小与相邻的趾长屈肌腱（箭头）的大小相同，表明胫骨后肌腱部分撕裂（在该水平上胫骨后肌腱大小应约为趾长屈肌腱大小的 2 倍）。还应注意内踝（白色箭号）突起的骨刺，这经常见于胫骨后肌腱功能障碍的病例中。B，踝关节的轴位 T1W 图像。胫骨后肌腱内裂隙（箭号），其沿着肌腱的长轴延伸，代表纵向撕裂

• 专栏 3.5 肌腱半脱位 / 脱位

• 腕
  • 尺侧腕伸肌腱（内侧）
• 肩
  • 肱二头肌长头肌腱（内侧）
• 踝
  • 腓骨肌腱（外侧或内侧）
  • 胫骨后肌腱（内侧和前侧）

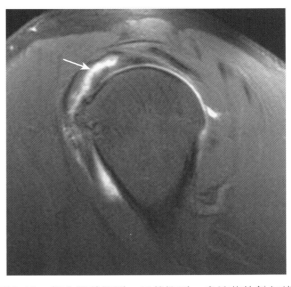

• 图 3.10 部分肌腱撕裂：层状撕裂。肩关节的斜矢状位脂肪饱和 T1W 图像（MR 关节造影）。冈上肌腱有较大的部分撕裂，肌腱呈水平样分裂（箭号），表明层状撕裂

系。如果支持带断裂，肌腱可能会偏离正常位置发生半脱位或脱位（图 3.12）。肌腱本身可能没有什么明显异常，通常由于慢性的半脱位以及与骨之间慢性磨损刺激而导致部分撕裂、全层撕裂和腱鞘炎。常见发生半脱位、脱位的肌腱包括：腕部尺侧腕伸肌肌腱、肩部肱二头肌长头肌腱、外踝的腓骨长短肌腱以及内踝的胫骨后肌肌腱。实际上，胫骨后肌肌腱和腓骨肌腱的慢性肌腱病变可能会分别导致邻近的骰骨和内踝骨髓水肿。

其他肌腱病变

除撕裂、腱鞘炎和脱位以外，肌腱其他异常情况较少见。黄色瘤发生在家族性高脂血症综合征患者中，最常影响跟腱和手伸肌腱（图 3.13）。

痛风晶体的沉积也会影响肌腱（图 3.14）。通常无法通过 MR 区分是痛风石还是黄色瘤导致的部分肌腱撕裂，这点在考虑病因的时候需要注意。由羟基磷灰石钙晶体沉积引起的钙化性肌腱病很常见，且在 X 线片上易于诊断，这是个好事情，因为 MR 通常不能很好地显示钙化。羟基磷灰石晶体在所有脉冲序列上均表现为低信号强度，通常难以或不可能将其与低信号的肌腱区分开。如果晶体沉积物足够大，则在所有脉冲序列上可能显示出比肌腱更低的信号，从而使其在 MR 上可见（图 3.15）。

肌腱肿瘤极为罕见，但如果一定要考虑肿瘤，则应考虑透明细胞肉瘤（软组织恶性黑色素瘤）。腱

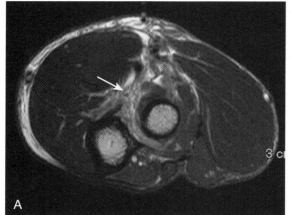

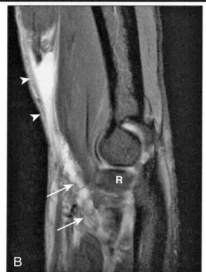

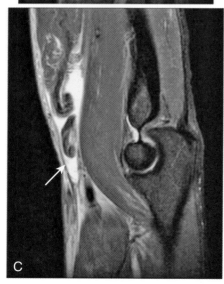

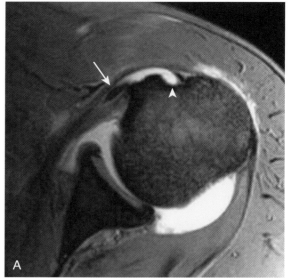

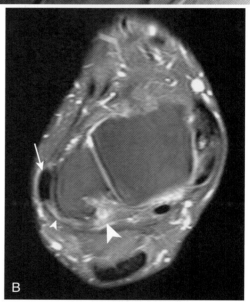

・图 3.11　肌腱全层撕裂。A，肘关节的轴位图像。肱二头肌腱远端未出现在正常走行的位置（箭号）。B，肘关节矢状位 STIR 图像。在肌腱的位置有明显积液（箭号），近端有高信号积液或出血（箭头）。R，桡骨头。C，矢状位 STIR 图像（与 B 图相邻）。增厚、撕裂的肱二头肌腱在其附着部位向上回缩数厘米（箭号）

・图 3.12　肌腱脱位。A，肩关节的轴位 T2* 图像。肱二头肌腱的长头肌腱（箭号）从结节间沟内侧脱位（箭头），位于部分撕裂的肩胛下肌腱内。B，踝关节的轴位脂肪饱和 T1W 图像（增强后）。腓骨肌腱（箭号）自腓骨后沟（大箭头）外侧脱位。腓骨上支持带已脱离其在腓骨上的附着处（小箭头）

鞘起源的肿瘤比肌腱本身的肿瘤更为普遍，腱鞘巨细胞瘤是手、足最常见的肿块，它是一种局限性的关节外色素沉着绒毛结节性滑膜炎，表现为无痛的软组织肿块。由于含铁血黄素的存在，通常在 T1W 和 T2W 图像上呈分叶状的等或低信号，并与低信号肌腱紧密贴合（图 3.16）。

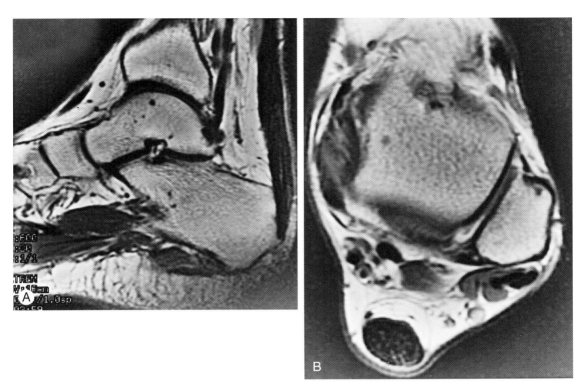

· **图 3.13 肌腱黄色瘤**。A，踝关节矢状位 T1W 图像。跟腱增厚并在其内部具有异常的条纹状高信号。B，踝关节的轴位 T1W 图像。跟腱增厚并前缘膨隆，其内有点状低、高信号。这些发现来自家族性高脂血症并黄色瘤形成，但 MR 表现难以与部分肌腱撕裂区分

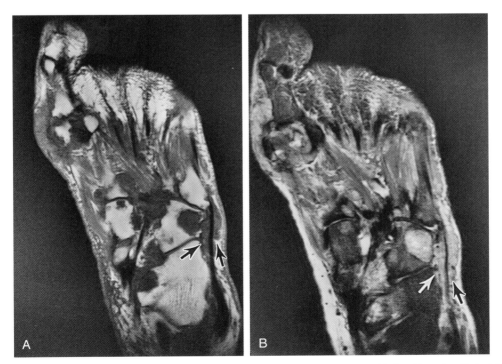

· **图 3.14 痛风影响肌腱**。A，足的冠状 T1W 图像。肌腱周围分叶状的等信号痛风结节（箭号）。骨内痛风沉积物也可见于多个骨骼中。B，足的冠状位 STIR 图像。表现与 A 中类似，但痛风石信号会轻微改变。它们在 STIR 图像上呈中等信号，但在其他类型的 T2W 序列上信号可能更低

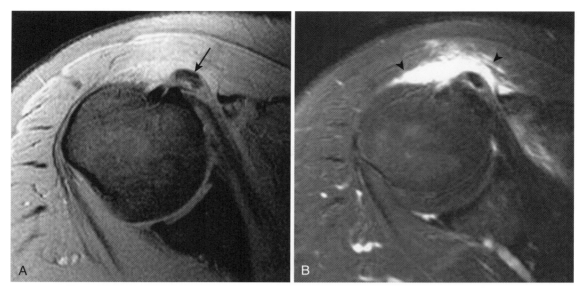

· **图 3.15　肌腱中的羟基磷灰石钙。A，**肩关节的轴位 T2* 图像。由于羟基磷灰石晶体沉积（钙化肌腱炎），远端肩胛下肌腱（箭号）内信号强度低。**B，**肩关节的轴位脂肪饱和 T2W 图像。同样可见肌腱中低信号钙化灶，并能更好地显示肌腱邻近的炎性渗出和水肿（箭头）

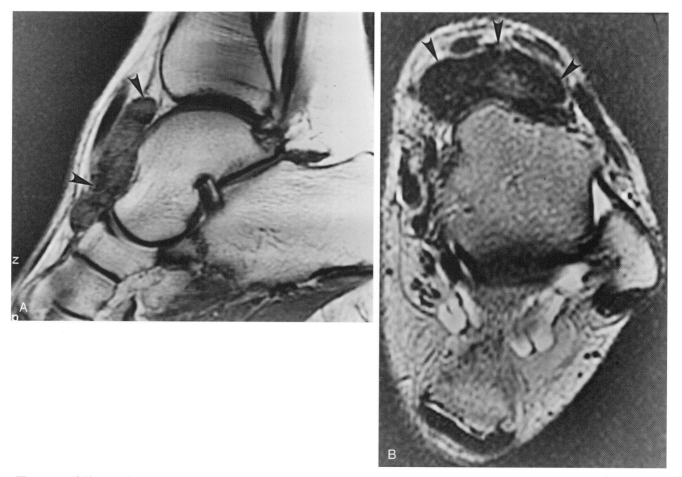

· **图 3.16　腱鞘巨细胞瘤。A，**踝关节的 T1 矢状位图像。踝关节前方有一个中等信号团（箭头）。**B，**踝关节的自旋回波 -T2 轴位图像。在该序列上肿块保持中等至低信号强度（箭头所示），仅在伸肌腱的深处可见

肌肉如何扫描

- **线圈和患者体位**：线圈的选择取决于成像区域的大小。损伤或其他类型的病理改变经常会累及较大范围的身体或肌群，从而影响表面线圈的使用。相应肌肉的成像体位，一般来说，可以用和邻近关节相同的体位对患者成像。
- **图像方向**：通常，大多数肌肉和肌肉群最好在轴位上进行评估。纵向（冠状或矢状）用于定位病灶与骨的关系或显示疾病的整体范围。
- **脉冲序列和感兴趣区域**：T1W 和不同类型的 T2W 是必要的。对于 T2 序列，我们更喜欢使用 T2W 脂肪抑制或 STIR 技术，因为这些序列对大多数肌肉病变异常敏感。T1 序列有利于显示肌肉的解剖结构和细节，以及亚急性出血和肌肉脂肪萎缩。视野和层厚完全取决于要成像的身体部位以及可疑异常的范围。我们经常将大视野冠状位快速 STIR 序列作为定位像，根据水肿的区域来决定使用较小的视野和其他脉冲序列扫描该区域，以及是否可以使用表面线圈。
- **增强扫描**：不需要增强扫描序列，除非想确定脓肿或肌肉坏死的区域。

正常肌肉

MR 表现

正常骨骼肌在所有脉冲序列上呈中等信号强度（图 3.17）。T1W 图像显示羽毛状或大理石状外观，这是因为脂肪介于相邻的肌肉之间以及肌肉中的纤维所致。在某些位置，由于肌间脂肪组织的存在，可以区分单个肌肉组。在肌间脂肪稀疏的部位，例如小腿，各个肌肉群混合在一起会难以区别。低信号的肌腱可能会在肌肉中延伸很长的距离，或者可能会出现在肌肉的外围。从整个肌肉单元强度来看，肌腱连接处通常是链条中最薄弱的环节。在 T2W 序列中，正常肌肉仍呈中等信号，如果使用脂肪抑制，则除了正常的血管结构外，肌肉之间没有明显的高信号。

肌肉异常

MR 可有效评估肌肉的几种异常，包括创伤、炎性疾病、肿瘤、去神经支配、肌肉营养不良、神经肌肉疾病和缺血。尽管影响肌肉的病理改变多种多样，但肌肉仅表现为几种方式的异常，且大多数异常改变可以在 MR 上反映出来。通常，急性肌肉病变表现为在 STIR 或脂肪饱和 T2W 图像上高信号（水肿、出血），而慢性肌肉病变通常会导致脂性萎缩，这在 T1W 图像上表现为高信号强度。总的来说，MR 对肌肉异常改变非常敏感，但这通常是非特异性的。因此，当在 MR 上看到肌肉异常时（例如本章目录中列出的异常），提供可用的鉴别诊断很重要。当 MR 检测到异常时，临床表现和异常组织的活检对做出特定的诊断起着重要作用，MR 也有助于指导穿刺活检的位置。

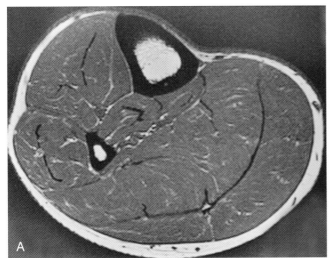
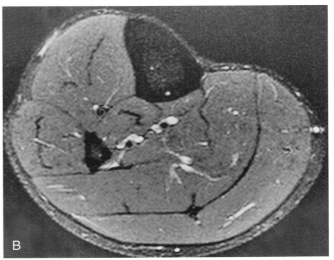

- **图 3.17　正常骨骼肌。A**，小腿的轴位 T1W 图像。肌肉呈中等信号强度，少量散布的脂肪会产生羽毛状的外观。此个体中几乎没有肌间脂肪，因此很难分辨特定的肌肉。**B**，小腿的轴位 STIR 图像。肌肉在该序列上仍呈中等信号强度，但是由于抑制了脂肪信号，羽毛状外观消失了

肌肉创伤

创伤性肌肉损伤非常普遍，可分为间接肌肉损伤、直接肌肉损伤和其他肌肉损伤。通常，对创伤性损伤进行成像是为了评估疼痛的确切原因和受伤区域的范围。

间接肌肉损伤（专栏 3.6）

间接肌肉损伤包括①迟发性肌肉酸痛和②拉伤（肌肉撕裂）。当收缩肌肉的力超过其所承受的负荷时，肌肉缩短，这被称为向心收缩（例如，举重时二头肌的动作）。相反，离心收缩是指肌肉在收缩时伸长或伸展（例如，减轻重量时二头肌的动作）。向心收缩会产生疲劳，而离心收缩会导致间接肌肉牵拉损伤（部分或全层肌肉撕裂）。

损伤常发生在肌-腱交界处，通常与运动有关。最容易造成间接损伤的肌肉是跨两个关节并被离心收缩激活的肌肉，如腘绳肌（股二头肌、半腱肌和半膜肌）、腓肠肌和股直肌。

迟发性肌肉酸痛

迟发性肌肉酸痛（delayed-onset muscle soreness，DOMS）是指肌肉僵硬、酸痛。我们都经历过这种现象。这种现象发生于不常运动的人群在运动后的几小时或几天后，活动后 2～3 天症状达到高峰，是由于存在肌坏死和血清肌酸激酶水平升高。尽管肌肉的收缩成分有超微结构损伤，但没有不可逆转的损伤。训练可以防止或减少 DOMS。

MR 从来不用于诊断 DOMS，因为我们都了解它是什么，并且在诊断上没有困难。我们有时可能会无意中为这样的患者做磁共振，患者由于不相关的原因碰巧患有 DOMS。这也是我们了解它的主要原因。

DOMS 在 T1W 图像上显示没有异常。在 T2W 图像上，靠近受伤肌肉的周围或筋膜周围和肌间间隙附近看到信号强度增加（图 3.18），这种异常边缘发生在损伤事件后的 3～5 天。细胞外液引起肌肉内压力增加，整个肌肉可表现为广泛的羽毛状间质信号增高。

在临床症状减轻和肌酸激酶水平恢复正常后，MR 异常仍会持续很长时间，同时 MR 异常与活检中超微结构损害是同步的。MR 检查发现的异常可能需要数周才能消失。

肌肉拉伤

拉伤是由离心肌收缩过程中的突发事件引起的肌肉部分或全层撕裂。DOMS 和某些类型的肌肉损伤可能具有相同的 MR 表现，但是病史有助于区分这两种疾病。肌肉拉伤在活动期间急性发作，而 DOMS 的症状为延迟发作。可以通过热身和伸展运动使肌肉具有更多的能量，避免肌肉拉伤；这些活动对 DOMS 没有保护作用。

肌肉拉伤是运动中最常见的损伤。拉伸肌肉时，强力的离心肌肉收缩会撕裂肌肉-肌腱结合处的肌纤维。通过愈合，肌肉可以恢复大部分力量。在完全恢复之前，由于受伤肌肉的力量和硬度降低，遭受二次损伤的风险会增加。肌肉-肌腱结合处是最薄弱的部分，因为它吸收能量的能力低于肌肉或肌腱。在肌肉-肌腱结合处，肌肉细胞有多个突起，形成了间隙，来自肌腱的胶原纤维伸入其中。这种超微结构可以增加肌肉和肌腱之间的接触面积，有助于

• 专栏 3.6　间接肌肉损伤

迟发性肌肉酸痛（肌肉僵硬）
- 非常规活动 2 天后肌肉疼痛达到峰值
- 无急性损伤及急性疼痛事件
- 损伤处于超微结构水平且可逆

肌肉拉伤（部分或全层撕裂）
- 活动期间突然发生疼痛
- 发生在离心性肌肉收缩时（即肌肉在收缩时变长）
- 通常会影响跨过两个关节的肌肉（股直肌、股二头肌、腓肠肌）并影响肌腱连接
- 三分级
  - Ⅰ级 - 少量肌肉纤维断裂，没有功能丧失，有间质出血
  - Ⅱ级 - 更多的纤维撕裂，部分力量丧失，局灶性缺损和间质出血，肌腱交界处损伤导致的肌腱周围出血
  - Ⅲ级 - 肌肉完全撕裂，力量丧失，局部和间质出血

肌肉拉伤的 MRI
- 迟发性肌肉酸痛和 I 级（T2）
  - 肌肉中的羽毛状间质信号
  - ± ↑肌肉间信号
- Ⅱ级（T2）
  - ↑肌肉中的羽毛状间质信号
  - ↑肌肉间的信号
  - ± 部分肌肉断裂
  - 肌腱变薄、不规则、松弛
  - ↑肌腱周围信号
- Ⅲ级（T2）
  - ↑肌肉中的羽毛状间质信号
  - 肌肉完全断裂，↑回缩节段之间的信号
  - ↑肌肉碎片之间的信号——肌肉内的肌腱断裂

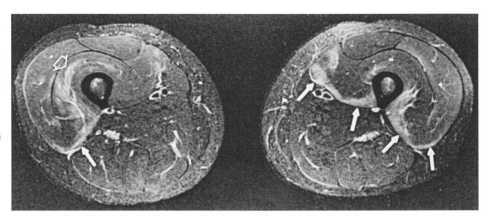

· 图 3.18　**迟发性肌肉酸痛。**大腿轴位 STIR 图像。患者跑了一场马拉松，这是她运动后不到 2 天的大腿图像（她说大腿的感觉很糟糕）。一些股肌周围可见高信号水肿（白色实心箭号）。右侧股中间肌可见弥漫性间质肌水肿（白色空心箭号）。肌间（筋膜周围）水肿在该 MR 图像中未出现

消除作用力并减少受伤的风险。然而，肌肉 - 肌腱结合处仍然是最容易受伤的区域。

　　表现为急性疼痛的肌肉拉伤中，大腿前的股直肌拉伤是一个例外。通常在跑步者中出现的长期重复性应力可能会导致无痛的肌肉拉伤，表现为可触及的包块，这些患者中有许多是因发现肿块而就诊的（图 3.19）。

　　拉伤分为三级。在 MR 上，很难区分Ⅰ级和Ⅱ级拉伤，同时也很难与 DOMS、直接肌肉损伤鉴别。Ⅰ级拉伤仅包含少许肌纤维撕裂，而没有功能丧失

或肌肉永久性缺损（本质上是肌肉被拉伸）。水肿导致肌肉肿大，并在 T2W 图像上肌肉内出现羽毛状间质信号增高，以及周围筋膜水肿（图 3.20）。我们似乎很少对Ⅰ级拉伤进行 MR 检查，可能是因为症状不够严重，无须进行影像学检查。Ⅱ级拉伤是较大部分肌肉撕裂，并伴有肌肉力量下降。在 MR 上，肌肉水肿和出血产生的羽毛状信号强度与Ⅰ级拉伤相似。此外，由于肌肉纤维的局灶性破坏，可能在肌肉中发现局灶性肿块样病变或星状缺损，并且在肌肉之间有明显的周围筋膜水肿或出血（图 3.21）。

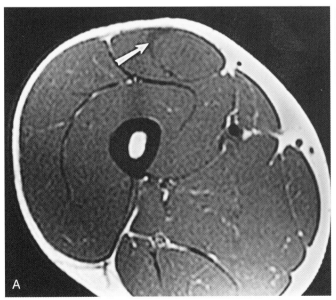
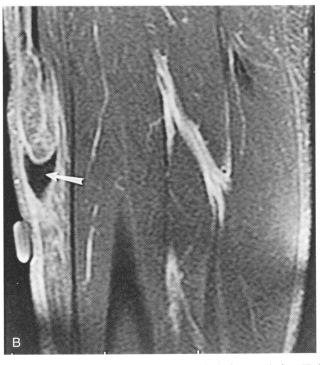

· 图 3.19　**表现为肿块样的肌肉撕裂。A，**大腿的轴位 T1W 图像。该患者因大腿前部肿块（无痛性肿块）而就诊。股直肌局部增大，并有裂隙样缺陷（箭号），提示Ⅱ级肌肉拉伤（撕裂），而不是肿瘤。**B，**大腿矢状位脂肪抑制 T1W 增强图像。再次看到肌肉撕裂引起的间隙（箭号）。血肿被撕裂的肌肉围绕，没有明显的肿块。该患者是跑步者，跑步是该肌肉撕裂的常见诱因（通常无痛）

· 图 3.20   Ⅰ级肌肉拉伤。A，膝关节的矢状位 T1 图像。与相邻的肌肉相比，腘肌（箭号）肿大，并且没有羽毛状的脂肪纹理。B，膝关节的矢状位 T2* 图像。肿大的腘肌（箭号）由于间质性水肿或出血呈高信号的羽毛状外观，并且在肌肉前后均存在筋膜水肿。C，大腿的轴位 STIR 图像（与 A 和 B 的患者不同）。在此例腘绳肌Ⅰ级拉伤（箭号）中能很好地观察到由水肿或出血引起的羽毛状间质水肿，也有肌间（筋膜）水肿

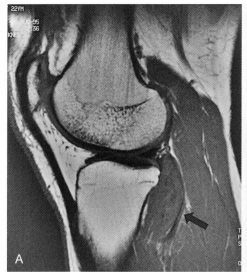
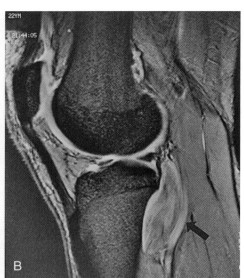

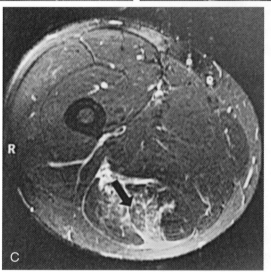

Ⅱ级拉伤的肌肉 - 肌腱结合处部分撕裂，因此可见肌腱轻度变薄、不规则或松弛（图 3.22 ）。累及肌肉 - 肌腱结合处的血肿可诊断为Ⅱ级部分撕裂，表明肌肉组织中存在真正的缺损。Ⅲ级拉伤是指肌肉完全断裂，功能（强度）几乎完全丧失。MR 显示肌肉和穿过肌肉的肌腱不连续，边缘呈波浪形的回缩改变，以及断裂碎片之间常形成血肿（图 3.23 ）。

　　MR 可用于确定肌肉损伤的程度和位置，这两个特征与预后恢复相关。通常，肌肉拉伤需要很长时间才能愈合，因为很难为了恢复而使肌肉一直处于静止状态。最初受伤后几个月，受伤的肌肉持续收缩会导致反复的微撕裂和出血。因此，继发于失用或损伤的肌肉萎缩伴脂肪浸润并不罕见，同时在肌肉拉伤部位会出现不同时期的出血。

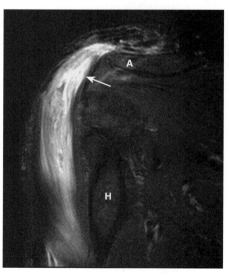

· 图 3.21   Ⅱ级肌肉拉伤。肩关节斜冠状位 STIR 图像。受外伤后三角肌呈弥漫性高信号，由水肿或出血或两者共同产生。还存在与Ⅱ级肌肉拉伤相符的局部肌纤维中断（箭号 ）。A，肩峰；H，肱骨干

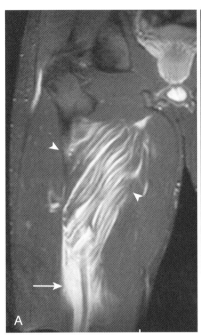
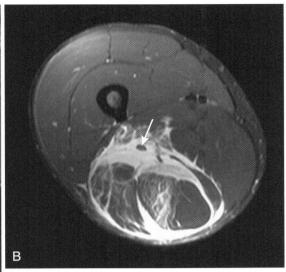

· 图 3.22　Ⅱ级肌肉拉伤。A，大腿冠状位 STIR 图像。这位大学足球运动员在跑步时感到"砰"的一声，可见大腿肌肉筋膜组织的高信号。注意沿着肌腱连接部的肌纤维的局部断裂（箭号）。B，大腿的轴位 STIR 图像。肌肉内围绕坐骨神经（箭号）的广泛高信号被认为是筋膜积液

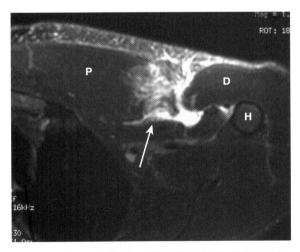

· 图 3.23　Ⅲ级肌肉拉伤。前胸壁的轴位 STIR 图像。在箭号指示的位置，可见胸大肌完全撕裂。高信号的血肿填充撕裂处。D，三角肌；H，肱骨干；P，胸大肌

直接肌肉损伤（专栏 3.7）

　　钝器伤或穿透伤可能会对肌肉造成直接损害。钝性创伤会导致肌肉挫伤并伴有肌肉内（间质）出血、血肿形成或骨化性肌炎（晚期后遗症）。穿透伤可直接导致肌肉撕裂。钝性伤和撕裂伤会让受伤部位的肌肉内产生出血（图 3.24）。撕裂伤还可能导致神经损伤，并导致损伤远端的肌肉出现异常。

　　急性期，由于肌肉挫伤导致的出血、水肿和炎

· 专栏 3.7　直接肌肉损伤

肌肉挫伤
· 间质性出血
· 实质内出血
· T2 高信号，肌肉纤维穿过异常区域
· 无局灶性缺损；肌肉可能肿大

血肿
· 包裹性、聚集性血液
· 无肌肉纤维穿过肿块
· 局灶性混杂肿块伴肌肉增大
· T1 和 T2 上的血液信号取决于所处时期

骨化性肌炎
· 肌内肉芽组织，可能会骨化或钙化
· 急性（＜8 周）
　· 混杂性团块
　· T1：与肌肉相比呈等信号
　· T2：高低混杂信号；周围高信号水肿
· 慢性（＞8 周）
　· 表现多样
　· 黄骨髓——T1 和 T2：低信号边缘，中心脂肪样信号
　· T1：中心弥漫等信号
　· T2：中心信号略有增加
· 所有序列边缘低信号

症，T2W 表现为高信号。该信号强度可能在肌肉内呈羽毛状外观。血肿表现为肿块样外观，如果时间小于 48 小时，则在 T1W 图像上与肌肉相比呈等信

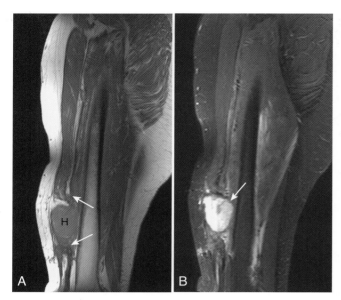

A

B

· 图 3.24　肌肉撕裂伴血肿。**A**，大腿的矢状位 T1W 图像。股四头肌在先前被链锯损伤的部位裂开（箭号）。裂伤部位的等信号肿块代表创伤后血肿（ H ）。**B**，大腿矢状位 STIR 图像。血肿呈混杂信号，尤其是在血肿内部（ 箭号 ）

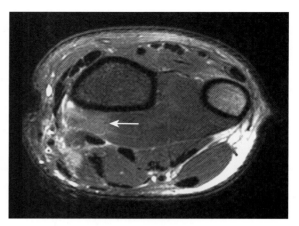

· 图 3.25　肌内（间质性）出血（直接损伤）。轴位脂肪饱和 T2W 图像。在长曲棍球棒直接击打的部位，与间质性出血（挫伤）并存的旋前方肌外侧（箭号）稍高信号

号。亚急性出血通常在 T1W 图像上呈高信号。

肌内（实质或间质性）出血

当血液在肌肉纤维之间自由流动时，称为实质内、间质性或肌内出血，不破坏肌肉的完整性。间质性出血是肌肉直接损伤引起的，通常是由钝物引起的挫伤，而不是由于劳累性体育活动（间接肌肉损伤）引起的。

MR 可以显示轻度局灶性肌肉增大，表现为肌纤维被血液分隔开，在 T2W 图像上形成羽毛状外观（图 3.25）。T1W 图像上肌肉可能看起来正常或增大。没有明显的出血或水肿。肌纤维总是很明显地穿过肌肉的异常区域。这种出血的表现可能类似于 I 级肌肉拉伤，因此病史是区分这两种病变的可靠证据。

血肿（表3.1）

损伤软组织可引起皮下或肌内血肿。血肿是包

裹性的血液聚集，而不是分散于肌肉实质或间质中，具有类似肿块的特征。

MR 上血肿的表现各异，与出血时期相关，并且遵循与大脑和脊髓中出血相同的变化。但是，由于大脑外部的氧分压较低，时间进程往往会更长且难以预测（图 3.26 和图 3.27）。相对于大脑或脊髓的等信号，对于四肢来说的等信号是相对于肌肉而言的。超急性出血很少成像，但在 T1W 上呈中等信号（类似于肌肉），而在 T2W 图像上呈高信号。急性血肿在 T1W 和 T2W 图像上均呈中等信号。亚急性血肿在 T1W 图像上呈高信号，类似于脂肪信号。亚急性早期的血肿在 T2W 图像上的信号强度较低，而亚急性晚期的血肿和慢性血肿在 T2W 图像上信号较高。由于含铁血黄素沉积和纤维化，慢性血肿信号强度可能较低，尤其是在其边缘附近（见图 3.27）。

血肿随时间推移的信号变化的最简单记忆方法来自加拿大的一位研究员（在漫长而寒冷的北方，夜晚显然没什么可做的）的复杂助记符号："It Be IdDy BiDdy BaBy DooDoo." 这个短语有助于组织事件的顺序：I，中等信号（*Intermediate*）；B，亮信号（*Bright*）；D，暗（低）信号（*Dark*）；短语中的粗体

表3.1　血肿信号在 MR 上的演变				
	血液成分	T1 信号	T2 信号	助记符
超急性期	氧合血红蛋白	等（*Intermediate*）	亮（*Bright*）	It Be	（ IB ）
急性期	脱氧血红蛋白	等（*Intermediate*）	暗（*Dark*）	IdDy	（ ID ）
亚急性早期	细胞内正铁血红蛋白	亮（*Bright*）	暗（*Dark*）	BiDdy	（ BD ）
亚急性晚期	细胞外正铁血红蛋白	亮（*Bright*）	亮（*Bright*）	Baby	（ BB ）
慢性期	含铁血黄素	暗（*Dark*）	暗（*Dark*）	Doo Doo	（ DD ）

· 图 3.26 含不同时期出血的血肿。A，大腿的矢状位 T1W 图像。大范围 II 级肌肉拉伤导致股二头肌腱（t）周围血肿。血肿的外缘（箭头）呈亚急性晚期出血的高信号，血肿的内部呈中等信号。B，大腿矢状位 STIR 图像。股二头肌腱（t）周围的血肿信号不均匀。T1 上信号高的区域在 STIR（亚急性晚期出血）上保持高信号。T1 上呈中等信号的区域 STIR（超急性期出血）为高信号，而其余在 T1 上呈中等信号的区域，STIR 呈低信号（箭号）（急性出血）

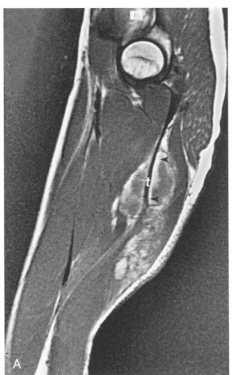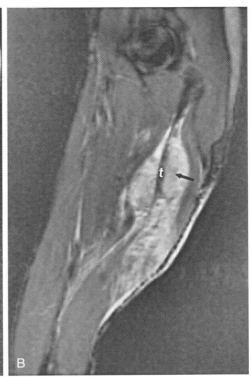

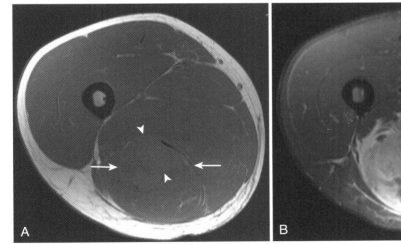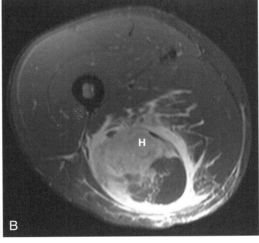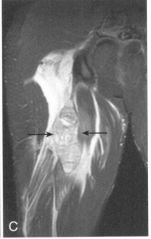

· 图 3.27 含不同时期出血的血肿（与图 3.22 为同一患者）。A，大腿的轴位 T1W 图像。股二头肌体积增大（箭号），并在其肌腱旁可见细微的信号增高（箭头）。B，大腿的轴位 STIR 图像。在肌肉内血肿处（H），可见肿块样组织取代了正常的肌肉结构。C，大腿的冠状位 STIR 图像。注意血肿内的不均匀信号（箭号）表示不同时期的出血，此成像平面可以更好地显示血肿的范围

字母表示血肿进展的五个时期中每个 T1W 和 T2W 图像上的信号强度（超急性期、急性期、亚急性早期、亚急性晚期和慢性期）（请参阅表 3.1）。

血肿常存在不均一性，可能与反复受伤引起的反复出血有关，因为很难使肌肉处于静止状态（图 3.28，参考图 3.26 和图 3.27）。脂肪和亚急性出血可在肌肉骨骼系统的 T1W 图像上表现为较高的信号强

度，并且表现类似，通过抑制脂肪的图像可以区分脂肪（被抑制）和出血（不被抑制）。

在愈合期，随着肌肉再生会产生纤维化瘢痕。发生纤维化的程度可以通过 MR 检查进行监测，可以预测肌张力和功能是否会完全恢复。慢性瘢痕组织和纤维化在所有 MR 脉冲序列上的信号强度均较低。撕裂造成的肌肉缺损最终可能会被脂肪充填，

·图 3.28   慢性血肿。A，大腿的轴位 T1W 图像。股四头肌血肿呈弥漫性高信号，周围可见低信号的厚环包绕（箭号）。B，大腿的轴位 STIR 图像。血肿内部呈更明显的不均匀信号，边缘的低信号也更明显（箭号），这是慢性血肿典型的纤维化和含铁血黄素沉积的表现

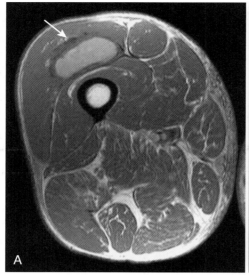
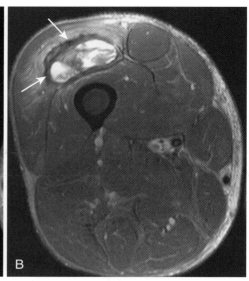

而不是纤维化（图 3.29 ）。

肿瘤出血

肌肉中或肌肉之间存在的血肿也可能是坏死的软组织肿瘤出血的表现，而不是单纯的创伤后良性血肿（图 3.30 ）。有时可能很难确定血肿是存在于肌肉内还是肌肉之间，因为肌间肿块可能会使受压的肌肉明显移位并变薄，从而导致它们表现非常相似。如果病史不一致，比如患者报告的创伤很小或没有创伤，也未进行过抗凝治疗，但存在较大的血肿，或者血肿中有实性成分，则应该怀疑软组织肿瘤并通过其他方法对其进行评估，例如血管造影或活检。将血肿与肿瘤卒中区分开来的其他有用征象是，肿瘤与肌腱的全部或部分撕裂无关，且肿瘤的占位效应会引起肌腱移位，而不是肌腱周围的异常信号，后者在肌肉-肌腱结合处的创伤性血肿中更典型。

骨化性肌炎

肌肉钝挫伤可导致骨化性肌炎，这是一种局限性肉芽组织团块，可能随时间推移发生钙化或骨化。如果不确定是否有创伤，并且在 X 线片上看不到钙化，则通常不考虑该病，应对患者进行软组织肿块的鉴别诊断。

MR 的表现取决于病变的组织学和演变阶段（图 3.31 ）。通常，MR 表现多样并且是非特异性的，而且很容易与软组织肿瘤混淆，尤其是在早期。小于 2 个月的急性病灶在 T1W 图像上信号与肌肉相等，在 T2W 图像上呈混杂信号（主要是高信号），尤其在病灶中心，这是由于成纤维细胞和肌成纤维细胞的增生导致的。病灶周围可能有大面积的水肿。

超过 8 周的骨化性肌炎在 MR 上可能有两种不同的模式：①中央信号在 T1W 和 T2W 图像上呈与脂肪相等的信号强度，表示骨髓被低信号的板层骨边缘包围；②纤维化在 T1W 图像上呈弥漫性等信号，在 T2W 图像上信号稍高。受伤后最初几周，肿块周围通常不会出现水肿。如果 MR 显示不清，X 线片和 CT 有助于对骨化性肌炎做出明确诊断。

其他损伤

在此主要涉及筋膜室综合征和肌肉筋膜疝。肌肉的去神经支配和横纹肌溶解也可能是外伤引起的，但在其他章节中讨论。

筋膜室综合征（专栏3.8）

急性创伤性筋膜室综合征可影响骨折后的四肢。当闭合筋膜边界内的出血或水肿导致压力升高并影响血液循环时，就会发生筋膜室综合征。MR 可以显示水肿和横纹肌溶解的程度，因为坏死肌肉的信号强度在 T2W 图像比正常肌肉高得多。这是外科急症，MR 通常在此病的检查中不起作用。

在慢性筋膜室综合征中，肌肉萎缩并且可能发生大量纤维化，相应的肌肉及间隔也可以存在钙化，这些改变在腓骨区的筋膜室尤为常见。慢性筋膜室综合征可能很少导致钙化性肌坏死。钙化性肌坏死典型表现通常是在几十年前有陈旧性创伤病史。患者常在小腿处发现无痛性肿块，肿块由液化坏死的

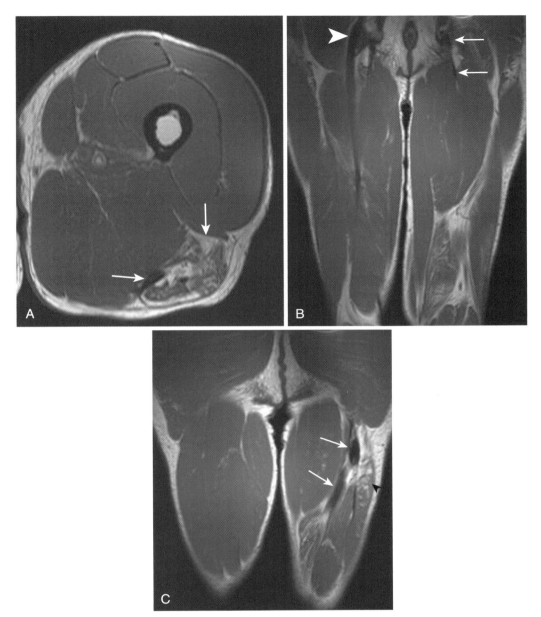

· 图 3.29　慢性肌肉撕裂。A，大腿的轴位 T1W 图像。股二头肌明显的局灶性萎缩（箭号）。B，大腿的冠状位 T1W 图像。与右侧的正常肌腱比较（箭头），左侧近端的腘绳肌腱缺损（箭号），符合撕裂。C，大腿的冠状位 T1W 图像。在肌肉萎缩区域（箭头）附近可见明显增厚、收缩的肌腱（箭号）

肌肉组成，周围是薄壳样钙化（图 3.32），这种情况常伴有周围腓神经的损伤。MR 可用于显示异常的解剖学范围和肌肉损失的程度。

剧烈运动会导致劳累性筋膜室综合征。受累肌肉中的细胞外自由水增多，特别是在向心运动的肌肉中。这种肌肉内增加的液体会导致相应肌肉的筋膜间室内的压力增加。MR 可以显示出运动引起的正常肌肉变化，通常 T1W 图像无异常改变，但在运动后的 T2W 图像上会立即表现出相应肌肉的弥漫性信号增高，这种信号改变在运动停止 10 分钟后恢复到正常。

运动后某些患者的肌内压力升高幅度超过正常水平且不能很快恢复到基线水平。该变化可能导致急性或慢性劳累性筋膜室综合征（chronic exertional compartment syndrome，CECS），需要筋膜切开术才能治愈。CECS 难以诊断，因为在运动间歇期症状减轻。运动前和运动后测量肌内压力有助于诊断，但它是一项侵入性检查，且诊断的压力标准尚未得到普遍接受。

在 MR 上，劳累性筋膜室综合征的特征是以筋

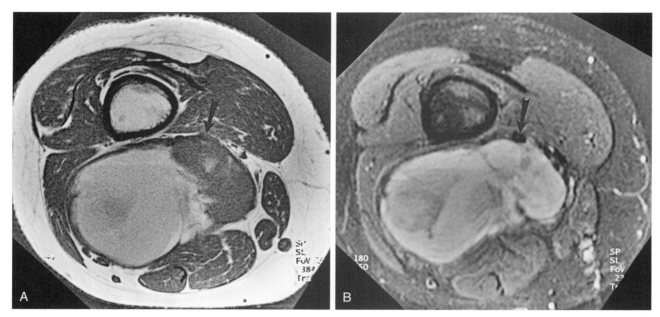

· 图 3.30　肿瘤内出血。A，大腿远端的轴位 T1W 图像。大腿后部较大的肿块主要呈高信号，提示出血，出血性肿块导致肌腱移位（黑色箭号）。B，大腿远端的轴位 STIR 图像。大腿后部肿块信号不均匀，以高信号为主，符合出血。可见移位的肌腱（黑色箭号）。最初在外院被诊断为血肿后 1 年未干预。患者因肿块未缩小来我院骨科就诊。血肿不围绕肌腱这一征象很好地表明这不是创伤性血肿。该肿块的内侧部分（在肌腱移位的一侧）实际上是实性的，活检时显示滑膜肉瘤

· 图 3.31　骨化性肌炎。A，大腿的矢状位脂肪饱和 T2W 图像。这位大学篮球运动员大腿疼痛，可见股中间肌（箭号）弥漫性信号增高。B，静脉注射钆后的轴位 T1W 图像，异常信号部分的肌肉（箭号）内弥漫性强化。C，大腿的轴位 CT（随后获得），MR 信号异常部位可见成熟的壳状骨化，与骨化性肌炎的诊断相符

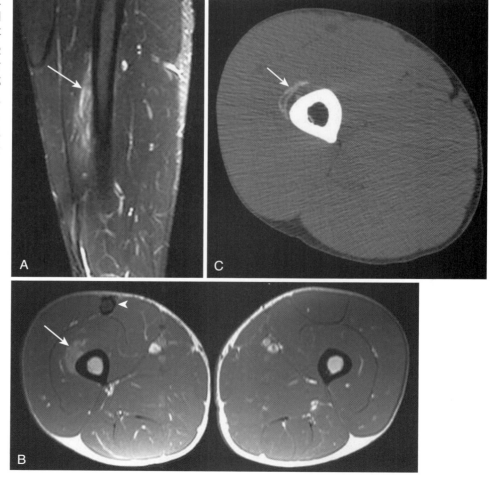

创伤性

急性

- 骨折、出血、水肿，通常发生在小腿
- ↑压力，↓血液循环
- 肌肉坏死——T2：受累及的筋膜室区域内的肌肉、肌间信号弥漫性增高

慢性

- 肌肉萎缩、纤维化，或边缘钙化性坏死（钙化性肌坏死）

劳累性

- 正常运动可使肌肉内产生细胞外液，在停止运动 10 分钟后会被完全吸收
- 如果运动后肌肉内水肿持续超过 15～25 分钟，由于压力增加可能会发生急性或慢性的筋膜室综合征
- T2：激烈运动 25 分钟后，肌肉内部和肌肉之间的信号增强

膜间室肿胀为特征，表现为 T2W 图像上肌肉内弥漫性高信号（图 3.33）。过量运动后立即进行 MR 检查以识别肌肉信号变化并支持诊断是很有必要的。在完成运动后的 15～25 分钟内，水肿的肌肉未能恢复到基线正常外观具有诊断意义。

肌筋膜疝

肌肉可因外伤性筋膜缺损而疝出，临床上表现为软组织肿块（图 3.34）。病变通常无症状，尽管活动可能会引起疼痛或痉挛。在 MR 检查过程中有时肿块很难显示，除非通过将足背屈、跖屈使肌肉收缩，但这可能会产生运动伪影导致图像质量下降。肌肉收缩过程中，非常短的脉冲序列在肌肉收缩时能更好地显示突出的肌肉组织，肌肉未收缩时图像上的肿块可能会消失。超声波在这类疾病中能发挥更好的作用，因为它更利于动态信息的观察。

即使疝出的肌肉未见显示，MR 也可以通过显示无肿块的正常肌肉来提示诊断。另一些病例，肌肉始终保持突出状态，不管有没有肌肉收缩，这种情况下更容易做出诊断。有时，MR 可显示出低信号的筋膜缺损及肌肉穿过缺损区。

这是一种创伤性损伤，最常见于运动员的小腿前部或大腿，可能会影响多个部位，通常是无症状的。

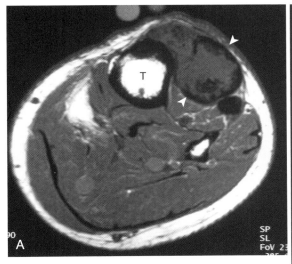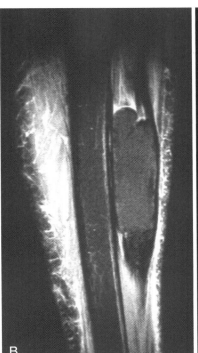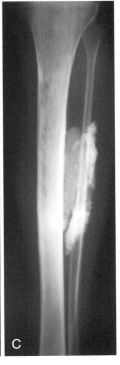

• 图 3.32　慢性筋膜室综合征引起的钙化性肌坏死。A，小腿的轴位 T1W 图像。患者出现明显的肿块，前筋膜室肌群增大，可见中等信号强度的肿块样区域，周围边缘较厚，呈低信号（箭头）。T，胫骨。B，小腿冠状位 STIR 图像。肿块在小腿的软组织内显示相似的信号特征以及弥漫性水肿。C，小腿的前后位 X 线片，显示该肿块包含与钙化性肌坏死相符的广泛、成熟的钙化

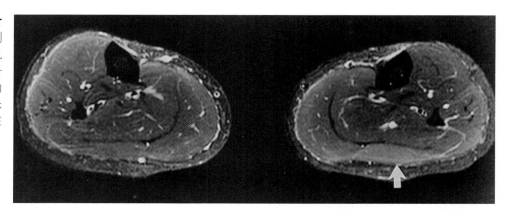

· 图 3.33　劳累性筋膜室综合征。小腿的轴位 STIR 图像。剧烈活动 30 分钟后，左腓肠肌外侧头有弥漫性肌内高信号（箭号）。T1W 图像正常，运动前获得的 STIR 图像均正常（未显示）。运动后肌肉水肿通常在活动后约 10 分钟内消失

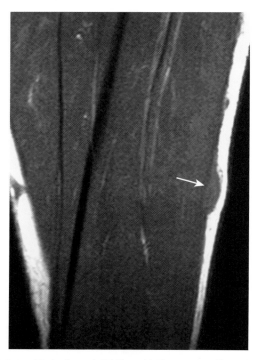

· 图 3.34　肌肉疝。小腿的冠状位 T1W 图像。在无痛、可触及异常的部位，可见软组织团块（箭号）突入皮下脂肪，在所有脉冲序列上都类似肌肉的信号强度，这表示腓骨长肌通过筋膜疝出

炎性肌病

　　细菌性或病毒性肌炎、坏死性筋膜炎、结节病和自身免疫性特发性炎症性多肌病，这些都是较少见但会影响肌肉的疾病，MR 对评估这些疾病非常有用。

化脓性肌炎（专栏3.9）

　　穿透性损伤或血源性扩散都可以导致肌肉感染，在 MR 上肌肉大小和信号异常时，需要将此因素考虑在内。

· 专栏 3.9　**感染**

化脓性肌炎
- 穿透伤或血源性
- 罕见；通常出现在免疫功能低下的人群中
- MR 表现无特异性，肌肉及其周围组织在 T2W 图像上呈高信号

坏死性筋膜炎
- 肌间筋膜感染，很少伴发化脓性肌炎
- 严重的全身中毒，死亡率高
- 与蜂窝织炎的临床区别很困难，蜂窝织炎仅影响皮下脂肪
- MR
  - T2：肌肉之间的信号增加；肌肉内信号可能增加（充血）
  - 容易与蜂窝织炎区分开，后者表现为局限于皮下脂肪的线条状异常信号（T1 低，T2 高）

　　细菌性肌炎较罕见，通常发生在免疫功能低下的人群，例如移植患者和艾滋病患者。

　　化脓性肌炎通常发生在有钝挫伤的部位，并伴有菌血症，常见于免疫力低下的人群。肌肉弥漫性受累，有时伴有局灶性脓肿（图 3.35）。化脓性肌炎的 MR 表现不具有特异性。在 T2W 图像上，受累肌肉的信号强度增高，肌肉常肿大，并且在异常肌肉周围的筋膜面可能有高信号液体。

　　肌肉脓肿是充满液体的空腔，在 T2W 图像上呈高信号，边缘较厚（专栏 3.10）。静脉注射造影剂后中央不强化，而边缘通常强化，这种强化模式是脓肿的典型表现，但在其他疾病中也可以看到，包括局灶性缺血的肌肉和伴有坏死的软组织肿瘤。

坏死性筋膜炎

　　坏死性筋膜炎是一种罕见的快速进行性感染，其特征是皮下组织和肌肉之间的筋膜广泛坏死，通常伴有严重的全身中毒症状（见专栏 3.9）。如果认

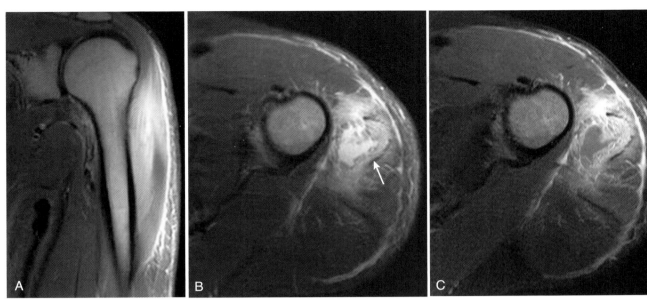

• 图3.35 化脓性肌炎。A，肩关节冠状位STIR图像。该免疫缺陷患者的三角肌弥漫性水肿。B，肩关节的轴位STIR图像。肌肉内存在厚壁的局灶性液体，符合肌肉内脓肿（箭号）。C，静脉注射钆后，轴位脂肪饱和T1W图像。脓肿中央不强化，其不规则壁和邻近软组织显著增强

MR
• T1 低信号
• T2 高信号
• 增强后边缘强化

鉴别诊断
• 脓肿
• 肿瘤坏死
• 局灶性缺血（糖尿病）

识不足或治疗不当，死亡率将超过70%。

坏死性筋膜炎的早期临床识别可能很困难，因为仅通过临床症状可能无法区分该病和蜂窝织炎。蜂窝织炎仅涉及皮下脂肪组织的感染，在大多数情况下可以用抗生素进行充分治疗。坏死性筋膜炎除需要抗生素外，还需要早期手术干预，早期筋膜切开和清创与延迟手术探查相比较，患者的生存率会提高。

在MR出现之前，诊断坏死性筋膜炎的唯一方法是手术探查时发现肌肉之间的筋膜层无抵抗力。MR能够以非侵入性的方式区分蜂窝织炎和坏死性筋膜炎，这是进行MR紧急检查的充分理由（图3.36和图3.37）。

坏死性筋膜炎的MR在T2W图像上表现为沿深筋膜鞘的肌肉间增厚及信号增高，邻近的肌肉也可以因为附近筋膜炎症过程的充血和水肿而呈高信号。由于感染相关的充血，筋膜层在T1W增强图像上呈高信号。偶尔也可以看到肌肉脓肿或局部坏死组织伴环形强化。通常，不需要进行对比增强成像来明确诊断，特别是因为化脓性肌炎很少与该疾病相关。

MR对检测坏死性筋膜炎并显示其范围具有很高的敏感性，但结论是非特异性的。然而，缺乏影像学特异性对它而言并不是太大的问题，因为即使在其他疾病中也能看到类似的MR表现，但结合临床表现就可以做出诊断。

特发性炎症性多肌病

特发性炎症性多肌病中常见的疾病是多发性肌炎和皮肌炎。活动性肌炎在T2W图像上显示信号增高，这在脂肪抑制图像中更为明显（图3.38）。坏死性皮肌炎显示肌肉被脂肪取代，在T1W图像上呈高信号。在这些疾病中，肌肉受累通常是不均匀的，由于取样失误，非影像引导的活检可能具有25%的假阴性率，因此MR可以在疾病的早期发现异常，并指导活检进行诊断。

在确诊疾病后，这些患者虚弱程度增加可能有多种原因，例如涉及肌肉的炎性发作（对类固醇疗法有反应）、类固醇诱导的肌病或进行性肌肉萎缩。MR有助于区分这些可能的病因。

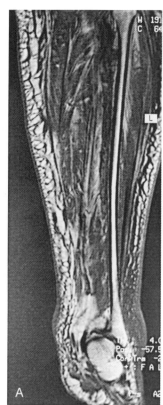
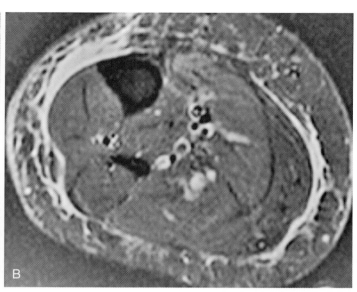

· 图 3.36 **蜂窝织炎。A，** 小腿的冠状位 T1W 图像。蜂窝织炎引起的水肿形成遍及皮下脂肪的网状低信号。**B，** 小腿的轴位 STIR 图像。在该序列上，皮下脂肪中的网状水肿呈高信号。重要的是，肌肉或肌间无高信号

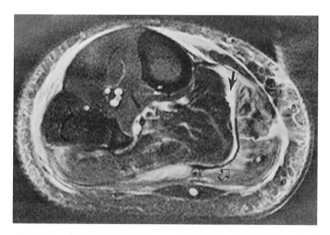

· 图 3.37 **坏死性筋膜炎。** 小腿的轴位 STIR 图像。除皮下脂肪有水肿外，由于邻近的筋膜感染，可见深筋膜平面肌间隙的高信号（实心箭号）以及腓肠肌由于充血和水肿引起的弥漫性间质水肿（空心箭号）

原发性肌肉疾病

营养不良与肌病

肌肉营养不良和先天性肌病有时可以根据肌肉受累的方式进行区分。杜氏肌营养不良症倾向于从近端向远端逐渐对称性进展，而强直性肌营养不良症则倾向于从远端向近端进展。

MR 可以显示肌肉受累的模式，这有助于确诊。MR 对引导受累肌肉的活检也很有价值。同样，MR 可以识别出疾病过程中选择性保留的肌肉，并可以用于肌肉移植手术。MR 可比血清酶水平更准确地体现疾病的进展。

在疾病早期，由于异常肌肉的水肿和炎症，MR 通常在 T2W 图像上显示为信号增高。肌肉萎缩是该病晚期的主要表现，而萎缩性肌肉的脂肪浸润引起的高信号在 T1W 图像上显示最佳。

去神经支配（专栏3.11和专栏3.12）

肌肉和支配它们的神经可以被认为是一个整体的运动或神经肌肉单位。神经的损伤会引起相应肌肉的变化。一些创伤性、血管性、先天性、代谢性和浸润性过程可以破坏神经对肌肉的支配。

去神经支配后的肌肉 MR 改变遵循可预测的过程。急性期，MR 检查可能正常。大约 2 周后，肌肉内的细胞外液增加，从而导致 T2W 图像（特别是脂肪抑制图像，如 STIR）上的信号增高（图 3.39）。

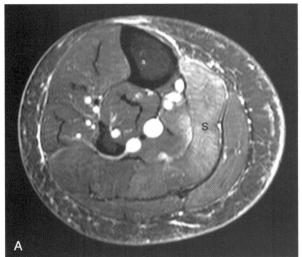

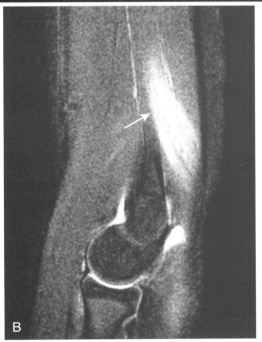

- 急性期（＜2 周）
  - 肌肉信号正常
- 1～12 个月
  - 相应肌肉因细胞外水肿导致 T2 高信号
- ＞12 个月
  - 肌肉萎缩伴脂肪浸润导致 T1 信号增高

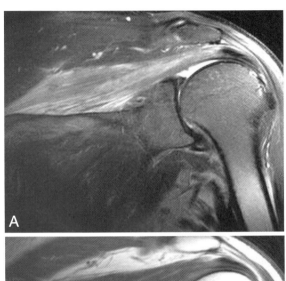

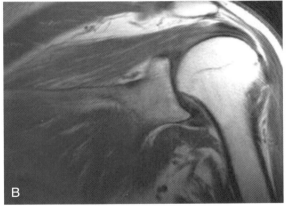

· 图 3.38　特发性炎症性肌病。A，小腿的轴位 STIR 图像。在患有多发性肌炎的患者中，多条肌肉内有片状高信号，最明显的是比目鱼肌（S）的内侧部分。B，肘关节矢状位 STIR 图像。在肱三头肌内可见明显的弥漫性信号增加（箭号），该患儿表现为肘关节疼痛和皮疹，随后的皮疹活检显示皮肌炎

· 图 3.39　亚急性去神经支配。A，肩关节斜冠状位脂肪饱和 T2W 图像。该患者的肩胛上神经受外伤后，冈上肌（SS）内出现弥漫性水肿。B，肩关节斜冠状位 T1W 图像。在肌肉内发现轻微、条纹样高信号，表明轻度脂肪萎缩

· 专栏 3.11　肌肉脂肪性萎缩

- T1W 图像表现为高信号
- 鉴别诊断
  - 去神经支配
  - 坏死性皮肌炎或多肌炎
  - 失用
  - 肌营养不良
  - 先天性肌病

损伤后这种表现往往会持续约 1 年。如果神经愈合，信号强度将恢复正常。如果神经再支配没有发生，肌肉就会出现脂肪萎缩，这在 T1W 图像上很容易发现，因为高信号脂肪取代了肌纤维（图 3.40）。这些早期和晚期的肌肉变化无特异性，但肌肉受累的范围与已知的神经分布相关，这将提示诊断。

　　MR 可以显示肌肉已经发生的脂肪萎缩，这种不可逆的变化可以评估肌肉是否无法通过神经支配

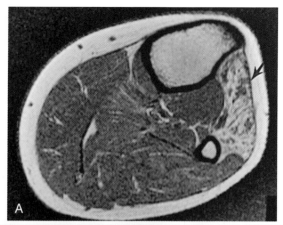

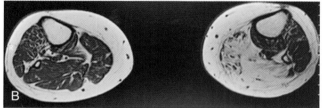

· 图 3.40　晚期去神经支配。A，小腿的轴位 T1W 图像。与正常的邻近肌肉相比，胫前肌显示出脂肪萎缩（箭号）。B，小腿的轴位 T1W 图像（与 A 患者不同）。该糖尿病患者由于长期的去神经支配，可见小腿左后方肌肉组织发生了明显的脂肪替代

或神经移植来进行挽救。MR 还可用于显示多余的肌肉，用于肌腱移植手术。有时，可以通过 MR 显示神经病变的原因。与肌电图相比，MR 评估有一些优势：无创，分辨率高，以及可以显示具有异常支配或双神经支配的肌肉病理改变。

肿瘤（表3.2）

MR 经常用于软组织肿块的检查，这些肿块有很多是发生在肌肉上的。部分肿块（如肌肉内脂肪瘤、血肿和血管瘤）的 MR 表现具有足够的特异性，

表 3.2　肌肉内肿瘤

病变	鉴别要点
血管瘤	包含脂肪
脂肪瘤	脂肪
黏液瘤	多囊特征
肉瘤	无瘤周水肿
转移瘤	常有瘤周水肿
淋巴瘤	累及整块肌肉组织
神经纤维瘤	可能出现"靶征"；类似于黏液瘤，但强化呈弥漫性

因此无需进一步检查。但是，大多数疾病为非特异性表现，在 T2W 图像上的信号增加且强化不均匀。尽管活检通常是金标准，但在活检定位及诊断时 MR 仍然是有用的方法。

常见的肌内肿瘤包括血管瘤、脂肪瘤、黏液瘤、神经纤维瘤、肉瘤、转移瘤和淋巴瘤。血管瘤通常显示为脂肪包绕的蚓状信号，可以通过 MR 诊断（图 3.41）。脂肪瘤在所有序列上均显示脂肪信号，容易诊断（图 3.42）。淋巴瘤通常浸润整个肌肉，但也可以呈圆形肿块（图 3.43）；肌肉转移瘤表现为圆形肿块，周围经常有大面积的水肿（图 3.44）。恶性黑色

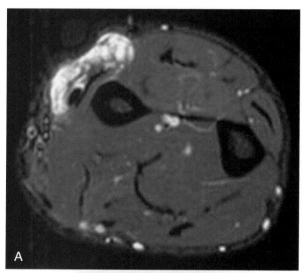

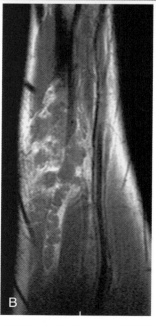

· 图 3.41　肌内肿瘤：血管瘤。A，前臂的轴位 STIR 图像。桡侧腕短伸肌中可见高信号的分叶状肿块。B，前臂的冠状位 T1W 图像。小叶成分被脂肪隔开，外观符合软组织的血管瘤

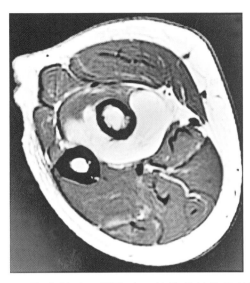

• 图 3.42　肌内肿瘤：脂肪瘤。前臂的轴位 T1W 图像。高信号脂肪团替代大部分旋后肌，并延伸至桡骨和尺骨之间

素瘤的转移由于黑色素效应一般具有典型的 MR 表现，包括肌肉中的局灶性病变，T1W 图像上呈明显高信号，STIR 或 T2W 图像上呈极低信号（图 3.44）。软组织肉瘤表现为圆形肿块，但是它们周围通常没有水肿，可能会有坏死以及出血，当有出血时容易与创伤性血肿混淆。黏液瘤具有类似于液体的信号特征，T1W 上的信号非常低（低于肌肉），T2W 图像上为非常明亮的高信号（液体信号），增强时呈不均匀或周围强化（图 3.45）[不是弥漫性强化，也不仅仅是周围强化（"轻微强化"）]。肌内神经纤维瘤通常具有非特异性肿块外观，在 T1W 图像上呈低信号（通常跟肌肉相比呈等或稍高信号），难以与周围的正常肌肉区分开；在 T2W 图像上呈弥漫性高信号（类似液体信号），同时在 T2W 或增强图像上，可能会出现"靶征"（病灶中心呈低信号，周围呈高信号）。

其他肌肉异常

横纹肌溶解

　　血清肌酸激酶水平升高，可导致肌肉大量破坏，包括严重创伤、长时间固定、血管缺血、过度运动、药物或酒精过量以及代谢紊乱（如低血钾）等。受累的肌肉在 T2W 图像上显示出由水肿、坏死和出血引起的弥漫性信号增高（图 3.46）。T1W 图像未见异常，且肌肉通常不会肿大。

肌肉缺血（专栏 3.13）

　　肌肉缺血在糖尿病患者和镰状细胞性贫血患者中尤其常见。缺血性改变使患者疼痛，并导致水肿，在 T2W 图像上表现为肌肉内及肌肉周围的局灶性或弥漫性高信号。

　　糖尿病性肌肉缺血（以前称为糖尿病性肌肉梗死 / 坏死）是由动脉粥样硬化和控制不佳的糖尿病患

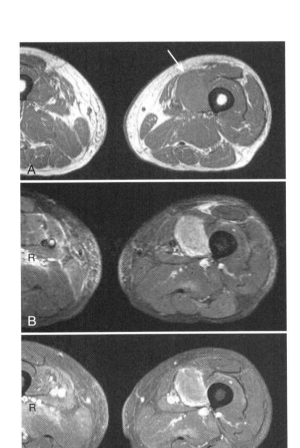

• 图 3.43　肌内肿瘤：淋巴瘤。A，大腿的轴位 T1W 图像。在股中间肌的内侧可见明显的等信号肿块（箭号）。B，大腿的轴位 STIR 图像。肿块呈弥漫性高信号。C，静脉注射钆后，轴位脂肪饱和 T1W 图像。沿肿块边缘有明显的强化，而中央的强化程度较轻。注意该肌内淋巴瘤的非特异性信号特征和边界清楚

• 专栏 3.13　肌肉缺血

- 常见于糖尿病和镰状细胞性贫血
- 糖尿病性肌肉梗死
  - 剧烈疼痛伴或不伴肿胀 / 肿块
  - 正常白细胞计数
  - 80% 大腿受累；20% 小腿受累
  - 超过 1/3 的患者为二者皆累及
- MR 表现
  - T1：肌肉肿胀，脂肪间隙消失
  - T2：弥漫性肌内和肌间信号增高
  - 增强：患处病灶呈弥漫性强化或坏死灶呈环形强化

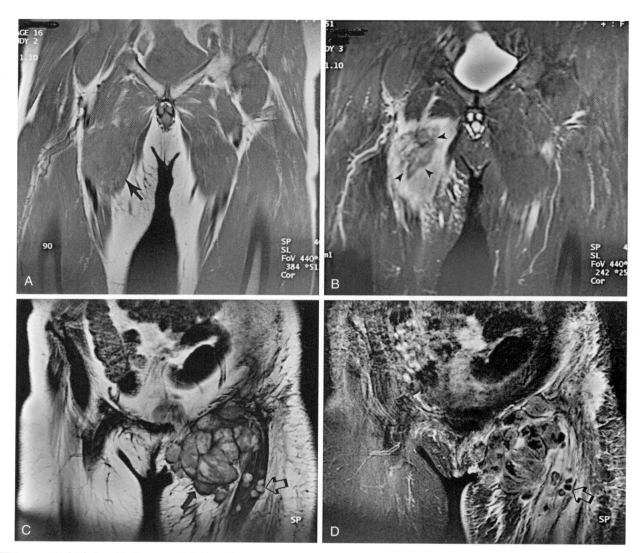

· **图 3.44　肌内肿瘤：转移。A，**骨盆的冠状位 T1W 图像。右侧内收肌肿块（箭号）。**B，**骨盆的冠状位 STIR 图像（与 A 中的患者相同）。肿块信号不均匀，呈等至高信号（箭头）。肿块周围可见大片高信号水肿，这是膀胱移行细胞癌的转移。**C，**骨盆的冠状位 T1W 图像（与 A 和 B 不同的患者）。左腹股沟有大量肿大的淋巴结。在左侧缝匠肌中有数个圆形的高信号结节（空心箭号）。**D，**骨盆的冠状位 STIR 图像（与 C 相同的患者）。缝匠肌中的结节（空心箭号）和肿大淋巴结的中心区域呈极低信号强度。另外，可见该局灶性病变周围的缝匠肌水肿。这些肿块来自恶性黑色素瘤转移，信号强度的变化是该肿瘤的典型特征

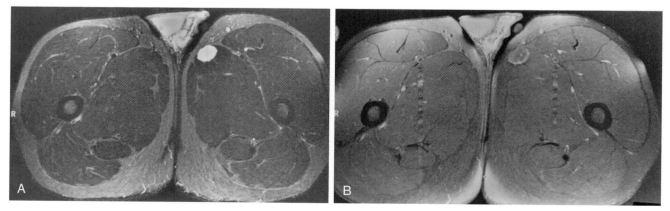

· **图 3.45　肌内肿瘤：黏液瘤。A，**大腿的轴位 STIR 图像。左侧内收肌见极高信号的肿块。**B，**大腿的轴位脂肪抑制 T1W 增强图像。该黏液瘤呈周围强化

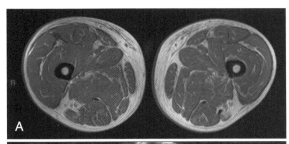

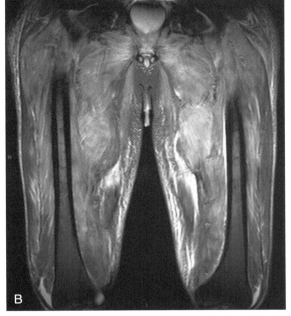

· 图 3.46　横纹肌溶解。A，大腿的轴位 T1W 图像。未见明显异常，该患者有使用他汀类药物和贝特类药物进行降脂治疗的病史。B，大腿的冠状位 STIR 图像。整个大腿肌肉组织中可见弥漫性高信号，与广泛的横纹肌溶解症相符

者的中小动脉血栓形成引起的。临床症状包括严重疼痛，伴有肿块 / 肿胀或不伴有肿块 / 肿胀，白细胞计数正常。一半以上的患者患有糖尿病肾病、神经病变和视网膜病变。

大腿特别是股肌群受累最多（约 80%）；小腿是第二大受影响的部位（约 20%）。缺血可能始于小腿并发展到大腿。超过 1/3 的病例同时涉及小腿和大腿。

MR 显示多处肌肉弥漫性肿大，经常累及一个以上的筋膜室（图 3.47）。肌间脂肪间隔可能会消失，筋膜下水肿常常很明显。在 T2W 图像上，肌肉内和肌肉之间的信号弥漫性增高。可能有出血灶。钆给药可能有弥漫性强化，也可能存在局灶性边缘增强，这可能是由于非灌注肌肉周围的充血所致。

仅基于 MR 表现还不能确定诊断，但结合临床病史，通常可以做出确切的诊断。如果对诊断有任何疑问，可以通过经皮活检进行组织学检查。

副肌

副肌可能是 MR 检查的偶然发现。它们在临床上也可能表现为肿块或引起邻近神经受压。副肌发生在身体的许多部位。使用 MR 可以轻松诊断副肌，因为在所有成像序列上，其信号强度和羽毛状纹理都与其他相邻肌肉相同（图 3.48）。

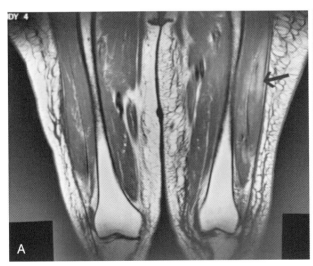

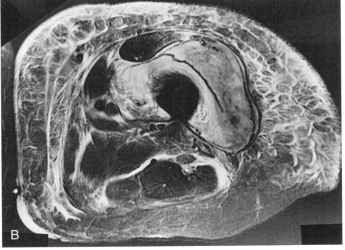

· 图 3.47　肌肉梗死。A，大腿的冠状位 T1W 图像。双侧大腿均可见异常，以左侧为著，皮下可见网状水肿。肌肉肿大，左侧大腿肌肉的高信号（箭号）表明该糖尿病患者的肌肉梗死出血。B，左大腿的轴位 STIR 图像，皮下水肿呈弥漫性网状高信号，股肌信号增高，肌间隙也显示高信号

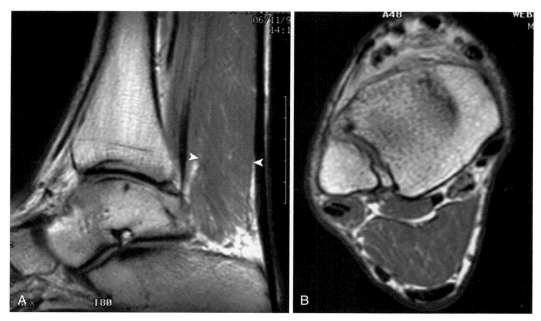

· 图 3.48　异常肌肉。A，踝关节矢状位 T1W 图像。患者为篮球运动员，其跟腱前脂肪间隙内可见中等信号强度的占位（箭头），其内含有条纹状脂肪信号，外观与骨骼肌相似，这是比目鱼肌副肌。B，踝关节轴位 T1W 图像，可见副肌位于跟腱前方

放疗、手术、化疗

　　四肢病变经过手术、局部放疗或化疗后通常会在肌肉和皮下脂肪中产生弥漫性高信号，在 T2W 图上呈现典型的羽毛状征象（图 3.49）。这些发现是非特异性的，但不应将其与持续性或复发性肿瘤混淆，因为这是治疗后常见的"正常"表现。当先前手术或放疗部位存在类圆形肿块时，再考虑肿瘤残留及复发才是有意义的。通常，手术部位的肿块是血肿或血清肿，而不是肿瘤。这可以通过静脉内注射造影剂确定肿块是囊性或实性。如果还有任何疑问，可以进行图像引导下的活检。

推荐阅读

肌腱异常

Chang CY, Kheterpal AB, Vicentini JRT, Huang AJ. Variations of anatomy on MRI of the first extensor compartment of the wrist and association with DeQuervain tenosynovitis. *Skeletal Radiol.* 2017;46(8):1047–1056.

Erickson SJ, Cox IH, Hyde JS, et al. Effect of tendon orientation on MR imaging signal intensity: a manifestation of the "magic angle" phenomenon. *Radiology.* 1991;181:389–392.

Javadi S, Kan JH, Orth RC, DeGuzman M. Wrist and ankle MRI of patients with juvenile idiopathic arthritis: identification of unsuspected multicompartmental tenosynovitis and arthritis. *AJR Am J Roentgenol.* 2014;202(2):413–417.

Meraj S, Gyftopoulos S, Nellans K, Walz D, Brown MS. MRI of the extensor tendons of the wrist. *AJR Am J Roentgenol.* 2017;209(5):1093–1102.

肌腱撕裂

Sonin AH, Fitzgerald SW, Bresler ME, Kirsch MD, Hoff FL, Friedman H. MR imaging appearance of the extensor mechanism of the knee: functional anatomy and injury patterns. *Radiographics.* 1995;15(2):367–382.

Virk MS, Cole BJ. Proximal biceps tendon and rotator cuff tears. *Clin Sports Med.* 2016;35(1):153–161.

Walz DM, Miller TT, Chen S, Hofman J. MR imaging of delamination tears of the rotator cuff tendons. *Skeletal Radiol.* 2007;36(5):411–416.

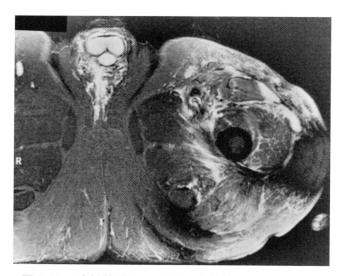

· 图 3.49　放射性改变。大腿近端的轴位 STIR 图像。患者接受了该部位的肿瘤放射治疗和手术，可见弥漫性肌肉和皮下组织高信号，这些表现可能在治疗后出现，因无圆形、高信号的肿块样结构，基本上排除了肿瘤复发

肌肉损伤

Davis KW. Imaging of the hamstrings. *Semin Musculoskelet Radiol.* 2008;12(1):28–41.

Flores DV, Mejía Gómez C, Estrada-Castrillón M, Smitaman E, Pathria MN. MR imaging of muscle trauma: anatomy, biomechanics, pathophysiology, and imaging appearance. *Radiographics.* 2018;38(1):124–148.

Guermazi A, Roemer FW, Robinson P, Tol JL, Regatte RR, Crema MD. Imaging of muscle injuries in sports medicine: sports imaging series. *Radiology.* 2017;282(3):646–663.

Gyftopoulos S, Rosenberg ZS, Schweitzer ME, Bordalo-Rodrigues M. Normal anatomy and strains of the deep musculotendinous junction of the proximal rectus femoris: MRI features. *AJR Am J Roentgenol.* 2008;190(3):W182–W186.

Kransdorf MJ, Meis JM, Jelinek JS. Myositis ossificans: MR appearance with radiologic-pathologic correlation. *AJR Am J Roentgenol.* 1991;157:1243–1248.

Lee YK, Skalski MR, White EA, et al. US and MR Imaging of Pectoralis Major Injuries. *Radiographics.* 2017;37(1):176–189.

Mehta P, Morrow M, Russell J, Madhuripan N, Habeeb M. Magnetic Resonance Imaging of Musculoskeletal Emergencies. *Semin Ultrasound CT MR.* 2017;38(4):439–452.

Nguyen B, Brandser E, Rubin DA. Pains, strains, and fasciculations: lower extremity muscle disorders. *Magn Reson Imaging Clin N Am.* 2000;8(2):391–408. Review.

Ouellette H, Thomas BJ, Nelson E, Torriani M. MR imaging of rectus femoris origin injuries. *Skeletal Radiol.* 2006;35(9):665–672.

Park S, Lee HS, Seo SG. Selective Fasciotomy for Chronic Exertional Compartment Syndrome Detected With Exercise Magnetic Resonance Imaging. *Orthopedics.* 2017;40(6):e1099–e1102.

Pesquer L, Poussange N, Sonnery-Cottet B, et al. Imaging of rectus femoris proximal tendinopathies. *Skeletal Radiol.* 2016;45(7):889–897.

Serner A, Roemer FW, Hölmich P, et al. Reliability of MRI assessment of acute musculotendinous groin injuries in athletes. *Eur Radiol.* 2017;27(4):1486–1495.

Shellock FG, Fukunaga T, Mink JH, Edgerton VR. Exertional muscle injury: evaluation of concentric versus eccentric actions with serial MR imaging. *Radiology.* 1991;179:659–664.

Temple HT, Kuklo TR, Sweet DE, Gibbons CL, Murphey MD. Rectus femoris muscle tear appearing as a pseudotumor. *Am J Sports Med.* 1998;26(4):544–548.

坏死性筋膜炎

Hayeri MR, Ziai P, Shehata ML, Teytelboym OM, Huang BK. Soft-Tissue Infections and Their Imaging Mimics: From Cellulitis to Necrotizing Fasciitis. *Radiographics.* 2016;36(6):1888–1910. Review.

Tso DK, Singh AK. Necrotizing fasciitis of the lower extremity: imaging pearls and pitfalls. *Br J Radiol.* 2018;. 20180093.

其他肌肉疾病

Huang BK, Monu JU, Doumanian J. Diabetic myopathy: MRI patterns and current trends. *AJR Am J Roentgenol.* 2010;195(1):198–204.

Kattapuram TM, Suri R, Rosol MS, Rosenberg AE, Kattapuram SV. Idiopathic and diabetic skeletal muscle necrosis: evaluation by magnetic resonance imaging. *Skeletal Radiol.* 2005;34(4):203–209.

Kompel A, Murakami A, Guermazi A. Magnetic Resonance Imaging of Nontraumatic Musculoskeletal Emergencies. *Magn Reson Imaging Clin N Am.* 2016;24(2):369–389.

Long S, Garrett J, Bhargava P, Aguilar G, Simoncini A, Sangster G. Multimodality imaging findings in rhabdomyolysis and a brief review of differential diagnoses. *Emerg Radiol.* 2017;24(4):387–392.

Sammon J, Jain A, Bleakney R, Mohankumar R. Magnetic resonance imaging appearance of soft-tissue metastases: our experience at an orthopedic oncology center. *Skeletal Radiol.* 2017;46(4):513–521.

Smitaman E, Flores DV, Mejía Gómez C, Pathria MN. MR Imaging of Atraumatic Muscle Disorders. *Radiographics.* 2018;38(2):500–522.

第4章　外周神经

目录

神经如何扫描
正常和异常
　背景
　正常解剖及 MR 表现
　异常的神经
　　创伤性神经损伤
　　神经肿瘤
　　压迫性神经病变和卡压综合征
　　其他神经异常
推荐阅读

神经如何扫描

- **线圈和患者体位**：细小的外周神经的高分辨率图像需要使用相控阵表面线圈。粗大的坐骨神经可以在没有表面线圈的情况下被评估，但使用表面线圈可以获得更好的分辨率。患者的体位是由被评估的神经决定的。一般来说，神经可以用和邻近关节相同的表面线圈、相同的体位、相同的 FOV 及层厚成像。
- **图像定位**：尽可能地在两个正交平面上获得神经图像。神经的横切面图像（垂直于神经长轴）避免了部分容积效应，并且可以对神经的大小、结构、信号和神经束进行评估。平行于神经长轴的图像（平面内或纵向图像）有利于对神经走行进行概览，并可检测是否存在神经移位或肿大，然而，部分容积效应可能会使这些图像的正确解读存在一定困难。
- **脉冲序列**：T1 加权（T1W）和某些类型 T2 加权（T2W）抑脂（T2 抑脂或 STIR）图像最适合评估外周神经。T1W 图像显示了邻近神经的解剖结构，T2W 序列有利于显示神经和神经束的病理改变。磁共振（MR）神经成像是一种用于描述神经解剖和走行的特殊技术，类似于血管在 MR 血管造影中显示的方式。该技术需要注意某些技术细节和成像数据复杂的后处理。这种技术正在被广泛地应用，并且已经有一些相关的资料供感兴趣的读者参考。
- **对比剂**：对比剂有助于在可疑病例中发现异常的神经强化，并有助于确定肿块是囊性还是实性。

正常和异常

背景

电生理检查是一种广泛应用于检测外周神经传导异常的侵入性技术。这些检查具有敏感性，但缺乏特异性且不能显示解剖细节，从而很难描绘出神经异常的精确位置，因此往往会影响治疗计划。磁共振技术能无创检测异常神经的具体情况，这对术前规划有重要价值。

磁共振成像（MRI）是目前评价外周神经的最佳成像技术。由于它能够直接显示神经的解剖和走行，以及任何压迫性病变或其他邻近的病理性改变，MRI 已被证明是肌电图有用的辅助手段。此外，如果一根神经很难在扫描中直接评估，那么它所支配肌肉的信号异常是神经病理学的重要间接证据。

神经存在于任何的肢体 MR 检查中，只有熟悉外周神经的正常和异常表现，才能正确解读这些信息。

正常解剖及MR表现

外周神经的基本单位是轴突，轴突可以有髓鞘或者无髓鞘，其功能为传递传出（运动）或传入（感觉）电信号。

外周神经包括有髓鞘和无髓鞘轴突。当单个施万细胞包裹单个轴突时，即有髓鞘神经纤维；如果单个施万细胞包裹多个轴突，就会产生无髓鞘神经纤维。施万细胞层形成髓鞘结构。

大的外周神经有 3 个结缔组织鞘，支持和保护轴突和髓鞘（图 4.1）。最内层的鞘是神经内膜，它

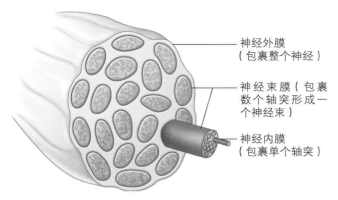

·图 4.1 外周神经解剖。神经束是 MR 上可见的最小的神经单位。神经束是由几个轴突包裹在神经束膜内。几个神经束形成一条神经，由一层神经外膜包裹。单个轴突被神经内膜覆盖，但在 MR 上不可见

神经外膜（包裹整个神经）
神经束膜（包裹数个轴突形成一个神经束）
神经内膜（包裹单个轴突）

覆盖每个有髓鞘的轴突。数个轴突连同其施万细胞和神经内膜鞘一起捆绑成神经束，每束都包裹在一个称为神经束膜的致密鞘中，该膜是防止神经受到感染或毒素侵及的一个保护屏障。第三层是神经外膜，它包裹着整个外周神经，并在神经受到拉伸时保护轴突。MR 不能检测结缔组织鞘；神经束是目前可以识别的最小的神经单位。

神经束之间存在不同程度的脂肪组织，下肢神经中的脂肪多于上肢神经。大的外周神经包含大约 10 个神经束。每一束由运动神经纤维、感觉神经纤维和交感神经纤维组成。

MR 显示正常神经横断面呈圆形或椭圆形（图 4.2）。神经中的杆状神经束在横断面图像中呈点状或蜂窝状形态，称为束状结构。神经束大小均匀，与 T2W 图像上的肌肉信号相似或呈稍高信号。在 T1W 图像上，神经束的信号与肌肉相似，中间区域呈相对较高信号，与脂肪相似（见图 4.2）。束状结构在 T2W 上比在 T1W 上更容易识别，尤其是在较小的神经中（图 4.3）。

粗大神经，如坐骨神经，在纵向成像时可能有条纹状外观（类似于几缕头发或意大利面），在束间有典型的脂肪信号（见图 4.2）。神经如果被脂肪包围就很容易识别；然而，如果它们与肌肉相邻，没有脂肪成分，则很难观察，在这种情况下，T2W 轴位图像可以帮助识别和追踪神经。

异常的神经

外周神经可能受到以下影响：创伤、压迫或被邻近肿块包裹或浸润，神经卡压症状，神经鞘瘤，

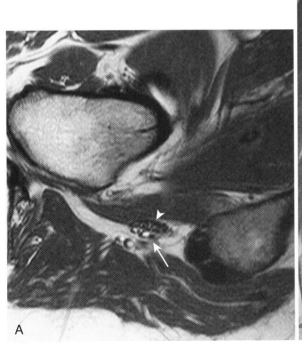

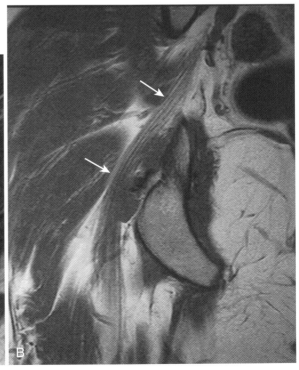

·图 4.2 正常神经横向和纵向图像。A，大腿近端轴位 T1W 图像。箭头指向坐骨神经，它的横切面是椭圆形。均匀的点状外观是由高信号脂肪分隔中等信号神经束形成的。注意其后缘的小血管（箭号）。B，骨盆冠状位 T1W 图像。坐骨神经的纵向图像呈条纹状（看起来像意大利面或头发）（箭号）

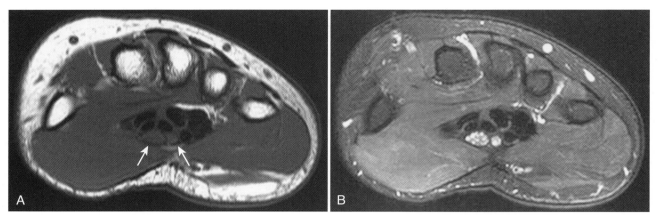

・**图 4.3　正常神经在 T2W 图像中显示神经束较 T1W 图像明显。A**，手轴位 T1W 图像。双裂型正中神经是一种正常的变异，其两个部分的独立神经束（箭号）是很难观察到的。**B**，手轴位脂肪饱和 T2W 图像。这个序列的神经束更容易被识别

炎性神经炎，放射线，遗传性肥大性神经病以及炎性假瘤。神经问题的 MR 评估是通过直接神经成像并寻找异常神经的位置、大小或信号，并寻找可能表明该神经支配的肌肉失神经支配的异常表现（图 4.4）。

神经异常在 T2W 图像上表现为弥漫性或局灶性的增粗，以及弥漫性或局灶性的高信号。外观异常应与临床及体格检查结果相关联。判断信号强度是否过高是一项主观的判断。束状结构的变化也可能发生在异常神经中（见图 4.4），即使神经有粗大或

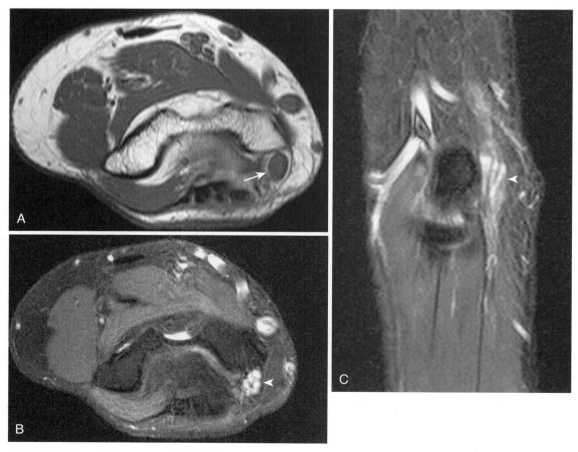

・**图 4.4　神经异常的 MR 特征。A**，肘关节轴位 T1W 图像。肘窝处的尺神经（箭号）明显增大，患者伴有尺神经病变的临床症状。**B**，肘关节轴位 STIR 图像。异常增大的神经束（箭头）在神经内显示较好，符合尺神经炎。**C**，肘关节矢状位 STIR 图像。明显的神经束结构和神经的局灶性增大（箭头）在这个平面能很好地显示

伴有高信号的情况，但是异常的神经束有时还是难以识别。神经在 MR 上的表现是有限的，这些发现通常是非特异性的，需要进行鉴别诊断，但 MR 仍然提供了有助于患者治疗的重要信息（专栏 4.1）。

创伤性神经损伤

由于神经损伤后造成的轴突传导中断可能出现神经症状，但神经仍保持完整（神经失用症）。MR 通常不能发现这种病变。

更严重的神经创伤可导致神经部分或完全横断。对于急性损伤，MR 可显示神经异常的精确位置，因为 T2W 图像上存在高信号水肿，并可显示神经断裂的部位。神经可能会在受伤后的 1 年内形成神经瘤，有时伴有疼痛。

神经损伤可导致局灶性神经炎，急性损伤时伴

• 专栏 4.1　外周神经异常

主要征象（神经）
- 直径增粗
- T2 信号增高
- 由于肿块、半脱位、骨赘引起的位置异常（移位）
- 束状结构异常（不均匀，增大）

继发征象（肌肉）
- 由神经支配的肌肉去神经化
  - ＜ 1 年：肌内水肿引起肌肉的 T2 高信号
  - ＞ 1 年：脂肪浸润引起肌肉的 T1 高信号

有神经肿胀和周围软组织水肿；MR T2W 图像上表现为局灶性神经肿大，伴有神经内和周围高信号（图 4.5）。神经的增大可以通过比较从近端到远端的直径来识别，随着神经图像向远端延伸，直径会逐渐减小。同样，如果身体两侧都采集了图像（例如脊

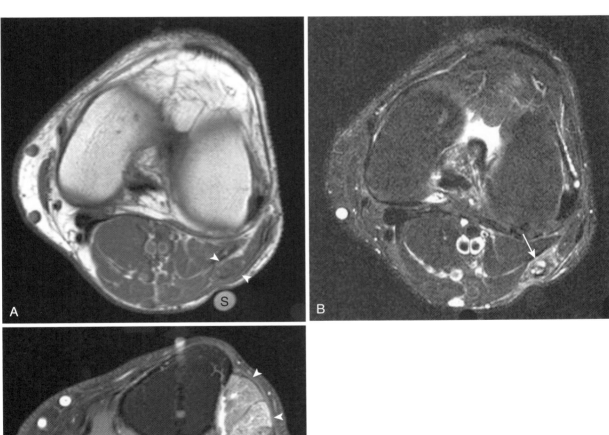

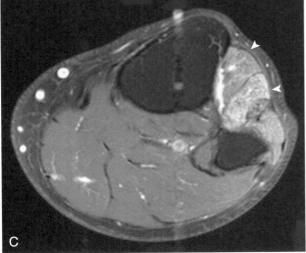

• 图 4.5　创伤后神经损伤。A，膝关节轴位 T1W 图像。患者在皮肤标记处（S）对应的膝关节侧面被狗咬伤。注意在那个位置出现了扩大的、不规则形状的腓总神经（箭头）。B，膝关节轴位 STIR 图像。病灶内出现局灶性信号增高（箭号），未见正常的束状结构，与损伤相符。C，小腿近端轴位 STIR 图像。与去神经损伤相符的胫前肌水肿（箭头）

柱或骨盆），两侧神经的对比可以帮助识别病理性增大（图4.6）。

此外，当外周神经受到严重损伤时，它支配的肌肉会发生去神经化，这在急性至亚急性期 MR T2 脂肪饱和图像上表现为高信号（水肿），如果神经没有再生，则会继发出现脂肪性萎缩（T1W 图像高信号）。检测到某条神经所支配的肌肉内的这些信号异常是该神经可能损伤的一种有用的间接征象，进而可以更仔细地评估特定的神经（图4.7）。

神经可以在相邻的骨上半脱位；肱骨内上髁周围的尺神经半脱位是一个典型的例子。这种半脱位可能导致神经拉伸、摩擦刺激和神经肿胀（神经炎），伴 T2W 图像上的神经增大和信号增高。由半脱位或创伤性神经横断导致神经异位，不应与外科手术将神经转移到新的解剖位置以避免慢性刺激相混淆。肘部尺神经的转移术是一种标准的外科手术，其结果是神经位于其常见位置的前方，或者位于肌肉下方或皮下（图4.8）。

神经肿瘤
神经瘤

神经瘤通常是由于创伤性（或医源性）神经横断造成的。这些肿瘤可能会伴有疼痛，并发生在创伤后 1 年内。这一现象在截肢手术中常见，即在神经截断的远端出现神经瘤。创伤性神经瘤没有恶性潜能，它只是代表了神经细胞通过多个方向的无序增

殖的修复过程。

神经瘤表现为神经末梢的梭状或球形肿块，信号不均匀，肿块中可伴有或不伴有散在的低信号特征区（杂乱无序的外观）。可以检测到肿块附近的正常神经进入肿块内，如果神经未被完全切断，可在肿块远端看到伸出的神经。完整神经的慢性摩擦或

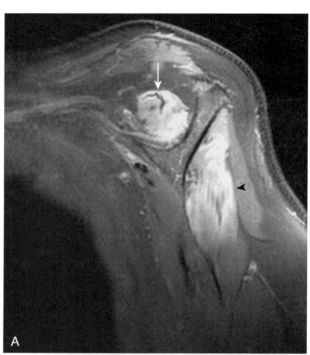

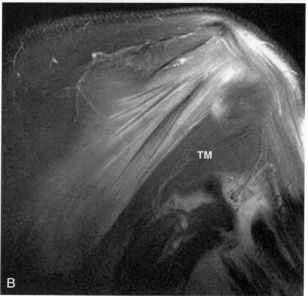

· 图 4.7　创伤后神经损伤：肌肉去神经改变。A，肩关节斜矢状位 STIR 图像。该患者肩关节外伤。冈上肌（箭号）和冈下肌（箭头）内弥漫性信号增高与肩胛上神经损伤相关的去神经化改变相符。B，冈下肌可见高信号水肿。应注意由腋神经支配的小圆肌（TM）内没有水肿。由不同神经支配的肌肉之间的明显界限是鉴别去神经损伤的一个重要影像学征象

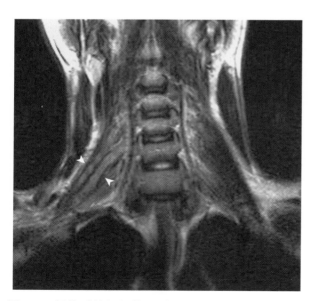

· 图 4.6　创伤后神经损伤：臂丛神经。颈部冠状位 T2W 图像。右上臂近端臂丛 C5 和 C6 神经明显增大（箭头），该患者在创伤后右上肢出现神经学症状。在手术中，在这个区域发现神经水肿和瘢痕

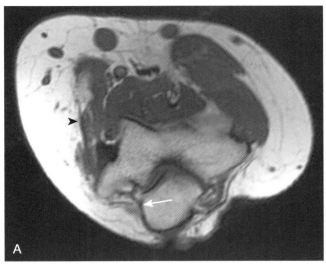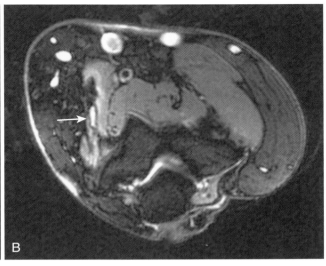

- 图 4.8　神经转移术后，神经位置异常。A，肘关节 T1W 图像，尺神经没有出现在正常的肘管位置（箭号），而是出现在距离正常位置较远的前方（箭头），很难将神经与邻近的肌肉区分开。这不是由于损伤或半脱位，而是为防止神经慢性刺激而进行的神经转移术。B，肘关节轴位脂肪饱和 T2W 图像，由于神经信号强度高，在 T2W 图像（箭头）上更容易识别

刺激也可导致未被破坏的神经形成梭形肿胀的神经瘤。神经瘤在 T1W 图像上为中等信号，T2W 图像上呈中等至高信号。静脉注射对比剂后，肿块可呈弥漫性强化（图 4.9 和图 4.10）。

神经纤维瘤和神经鞘瘤（专栏4.2）

　　除了创伤性神经瘤外，累及外周神经的重要肿瘤有神经鞘瘤（也称为施万细胞瘤）和神经纤维瘤。这些均是良性病变，通常很难区分；它们常被归类为神经鞘类肿瘤。两者的主要区别是神经鞘瘤起源于神经表面，而神经纤维瘤起源于中央，神经穿行于肿瘤之中。这两种肿瘤都与神经纤维瘤病有一定关系，但大多数病变都是单发的且与神经纤维瘤病无关。神经纤维瘤病患者往往有多发神经鞘瘤或者

> **• 专栏 4.2　神经鞘类肿瘤：MR 提示性特征**
>
> **线样征**
> - 梭形肿块，从肿块的任何一端或两端伸出的垂直于软组织的"线"；线表示正常的进入或行出的神经
>
> **脂肪分裂征**
> - 肿块周围脂肪边缘，由神经血管束的脂肪移位而来
>
> **靶征**
> - T2 及 T1 增强 MR，肿块呈中央低信号、周围高信号

弥漫性丛状神经纤维瘤。恶性变很少发生；MR 通常无法鉴别神经鞘类肿瘤的良恶性。

　　MR 中这两种神经鞘类肿瘤都表现为界限清楚、平滑、梭状的肿块。在 T1W 图像上，肿块为等至低

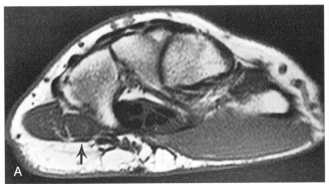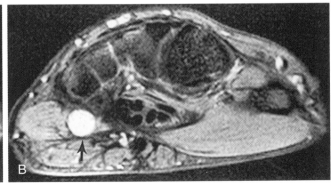

- 图 4.9　慢性刺激引起的神经瘤。A，手腕轴位 T1W 图像。可见一中等信号肿块（箭号）与钩骨的钩相邻，其与周围肌肉分界欠清。B，手腕的轴位 T2* 图像（与图 A 同层面），在该序列上可见一个明显高信号的圆形肿块（箭号）。这是一个尺神经深支的神经瘤，可能是由于钩骨的慢性刺激引起的

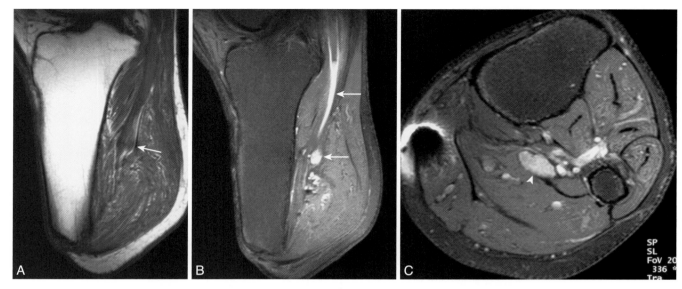

· 图 4.10　截肢性（残端）神经瘤。A，小腿近端矢状位 T1W 图像。箭号所指的是位于胫后神经残端的中等信号肿块，该患者于 18 个月前接受了膝以下截肢手术，现在出现了疼痛症状。B，矢状位脂肪饱和增强 T1W 图像，与 A 相同位置。神经和远端球状神经瘤明显强化（箭号）。C，通过胫后神经的神经瘤轴位 STIR 图像。神经（箭头）明显增大，信号增高，未见正常束状结构

信号，在 T2W 图像上一般表现为弥漫性的高信号。神经鞘类肿瘤可伴有坏死、囊变或出血表现；这种情况在神经鞘瘤中比在神经纤维瘤中更常见。肿瘤可发生弥漫性强化，坏死和囊变区不强化，或者出现靶征（见后文）（图 4.11）。

MR 上可能存在另外三种信号，并且如果被识别，则有助于将肿块的鉴别诊断限制在神经鞘类肿瘤上（见图 4.11）：①线样征；②脂肪分裂征；③靶征。

线样征由梭形肿块和从肿块的一端或两端延伸出来的垂直于软组织的"线"组成。线性结构表示正常的进入或行出的神经与神经鞘类肿瘤相连。非神经源性肿块可能具有类似神经鞘类肿瘤的特征，必须仔细评估以免误诊。靠近肿块的血管可能产生类似于线样征的表现，并导致误诊（图 4.12）。

脂肪分裂征描述的是经常出现的环绕在神经鞘类肿瘤周围的脂肪边缘。这一脂肪边缘的出现与正常情况下围绕在神经血管束周围的脂肪组织移位有关，而神经血管束正是这类病变的起源部位（见图4.11）。

在 T2 和 T1 增强图像上，靶征由中心低信号和外周高信号组成（见图 4.11）。靶样改变可能反映了这些病变的组织学特点，包括周围的黏液组织和中心的纤维组织所产生的信号特征。这种征象在神经纤维瘤中已描述过，但也可能发生在其他神经肿瘤中。

纤维脂肪性错构瘤

纤维脂肪性错构瘤是一种罕见的主要累及大神经及其分支的病变，多见于儿童或年轻人。表现为神经纤维和脂肪组织过度生长，导致逐渐增大的肿块、巨指和压迫性神经病变，可观察到神经被纤维脂肪组织逐渐浸润。手是最常受累的部位，尤其是正中神经。增粗的神经在 MR 上表现为管状、蛇形、纵向的低信号，表示神经周围纤维化的束状结构，该神经束具有典型脂肪信号特征（图 4.13）。从横切面看，神经类似于一根同轴电缆。

假性神经瘤

腱鞘囊肿［ganglion cyst，注：本书的腱鞘囊肿仅仅按照中文文献对 ganglion cyst 的一贯性翻译，这个翻译并不准确，ganglion cyst 其实指位于关节附近，包膜为纤维结构的所有囊肿，可以发生在肌腱附近，也可以发生于关节附近的其他任何组织内（如脂肪垫、韧带、肌腱、神经、骨内）］可以在神经鞘中形成，并压迫下方神经。腱鞘囊肿的表现与发生在其他部位的囊肿相同，在 T1W 图像上表现为低信号，在 T2W 图像上表现为高信号，通常有分叶状边缘和肿块内的薄壁分隔。

如果囊肿与神经相连，应提示该诊断。膝关节腓神经是最常见的受累部位（图 4.14）。

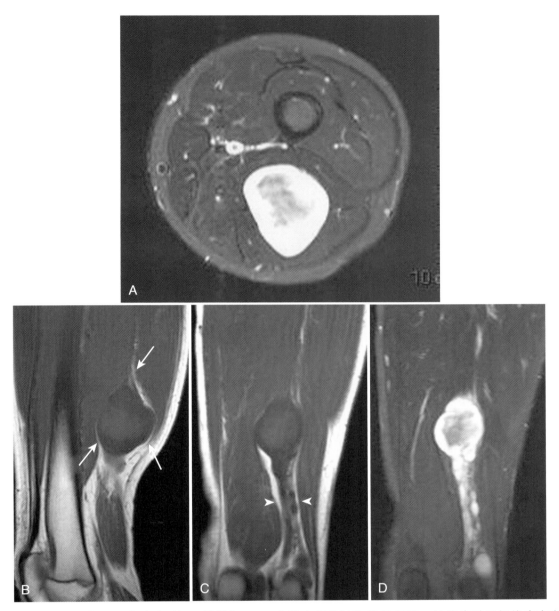

· 图 4.11　神经纤维瘤：靶征、脂肪分裂征、线样征。A，大腿中部的轴位 STIR 图像。这位有神经纤维瘤病史的患者大腿后部有一个大的高信号肿块。注意围绕中心低信号的高信号边缘（"靶征"）。B，大腿矢状位 T1W 图像。注意脂肪裂开分布于肿块边缘（箭号），提示其位于肌间的位置（"脂肪分裂征"）。C，大腿冠状位 T1W 图像（与 A 和 B 为同一患者）。有垂直方向的软组织（箭头）从肿块的远端延伸，与其他较小的神经纤维瘤相关，形成"线样征"。D，大腿冠状位 STIR 图像。单个肿瘤在这张图上更容易识别。近端肿块内可见"靶征"

莫顿神经瘤（Morton 神经瘤）不是真正的神经瘤或神经肿瘤。Morton 神经瘤导致足趾之间的剧烈疼痛和麻木，最常见于第 2 和第 3 趾间，足底神经在跖骨头之间受到压迫和刺激，导致神经周围纤维化、神经变性以及神经周围的炎性变化。Morton 神经瘤表现为突出于跖骨头和足底之间的泪滴状肿块。MR 表现将在第 16 章详细描述。

压迫性神经病变和卡压综合征

神经短节段受压或被夹引起的症状随着压迫部位的变化而不同。在部分肌肉、纤维组织或纤维 - 骨性管道中可以预测到有的解剖位置可能更容易发生神经卡压。MR 可以通过显示外周神经的大小、信号强度或位置的改变来观察神经压迫的客观表现。如果存在导致压迫性神经病变的骨或软组织病

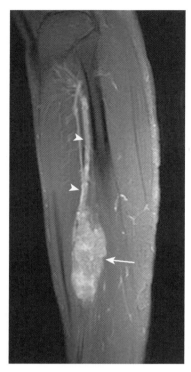

· **图 4.12　假性线样征。** 垂直方向的组织似乎从一个增强的梭状肿块向近端延伸（箭号和箭头），类似神经鞘类肿瘤的"线样征"。该肿块为尤因肉瘤，垂直方向的组织为胫骨前神经血管结构

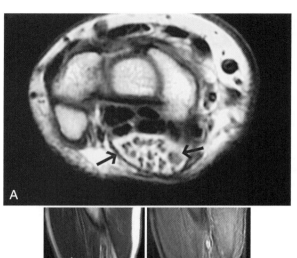

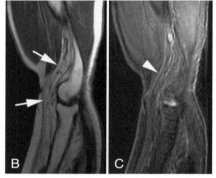

· **图 4.13　纤维脂肪瘤性错构瘤。** A，手腕的轴位 T1W 图像。正中神经（箭号）在腕管中增大。神经束比正常大，但外观正常，周围有正常的高信号脂肪。这是典型的纤维脂肪瘤性错构瘤的外观和发生部位。B，肘关节矢状位 T1W 图像。另一位患者也出现相似的涉及桡神经的病变（箭号）。在手术中，发现一增大的神经，伴有广泛的脂肪浸润。C，肘关节矢状位脂肪饱和 T2W 图像。增粗的神经束显示信号增高（箭头），而脂肪浸润的信号则被抑制

变（图 4.15），MR 也可以显示。肌肉去神经化的表现可能很明显，这些表现包括受累神经所支配的肌肉的 T2W 信号增加，尤其是急性期和亚急性期（图 4.16）。去神经化进展为肌肉萎缩伴脂肪浸润是一个更为缓慢的过程，在 T1W 图像上表现为典型的脂肪浸润肌肉组织的高信号。

常见的神经受压和卡压部位如下：

- 第 1 肋骨前斜角肌插入处的臂丛（前斜角肌综合征）或颈肋交叉处的臂丛（颈肋综合征）
- 肩胛上切迹或肩胛切迹的肩胛上神经（分别为肩胛上切迹综合征或肩胛切迹综合征）
- 腋窝四边孔的腋窝神经（四边孔综合征）
- 腋下桡神经（睡眠性麻痹），肱骨远端桡神经沟（骨折引起），或肘部后旋肌深部（骨间后神经综合征）
- 肱骨远端 Struthers 韧带深处的正中神经，肘部旋前圆肌深处（旋前肌综合征），或腕部腕管（腕管综合征）
- 肘关节肘管尺神经（肘管综合征）或腕管（Guyon管）（尺管综合征）
- 骨盆坐骨大孔处的坐骨神经（梨状肌综合征）

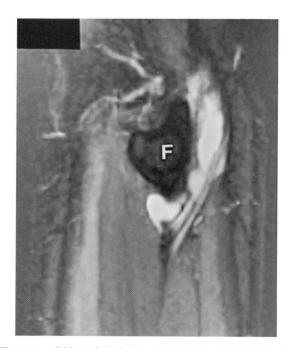

· **图 4.14　腓神经腱鞘囊肿。** 膝关节的矢状位 STIR 图像。显示高信号、分叶状、细长的肿块包绕腓骨（F）颈部，沿腓神经分布。腱鞘囊肿导致神经受压

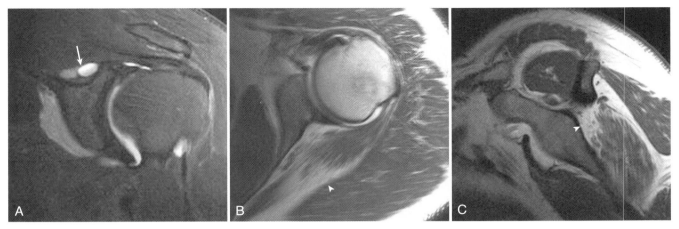

·图4.15　肿块压迫性神经病变。A，肩关节斜冠状位脂肪饱和T2W图像。双叶、高信号的关节盂旁囊肿（箭号）延伸到肩胛上切迹。B，肩关节轴位T1W图像。冈下肌（箭头）有明显的脂肪性萎缩，提示肩胛上神经呈慢性压迫性改变。C，肩关节斜矢状位T1W图像再次显示冈下肌严重萎缩（箭头）

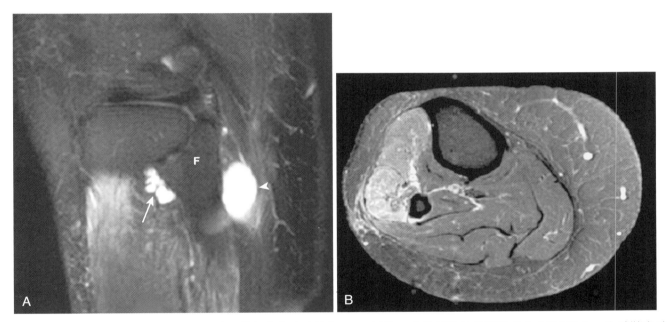

·图4.16　肿块压迫性神经病变。A，膝关节矢状位脂肪饱和T2W图像。高信号肿块位于腓骨头（F）后方，为腱鞘囊肿（箭头）。请注意沿胫腓关节近端前缘的小腱鞘囊肿（箭号）。B，小腿近端轴位STIR图像。腓骨肌和胫骨前肌内弥漫性水肿提示腓总神经相关的压迫性神经病变

- 股外侧皮神经，位于腹股沟韧带与髂前上棘的连接处（感觉异常性股痛）
- 踝关节和后足跗骨管道中的胫骨后神经（跗管综合征）

其他神经异常

肿瘤包裹/放射性改变

　　神经可能被邻近肿瘤包裹或推移，如原发癌、淋巴瘤或硬纤维瘤，这些肿瘤可引起神经症状和疼痛。MR可以显示肿瘤及其与邻近神经的关系（图4.17）。接受放疗的肿瘤患者可能会发展为射线诱发的神经炎，这是神经对放射线的一种炎症反应。这些症状与被肿瘤包裹没有区别。MR可以显示是否有肿瘤存在，或T2W图像上是否有信号增高和／或与放射性神经炎有关的不伴有肿瘤的神经增大。

炎症性神经炎

　　神经可能因不明原因而发炎并出现症状。这种

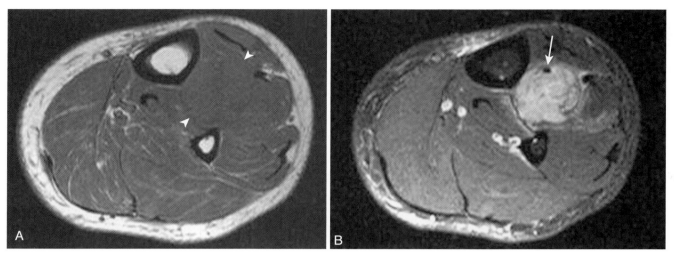

· 图 4.17　肿瘤包绕神经血管束。A，小腿轴位 T1W 图像。可见等信号团块（箭头），但很难与相邻的肌肉区分开。B，小腿的轴位 STIR 图像。因肿块呈高信号，更容易识别，被软组织肉瘤包绕的胫骨前神经血管束（箭号指向胫骨前动脉）

炎症通常被认为是病毒感染的结果，被称为特发性炎症性神经炎。在出现神经症状之前，通常有近期流感样综合征的病史。这些急性神经肌肉疾病在 MR 上没有显示出神经异常，但在受影响的肌肉中可能显示异常。

急性臂丛神经炎，也称为 Parsonage-Turner 综合征，是一种疼痛性的神经肌肉疾病，影响肩关节产生明显无力和疼痛，这可能是病毒性神经炎的结果。虽然该病典型特征是患者主诉急性发作性疼痛之后产生无力，其临床症状可能类似于许多其他原因造成的肩关节疼痛。MR 对诊断很有帮助，表现包括急性或亚急性期时 T2W 图像上高信号的肌肉水肿，或慢性期时冈上肌、冈下肌或三角肌 T1W 图像上高信号的肌肉萎缩（图 4.18）。

无法解释的神经病变

局灶性或弥漫性神经异常可由神经炎性假瘤或遗传性肥厚性神经病（Charcot-Marie-Tooth 病、Dejerine-Sottas 综合征）引起。这些在 MR 上是非特异性的，可见神经增粗、神经束大小不一和 T2W 图像上的高信号。

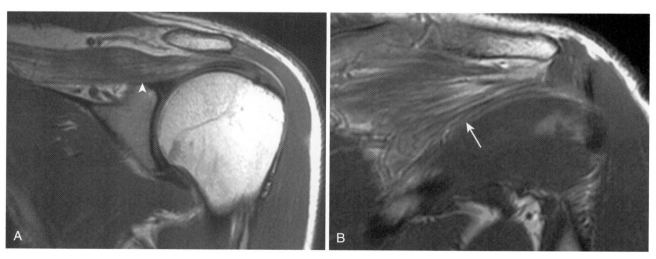

· 图 4.18　炎症性神经炎。A，肩关节斜冠状位 T1W 图像。冈上肌萎缩并脂肪浸润（箭头），未见肩袖撕裂，提示神经异常。这位患者有严重的无力和疼痛，考虑为病毒性神经炎（ Parsonage-Turner 综合征）。B，肩关节斜冠状位 T1W 图像。后方层面的图像显示与臂丛神经炎相关的冈下肌广泛脂肪性萎缩（箭号）

推荐阅读

神经成像

Chhabra A, Carrino J. Current MR neurography techniques and whole-body MR neurography. *Semin Musculoskelet Radiol.* 2015;19(2): 79–85.

Kollmer J, Bendszus M, Pham M. MR neurography: diagnostic imaging in the PNS. *Clin Neuroradiol.* 2015;25(suppl 2):283–289.

神经异常

Chalian M, Behzadi AH, Williams EH, Shores JT, Chhabra A. High-resolution magnetic resonance neurography in upper extremity neuropathy. *Neuroimaging Clin N Am.* 2014;24(1): 109–125.

Deshmukh S, Carrino JA, Feinberg JH, Wolfe SW, Eagle S, Sneag DB. Pins and needles from fingers to toes: high-resolution MRI of peripheral sensory mononeuropathies. *AJR Am J Roentgenol.* 2017;208(1):W1–W10.

Mitchell CH, Brushart TM, Ahlawat S, Belzberg AJ, Carrino JA, Fayad LM. MRI of sports-related peripheral nerve injuries. *AJR Am J Roentgenol.* 2014;203(5):1075–1084.

Subhawong TK, Wang KC, Thawait SK, et al. High resolution imaging of tunnels by magnetic resonance neurography. *Skeletal Radiol.* 2012;41(1):15–31.

神经瘤和周围神经鞘瘤

Abreu E, Aubert S, Wavreille G, Gheno R, Canella C, Cotten A. Peripheral tumor and tumor-like neurogenic lesions. *Eur J Radiol.* 2013;82(1):38–50.

Ahlawat S, Belzberg AJ, Montgomery EA, Fayad LM. MRI features of peripheral traumatic neuromas. *Eur Radiol.* 2016;26(4):1204–1212.

Ahlawat S, Chhabra A, Blakely J. Magnetic resonance neurography of peripheral nerve tumors and tumorlike conditions. *Neuroimaging Clin N Am.* 2014;24(1):171–192.

Woertler K. Tumors and tumor-like lesions of peripheral nerves. *Semin Musculoskelet Radiol.* 2010;14(5):547–558.

去神经/卡压

Helms CA, Martinez S, Speer KP. Acute brachial neuritis (Parsonage-Turner syndrome): MR imaging appearance—report of three cases. *Radiology.* 1998;207:255–259.

Kamath S, Venkatanarasimha N, Walsh MA, Hughes PM. MRI appearance of muscle denervation. *Skeletal Radiol.* 2008;37(5): 397–404.

Miller TT, Reinus WR. Nerve entrapment syndromes of the elbow, forearm, and wrist. *AJR Am J Roentgenol.* 2010;195(3):585–594.

Sallomi D, Janzen DL, Munk PL, et al. Muscle denervation patterns in upper limb nerve injuries: MR imaging findings and anatomic basis. *AJR Am J Roentgenol.* 1998;171:779–784.

Yanny S, Toms AP. MR patterns of denervation around the shoulder. *AJR Am J Roentgenol.* 2010;195(2):W157–W163.

第 5 章　肌肉骨骼感染

目录

肌肉骨骼感染如何扫描
骨髓炎
　术语定义
　感染途径
　　血源播散
　　毗邻蔓延
　　直接侵入
　骨髓炎 MR 表现
　　急性骨髓炎
　　亚急性骨髓炎
　　慢性骨髓炎
软组织感染
　蜂窝织炎
　化脓性腱鞘炎和化脓性滑囊炎
　化脓性肌炎（感染性肌炎）
　坏死性筋膜炎
化脓性关节炎
其他疾病与原因
　异物
　慢性复发性多灶性骨髓炎
　AIDS
　糖尿病足感染
推荐阅读

• 专栏 5.1　肌肉骨骼感染 MR 诊断

序列
- T1
- STIR 或快速 T2
- 脂肪饱和 T1 增强

成像方位
- 脊柱：轴位和矢状位
- 骨盆、髋部、肩部、腕部：轴位和冠状位
- 膝部、踝部、肘部：轴位和矢状位
- 足部：轴位、矢状位和冠状位

肌肉骨骼感染如何扫描（专栏 5.1）

　　肌肉骨骼感染可累及骨骼、软组织和关节，通常被认为是一种可以治愈的急性疾病。MR 是一种显示病变存在与否及其累及范围的重要检查方法。MR 检查应根据临床病史或其他影像学检查发现病变的情况来确定扫描部位。扫描所采用的线圈、患者体位、成像方位以及视野因每个部位不同而异。

- **线圈和患者体位**：患者通常取仰卧位，除非受累区域主要涉及后部软组织，如臀部或后胸廓。脊柱相控阵线圈适用于脊柱的任何部分；体部线圈，最好是大视野相控阵线圈，适用于胸部、骨盆和股骨；而较小的表面线圈适用于四肢和关节。

- **成像方位**：脊柱的最佳成像方位是矢状位和轴位；骨盆首选冠状位和轴位成像。髋部、足部、肩部和腕部附近的病变一般采用轴位和冠状位图像；邻近膝部、踝部和肘部的病变最好采用轴位和矢状位进行成像。

- **脉冲序列和感兴趣区**：脊柱检查通常获取感兴趣区的矢状位和轴位 T1 加权（T1W）、快速 T2 加权（T2W）和钆剂增强 T1W 图像。而对于骨盆和四肢，常规扫描方案包括 T1W、短时反转恢复序列（STIR）以及钆剂增强后 T1W 图像。脊柱和骨盆的扫描层厚分别为 4 mm 和 5 mm，而四肢的层厚为 4 mm（或更大，根据扫描需覆盖范围而定）。

- **增强**：静脉注射钆剂常规用于诊断肌肉骨骼感染，可用于鉴别软组织中的脓肿与蜂窝织炎，以及骨髓腔中的脓肿与骨髓水肿。钆剂增强扫描还可以更清楚地显示窦道和死骨。

骨髓炎

　　MR 可以早期显示骨髓炎、病灶累及范围以及慢性骨髓炎病灶的活动性。

术语定义（专栏5.2）

死骨：指与存活骨分离并由肉芽组织包绕的坏死骨碎片。X线片上表现为致密的骨碎片（死骨），周围伴有透亮带（肉芽组织）；MR上，死骨在T1W和T2W或STIR序列上均为低信号结构，而周围肉芽组织在T1W图像上为中等或低信号，在STIR或T2W序列上为高信号（图5.1）。钆剂增强后，肉芽组织强化，而死骨仍呈低信号。

骨包壳：受感染的管状骨皮质周围形成一层厚的、波浪状的骨膜新生骨，称为骨包壳，常见于婴儿和儿童出现骨髓炎的骨骼中。当感染得到控制时，坏死的骨皮质与骨包壳融合，形成增厚的骨皮质（图5.1）。MR上，骨包壳和坏死的管状骨皮质在所有脉冲序列上均为低信号；在T2W或STIR图像上，骨膜新生骨和骨皮质被线性的中等到高信号隔开（图5.2），直到骨膜新生骨和骨皮质相融合。

窦口：可使感染骨中的脓液进入软组织的骨膜开口。MR T2W图像上，从正常或增厚的骨皮质表面隆起的线状低信号骨膜被高信号裂隙（窦口）隔断（见图5.1），并见高信号脓液从窦口延伸至软组织，可形成窦道或脓肿。

窦道/瘘管：窦道是感染骨至皮肤表面的通道，瘘管是两个内部器官间的通道。以肉芽组织为内衬的窦道和瘘管是脓液从感染骨中流出的通道。MR

上，窦道或瘘管在T1W图像上呈线样低信号，皮下脂肪组织未出现水肿时显示良好，在T2W图像上，肉芽组织和脓液的存在使其呈线样高信号（图5.3）。静脉注射钆剂后肉芽组织强化，窦道/瘘管在增强的脂肪抑制T1W序列上显示最为清楚。

脓肿/蜂窝织炎：脓肿是指腔内充满脓液，被包膜包绕，以肉芽组织为内衬，而蜂窝织炎是大片状炎性组织。脓肿可累及骨髓、皮质、软组织中的一处或多处（图5.4）。MR上，脓肿和蜂窝织炎在T1W上呈中等或低信号，在T2W上呈高信号。钆剂增强扫描可以区分脓肿和蜂窝织炎。静脉注射钆剂后，脓肿边缘强化，中心仍为低信号，而蜂窝织炎的炎性肿块则呈弥漫性强化。

半暗带征：是一种有助于鉴别亚急性或慢性脓肿与肿瘤的影像学征象。该征象最初用于描述亚急性骨髓炎，后证实也有助于识别软组织脓肿。在T1W平扫图像上，半暗带表现为沿骨或软组织脓肿周边走行的中等信号的薄壁环形影（图5.5）。尽管

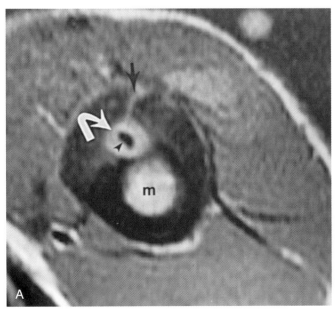 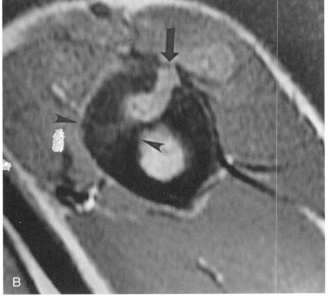

·图5.1 骨髓炎：死骨、脓肿、窦口、骨膜新生骨。A，上臂的自旋回波T2W轴位图像。肱骨骨髓炎髓腔（m）内可见高信号。低信号死骨（箭头）被高信号肉芽组织和脓液（弯箭号）包绕。高信号窦口穿过增厚的皮质（直箭号）。B，上臂自旋回波T2W轴位图像。与A相邻层面显示增厚的骨皮质（箭头之间），由骨膜反应/新生骨与下方的皮质融合而成。高信号线样窦口也延伸穿过骨皮质（箭号）

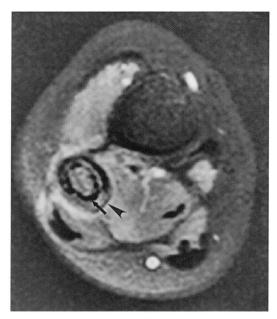

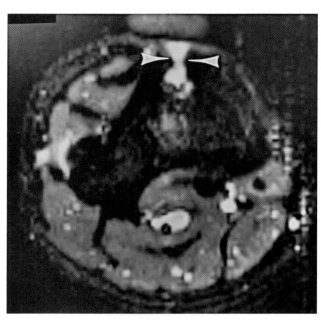

· 图 5.2　骨髓炎：骨膜新生骨（骨壳）。小腿轴位快速脂肪抑制 T2W 图像。儿童腓骨感染，高信号脓液将低信号线样骨膜反应（新生骨）（箭头）和低信号骨皮质（箭号）隔开

· 图 5.3　骨髓炎：窦道。小腿轴位 STIR 图像。线样的高信号窦道（箭头之间）从胫骨皮质延伸到皮肤表面

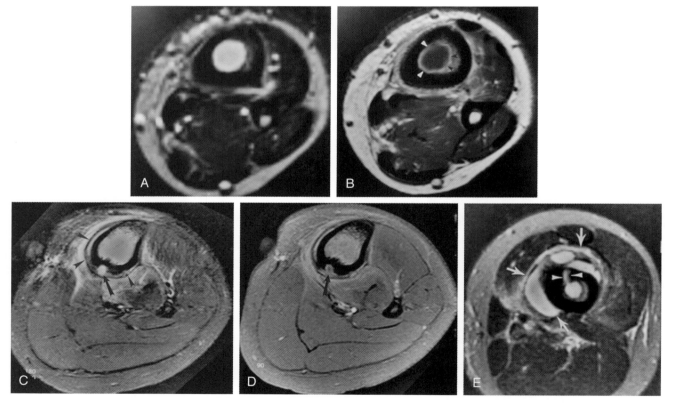

· 图 5.4　骨髓炎：脓肿。A 和 B，骨髓脓肿。A，小腿轴位自旋回波 T2W 图像。胫骨髓腔呈弥漫性高信号。B，小腿轴位 T1W 增强图像。在髓腔脓肿中，低信号脓液周围可见细线状强化组织（箭头）。C 和 D，皮质脓肿。C，小腿轴位 STIR 图像。胫骨后方骨皮质有一个圆形高信号病灶（箭号），代表皮质脓肿。髓腔也因炎症呈弥漫高信号。可见从骨皮质隆起的骨膜（箭头）。D，小腿轴位脂肪抑制 T1W 增强图像。皮质脓肿周边呈高信号，中心为低信号脓液。髓腔和周围软组织均强化，提示这些部位仅为炎性充血而无脓肿形成。E，软组织脓肿。大腿轴位自旋回波 T2W 图像。可见由股骨外侧骨皮质（箭头之间）上窦口的脓肿所致的髓腔内局灶性高信号。围绕股骨周围大部分区域（箭号）也可见由软组织脓肿引起的液体聚集

这不是脓肿的特异性表现，但它具有很高的提示性，这可能与脓肿壁上的肉芽组织层有关。

感染途径（专栏5.3）

骨髓炎可经由以下三条途径扩散：

1. 血源播散
2. 由邻近感染引起的毗邻蔓延
3. 微生物的直接侵入

血源播散

血源播散病灶的位置与组织的血管供应有关。在某些患者中，病变可以是多灶性的。在血源性骨髓炎中，感染始于骨髓，继而穿过皮质，蔓延到邻近的软组织。在脊柱中，一般起始受累部位是由滋养小动脉供血的椎体终板软骨下骨，最终可累及椎间盘（椎间盘炎）。在儿童中，血管穿透椎体终板，使得微生物可直接进入椎间盘（椎间盘炎）而不会对椎体造成初始感染。在管状骨中，血管解剖随年龄而改变，在婴儿、儿童和成人中有所不同。血管分布的差异可解释不同年龄组中病变部位的不同。

婴儿模式（0~1岁）与胎儿血管排列有关，这种模式可持续到1岁，其干骺端与骨干的血管穿透生长板并延伸至骨骺内。在婴儿中，由于这种血管解剖，感染主要影响骨骺和生长板。大量包壳状新生骨形成具有特征性，反映了婴儿的骨膜容易从骨

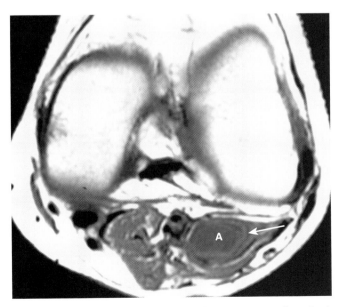

· 图5.5 脓肿：半暗带征。 膝关节轴位T1W图像。化脓性肌炎患者腓肠肌外侧头内可见一小脓肿（A）。注意中央低信号脓液周围可见等信号环（箭号）（"半暗带征"）

· 专栏5.3 骨感染的途径

血源播散

- 婴儿（<1岁）
  - 干骺端/骨骺
- 儿童（1岁至生长板闭合）
  - 干骺端
- 成人
  - 骨骺

直接侵入

- 刺伤
- 人/动物咬伤
- 开放性骨折
- 手术

毗邻蔓延

- 感染始于软组织
  ↓
- 骨膜炎（骨膜受累）
  ↓
- 骨炎（皮质受累）
  ↓
- 骨髓炎（骨髓受累）
- 与血源播散的感染顺序相反

表面掀起，且存在丰富的血管。软组织脓肿形成并累及邻近关节也很常见。A组链球菌是导致婴儿骨髓炎的最常见致病微生物。

从1岁到生长板闭合为儿童模式（图5.6）。干骺端血管成为滋养动脉的末端分支，毛细血管在干骺端形成大的血窦。该区域血流缓慢，因此儿童骨髓炎多发生于干骺端，并可蔓延到毗邻的骨骺。常可见骨包壳、死骨和脓肿形成。关节受累（化脓性关节炎）发生在生长板位于关节内的部位，如髋部、肘部和肩部。在扁平骨中，如骨盆，儿童骨髓炎好发于与骨突（如髂嵴）相邻且相当于干骺端的位置和与关节软骨（如"Y"形软骨周围）相邻且相当于骨骺的位置（图5.7）。金黄色葡萄球菌（80%）和A组链球菌是儿童骨髓炎最常见的致病微生物。

血源播散骨髓炎成人模式见于生长板闭合后。骨干和干骺端血管穿透融合的生长板，使感染局限在软骨下骨区（骨骺）。化脓性关节炎也可累及邻近的骨骺。脊柱、骨盆和手足的小骨是最常见的感染部位。

毗邻蔓延

始于软组织的感染，未被包裹的病灶累及邻近的骨骼，则为毗邻蔓延引起的感染（图5.8）。毗邻

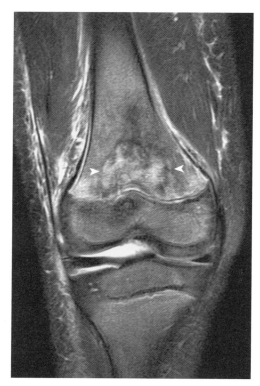

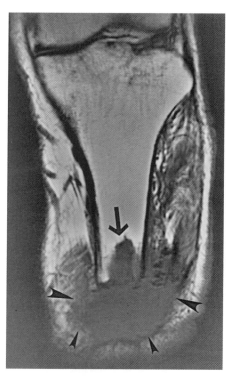

·图 5.6　骨髓炎：血行播散。膝关节冠状位 STIR 图像。该患儿股骨远端生长板尚未闭合，干骺端内不规则混杂信号是血源播散感染累及终末动脉分支区域所致（箭头）。此外，该患儿还有化脓性膝关节炎，由骨骼感染通过蔓延扩散所致

·图 5.8　骨髓炎：毗邻蔓延。膝关节冠状位 T1W 图像。该患者接受过膝部以下截肢手术。在胫骨远端周围软组织可见溃疡形成。感染从软组织脓肿（箭头）经骨膜和皮质扩散至髓腔内，从而形成骨髓炎（箭号）

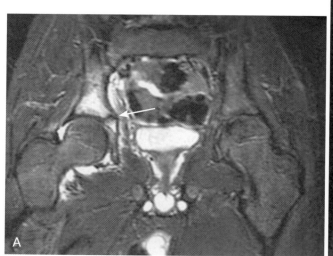

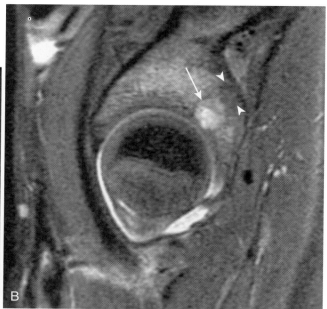

·图 5.7　骨髓炎：骨盆。A，骨盆冠状位 STIR 图像。该 12 岁男孩右髋可见积液，临床表现为该侧髋部疼痛。邻近髋臼与"Y"形软骨交界处（箭号）可见广泛骨髓水肿。B，右侧髋臼矢状位 STIR 图像。髋臼顶后部可见一关节下小脓肿（箭号）。"Y"形软骨（箭头）部分毗邻脓肿后缘

蔓延引起的骨骼感染常见于虚弱、糖尿病和接受皮质类固醇治疗的患者。软组织感染按软组织蜂窝织炎、骨膜炎、骨炎、骨髓炎的顺序依次累及毗邻骨骼。骨炎表明骨皮质受累；皮质感染延伸到骨髓腔导致骨髓炎。毗邻蔓延引起的感染灶蔓延方向与血源性骨髓炎相反。血源性骨髓炎最先累及骨髓，继而破坏骨皮质，穿破骨皮质后引起骨膜炎，最后引起邻近软组织蜂窝织炎或脓肿。

直接侵入

直接侵入的病原菌通常来源于刺伤、异物、开放性骨折和手术。人咬伤（金黄色葡萄球菌、梭形芽孢杆菌）和动物咬伤（多杀性巴氏杆菌、金黄色葡萄球菌和表皮葡萄球菌）也是直接侵入感染的常见原因（图 5.9）。感染始于侵入部位，可位于软组织、骨膜、骨皮质或骨髓质，软组织几乎总是受累（图5.10）。

骨髓炎MR表现（专栏5.4）

骨髓炎通常分为三个阶段：急性、亚急性和慢性。这些阶段基于患者的临床表现、病程和影像学表现。

急性骨髓炎

急性血源性骨髓炎起病 1 周内 X 线片表现正常，随后 7~14 天出现骨质疏松、细线状骨膜反应，最后出现穿凿样或虫噬样骨质破坏。在 X 线片显示感染影像表现之前，MR 可显示由于骨髓水肿导致的骨髓脂肪消失，T1W 上呈低至中等信号，STIR 上呈高信号（图 5.11）。然而，这些 MR 表现并无特异性。MR 对诊断感染高度敏感，但不具特异性，据报道，MR 诊断骨髓炎的特异性从 53% 到 94% 不等，但是MR 对骨髓炎的阴性预测值接近 100%。也就是说，如果骨髓 MR 表现正常，则提示没有骨髓炎。随着病情进展，MR 可见骨膜隆起，在所有脉冲序列上都呈一条低信号线。骨膜和骨皮质间隙在 T1W 上呈中等信号，STIR 图像上呈高信号，常伴有邻近软组

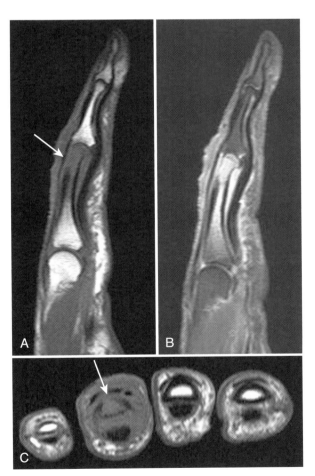

• 图 5.9 **骨髓炎：直接侵入**。A，手指矢状位 T1W 图像。该患者此次检查前 6 个月被狗咬伤。近节指骨远端骨髓内见异常中等信号，该部位背侧骨皮质破坏（箭号），这些征象与骨髓炎表现一致。B，手指矢状位脂肪抑制 T1W 钆剂增强图像。髓腔及邻近软组织可见弥漫明显强化。C，手指轴位 T1W 图像。该层面见手指弥漫性明显肿胀，并可见背侧皮质的局灶性破坏

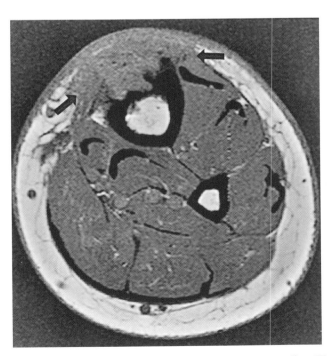

• 图 5.10 **骨髓炎：直接侵入**。小腿轴位 T1W 图像。胫骨前内侧见软组织及皮质脓肿，伴有皮质破坏和软组织肿块（箭号），这是铲子穿过皮肤进入骨骼时，细菌侵入引起的

骨髓炎
- T1：低信号
- T2：高信号
- T1 增强：高信号

骨内脓肿
- T1：低信号
- T2：高信号
- T1 增强：仅边缘高信号

死骨
- T1：低信号
- T2：低信号
- T1 增强：死骨仍呈低信号，周围环绕高信号

皮质破坏
- T1：中等信号
- T2：中等或高信号
- T1 增强：中等信号

窦口
- T1：难以识别
- T2：低信号骨膜的高信号缺损
- T1 增强：难以识别

窦道
- T1：难以识别或线样低信号
- T2：高信号
- T1 增强：低信号窦道内衬线样高信号

织水肿。皮质破坏是一种晚期表现，最初表现为皮质线模糊，最终出现皮质局部中断，通常在所有脉冲序列上呈完全无信号（低信号）。

感染可侵犯骨膜形成窦口，其在 STIR 图像上显示最佳，呈穿过黑色骨膜线的高信号缺损（图 5.12），可演变成脓肿或窦道。脓肿多呈椭圆形，T1W 图像上为低信号，T2W 图像上为高信号，其可能与周围弥漫的水肿混合在一起而显示不清。使用钆剂有助于区分脓肿和周围水肿。脓肿的包膜呈高信号强化，脓肿内容物仍呈低信号。蜂窝织炎表现为弥漫强化。

毗邻蔓延所致的骨髓炎受累顺序与血源性骨髓炎相反。软组织最先出现弥漫性水肿，可伴有破溃和脓肿。破溃表现为低信号的皮肤缺损。软组织感染时，可有邻近骨膜反应和骨髓水肿，但这些表现并不完全提示为骨髓炎。关节和骨髓可因邻近炎症的进展而引起交感神经反应性渗出或骨髓水肿。MR 并不能完全区分这种交感神经调控的炎性反应与真正的感染。

在这种情况下，通常首先评估 STIR 和脂肪饱和

T2W 图像。如果这些图像正常则可基本排除骨髓炎，但如果骨髓内出现异常高信号，则可能与骨髓炎或前面描述的"反应性"骨髓水肿有关。在这种情况下，应仔细分析 T1W 图像以进一步定性，因为骨髓内信号正常或稍微减低与反应性水肿密切相关，这种反应性水肿是 T2W 信号异常的病因。相反，如果髓腔内 T2W 信号异常区域 T1W 图像上呈地图样低信号，则对骨髓炎有高度预测性。

骨髓炎的其他特征性 MR 表现也具有诊断意义。当上述改变合并以下任一表现时，骨髓炎的诊断将更加明确：

1. 窦道
2. 皮质破坏
3. 邻近软组织出现脓肿

亚急性骨髓炎

亚急性骨髓炎的 X 线特征是伴或不伴硬化的地图样溶骨性病变，通常表现为髓腔内匍行的透光影，可伴有相应的骨膜反应。Brodie 脓肿是亚急性骨髓炎的一种形式，常见于儿童。其影像学特征是长骨干骺端内边界清楚、边缘硬化的溶骨性病变。有时可见骨膜反应和死骨，最常见受累部位为胫骨和股骨。

MR 表现为边界清楚的匍行状或椭圆形病变，T1W 上呈低至中等信号，T2W 上呈高信号（图 5.13）。亚急性骨髓炎病灶周围可见厚度不等的低信号边缘，代表纤维组织和反应性骨，病变周围常伴有骨髓水肿。这些 MR 表现的出现早于任何特征性 X 线表现。此外也可见骨膜反应和邻近软组织水肿。可伴有关节积液，其可能是反应性渗出或代表真正的化脓性关节炎。当 Brodie 脓肿累及骨骺或骨突时，在 X 线和 MR 影像上的表现可与软骨母细胞瘤类似。静脉注射钆剂增强扫描有助于区分这两种病变：Brodie 脓肿只有周边强化，而软骨母细胞瘤整个病灶呈不均匀强化。

慢性骨髓炎

慢性骨髓炎是指感染持续时间超过 6 周。慢性骨髓炎的典型 X 线表现为广泛的硬化，骨外膜和骨内膜增厚，骨小梁增厚且排列紊乱，可见囊性改变，伴或不伴死骨。长期慢性骨髓炎伴有窦道引流，可发展为鳞状细胞癌。活动性慢性骨髓炎的最特征的表现是死骨的存在，以 CT 显示最佳。其他影像学征象包括边界不清的溶骨性改变、既往硬化部位的溶骨改变以及新出现的薄线状骨膜反应。

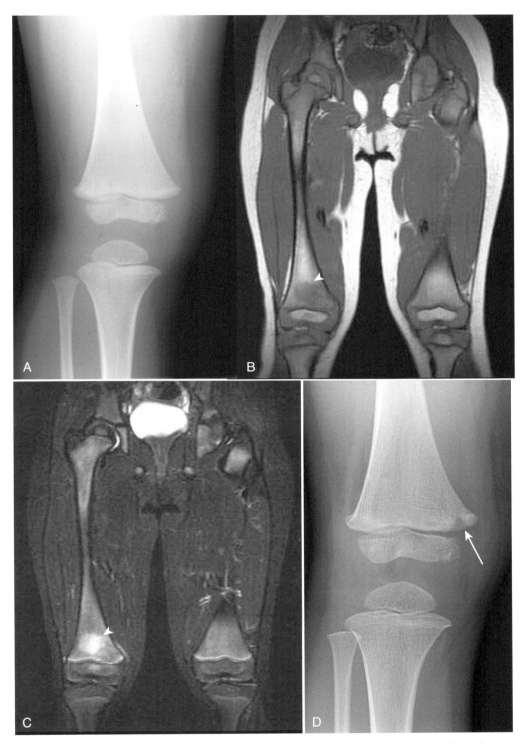

• **图 5.11 骨髓炎：急性**。A，膝关节X线正位片。该3岁患儿表现为膝关节疼痛和跛行，X线平片显示正常。B，大腿冠状位T1W图像。右侧股骨远端干骺端可见一圆形异常低信号病灶（箭头）。C，大腿冠状位STIR图像。病变部位显示急性骨髓炎呈明显高信号。D，膝关节X线正位片。距第一次X线摄片3周后复查，现感染部位邻近的干骺端内侧可见一小透亮影（箭号）

提示慢性骨髓炎活动的MR表现有：

1. 死骨（图5.14）：所有脉冲序列上都为低信号（静脉注射钆剂后周围肉芽组织强化而死骨仍呈低信号，从而使其显示更明显）。

2. 髓内脓肿：边界清楚的椭圆形肿块，T1W呈低信号，T2W呈高信号（静脉注射钆剂后，髓内脓肿边缘强化呈高信号，而脓腔在T1W图像上仍为低信号）。

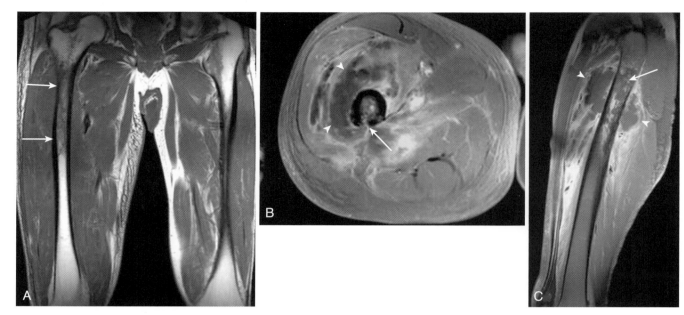

· 图 5.12　骨髓炎：进展伴窦口和脓肿形成。A，大腿冠状位 T1W 图像。右侧股骨干近端可见长条形的低信号（箭号）。B，大腿轴位静脉注射钆剂后脂肪抑制 T1W 图像。皮质后方的缺损为窦口（箭号），邻近的多房脓肿内可见无强化液化区（箭头）。C，大腿矢状位静脉注射钆剂后脂肪抑制 T1W 图像。骨内（箭号）和骨外（箭头）脓肿的范围在这个层面上显示得更好，还可观察到邻近大腿肌肉内广泛的蜂窝组织强化

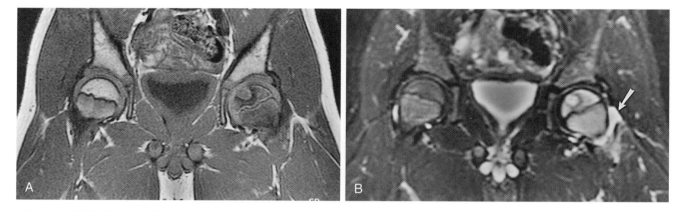

· 图 5.13　骨髓炎：亚急性。A，骨盆冠状位 T1W 图像。左侧股骨头内见一局灶性等信号病变（脓肿），其周围见低信号环绕（纤维化或反应性新骨）。周围等信号的骨髓是和亚急性骨髓炎相关的继发性反应性骨髓水肿。B，骨盆冠状位 STIR 图像。局灶性脓肿呈高信号，环绕细线状反应性骨呈低信号，周围弥漫的反应性骨髓水肿呈高信号。此外，还可见高信号的关节积液（箭号），代表对邻近炎症的反应或化脓性关节炎

3. 窦口：在 T2W 图像上呈穿过皮质和骨膜的高信号裂隙。

4. 骨膜下积液（代表脓肿或水肿）：在 T2W 图像上呈与皮质平行的线状液性高信号，使骨膜隆起。

5. 窦道：表现为 T2W 图像上从骨骼延伸到软组织的高信号通道，或 T1W 增强图像上其边缘强化。

　　T2W 图像上骨髓高信号可能代表术后或感染后的肉芽组织，而不是持续的感染。然而，多项 MR 研究表明若骨髓的 T2W 高信号有所进展，则提示存在活动性骨髓炎。MR 诊断恢复期骨髓炎是基于上述征象的消失以及髓腔内正常骨髓脂肪信号的恢复。

软组织感染

　　软组织感染包括蜂窝织炎、化脓性腱鞘炎、化脓性滑囊炎、化脓性肌炎和坏死性筋膜炎。尽管 MR 表现不具特异性，但 MR 仍是发现软组织异常的最

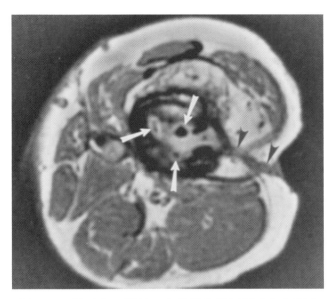

• 图 5.14　**骨髓炎：慢性。**大腿轴位质子密度加权图像。慢性感染的一些明显特征包括：死骨（箭号）、窦口、窦道（箭头）以及髓腔脓肿（除死骨外均呈弥漫性高信号）

• 异常信号仅限于皮下脂肪
• 网格状
  • T1 低信号
  • T2 高信号
  • 增强有强化
• 深筋膜层无异常

佳影像学方法，被用于评估病变存在与否及其程度，并确定可活检部位。

蜂窝织炎（专栏5.5）

蜂窝织炎表现为皮下脂肪和皮肤的弥漫性炎症。MR 上，蜂窝织炎呈弥漫的 T1W 低信号、T2W 高信号区域，皮下脂肪呈网状（花边状），伴皮肤增厚（图 5.15）。静脉注射钆剂后，平扫 T1W 和 T2W 序列信号异常的区域出现弥漫性强化。

化脓性腱鞘炎和化脓性滑囊炎

化脓性腱鞘炎和化脓性滑囊炎通常由穿透伤引起，也可为结核的一种表现。有菌性和无菌性的滑囊炎及腱鞘炎不能通过影像学特征来区分，这些特征包括肌腱周围或滑囊内积液（图 5.16），以及静脉注射对比剂后其内滑膜层强化等。这些病变常伴有邻近的蜂窝织炎。

化脓性肌炎（感染性肌炎）

化脓性肌炎十分罕见，可由穿透伤或血源播散引起。在成人中，化脓性肌炎最常见于静脉注射毒品者或免疫功能低下的患者。在儿童患者中很少有基础疾病。金黄色葡萄球菌是最常见的病原体，约一半患者病变是多灶性的。

此病通常有以下三个临床阶段：
1. 侵袭期，细菌侵入肌肉
2. 化脓期，肌内脓肿形成
3. 晚期，常有较严重的全身症状，如败血症性休克

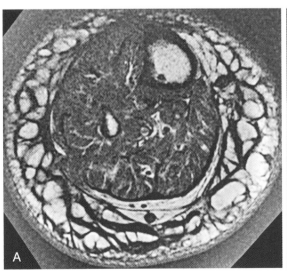
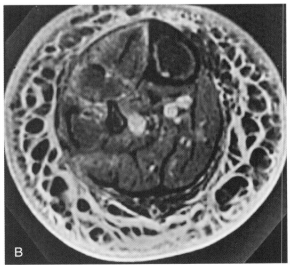

• 图 5.15　**蜂窝织炎。A**，小腿轴位 T1W 图像。皮肤弥漫性增厚，皮下脂肪内网状低信号水肿。**B**，小腿轴位 STIR 图像。网格状水肿和皮肤增厚在这个序列上为高信号。肌间筋膜未见异常高信号，可区分蜂窝织炎和坏死性筋膜炎

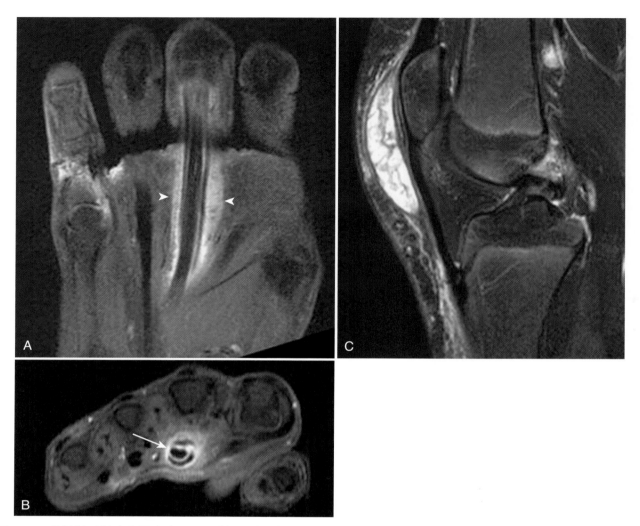

· 图 5.16   **化脓性腱鞘炎和滑囊炎。A，**手部冠状位静脉注射钆剂后脂肪抑制 T1W 图像。该患者屈肌腱鞘弥漫性增厚及强化（箭头），提示患有化脓性腱鞘炎。**B，**手部轴位静脉注射钆剂后脂肪抑制 T1W 图像。黑色屈肌腱（箭号）被低信号液体（脓液）及明显强化的腱鞘包绕。**C，**膝关节矢状位 STIR 图像（与 A、B 不是同一个患者）。该患者髌前滑囊肿胀，信号不均匀，随后被证实为感染

侵袭期 MR 表现为肌肉肿大，T1W 呈中等信号，T2W 呈高信号。有时可伴有蜂窝织炎的相关改变。化脓期可见单发或多发脓肿（图 5.17）。脓肿在增强 T1W 图像上通常表现为边缘强化。在 T1W 图像上，肌肉脓肿也有中到高信号无强化的边缘（前面所述的半暗带征）。然而，这些表现并不具有特异性，通常通过抽吸液体或对异常肌肉进行活检和培养确诊。MR 对治疗有指导意义，使用抗生素通常足以治疗疾病的早期阶段，而在疾病的后期往往需要经皮或手术干预。

坏死性筋膜炎（专栏5.6）

坏死性筋膜炎死亡率高，是外科急症。早期诊

· **专栏 5.6**   **坏死性筋膜炎**

深筋膜
· T2：高信号
· T1 增强：高信号

皮下脂肪
· 弥漫网格状
· T2 和 T1 增强：信号增高

肌肉
· T2 和 T1 增强：信号增高

肌肉内脓肿
· T2：高信号
· T1 增强：边缘强化，中央低信号

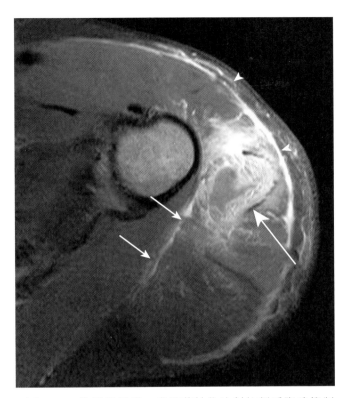

· 图 5.17　**化脓性肌炎**。肩关节轴位注射钆剂后脂肪抑制 T1W 图像。该 27 岁男性患者免疫功能低下，患有化脓性肌炎，三角肌中后部可见斑片状强化，并伴有局灶性肌内脓肿。注意脓肿强化的厚壁（大箭号）包裹着无强化的液性区域。在浅层（箭头）和深层（小箭号）筋膜层也可见明显强化

断和广泛清创术有助于改善预后。由于需要及时的外科干预，MR 很少被用作诊断工具。MR 的作用在于鉴别蜂窝织炎和坏死性筋膜炎。在蜂窝织炎中，异常信号仅见于皮下脂肪。而对于坏死性筋膜炎，异常信号深达肌肉间的深筋膜，偶尔累及到肌肉。在 STIR 图像上，信号异常最明显，坏死的浅筋膜和深筋膜呈线状高信号。邻近肌肉受累时，T2W 或 STIR 图像上肌肉内可见边界不清的高信号，伴或不伴代表脓肿的液性高信号（图 5.18）。

诊断本病可无肌肉受累，但必有筋膜受累。增强后 T1W 图像显示筋膜层强化，受累肌肉局灶性强化，脓腔周边强化，与 STIR 图像所见一致。对于怀疑坏死性筋膜炎的患者，增强扫描并不是必要的，因为可能由于组织失活和坏死导致灌注不良，从而低估了疾病程度。然而，增强扫描通常有助于鉴别相关脓肿。

需要注意的是：坏死性筋膜炎的 MR 表现是非特异性的，也可见于其他侵袭性较弱的疾病。与临床症状相结合对于确定影像改变的意义是极其重要的。鉴于本病的高发病率和病死率，如果临床表现不容乐观，一般需要及早对 MR 异常区域进行手术治疗。

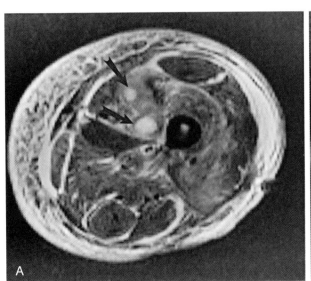
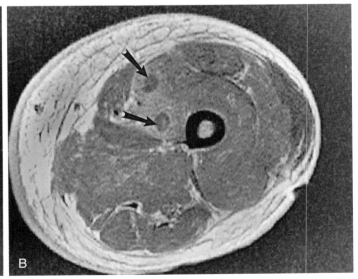

· 图 5.18　**坏死性筋膜炎**。A，大腿轴位 STIR 图像。肌间筋膜水肿、皮下水肿及肌内弥漫性水肿均表现为高信号。此外，在肌肉中有两个高信号的脓肿（箭号）。仅需肌间和皮下的高信号即可作出诊断。B，大腿轴位 T1W 增强图像。两个低信号脓肿（箭号）周围的肌肉呈轻度弥漫性强化。此序列掩盖了该炎症病程的其他表现

化脓性关节炎

对于单关节的炎性疾病，应考虑到化脓性关节炎诊断的可能（图5.19）。易感因素包括糖尿病、皮质类固醇治疗、消耗性疾病和静脉注射毒品。在静脉注射毒品者中，肩锁关节、胸锁关节、骶髂关节和脊柱是好发部位（图5.20）。当临床上疑诊化脓性关节炎时，应抽吸关节液进行细菌培养和敏感性检测。在某些情况下，如结核性关节炎，可能需要滑膜活检来确诊。

化脓性关节炎的MR表现没有特异性，与任何炎症性关节炎相同。最初有关节积液和滑膜炎，随后可出现关节间隙变窄和侵蚀（图5.21）。关节积液和滑膜炎在T1W图像上呈低信号，在T2W图像上呈高信号，而滑膜炎在T1W图像上信号略高于关节积液。静脉注射对比剂后，关节积液仍为低信号，而炎性滑膜呈高信号。侵蚀表现为边缘软骨下缺损，T1W上呈低信号，T2W上呈高信号。化脓性关节炎可伴有周围软组织和骨髓水肿，一般提示反应性充血伴水肿，但偶尔邻近的骨或软组织也可能受到感染。

儿童髋关节疼痛的临床评估尤具挑战性，因为其一过性滑膜炎与髋关节感染相似。通常这两种情况下超声或MR均提示存在积液。然而，据报道，在脂肪抑制T1W增强图像上，相应骨髓信号异常和

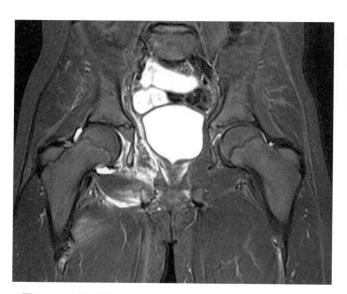

· 图5.19　化脓性关节炎：髋关节。骨盆冠状位STIR图像。该患者骨骼发育尚未成熟，右髋关节可见积液。尽管这一表现是非特异性的，但邻近软组织的广泛积液和水肿高度提示化脓性髋关节炎，这在临床上得到了证实

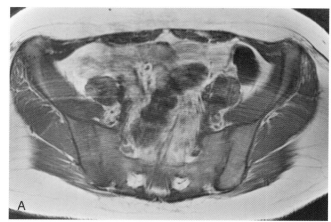

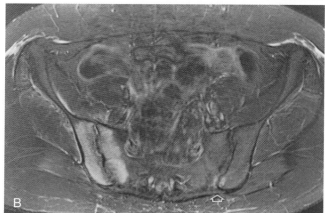

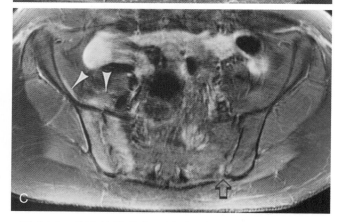

· 图5.20　化脓性关节炎：骶髂关节。A，骨盆轴位T1W图像。右侧骶髂关节的黑色皮质线消失（与左侧关节相比）。B，骨盆轴位STIR图像。右侧骶髂关节两边均可见大片骨髓水肿。关节和皮质破坏区内见高信号。关节及右侧髂骨翼前方软组织呈高信号。这是个患有化脓性关节炎的吸毒者，左侧骶髂关节后部亦可见小范围的骨髓水肿（空心箭号）。C，骨盆轴位脂肪抑制T1W增强图像。可见与STIR图像几乎相同的表现，提示感染引起充血，但没有脓肿形成。前部软组织（箭头）内可见由蜂窝织炎或反应性充血所致的高信号（强化）。关节内见骨髓水肿、肉芽组织或滑膜炎，左侧骶髂关节见皮质侵蚀和早期感染的表现（空心箭号）

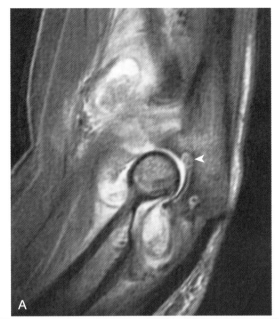

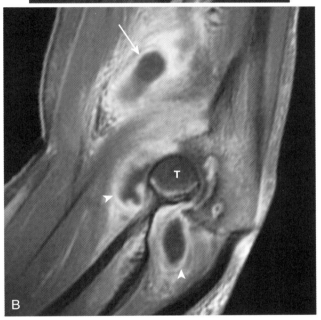

・图 5.21　化脓性关节炎：肘部。A，肘部矢状位 T2W 脂肪抑制图像。肘关节组织明显肿胀且不规则、不均质。还需注意鹰嘴的小范围侵蚀（箭头），以及肱骨远端和尺骨近端的轻度骨髓水肿。B，肘部矢状位静脉注射钆剂后脂肪抑制 T1W 图像。被感染的肘部内可见无强化脓液，其周围有增厚、明显强化的滑膜延伸至整个关节（箭头）。在前方的关节外软组织中还可见一个分房状病灶（箭号）。无强化的肱骨滑车（T）对应脓肿或失活的骨组织

股骨头灌注减少更提示化脓性关节炎。对于其他类似髋关节感染的感染性病变，如化脓性肌炎或骨髓炎，MR 有助于鉴别这些疾病并指导适当的治疗。尽管 MR 在这种情况下是有用的，但如果临床高度怀疑髋关节感染，可在影像引导下进行抽吸。

其他疾病与原因

需要特别考虑的情况包括与异物相关的感染、慢性复发性多灶性骨髓炎、AIDS 和糖尿病足。

异物

软组织或关节内的异物可导致感染。这些异物多为木头、植物的刺或玻璃，通常可被 X 射线穿透。好发部位为足和手。软组织中的异物会引起炎症反应（蜂窝织炎），最终可能导致脓腔或窦道形成，从而可使异物排出。异物最终可能导致骨髓炎。

MR 图像上，异物在所有序列均为低信号，且在外观上可能非常细小。一般来说，它们的线状结构有助于识别。在 T2W 图像上，异物通常被代表肉芽组织、蜂窝织炎或脓肿的高信号包绕（图 5.22）。静脉注射钆剂可更清楚地显示异物：异物仍呈低信号，周围肉芽组织或蜂窝织炎呈弥漫强化的高信号；脓肿则为边缘强化，中央呈低信号。

关节内异物不如软组织异物那么常见，但常伴有明显的反应性滑膜炎。在 T1W 图像上，异物、炎性滑膜和关节积液均为低信号，但异物可能比周围液体信号更低。T2W 图像上异物呈低信号，关节积液和炎性滑膜呈高信号。对于异物需要保持高度的警惕性，线状外观是诊断异物的重要线索（图 5.23；另见图 5.22）。

慢性复发性多灶性骨髓炎

慢性复发性多灶性骨髓炎是慢性骨髓炎的一种，常见于儿童和青年人。可累及任何部位骨骼，但多对称累及下肢干骺端和 / 或锁骨内侧端。患者主诉受累部位疼痛、肿胀，40% 的患者可患有掌跖脓疱病。该疾病被包括在 SAPHO（滑膜炎、痤疮、脓疱病、骨肥厚、骨髓炎）综合征的疾病组中。实验室检查结果不具特异性，血液和骨培养常为阴性。组织学上，病变的溶骨部分以浆细胞为主，术语**浆细胞骨髓炎**被用来描述这种病变。其主要的影像学特征是骨质硬化，并伴有不同程度的溶骨性改变和骨膜炎。MR 表现无特征性，当存在多灶性或锁骨内侧端受累时，应考虑此病。

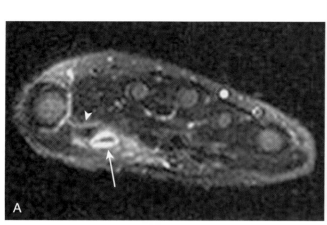
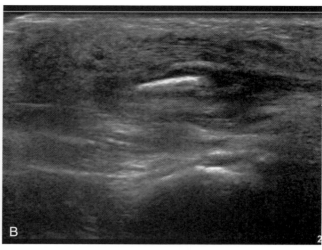

- **图 5.22 异物：软组织。A，**手部轴位脂肪抑制 T2W 图像。在手掌部软组织中，拇长屈肌腱（箭号）附近可见一个高信号的病灶（箭头）。该 3 岁患儿在树林中摔倒，尽管临床怀疑有异物，但检查疼痛肿胀部位时未触及。病变中心有一个小的、线性的低信号结构，代表异物（木头）（箭号）。高信号可能由局灶性蜂窝织炎、脓肿或肉芽组织所致。**B，**手部超声检查。该区域超声检查确认了碎屑的位置

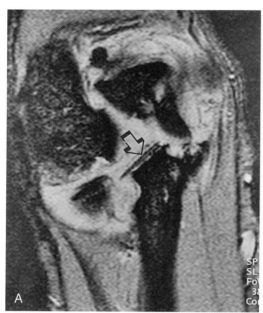
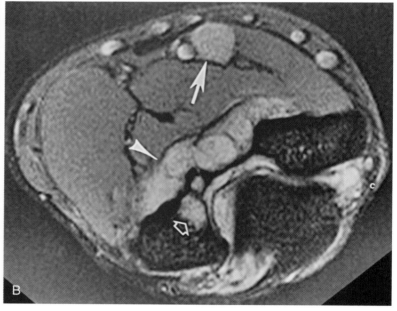

- **图 5.23 异物：关节。A，**肘部冠状位 T2*W 图像。肘关节内邻近尺骨后方见线样异物（空心箭号），为一根玫瑰刺。炎症导致高信号的滑膜炎、关节积液和尺骨骨侵蚀。**B，**肘部轴位 T2*W 图像。可见明显的滑膜炎性增厚和关节积液（箭头），增大的淋巴结（箭号），以及肱骨的骨侵蚀（空心箭号）

AIDS

HIV 感染者免疫功能受损，细菌和真菌感染的风险增加。这些患者易患骨髓炎、化脓性关节炎和化脓性肌炎，其 MR 改变如前所述。杆菌性血管瘤病是一种罕见的骨髓炎，但在 AIDS 患者中发病率较高，是由革兰氏阴性菌引起的。患者常表现为多发性血管瘤样丘疹为特征的皮肤病变。骨骼改变由多个溶骨性病灶组成，累及皮质和髓腔，并伴有软组织肿块。四肢管状骨，尤其是胫骨是其好发部位。

杆菌性血管瘤病的影像学表现为边界不清及边界清晰的皮质溶骨性破坏，伴有不同程度的髓质骨质破坏、硬化和骨膜反应。MR 图像可见与皮质缺损相邻的分叶状软组织肿块，在 T1W 图像上呈中等信

号（高于肌肉），T2W 图像上为高信号。除了皮质破坏和软组织肿块外，邻近骨髓可见与骨髓炎表现一致的明显改变。

糖尿病足感染（专栏5.7及表5.1、表5.2）

足部病变在糖尿病患者中很常见，常与以下一种或多种疾病有关：血管疾病、感染、神经性关节病和肌腱断裂。研究证实，MR 在评估这些病变方面极具价值。

糖尿病患者感染通常是软组织损伤所致，常引起蜂窝织炎。感染可局限于软组织，也可累及邻近骨骼，或在解剖间隙内或沿腱鞘向近端扩散（图5.24）。软组织溃疡常见于足部受压区域，如第一和第五跖骨头下方或邻近的足底软组织、跟骨粗隆、远端趾骨和踝部。这些溃疡见于大多数有足部感染的糖尿病患者，且骨髓炎常伴相应软组织溃疡。

溃疡在 MR 的 T1W 和 T2W 图像上呈低信号的软组织缺损。蜂窝织炎常与软组织溃疡有关，MR 表现为弥漫的 T1W 低信号、T2W 高信号，注射钆剂后强化。骨炎的 MR 表现为所有脉冲序列上低信号的皮质线模糊或破坏，骨髓炎在 T1W 上表现为骨髓异常低信号，在 STIR 图像上表现为高信号，注射钆剂后强化。然而，骨髓中的异常信号不是感染所特有的，可见于神经性关节病或继发于邻近软组织炎症过程中充血的无菌性骨髓水肿（反应性）。足底肌肉内信号增高可见于糖尿病足，其原因不应认为是感染性肌炎，而应考虑为糖尿病微血管病变导致的周围神经病变和神经源性肌肉改变。

MR 有助于鉴别这些病变。若 T1W 和 STIR 图像未见骨髓改变，则可排除骨髓炎的诊断（图5.25）。如果发现骨髓信号异常，合并以下一种或多种改变

表 5.1 糖尿病足骨髓信号异常

T1 骨髓信号	T2（STIR）骨髓信号	诊断
↑（脂肪）	↓	无骨髓炎
↑（脂肪）	↑	轻度反应性骨髓水肿，无骨髓炎
↓	↑	鉴别诊断 骨髓炎 反应性骨髓水肿（显著） 急性神经性关节病（病变位置有助于鉴别，并用活检证实）

表 5.2 糖尿病足的鉴别诊断

	骨髓炎	神经性关节病
部位	邻近压力作用点处的溃疡	总是累及关节
	跖骨头（第一和第五）	跗跖（Lisfranc）关节和邻近的骨骼
	跟骨粗隆	距舟关节、跟骰关节（Chopart 关节）和邻近的骨骼
	远端趾骨	踝关节、距下关节及邻近的骨骼
	脚踝	
	伴或不伴关节受累	
其他特征	皮质破坏	骨碎片
	死骨	排列紊乱
	骨内积液（积脓）	
共同点	关节积液	关节积液
	软组织水肿	软组织水肿
	骨髓水肿	骨髓水肿
	骨膜反应	骨膜反应

时，则可增加糖尿病足骨髓炎的诊断信心（图5.26）：

1. 覆盖于异常骨骼的皮肤溃疡
2. 窦道延伸到骨骼
3. 皮质破坏
4. 髓内脓肿
5. 死骨形成

某些特征有助于区分急性神经性病变与糖尿病足感染。神经性关节病通常累及关节，常合并骨碎片和半脱位。最常见的受累部位是跗跖关节（Lisfranc 关节）、距舟关节、跟骰关节（Chopart 关节）和距下关节。当影像学特征不足以区分骨髓炎和神经性关节病时则需要进行活检。

• 专栏 5.7 糖尿病足骨髓炎的特点

基本表现
- T1、T2 上骨髓信号异常
- 覆盖在异常骨骼上的软组织溃疡或窦道，通常位于常规的压力作用点（第一和第五跖骨头、跟骨粗隆、远端趾骨、踝关节）

其他可能的表现
- 皮质破坏（低信号皮质线消失）
- 骨内积液（积脓）
- 死骨
- 软组织蜂窝织炎、脓肿
- 邻近关节积液

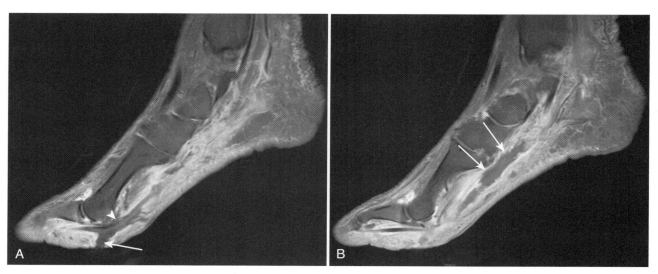

· **图5.24** **糖尿病足感染：经腱鞘向近端扩散。A**，足部矢状位静脉注射钆剂后脂肪抑制 T1W 图像。无强化的窦道（箭号）从皮肤溃疡延伸到下方轻度肿胀的拇长屈肌腱鞘（箭头）。**B**，足部矢状位静脉注射钆剂后脂肪抑制 T1W 图像。足中部见扩张的腱鞘，与感染向近端扩散一致

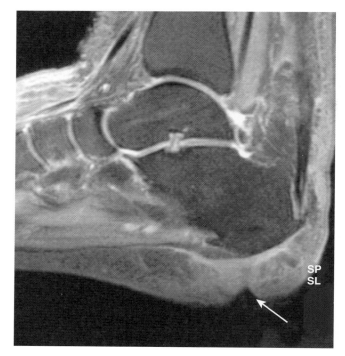

· **图5.25** **糖尿病足：溃疡，无骨髓炎。**足跟部矢状位 STIR 图像。足底脂肪垫（箭号）内见一大的软组织缺损（溃疡），邻近的跟骨无异常信号，排除了相关的骨髓炎

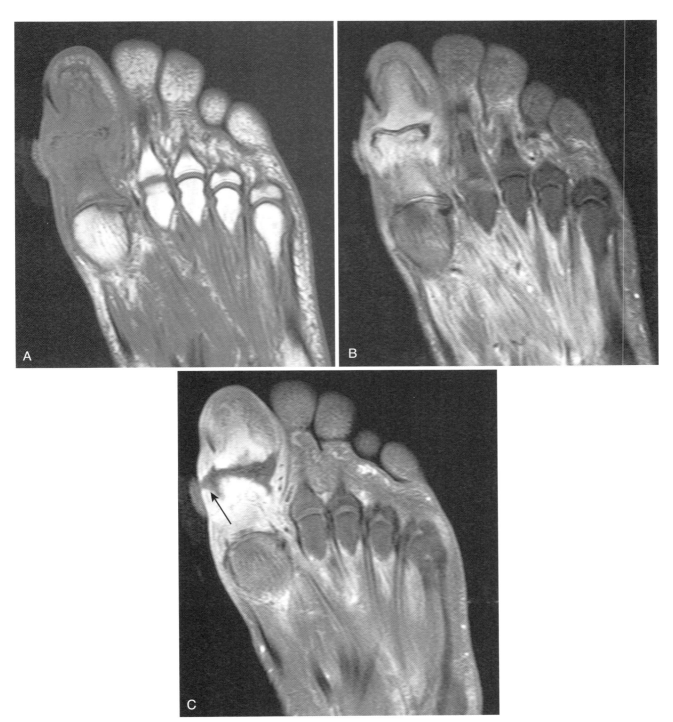

· 图 5.26　糖尿病足感染：蔓延扩散。A，足前部长轴位 T1W 图像。跗趾趾骨见弥漫性异常信号和明显的骨质破坏。B，足前部长轴位脂肪抑制 T2W 图像。邻近的两个跗趾趾骨信号增高，趾间关节明显变窄，符合化脓性关节炎以及邻近的骨髓炎改变。C，足前部静脉注射钆剂后长轴位脂肪抑制 T1W 图像。可见低信号窦道（箭号）延伸至一处小的皮肤溃疡，其边缘强化组织衬托使其显示清楚

推荐阅读

骨髓炎

Kan JH, Young RS, Yu C, Hernanz-Schulman M. Clinical impact of gadolinium in the MRI diagnosis of musculoskeletal infection in children. *Pediatr Radiol.* 2010;40(7):1197–1205.

McGuinness B, Wilson N, Doyle AJ. The "penumbra sign" on T1-weighted MRI for differentiating musculoskeletal infection from tumor. *Skeletal Radiol.* 2007;36:417–421.

Monsalve J1, Kan JH, Schallert EK, Bisset GS, Zhang W, Rosenfeld SB. Septic arthritis in children: frequency of coexisting unsuspected osteomyelitis and implications on imaging work-up and management. *AJR Am J Roentgenol.* 2015;204(6):1289–1295.

软组织感染

Chaudhry AA, Baker KS, Gould ES, Gupta R. Necrotizing fasciitis and its mimics: what radiologists need to know. *AJR Am J Roentgenol.* 2015;204(1):128–139.

Hayeri MR, Ziai P, Shehata ML, Teytelboym OM, Huang BK. soft-tissue infections and their imaging mimics: from cellulitis to necrotizing fasciitis. *Radiographics.* 2016;36(6):1888–1910. Review.

Jaramillo D. Infection: musculoskeletal. *Pediatr Radiol.* 2011;41 (suppl 1):S127–S134.

Mehta P, Morrow M, Russell J, Madhuripan N, Habeeb M. Magnetic resonance imaging of musculoskeletal emergencies. *Semin Ultrasound CT MR.* 2017;38(4):439–452.

Pattamapaspong N, Louthrenoo W. Musculoskeletal infection in acquired immunodeficiency syndrome. *Semin Musculoskelet Radiol.* 2011;15(5):541–553.

Tehranzadeh J, Ter-Oganesyan RR, Steinbach LS. Musculoskeletal disorders associated with HIV infection and AIDS. Part I: infectious musculoskeletal conditions. *Skeletal Radiol.* 2004;33(5):249–259.

Turecki MB, Taljanovic MS, Stubbs AY, et al. Imaging of musculoskeletal soft tissue infections. *Skeletal Radiol.* 2010;39 (10):957–971.

化脓性关节炎

Kwack K-S, Cho JH, Lee JH, et al. Septic arthritis versus transient synovitis of the hip: gadolinium-enhanced MRI finding of decreased perfusion at the femoral epiphysis. *AJR Am J Roentgenol.* 2007;189:437–445.

慢性复发性多病灶性骨髓炎/SAPHO综合征

Berkowitz YJ, Greenwood SJ, Cribb G, Davies K, Cassar-Pullicino VN. Complete resolution and remodeling of chronic recurrent multifocal osteomyelitis on MRI and radiographs. *Skeletal Radiol.* 2018;47(4):563–568.

Greenwood S, Leone A, Cassar-Pullicino VN. SAPHO and recurrent multifocal osteomyelitis. *Radiol Clin North Am.* 2017;55(5):1035–1053.

糖尿病足感染

Duryea D, Bernard S, Flemming D, Walker E, French C. Outcomes in diabetic foot ulcer patients with isolated T2 marrow signal abnormality in the underlying bone: should the diagnosis of "osteitis" be changed to "early osteomyelitis"? *Skeletal Radiol.* 2017;46(10):1327–1333.

Mandell JC, Khurana B, Smith JT, Czuczman GJ, Ghazikhanian V, Smith SE. Osteomyelitis of the lower extremity: pathophysiology, imaging, and classification, with an emphasis on diabetic foot infection. *Emerg Radiol.* 2018;25(2):175–188.

Martín Noguerol T, Luna Alcalá A, Beltrán LS, Gómez Cabrera M, Broncano Cabrero J, Vilanova JC. Advanced MR imaging techniques for differentiation of neuropathic arthropathy and osteomyelitisin the diabetic foot. *Radiographics.* 2017;37(4):1161–1180.

Tan PL, Teh J. MRI of the diabetic foot: differentiation of infection from neuropathic change. *Br J Radiol.* 2007;80:939–948.

第6章 关节炎与软骨

目录

关节炎和软骨如何扫描

类风湿关节炎

强直性脊柱炎

痛风

二水焦磷酸钙沉积症

血友病

淀粉样蛋白

肿瘤

滑膜软骨瘤病

色素沉着绒毛结节性滑膜炎

游离体

软骨

总结

推荐阅读

关节炎和软骨如何扫描

磁共振成像（MRI）可以直接显示软骨和软骨下骨，且其多平面成像能力和良好的软组织对比度可提供关节间隙内和周围结构的准确信息，因此 MRI 仍然是评估关节软骨的理想成像技术。尽管目前主要是通过常规 X 线片来诊断关节炎的类型，但 MRI 能够显示关节软骨的变化，可用于评估关节间隙内游离体的状态，以及确定滑膜受累情况，从而有助于制订治疗计划。

- **线圈和患者体位**：线圈和体位的选择由需成像的关节决定。标准肢体线圈在膝关节和半月板撕裂成像上的使用方式相同，腕关节和肘关节等部位也相同。

- **图像定位**：关节炎和软骨成像可参考已在其他章节讨论过的标准成像平面。在膝关节，应使用 3 个平面（横断面、冠状面和矢状面）来充分评估软骨。

- **脉冲序列和感兴趣区域**：对于关节炎的关节成像，建议在每个成像平面中使用 T1 加权（T1W）

和某些类型的 T2 加权（T2W）序列。软骨敏感序列将在本章后面详细讨论。

- **对比剂**：对比剂通常用于诊断滑膜受累以及评估治疗反应，因为它明显增加了对滑膜肥大（血管翳）的识别能力。

大多数关节异常在涉及特定关节的章节中讨论（例如，骨髓或髋部章节中的缺血性坏死）。本章节将讨论一些可能影响所有关节的异常，如色素沉着绒毛结节性滑膜炎（pigmented villonodular synovitis, PVNS）、滑膜软骨瘤病和一些常见的关节炎；另外还提供了软骨成像的概述。

目前风湿病学的发展趋势表明，MRI 是评估滑膜炎和指导临床早期积极治疗的重要检查方法。由于异病同影，一些征象可以在因其他原因接受影像学检查的患者图像上看到，因此认识与关节病相关的征象十分重要。

类风湿关节炎

早期诊断和治疗对于改善类风湿关节炎（rheumatoid arthritis, RA）患者的临床预后至关重要。与常规 X 线片相比，MRI 可以更早地发现 RA 的侵蚀性改变，从而更早地诊断和治疗 RA（图 6.1）。人们已经认识到，骨髓水肿是病灶侵蚀性发展的前兆，在 MRI 上很容易看到相应影像征象，这可能是活动性炎症的表现。骨髓水肿的位置十分重要，因为肌腱和（或）韧带附着处的炎症可能意味着外周型脊柱关节病，而不是 RA。

仔细评估受 RA 影响的关节 T1W 图像，可能会发现血管翳内的信号强度比关节液略高，这样就可以在不注射对比剂的情况下进行识别。然而，在多数情况下，使用标准成像序列不能有效地将血管翳与滑膜和关节液区分开（图 6.2）。静脉注射钆对比剂后，血管翳由于有明显的强化，因此很容易被识别。也有报道称，相比于脂肪抑制的 T2W 图像，对比增强的 T1W 图像更易识别关节周围的骨质异常。

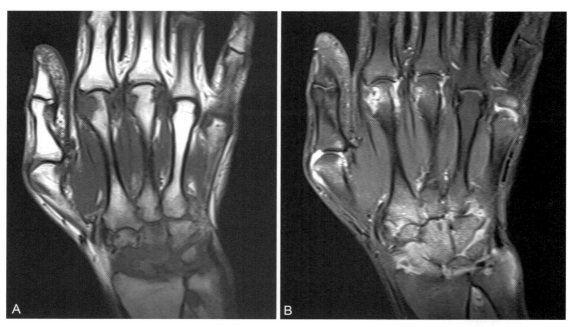

· 图 6.1　类风湿关节炎。A，晚期类风湿关节炎患者的冠状位 T1W 图像显示掌指关节和腕关节多处骨质侵蚀性改变。B，静脉注射钆剂后冠状位脂肪抑制 T1W 图像强化的滑膜血管翳显示更清晰

在此之前，RA 的治疗并不取决于血管翳的多少，但风湿病科医生在初期治疗时常通过 MRI 来评估血管翳及帮助制订治疗方案。

RA 患者肿胀的关节内有时会出现数个小的游离体，称为米粒样小体（图 6.3）。这种异常发生在某些慢性滑膜疾病中，如 RA 或慢性感染，由于滑膜绒毛状增生过度，导致血供不足、坏死并脱落到关节内而形成。之所以称其为米粒样小体，是因为在手术过程中发现其与米粒相似。在 MRI 上，米粒样小体类似多发性游离体或滑膜软骨瘤，但典型的米粒样小体比滑膜软骨瘤病的小体小得多，在 T2W 图像上仍为低信号。大多数（不是全部）患者已经被诊断为类风湿关节炎，所以如果放射科医生熟悉这一发展过程，就很容易识别出米粒样小体。如果米粒样小体引起了机械性症状，外科医生可以较容易地将其取出，但通常情况下，治疗方法与发生类风湿关节炎的关节相同。

强直性脊柱炎

一般情况下，强直性脊柱炎的改变可以通过常规 X 线片来判断。相比于常规 X 线片，MRI 可以早期发现肌腱或韧带附着点处的炎症和骨髓水肿等改变，因此，MRI 对该病的早期诊断具有重要意义。

除了肌腱或韧带附着点的改变外，骶髂关节和椎体角（"亮角征"）的骨髓水肿将有助于指导早期诊断和治疗，并且 MR 上的发现可早于 X 线片（图 6.4）。静脉注射对比剂来评估增强程度也可能有助于治疗计划的制订。

痛风

与类风湿关节炎一样，X 线片的影像表现通常足以诊断痛风，而 MR 对这种疾病的诊断作用较小。但重要的是应认识到，痛风石有时会出现在未意识到已患痛风的患者身上，在这种情况下，有可能会导致误诊。痛风石可出现在几乎所有的软组织中，也可侵蚀骨骼或始于骨内（骨内痛风石）。在痛风石较大且诊断不明的病例中，痛风石可能会被误诊为肿瘤并进行活检。痛风石在 T1W 和 T2W 图像上的典型表现为低信号（图 6.5），这不同于大多数其他类型的关节病和大多数肿瘤（纤维瘤、色素沉着绒毛结节性滑膜炎和淀粉样蛋白除外）。痛风石有时在 MR 图像上表现为信号强度增加（图 6.6），并且可能显示均匀的强化或中心无强化。MR 也可以显示由于相应骨髓水肿而检出的痛风石相关的邻近骨皮质侵蚀。

由于痛风在 MR 上的特征不具有特异性，支持

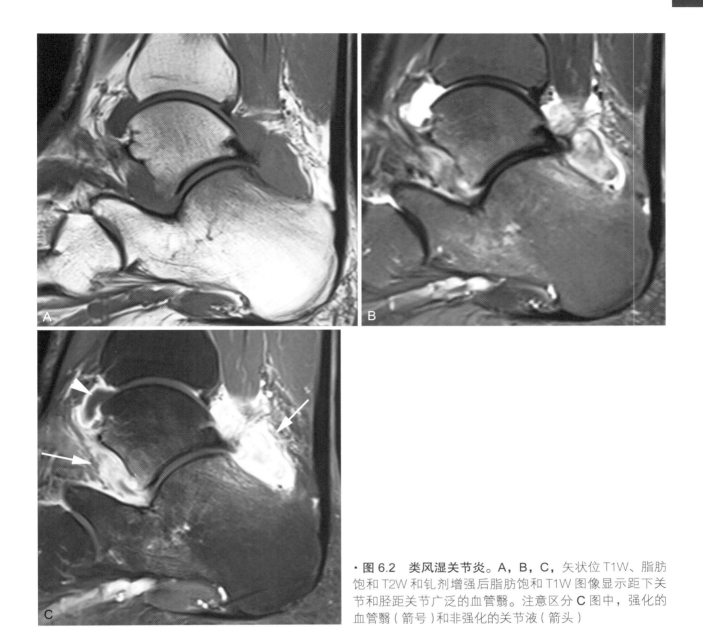

· 图 6.2 类风湿关节炎。A，B，C，矢状位 T1W、脂肪饱和 T2W 和钆剂增强后脂肪饱和 T1W 图像显示距下关节和胫距关节广泛的血管翳。注意区分 C 图中，强化的血管翳（箭号）和非强化的关节液（箭头）

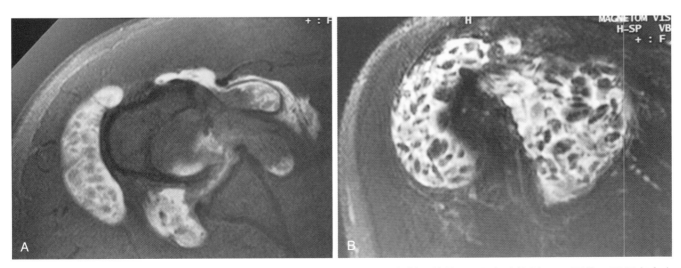

· 图 6.3 类风湿关节炎。A，B，肩关节钆剂关节造影后横轴位（A）和斜冠状位（B）脂肪抑制 T1W 图像，可见多个小的充盈缺损或游离体，被称为米粒样小体

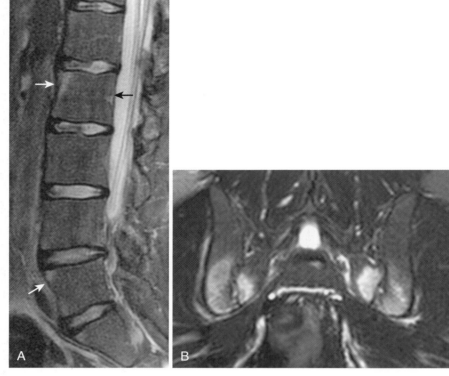

· **图 6.4　强直性脊柱炎**。A，矢状位脂肪抑制 T2W 图像显示 L2 和 L5 的前上部分信号增高（白色箭号），注意椎体正常凹形后缘的缺失（黑色箭号）。B，冠状位脂肪抑制 T2W 图像显示强直性脊柱炎患者双侧骶髂关节骨髓水肿

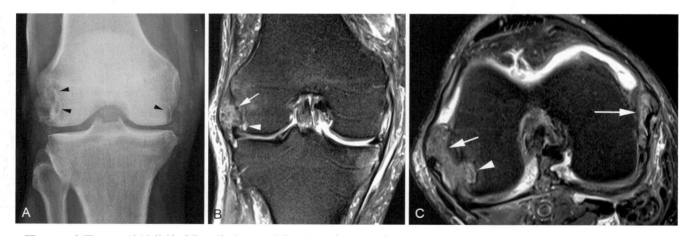

· **图 6.5　痛风**。A，膝关节前后位 X 线片显示关节内侧与外侧存在密度较低的痛风石，以及相关的骨质破坏现象（箭头）。B、C，冠状位和轴位脂肪饱和 T2W 图像显示，这些区域的组织信号不均匀，以低信号为主（箭号），以及其中一处骨质破坏（箭头）

的特征性诊断包括受累部位和病灶分布。足部痛风无反复性或连续性溃疡，可与骨髓炎鉴别。膝关节中的腘肌和髌腱更容易发生痛风（图 6.7）。痛风可形成肿块，如果不熟悉其外观和位置，肿块可能被误认为软组织恶性肿瘤。

二水焦磷酸钙沉积症

　　MR 在二水焦磷酸钙沉积症（calcium pyrophosphate dihydrate deposition，CPPD）或假性痛风的诊断中作用甚微。有研究报道膝关节半月板软骨钙质沉着病的影像为线性高信号，类似半月板撕裂。人们

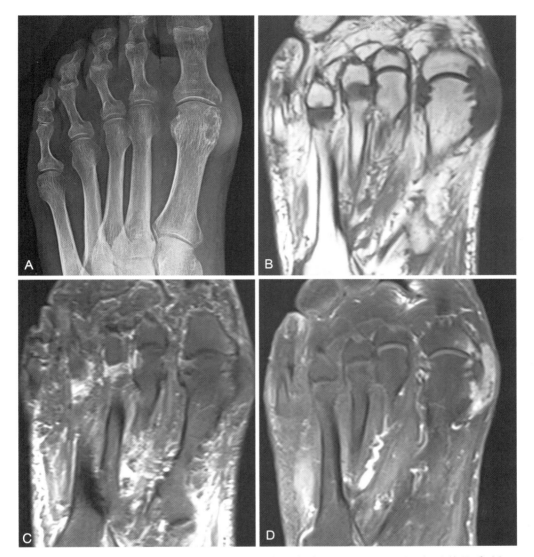

· **图 6.6 痛风**。A，足底前后位 X 线片显示第一跖骨内侧缘有致密的软组织痛风石影及相关的骨质破坏。B、C、D，长轴位 T1W、脂肪饱和 T2W、钆剂增强后脂肪饱和 T1W 图像显示类似的结果。注意 B 图中痛风石呈低信号，D 图中呈弥漫性强化

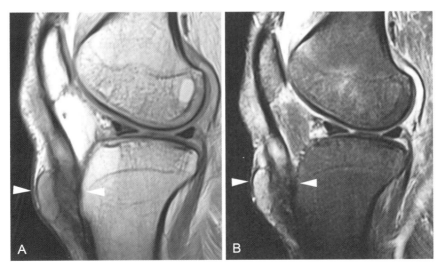

· **图 6.7 痛风**。矢状位质子相（A）和 STIR（B）图像显示髌腱远端的小叶状、团块状组织，在两幅图像上均为混杂信号，但以低信号为主（箭头）。活检显示痛风

可能会直观地认为钙化在 MR 图像上表现为低信号，然而，在某些情况下，钙化在 T1W 图像上可显示为中等到高信号。这一现象的原因尚未明确，但文献中已经讨论了几种理论。软骨钙质沉着病也可以在透明软骨中见到线状或点状的低信号，由于存在相关的晕状伪影，故在 T2* 序列上特别明显（图 6.8）。通过使用 MR 估计关节病变相关的软骨损失程度来评估 CPPD 比 X 线片更准确，更有利于及时制订适当的治疗计划。

血友病

尽管 MR 不是血友病患者的常规检查，但在血友病患者的一些发现还是值得一提的。血友病相关的关节病和关节破坏一般可以通过传统 X 线片得到较好的评估。然而，在 MR 的 T1W 和 T2W 图像上可以看到由于反复的关节出血导致的含铁血黄素沉积，表现为滑膜内的低信号团块（图 6.9），这被称为含铁血黄素关节炎。含铁血黄素的量从零到中等不等，但几乎不像在 PVNS 中见到的那样明显。在含有大量含铁血黄素的关节中，有典型的晚期关节破坏，这在 PVNS 中并不常见。事实上，区分血友病与 PVNS 并不难，因为血友病患者在进行关节成像之前就已经很清楚自己的诊断。血友病关节成像的主要适应证是明确软骨破坏的程度和滑膜的厚度，

这些特征有助于指导如何处理关节异常。

淀粉样蛋白

淀粉样蛋白沉积通常是透析治疗的结果，往往发生在大关节内及其周围，可导致明显的关节肿胀和疼痛（图 6.10），也可表现为明显的骨质侵蚀。淀粉样蛋白更常累及脊柱，其沉积物可能是淀粉样蛋白或淀粉样蛋白类似物，称为 β_2- 微球蛋白。由于肾脏疾病的淀粉样蛋白或 β_2- 微球蛋白沉积非常类似于 X 线片和 MR 图像上的感染表现（图 6.11），因此有必要询问出现这些 MR 结果的患者是否患有肾衰竭或正在进行透析，从而给出正确的诊断，尽管在某些情况下，仍然需要活检来进行确诊。

尽管在脊柱中看到的大多数淀粉样蛋白沉积在 T2W 图像上呈高信号，但通常情况下它在 T1W 和 T2W 图像上呈低信号强度。注射对比剂后出现典型的周边轻度强化。椎旁间隙或硬膜外间隙出现异常软组织更支持椎间盘炎而不是淀粉样蛋白沉积。

肿瘤

没有起源于关节的肿瘤，但有一些肿瘤样病灶也可表现为关节肿胀。其中最常见的是滑膜软骨瘤

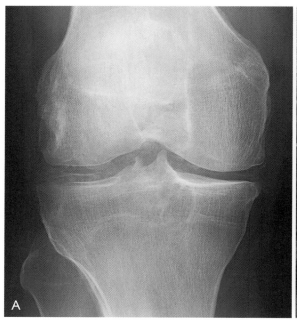
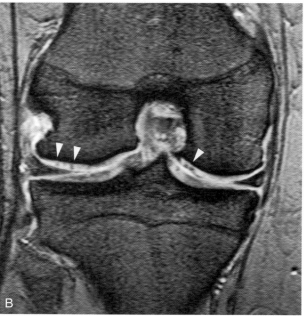

· 图 6.8　CPPD/ 软骨钙质沉着症。A，膝关节前后位 X 线片显示广泛的软骨钙质沉着。B，冠状位梯度回波图像显示关节软骨内钙沉积部位有明显的低信号强度病灶（晕染效应）（箭头）

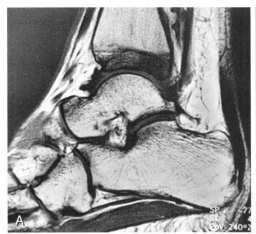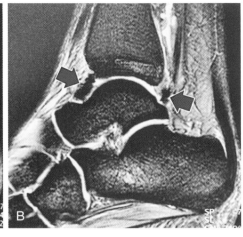

· **图 6.9** **血友病。**血友病患者踝关节矢状位 T1W（ A ）和梯度回波 T2* 序列图像（ B ）显示大量低信号的关节积液（ 箭号 ），与含铁血黄素沉积一致

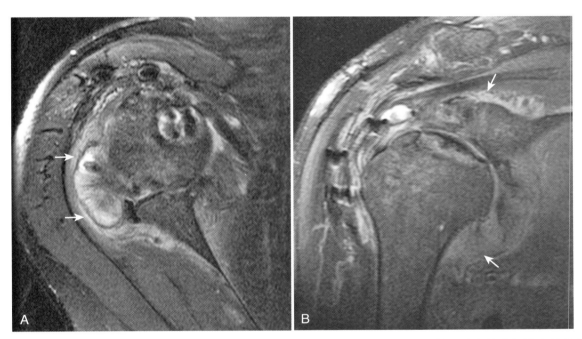

· **图 6.10** **淀粉样蛋白沉积** A，肾衰竭患者，有肩袖手术史，横轴位脂肪抑制 T2W 图像，注意关节间隙内的低信号和中等信号（ 箭号 ）。B，与 A 图为同一患者，冠状位脂肪抑制 T2W 图像，显示关节间隙内低信号和中等信号的淀粉样蛋白（ 箭号 ）

病和 PVNS（后文将进一步讨论）。不常见的实体瘤的表现类似于滑膜血管瘤和树枝状脂肪瘤，这些是非常罕见的，因此不作进一步讨论。

滑膜软骨瘤病

　　滑膜软骨瘤病有两种类型：原发性和继发性。原发性滑膜软骨瘤病是一种罕见的实体瘤，由滑膜化生引起，并在关节内产生多个游离体。最初，这

些是没有钙化的软骨体，通常可进展为大小相同的钙化游离体。它们可能会引起机械性症状，就像关节中任何游离体一样，或者仅引起关节肿胀或充满关节。本文描述了原发性滑膜软骨瘤病的三个阶段及其 MR 表现。在第一阶段，滑膜的化生导致透明软骨体的形成和增殖，关节内未见游离体，在 MR 上表现为一个融合的软组织块，其信号与透明关节软骨相同。这种表现可能与肿瘤或肿块混淆，但思考一下就会发现，肿瘤不会出现在关节间隙，而且其信号显示为透明关节软骨，故可诊断为原发性滑

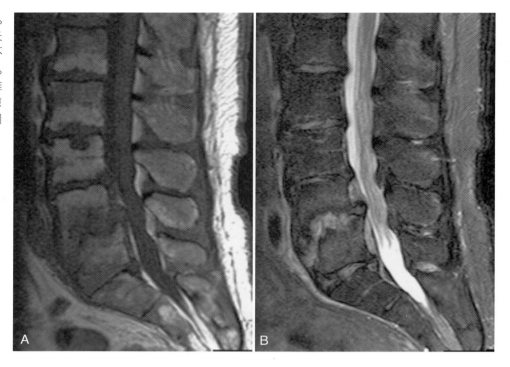

·图 6.11   淀粉样蛋白沉积。 A，肾衰竭伴背痛的患者，矢状位 T1W 图像显示终板不规则，伴有椎间隙的异常。B，脂肪抑制 T2W 图像显示椎间隙内异常信号，由于椎间隙中的信号增高，有时会与椎间盘炎混淆

膜软骨瘤病（活动期），从而避免不必要的活检和错误的病理诊断。第二阶段是滑膜软骨增生以及关节内游离体脱落。第三阶段是大量关节内游离体完全脱落，不伴有滑膜增生（图 6.12 和图 6.13）。晚期可以出现这些游离体的软骨侵蚀。治疗方法是摘除游离体和滑膜切除术。MR 在诊断中起重要作用，因为原发性滑膜软骨瘤病与 PVNS 在常规 X 线片上表现相似。尽管这些可能在 MR 上难以区分，但所有脉冲序列上均呈低信号肿块是 PVNS 的典型表现，而在原发性滑膜软骨瘤病中，游离体表现出与软骨相同的中等信号强度。

继发性滑膜软骨瘤病是一种更为常见的疾病。它继发于创伤，导致关节软骨脱落，产生关节游离体。继发性滑膜软骨瘤病的 X 线诊断较为典型，表现为多个钙化游离体，几乎等同于病理诊断。与原发性滑膜软骨瘤病不同，这些小体可钙化，也可不钙化，而且它们大小不同，数量一般较少。由于软骨损伤，常导致典型的骨关节病，治疗方法是摘除游离体以及治疗其他关节软骨缺损，不必进行滑膜切除术，因为这种情况不是由滑膜化生引起的。

色素沉着绒毛结节性滑膜炎（PVNS）

PVNS 是一种病因不明的疾病，可影响任何关节、滑囊或腱鞘（当它影响腱鞘时，称为腱鞘巨细

胞瘤）。PVNS 导致滑膜肥厚，关节内弥漫性含铁血黄素沉积。它几乎不伴钙化，只在病程后期导致关节间隙变窄；其 X 线异常表现可能仅显示为关节肿胀。当一个大关节受到影响时，可以通过 X 线片检查发现含铁血黄素产生的致密渗出物。

MR 几乎是可确诊的检查方法。关节积液伴滑膜肥厚在 T2W 图像上表现为低信号区（图 6.14）。这个过程可以侵蚀骨质，形成巨大的囊腔，但通常局限于关节内的软组织。由于含铁血黄素的磁化特性，梯度回波序列将显示明显的含铁血黄素晕染效应。如果存在其他较小的病灶，此序列将有助于识别。

PVNS 在关节中有两种表现形式：弥漫性和局灶性。当 PVNS 呈弥漫性时，需行全滑膜切除术，手术难度大且易复发。在局灶性 PVNS（也称为局灶性结节性 PVNS）中，手术切除更容易、更有效（图 6.15）。当 PVNS 累及关节时，应仔细鉴别以确定是否为其他沉积物。因为其他病灶可能会改变患者的治疗方式，所以这个检查可能需要增加 FOV，尤其是膝关节，需要评估整个髌上囊（见图 6.14）。

游离体

用任何成像方式都很难找到关节中的游离体，但 MR 似乎比大多数成像技术更具有优势。在没有大量关节积液的情况下，MR 关节造影优于 MR 平

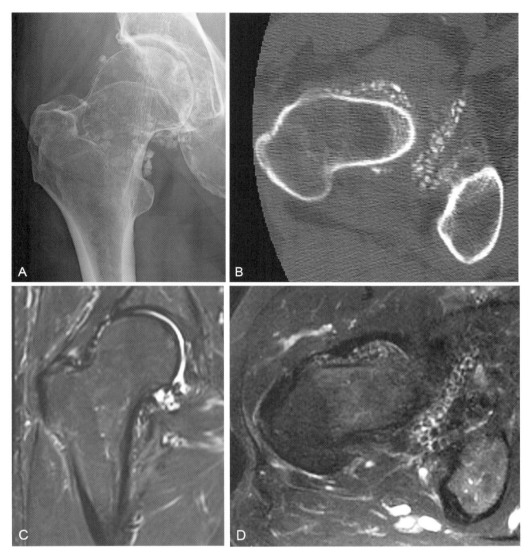

· **图 6.12**　**原发性滑膜软骨瘤病。** A、B，髋关节前后位 X 线片（A）和横轴位 CT 图像（B）显示关节内有无数大小相对均匀的圆形钙化。C、D，与 A、B 图为同一患者，冠状位和横轴位脂肪抑制 T2W 图像显示低信号强度病灶分布于整个关节

扫。游离体可由软骨或骨组成（图 6.16）。我们试图利用梯度回波序列寻找游离体，如果其包含任何骨皮质成分，则会出现晕染效应，故更易被发现。游离体最常出现在膝关节，但也可能出现在其他任何关节。

软骨

　　软骨研究仍然是肌肉骨骼研究中的热门领域。许多关于软骨 MR 的文章比较了各种成像序列在诊断软骨异常中的应用。对最优序列的确定是有争议的，到目前为止，没有一个序列是无可争议地优于所有其他序列的。每个膝关节 MR 检查都必须有一个软骨敏感序列。文献中公布的一部分软骨序列在商用 MR 上不易获得，而另一部分则需要过长的成像时间，这使得它们无法常规使用。一些较新的技术包括 T2mapping、延迟钆剂增强的软骨 MR 成像（dGEMRC）、T1 ρ（rho）成像、钠成像和弥散加权成像。一些作者建议只有在怀疑软骨异常时才使用特殊序列，但放射科医师需要对每个膝关节检查保持谨慎态度，注意可能存在的软骨异常，并给出一个能较好显示软骨的序列，否则骨科医生会选择其他的成像服务。软骨损伤通常伴随着其他的病理变化，这可能是引起关节疼痛的一个未知原因。

　　软骨治疗已成为骨科手术的重要内容。

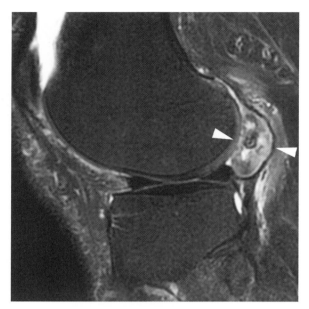

· 图 6.13 **滑膜软骨瘤病，局灶性。** 矢状位 STIR 图像显示膝关节后外侧小叶性肿块，信号不均匀（箭头），中心可见低信号。这是一个非典型的表现，但经切除后证实为一个滑膜软骨瘤病病灶

在影像学和骨科手术学文献中描述了多个软骨异常的分级系统。一位放射科医生评定的 2 级病灶在另一位医生可能评定为 3 级病灶。简言之，如果简单地说软骨异常是 2 级或 3 级，会让人疑惑到底采用了哪个分级系统。它可能会让人感到非常困惑，而且常常会误导人。似乎没有一个评分系统能获得大多数人的认可，我们不建议在常规的临床实践中使用分级系统来描述软骨。简单的 MR 外观描述应足以用于治疗，相关的临床医生可以运用他的特定分级系统将病变分级。临床研究采用半定量评分方

法，如 WORMS（全器官 MR 成像评分）、KOSS（膝关节骨关节炎评分系统）和 BLOKS（波士顿 - 利兹膝关节骨关节炎评分系统）。这些评分系统结合膝关节周围的其他结构来评估软骨的形态学特征，以确定膝关节骨性关节炎患者疼痛和疾病进展的危险因素。介绍这些术语是为了让您了解手术关注的事项，但我们不会进一步详细介绍这些评分原则。

软骨的描述应说明是否存在局灶性异常信号、表面纤维化或不规则、裂隙（图 6.17）、部分缺损（图 6.18）或全层缺失（图 6.19），以及软骨下骨是否存在异常信号（图 6.20 和图 6.21）。我们一般不诊断软骨普遍变薄，因为在关节镜检查中几乎不可能观察记录。软骨厚度可能取决于患者的年龄和活动，与所描述的任何症状或治疗无关，而且很可能是一个不准确的评估。然而，有一种特殊的软骨异常是很重要的，那就是剥脱。这是指软骨与软骨下骨的分离，沿着软骨 - 骨界面出现液体信号时即可诊断（见图 6.21），这对于临床非常重要，因为这种情况的异常可能在关节镜检查中看不到。

在评估关节软骨时，选择合适的 MR 序列是很重要的。通过选择一个 TE 时间（echo time，回波时间）在 30 ~ 60 ms 之间的序列（结合质子相和 T2W 加权），可用于区分软骨、软骨下骨和关节积液。一些观点更倾向于增加脂肪抑制；然而，磁场不均匀性（例如矫形装置的干扰）可能导致不均匀的脂肪抑制和图像损坏。在这些情况下，短时间反转恢复（short time inversion recovery, STIR）成像可以提供更均匀的脂肪抑制和更可靠的软骨评估。

具有脂肪抑制的三维（3D）体素扰相 GRASS

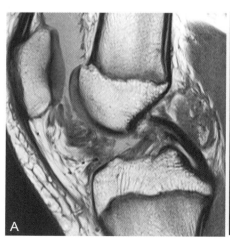
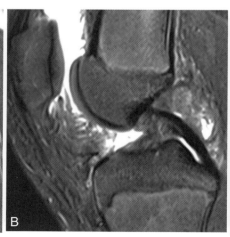
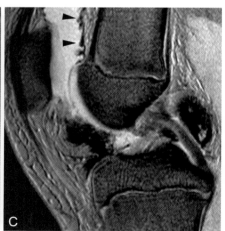

· 图 6.14 **色素沉着绒毛结节性滑膜炎。** 矢状位质子相（A）和 STIR（B）图像显示整个膝关节内广泛的低信号叶状区域。C，矢状位梯度回波图像显示该组织明显的"晕染效应"，与其含铁血黄素的含量有关。还应注意髌上区其他滑膜受累显著性增加（箭头）

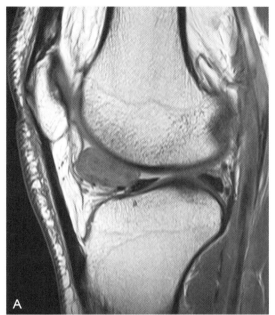

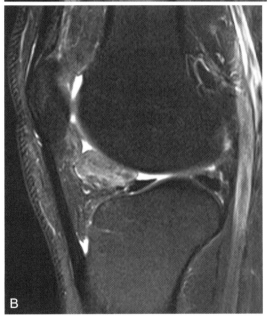

· 图 6.15　**色素沉着绒毛结节性滑膜炎，局灶性。**矢状位质子相（**A**）和 STIR（**B**）图像显示含有低信号病灶的卵圆形肿块。活检显示为局灶性（结节状）PVNS

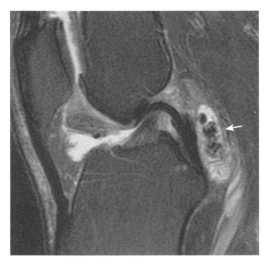

· 图 6.16　**游离体（继发性滑膜软骨瘤病）。**可见多发大小不一的骨化游离体（箭号），符合继发性滑膜软骨瘤病的诊断

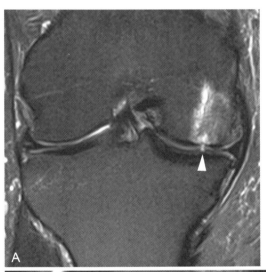

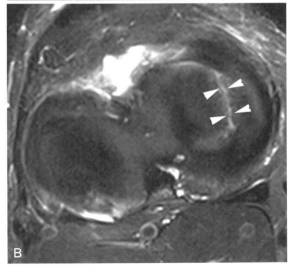

· 图 6.17　**软骨裂隙。**冠状位（**A**）和横轴位（**B**）脂肪抑制 T2W 图像显示股骨内侧髁负重面有深的软骨裂隙（箭头），下方骨质内可见明显的水肿信号

（稳定状态下的梯度采集）被高度吹捧为可增加膝关节软骨评估的准确性。尽管这个序列能够提供良好的软骨图像，但它不能够评估软骨下骨。3D 快速自旋回波成像可以利用单次采集来呈现关节软骨以及膝关节其他内部结构，但该技术还未在常规临床实践中取代 2D 成像。

识别软骨异常的一个困难是观察所有软骨表面。我们发现，在所有三个平面中最好都有软骨敏感序列，因为显著的异常通常表现在其中一个平面，而

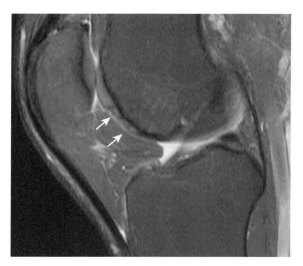

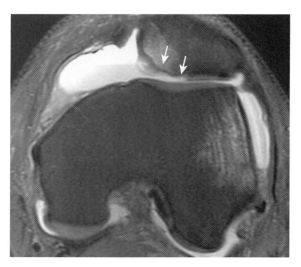

· 图 6.18　部分软骨缺失。矢状位脂肪抑制 T2W 图像显示股骨滑车内部分的软骨异常（箭号）

· 图 6.19　全层软骨缺失。髌骨脱位患者，横轴位脂肪抑制 T2W 图像。髌骨顶部全层软骨缺失（箭号）。明确髌骨脱位患者的软骨缺失具有治疗意义，这是一个重要的发现

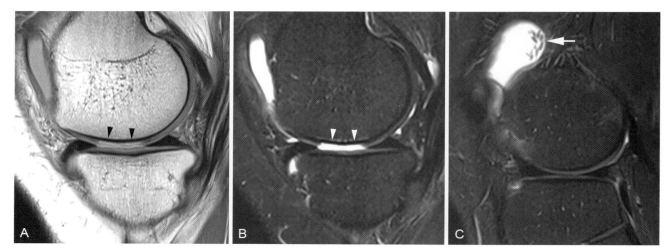

· 图 6.20　全层软骨缺失。矢状位质子相（A）和 STIR（B）图像显示全层软骨缺失，其证据为液体信号取代了股骨内侧髁负重面透明关节软骨的中等信号（箭头）。C，矢状位 STIR 图像显示外侧髌上囊内有多个游离体（箭号）

在另外两个平面中是非常轻微的。我们花在检查膝关节软骨异常上的时间可能和检查膝关节其余部分的时间一样多。

　　3.0 T 成像可以提供更好的分辨率，也许还可以增强诊断信心，但即使在这个场强下，仍有必要使用适当的序列进行软骨评估。

总结

　　MR 在关节炎的成像中具有实用性，特别是在早期诊断和治疗后。放射科医生应该熟悉最常见关节炎的 MR 表现。软骨成像是任何关节成像的重要组成部分，因此，软骨敏感序列应被纳入到所有关节常规序列中。应该对每个软骨异常进行全面描述，而不是试图将其纳入许多分级系统之一。

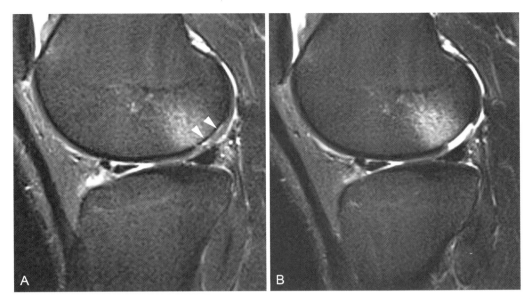

· 图 6.21 软骨剥脱。A，急性损伤患者，矢状位 STIR 图像显示软骨下水肿样信号（挫伤），以及软骨 - 骨界面的液体信号（界标）（箭头）。B，与 A 图为同一患者，膝关节固定 2 周后，矢状位 STIR 图像显示剥脱的软骨已经移除，在该部位留下全层缺失

推荐阅读

关节炎

Ash Z, Marzo-Ortega H. Ankylosing spondylitis—the changing role of imaging. *Skeletal Radiol.* 2012;41:1031–1034.

Bangert B, Modic M, Ross J, et al. Hyperintense disks on T1-weighted MR images: correlation with calcification. *Radiology.* 1995;195:437–444.

Brossmann J, Preidler KW, Daenen B, et al. Imaging of osseous and cartilaginous intraarticular bodies in the knee—comparison of MR imaging and MR arthrography with CT and CT arthrography in cadavers. *Radiology.* 1996;200:509–517.

Emad Y, Ragab Y, El-Naggar A, et al. Gadolinium-enhanced MRI features of acute gouty arthritis on top of chronic gouty involvement in different joints. *Clin Rheumatol.* 2015;34:1939–1947.

Flemming DJ, Hash 2nd TW, Bernard SA, et al. MR imaging assessment of arthritis of the knee. *Magn Reson Imaging Clin N Am.* 2014;22:703–724.

Garner HW, Bestic JM. Benign synovial tumors and proliferative processes. *Semin Musculoskelet Radiol.* 2013;17:177–178.

Girish G, Glazebrook KN, Jacobsen JA. Advanced imaging in gout. *AJR Am J Roentgenol.* 2013;2015:515–525.

Hughes TH, Sartoris DJ, Schweitzer ME, et al. Pigmented villonodular synovitis: MRI characteristics. *Skeletal Radiol.* 1995;24:7–12.

Kiss E, Keusch G, Zanetti M, et al. Dialysis-related amyloidosis revisited. *AJR Am J Roentgenol.* 2005;185:1460–1467.

Kurer M, Baillod R, Madgwick J. Musculoskeletal manifestations of amyloidosis. *J Bone Joint Surg [Br].* 1991;73:271–276.

Levine DS, Forbat SM. SaifuddinA. MRI of the axial skeletal manifestations of ankylosing spondylitis. *Clin Radiol.* 2004;59:400–413.

Major N, Helms C, Genant H. Calcification demonstrated as high signal intensity on T1-weighted MR images of the disks of the lumbar spine. *Radiology.* 1993;189:494–496.

Naidich JB, Mossey RT, McHeffey AB, et al. Spondyloarthropathy from long-term hemodialysis. *Radiology.* 1988;167:761–764.

Narvaez JA, Narvaez J, De Lama E, et al. MR imaging of early rheumatoid arthritis. *RadioGraphics.* 2010;30:143–165.

软骨

Abraham CL, Bangerter NK, McGavin LS, et al. Accuracy of 3D dual echo steady state (DESS) MR arthrography to quantify acetabular cartilage thickness. *J Magn Reson Imaging.* 2015;42:1329–1338.

Crema MD, Roemer FW, Marra MD, et al. Articular cartilage in the knee: current MR imaging techiques and application in clinical practice and research. *RadioGraphics.* 2011;31:37–62.

Disler DG, McCauley TR, Kelman CG, et al. Fat-suppressed three-dimensional spoiled gradient-echo MR imaging of hyaline cartilage defects in the knee—comparison with standard MR imaging and arthroscopy. *AJR Am J Roentgenol.* 1996;167:127–132.

Gagliardi JA, Chung EM, Chandnani VP, et al. Detection and staging of chondromalacia patellae: relative efficacies of conventional MR imaging, MR arthrography, and CT arthrography. *AJR Am J Roentgenol.* 1994;163:629–636.

Kendell SD, Helms CA, Rampton JW, et al. MRI appearance of chondral delamination injuries of the knee. *AJR Am J Roentgenol.* 2005;184:1486–1489.

Kijowski R, Blankenbaker DG. Woods, et al. Clinical usefulness of adding 3D cartilage imaging sequences to a routine knee MR protocol. *AJR Am J Roentgenol.* 2011;196:159–167.

Recht MP, Piraino DW, Paletta GA, et al. Accuracy of fat-suppressed three-dimensional spoiled gradient-echo flash MR imaging in the detection of patellofemoral articular cartilage abnormalities. *Radiology.* 1996;198:209–212.

Ronga M. AngerettiG, FerraroS, et al. Imaging of articular cartilage: current concepts. *Joints.* 2014;2:137–140.

Zilkens C, Tiderius CJ, Krauspe R, et al. Current knowledge and importance of dGEMRIC techniques in diagnosis of hip joint diseases. *Skeletal Radiol.* 2015;44:1073–1083.

第 7 章　肿瘤

目录

肌肉骨骼系统肿瘤的分期
　分期原则
　　分级
　　病灶范围
　　转移
　成像原理
　　骨肿瘤
　　软组织肿瘤
　　MR 图像的重要特征
　肿瘤治疗后评价
　　化疗后
　　术后及放疗后
肿瘤如何扫描
图像判读方法
　一般原则
　骨病变
　　特异性表现
　软组织肿瘤
　　一般原则
　　特异性表现
推荐阅读

磁共振成像（MRI）在对疑似肌肉骨骼肿瘤患者的检查中具有重要作用。MRI 可以确定病变的存在，同时在某些情况下可进行特定的诊断，确定肿瘤扩散的范围，为肿瘤活检提供指导以及协助评估疾病治疗后复发情况。

呈现的治疗计划主要是基于病变的分期制订的。肿瘤的局部分期取决于肿瘤累及的解剖结构和组织间隙，这一点在 MR 图像上能够得到良好的显示。如果想要设计出评估肿瘤病变的最佳 MR 方案，一个重要的前提就是要对肿瘤的分期进行理解，所以本章首先简要地描述肿瘤的分期原则。虽然你可能想要跳过该部分，但是我们强烈建议你阅读本章，以便能够更好地建立和理解关于这一类重要疾病的 MR 研究。

肌肉骨骼系统肿瘤的分期

分期原则

肿瘤外科医生的主要目标是通过对肿瘤及边缘可能含有肿瘤细胞的组织尽量切除，从而实现肿瘤的局部控制。如果条件允许，可以在保留肢体的同时实现这一目标。如果病变过于严重，则需要通过截肢或者关节离断术来进行治疗。是截肢还是保留肢体取决于许多因素，包括肿瘤的大小、肿瘤与邻近结构（如神经、血管和关节）的关系，以及治疗时肿瘤的整体分期。

虽然有着不同的分期系统，但这些分期系统都基于以下三个方面：
1. 肿瘤分级
2. 肿瘤局部的生长范围
3. 是否存在肿瘤细胞的转移

肌肉骨骼肿瘤学会所采用的 Enneking 分期系统见表 7.1。

分级

肿瘤的分级是衡量其转移可能性的指标。肿瘤的分级主要基于肿瘤的组织学特征，故需要进行术前活检明确肿瘤分级。肉瘤可以分为低级别和高级别两种类型。一般来说，低级别的病变生物学活性较低，可以采取相对保守的手术方式进行治疗。相

表 7.1　肉瘤分期

分期	分级（G）	部位（T）	转移（M）
ⅠA	低度恶性（G1）	局灶性（T1W）	无（M0）
ⅠB	低度恶性（G1）	侵袭性（T2W）	无（M0）
ⅡA	高度恶性（G2）	局灶性（T1W）	无（M0）
ⅡB	高度恶性（G2）	侵袭性（T2W）	无（M0）
Ⅲ	任何分级（G）	任何部位（T）	有（M1） 局部或远处转移

反，高级别的病变具有较强的侵袭性，需要采用更加激进的手术方式进行治疗。

病灶范围

与肿瘤局部范围相关的因素包括肿瘤的大小和邻近组织受累的程度。肉瘤趋向于沿着阻力最小的途径离心生长，当肉瘤组织延伸至邻近组织时，部分会被假包膜所包裹。恶性病变可能局限于假包膜内（囊内），然而，一般情况下，恶性细胞常常扩展到假包膜边界之外。如果病变延伸超过其包膜但仍局限于单一的解剖间隔，则为囊外和局限型。如果肿瘤延伸至邻近的解剖腔室，则被归类为侵袭性肿瘤。侵袭性可能是由于肿瘤直接侵入邻近组织结构，或者由骨折、出血导致的污染，又或者手术过程（如计划外切除或计划不周的活组织检查）造成的污染。一般来说，若病变局部扩展较深，包括累及神经、血管、关节等，需要切除更多的邻近组织，而不是单纯的肿瘤。

转移

分期系统的第三个组成部分是病变有无淋巴结转移或远处转移。转移的确定通常是通过计算机断层扫描（CT）和放射性核素骨扫描来完成的。最近，正电子发射计算机断层扫描和全身 MR 扫描也已经被推荐为可能的替代方法。肌肉骨骼肉瘤发生局部淋巴结转移的概率远远低于肺转移，但是这两种情况均是预后不良的提示因素。

成像原理

骨肿瘤

MR 是检测和描述骨肿瘤，特别是侵及骨髓腔的肿瘤最敏感的影像学方法。然而大多数骨病变的 MR 表现是非特异性的，所以要想对原发性骨肿瘤进行评估，常规的 X 线检查是十分必要的。在对有症状的患者进行检查时，应尽早获得患者的 X 线片，因为 X 线检查不仅价格低廉，而且能够提供在不同情况下关于病灶真实性的具体信息。X 线影像表现和临床可疑程度决定了患者是否需要进一步的检查。如果常规 X 线片显示病变出现了侵袭性骨损害，那么可以选择使用 MR 对患者进行术前评估，因为 MR 是评估病变局部分期的最佳方式。如果骨骼病变在 X 线影像中表现出明显的良性特征，那么就没有必要推荐患者进行 MR 检查。

对于 X 线片表现正常的患者，下一步通常需要进行放射性核素骨扫描。因为放射性核素骨扫描可以帮助定位异常，并为 MR 提供适当的视野。一旦发现局部异常病灶，MR 有助于进一步的定性。即使放射性核素骨扫描提示阴性，MR 也可以检测出放射学上隐匿的髓内病变。如果患者已知原发肿瘤或出现局灶性症状又或实验室检查数据提示骨转移，均应进行 MR 检查（图 7.1）。在这种情况下，通过在疼痛部位的皮肤上放置标记来获得更大的视野，以便对感兴趣区域进行适当的评估。

软组织肿瘤

对于疑似有软组织肿块的患者，应常规进行 X 线检查。X 线片可以显示出骨骼是否受累或软组织是否存在钙化。这些影像学表现在 MR 图像上容易被遗漏。在许多病例中，软组织肿块的 MR 表现非常有特异性，可以根据影像表现做出明确的诊断，从而避免进一步的检查。即使在某些情况下无法根据 MR 图像做出确切的诊断，也可以参考 MR 图像对病变进行分期。

MR 图像的重要特征（专栏 7.1）

在骨和软组织病变的 MR 报告中应该提及可能影响手术可切除性的关键因素。这些因素包括：骨内肿瘤的范围、骨外肿瘤的范围、神经血管或关节受累情况、是否出现淋巴结转移等。

骨内肿瘤的范围

T1 加权（T1W）成像、反转恢复序列（STIR）/脂肪饱和 T2 加权（T2W）成像等序列能够很好地确定骨内肿瘤的范围（图 7.2）。但是，在 STIR 序列上显示的肿瘤范围有可能要大于真实的肿瘤范围。因为在该序列的图像中很难将肿瘤与其周围的水肿区分开。MR 还可以检测跳跃性病变（与原发病变不相邻的肿瘤病灶），这些病变在核素显像中有可能会被忽略。

• 专栏 7.1　肌肉骨骼肿瘤 MR 分期检查表

- 骨内肿瘤的范围
- 骨外肿瘤的范围
- 神经血管受累
- 关节侵犯
- 同骨跳跃性转移
- 局部淋巴结病变

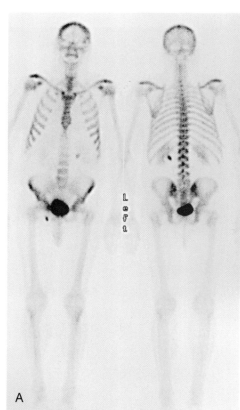
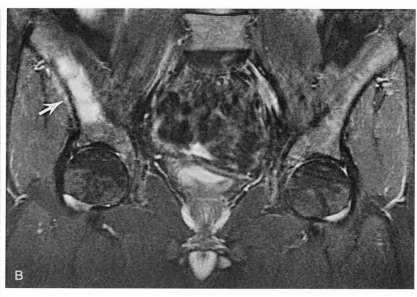

· 图7.1　骨扫描未发现右侧髂骨有转移灶。A，全身骨骼扫描图像。这位54岁的男性有结肠癌病史以及近期右髋部疼痛，核素扫描未显示有转移证据。B，骨盆的冠状位 STIR 影像。右侧髂骨（箭号）内有异常信号，为肿瘤的骨转移部位

骨外肿瘤的范围

推荐使用 T2W 或 STIR 成像来对骨外肿瘤的范围进行评估（见图 7.2）。大多数肿瘤在这些序列上呈现为高于脂肪的高信号，这使得肿瘤与其周围软组织水肿难于区分。水肿的 MR 特征包括羽状边缘、无肿块占位效应以及肌肉平面无扭曲（见图 7.2），有助于与肿瘤进行区分。由于外科手术时通常需要建立一个肿瘤边缘以外 5 cm 的正常组织的"袖带"区，因此应参照骨性标志（例如，涉及股骨干的病变离股骨内髁关节面的距离）来确切测量骨内和骨外结构范围。

神经血管或关节受累

准确地分辨出神经血管是否受累十分重要（图 7.3）。若神经血管受累，则排除了患者保留肢体的可能性，因为术后患者去神经支配肢体的功能状况可能比截肢手术更加糟糕。当 MR 图像中神经或血管与肿瘤之间出现正常组织的清晰平面时，可以高度准确地判断是否存在神经血管的受累。对于大块的肿瘤浸润，我们通常可以很容易地诊断出，但如果肿瘤浸润的情况不确切，则应如实报告，在手术时可以重新评估这些结构。在实际操作过程中，应参考解剖图谱来确定相关神经和血管的预期位置。否则，如果这些结构被肿瘤完全浸润，可能会忽略神经和血管被累及的情况。

由于每个关节都是一个独立的腔室，关节侵犯影响肿瘤的分期，因此每次扫描都应该进行严格的评估。当关节的边缘没有显示肿瘤组织时，MR 能够非常准确地排除关节受累。但当肿瘤靠近关节边缘时，MR 诊断的准确性便会降低。肿瘤组织紧邻关节会增加关节被浸润的可能性，这可能会导致不必要的根治性手术。

淋巴结

如果可能的话，应该评估局部和区域淋巴结是否被累及。肌肉骨骼肉瘤患者出现淋巴结转移与远处转移一样，均提示预后不良。

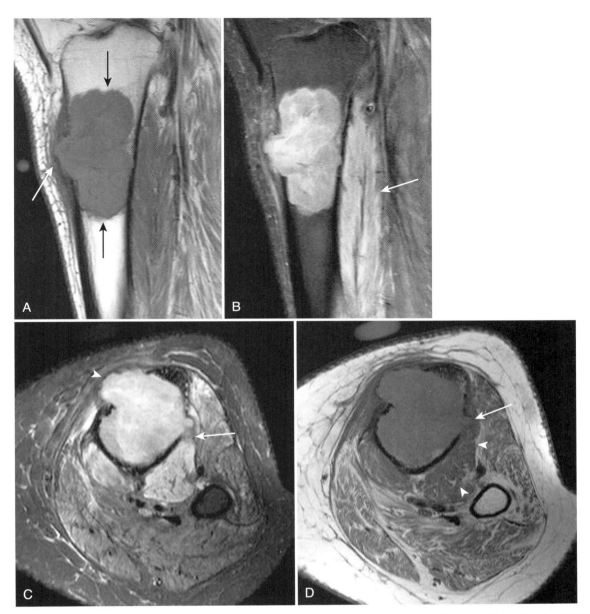

· 图7.2 MR对肿瘤范围的评估。A，胫骨近端矢状位T1W图像。胫骨近端可见一个大的肿瘤（浆细胞瘤），可见骨内（黑色箭号）和骨外（白色箭号）部分。B，胫骨近端矢状位STIR图像。肿瘤的骨内和骨外成分显示良好，注意邻近肌肉组织内的相关水肿（箭号）。C，小腿近端轴位STIR图像。内侧骨外肿瘤显示良好（箭头），但肿瘤很难与邻近肌肉横向分离（箭号）。D，小腿近端的轴位T1W图像。骨外侧部分（箭号）更容易与邻近的水肿和肌肉相区分，注意未受累的骨骼肌内的正常脂肪条纹（箭头）

肿瘤治疗后评价

化疗后

  随着辅助化疗方案不断地改善与发展，肌肉骨骼肉瘤患者的生存率有所提高。评估肿瘤对化疗的反应程度对于确定患者的预后和制订进一步的治疗计划均非常重要。如果治疗后存活的肿瘤细胞在病变组织中的比例小于10%，这表明肿瘤对化疗有良好的反应（"反应型"）。如果肿瘤细胞所占比例大于

10%，则反映肿瘤对化疗的反应较差（"无反应型"）。目前，这种反应是在肿瘤切除后确定的。对MR在这种情况下的应用进行评估，所得结果仍存在矛盾。

  在化疗之后，常规序列上肿瘤大小、信号强度、邻近水肿等因素的改变不足以评估化疗的效果是有反应型还是无反应型。由于肿瘤和非肿瘤反应性组织在标准钆剂注射后T1W图像上均有增强，所以这项技术在该方面也无法进行准确评估。钆动态增强模式，快速梯度回波增强T1W序列与化疗后肿瘤有

·图7.3　神经血管受累。
A，上臂矢状位 T1W 图像。侵犯肱骨近端的巨大肿瘤（骨肉瘤）显示明显的骨外延伸（箭号），并导致病理性骨折。B，腋窝轴位 T1W 图像。肿瘤（箭号）与旋肱动脉（H）和在四边孔间隙中走行的腋神经（箭头）密不可分并部分围绕在这些结构的周围。C，肘关节矢状位 STIR 图像（与 A、B 组患者不同）。沿肱骨远端腹侧面可见信号不均的软组织肿块（低度恶性黏液样肉瘤）。D，肘部的轴位 T1W 图像。肿块（M）的横向压迫使桡侧神经血管结构发生移位和压缩，虽然在畸变的桡神经（箭号）附近似乎残存脂肪，但由于受压迫程度不同，肿瘤所累及程度很难评估

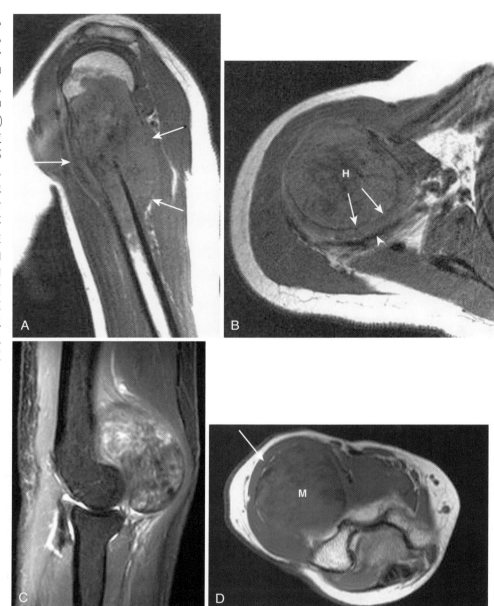

无反应型的评估具有高度的相关性，因为残留肿瘤增强的速度快于反应性组织。但是，通常我们不使用这些方法，它们不仅费时而且在技术上具有挑战性。就目前的发展情况，这些方法仍不足以代替活检和组织学检查。

术后及放疗后

　　因为 MRI 具有良好的软组织对比度，所以 MR 对于检测肿瘤手术或放射治疗后是否复发具有十分高的价值。但是，MR 在这方面有时过于敏感。因为手术后和放疗后组织的信号强度可能会产生变化，这种变化可能会使正常组织被误认为是肿瘤组织。仔细分析 T1W、T2W、STIR 图像，并结合对一些基本原理的理解，可以显著提高 MR 在这种情况下的诊断准确性。增强成像在某些情况下也可以帮助诊断（如下所述）。

　　T2W 或 STIR 图像上无增高的信号是肿瘤未复发的强有力的预测因素，而复发的肿瘤组织在这些图像上通常显示高信号。还有其他非肿瘤性原因，包括放射诱发的水肿和术后积液，例如血肿、血清肿或脓肿，也会导致信号强度增加，它们可以混淆诊断，某些特征有助于鉴别这些成分。

　　手术和放射治疗通常会导致组织内水肿或出血，在组织内未发现离散的肿块是支持肿瘤未复发的有力证据。可以通过在 T1W 图像上查找肌肉中正常脂肪大理石花纹是否缺失或肌间筋膜平面是否变形来

进行评估。尽管 T2W 图像上信号增加或给予钆剂后信号增强，但 T1W 图像上如果这些区域中正常骨骼肌结构存在（正常的"纹理征"）；仍然可以高度预测肿瘤并未复发（图 7.4）。

如果发现肿块，静脉注射钆剂可能有助于进一步诊断。术后淋巴囊肿、血清肿或脓肿在 T2W 图像上表现为高信号肿块，但在钆剂注射后 T1W 图像上内部无强化（图 7.5）。如果发现肿块内部有强化，则需要活检，因为这可能提示肿瘤复发（图 7.6）。需要注意的是，治疗后产生的肉芽组织也可以出现增强并产生同样的外观。

肿瘤如何扫描

基于这些原则，可以设计一个成像方案，提供精确分期或治疗后随访所需要的信息。

- **线圈和患者体位**：在大多数情况下，患者以仰卧位进行扫描。少数情况下可以选择俯卧位扫描以提高舒适度，减少运动伪影（如进行胸骨扫描时）。我们通常从使用体线圈和大视野的一个序列开始，以确保所有部位的原发性肿瘤都能被识别。这对于外科手术的计划、跳跃或转移病灶的识别以及其他序列的设计均具有重要意义。当肿瘤存在的范围被确定了之后，应在必要时使用表面线圈以尽可能获取更高分辨率的图像。这能够对肿瘤的边缘以及神经血管或关节等结构是否受累提供最佳的评估。

- **图像定位**：应使用初始大视野序列获取冠状面或矢状面图像，以最好地显示病变的整个长度。用较小的视野获得轴向图像，以描绘肿瘤边缘和神经血管或关节受累。轴位图像应辅以额外的对应的纵向图像，以产生与病变相切的图像。矢状位图像对累及肢体前部或后部组织的肿块定位最有

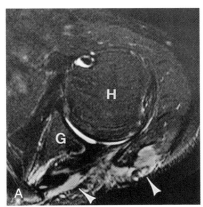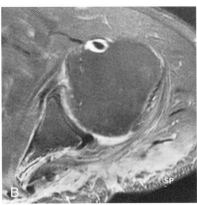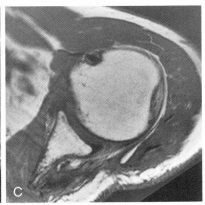

· **图 7.4 手术后的变化。A**，左肩的轴位 STIR 图像。此例患者后方软组织被高信号浸润（箭头），该患者曾在该区域进行过肉瘤切除术。G，关节盂；H，肱骨头。**B**，左肩静脉注射钆剂后轴位脂肪抑制 T1W 图像。后方软组织内有弥漫性强化。**C**，左肩轴位 T1W 图像。没有证据表明在异常信号和强化区域有局灶性肿块占位效应或肌肉结构扭曲，表明这些发现并不代表肿瘤复发

· **图 7.5 术后血清肿。A**，右大腿近端的轴位 STIR 图像。先前肉瘤切除部位的皮下脂肪内可见边缘清晰的透镜状肿块（箭头），显示均匀的高信号。F，股骨。**B**，右大腿近端静脉注射钆剂后轴位脂肪抑制 T1W 图像。肿块周边强化，中央无强化，证实为一种术后的积液

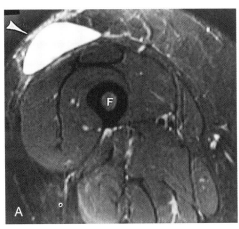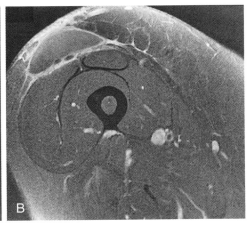

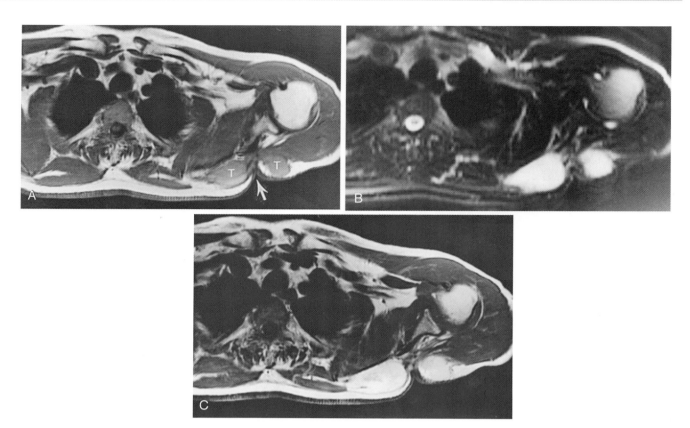

· 图 7.6　肿瘤复发。A，左胸的轴位 T1W 图像。先前切除平滑肌肉瘤的部位有瘢痕（箭号）和术后畸形，此外，手术部位（T）有两个皮下结节显示中等信号。B，左胸轴位 STIR 图像。两个肿块均表现为弥漫性信号增高。C，左胸静脉注射钆剂后轴位 T1W 图像。两个肿块均呈弥漫性强化，在随后的手术中证实为复发的肉瘤

帮助，而冠状位图像用于主要位于内侧或外侧的病变。

- **脉冲序列和感兴趣区**：在本章中，当提到 STIR 成像时，也可以使用脂肪抑制的 T2W 成像。以往，我们首先选择 STIR 技术是因为它的图像具有均匀一致的脂肪饱和度，但现阶段 MR 技术不断进展，这点已变得不那么重要了。

- 应在可疑肿块的皮肤上放置标记，以确认感兴趣的组织被覆盖。对于术后的患者，应该对瘢痕的整个长度进行成像。STIR 成像最适用于最初的大视野序列，因为它对肿瘤组织以及相关的水肿或出血非常敏感。同时，它也可以很敏感地检测到跳跃和转移病灶。但是，仅在 STIR 图像上可能很难区分肿瘤与髓腔水肿。冠状或矢状位 T1W 序列是非常有用的辅助序列，因为肿瘤和脂肪在该序列上能够形成鲜明的对比。T1W 图像对确定解剖结构和检测病变内的高信号脂肪或出血也很有用。如果可能，推荐使用表面线圈获得轴位 T1W 和 STIR 图像，随后获得纵向 T1W 和快速自旋回波 T2W 或 STIR 图像，以便更好地分辨肿瘤边缘

和邻近结构是否受累。关于快速自旋回波 T2W 序列，需要注意的一点是：在这些图像上脂肪信号强度相对较亮，与大多数病理过程相似，这有可能掩盖了髓内病变。脂肪抑制应常规用于该序列，以提高病变的检出率。梯度回波序列并不是我们常规用于肿瘤显像方案的一部分，但是此序列可以用来评估病变或邻近血管内的血流量。梯度回波序列也可用于检测血肿内或色素沉着绒毛结节性滑膜炎区域内是否存在含铁血黄素。

- **增强扫描**：我们未将静脉注射钆剂作为常规肿瘤显像评估方案的一部分，但可以通过静脉注射钆剂来区分囊性和囊实性病变。当静脉注射钆剂进行增强扫描时，如果要在增强 T1W 图像上使用脂肪抑制技术，必须在同一平面上进行 T1W 脂肪抑制序列的平扫，以避免由于同时改变两个变量（强化和脂肪信号）而出现"伪增强"（图 7.7）。

在手术和放疗后，我们运用 T1W 和 STIR 序列对感兴趣区进行成像，并运用钆增强扫描评估治疗区域的强化肿块。

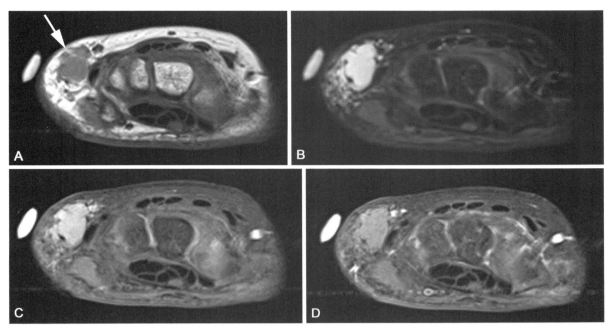

· **图 7.7** 伪增强。**A**，右手腕轴位 T1W 图像。右腕皮下组织内有一个与肌肉同等信号的圆形肿块（箭号），位于皮肤标记的深处。**B**，轴位 STIR 图像。肿块表现为弥漫性信号增高，可见少量内部分隔和低信号结节。**C**，增强前轴位脂肪抑制 T1W 图像，与无脂肪抑制的 T1W 图像（**A**）相比，肿块内信号相对增强。这种"伪增强"是由于当脂肪信号被抑制时，软组织对比度的显示方式发生了变化。**D**，增强后轴位脂肪抑制 T1W 图像。与增强前脂肪抑制的 T1W 图像（**C**）相比，没有发现增强；然而，与没有抑脂的 T1W 图像（**A**）相比，肿块似乎"增强"了

图像判读方法

一般原则

许多良性病变影像学上通常表现为边缘光滑，信号均匀，并且未累及神经血管结构。相反，恶性肿块往往表现为信号不均匀、边缘不规则、相关水肿和神经血管或骨结构侵犯。

然而，依据这些特征去判断病变的良恶性，会发现良恶性病变在影像特征表现上有大量的重叠。仅根据病变的 MR 表现来确定病变的良恶性是不准确的（图 7.8）。大多数病变需要依据标准进行分类，注射对比剂后的 T1W 成像对鉴别良恶性病变通常是没有帮助的。尽管使用快速 T1W 梯度回波序列的钆增强成像可以根据强化速度提供一些关于肿瘤恶性潜能的信息，如良性肿瘤的强化速度往往要慢于恶性病变。但是，因为良性和恶性病变影像表现之间存在重叠，对于特定的患者，我们更倾向于对病变进行活检，而不是依赖于统计概率去判定病变的良恶性。

骨病变

根据患者的年龄、病变的位置（骨骼内和特定的骨内）及其 X 线影像学表现，可以对大多数骨病变进行合理的鉴别诊断。对于多数骨肿瘤，MR 通常用于分期而不是定性诊断，因为病变定性在传统 X 线片上更为准确。因此，结合 X 线片与 MR 图像对骨肿瘤病变进行评估非常重要。一些良性骨病变，例如骨样骨瘤、软骨母细胞瘤、成骨细胞瘤、嗜酸性肉芽肿和应力性骨折（图 7.9），在 MR 图像上表现出非常高的侵袭性，这可能对评估产生误导。与这些病变相关的水肿通常导致髓腔和邻近软组织中广泛的异常信号，类似于更具侵袭性的病变，如骨髓炎或恶性肿瘤。

骨样骨瘤是一种源于骨皮质的病变。骨样骨瘤诊断的关键是显示皮质/骨膜反应区内的局灶性肿瘤病灶。瘤灶在 T1W 图像上表现为低至中等强度信号，在 T2W 图像上表现为低信号或高信号，在注射钆剂后病灶有不同程度的强化。在病灶的周围通常存在大量的骨髓和软组织水肿，可能使得病灶在 MR 图像上模糊不清，容易导致误诊（图 7.10）。在许多病例中，CT 能够更准确地识别病灶。

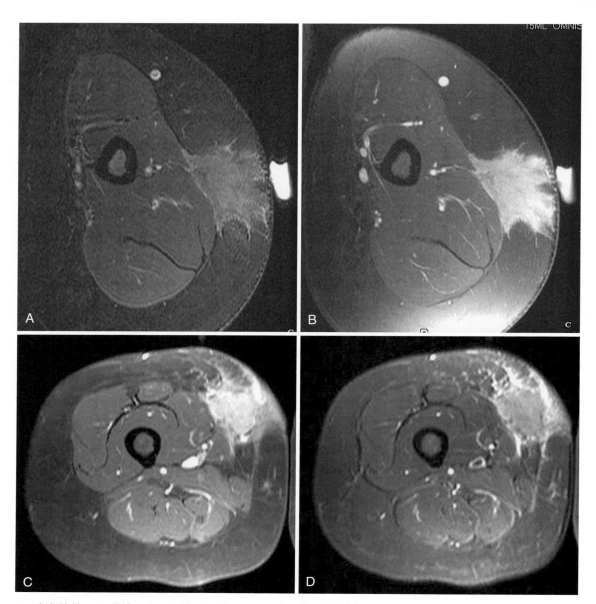

· 图 7.8　不确定的软组织肿块。A，上臂的轴位 STIR 图像。位于外侧皮下组织内边界不清的肿块，边缘非常不规则并浸润浅表肌肉。B，上臂轴位注射钆剂后的脂肪抑制 T1W 图像。肿块呈强烈弥漫性强化，活检显示为良性炎性组织，包含非坏死性肉芽肿性改变。C，大腿轴位 STIR 图像（与图 A、B 不同患者）。皮下组织中的浸润性肿块的 MR 表现与 A 和 B 中的病变相似，边缘不规则，累及下方浅层肌肉。D，大腿注射钆剂后的轴位脂肪抑制 T1W 图像。肿块内可见弥漫性强化，活检发现为滤泡性淋巴瘤

当病变位于骨骼未发育成熟患者的骨骺中心时，应怀疑软骨母细胞瘤可能。在图像上可以看到与水肿相对应明显的异常信号通常延伸至邻近髓腔，甚至可能延伸至干骺端及覆盖软组织。

应力性骨折的诊断要点为在图像中发现骨髓水肿或骨皮质区域内出现线性骨折线。在没有骨折线的情况下，2~3 周后随访获得的 X 线片可以作为诊断依据。由于在愈合过程中所出现的未成熟骨组织有可能在组织学上被误认为恶性肿瘤组织，所以应该避免进行活检。

特异性表现

虽然传统的 X 线片能够提供关于骨肿瘤真实性质最具体的信息，但一些 MR 特征可以帮助我们对肿瘤的类型进行鉴别诊断。

信号增强：T1W图像（专栏7.2）

骨内脂肪瘤　骨内脂肪瘤最多见于跟骨、股骨近端和肱骨。在常规 X 线片上，它们有时很难与其他溶骨性病变相鉴别，但病变内的脂肪组织使得骨

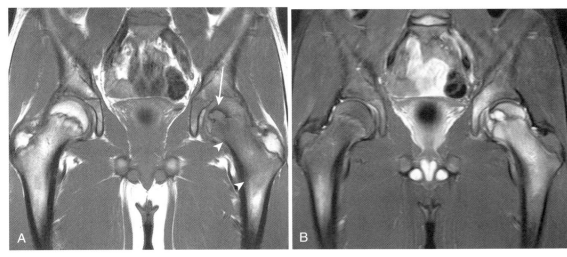

· 图 7.9 具有侵袭性表现的良性病变。A，骨盆冠状位 T1W 图像。以髋部疼痛为主要表现的儿童股骨近端骨骺内存在局灶性病变（箭号），还要注意整个股骨颈处出现边界不清的、低信号的水肿（箭头）。B，骨盆的冠状位 STIR 影像。肿块呈高信号，整个股骨颈和髋臼内侧可见骨髓水肿，活检显示为朗格汉斯细胞组织细胞增多症

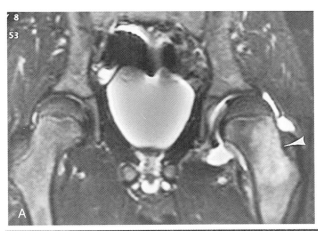

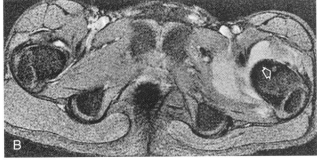

· 图 7.10 与骨样骨瘤相关的骨髓水肿。A，骨盆的冠状位 STIR 图像。左股骨颈内有一个信号增高的区域（箭头），并伴有中等量的左髋部积液。B，左股骨近端轴位 T2*W（梯度回波）图像。肿瘤病灶位于左股骨颈前部，为信号增高的皮质下小病灶（空箭号）

内脂肪瘤在磁共振图像上很容易被识别。骨内脂肪瘤在 T2W 图像上也可能出现信号增高或降低的区域，反映了病变内出现的囊性变或钙化（图 7.11）。

专栏 7.2 在 T1W 图像上呈现高信号的骨病变

· 骨内脂肪瘤
· 血管瘤
· 骨梗死
· 佩吉特（Paget）病

骨内血管瘤 骨内血管瘤常发生于脊柱。单纯性血管瘤在 T2W 图像上表现为高信号，又由于其内的脂肪组织，使得病变在 T1W 上呈现高信号，以此与其他病变相区别（图 7.12）。不同的是，多血管（侵袭性）骨内血管瘤通常不含脂肪组织，这使得其与其他肿瘤难以区分。

髓质骨梗死 髓质骨梗死是一种在 T1W 和 T2W 图像上边缘呈蛇形低信号的病变。病灶中散在分布脂肪信号和混合信号强度的组织，分别对应于纤维化、钙化或水肿区域（图 7.13）。

Paget 病 Paget 病的 MR 表现多种多样。在受累区域内常常可以发现脂肪信号，但在疾病活动期可能会看到与更多血管增生相对应的不均匀的信号强度（图 7.14）。其他表现比如皮质增厚、骨增大和突出的粗糙的小梁，在常规 X 线片能得到更好的显示。

信号减低：T2W 图像（专栏7.3）

硬化 / 钙化 / 基质 在 T2W 图像上，骨性病变内出现极低信号强度提示骨质硬化、钙化或骨样 / 软骨样肿瘤基质。常规 X 线片或 CT 能更好地显示这

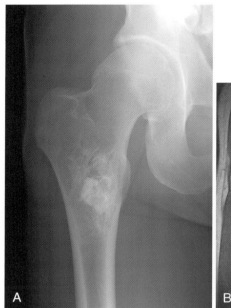
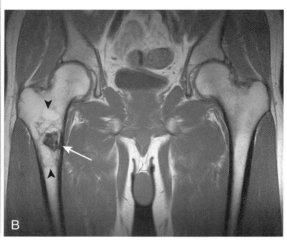

· **图 7.11　T1W 图像高信号病变：影响股骨的骨内脂肪瘤。A**，右髋部的正位 X 线片。右侧股骨近端可见溶骨性和硬化性混合病变。**B**，骨盆冠状位 T1W 图像。病灶内可见广泛的高信号脂肪（箭头），中心有一个低信号的病灶（箭号），与 X 线片上显示的致密钙化相对应

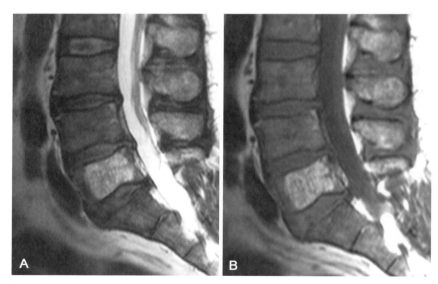

· **图 7.12　T1W 图像高信号病变：骨内血管瘤。A**，腰椎矢状位 T2W 图像。L5 椎体内有一个巨大的、高信号的病变。**B**，腰椎矢状位 T1W 图像。病灶内广泛的高信号显示丰富的脂肪组织，与脊椎血管瘤一致

· **专栏 7.3**　在 T2W 图像上表现为低信号的骨病变

· 硬化 / 钙化 / 基质
· 某些纤维性病变
· 原发性骨淋巴瘤

些病变的特征（图 7.15）。

　　纤维性病变　纤维组织在 T2W 图像上多为低至中等信号，但骨纤维病变的 MR 表现多种多样。

　　黄色纤维瘤（纤维性骨皮质缺损、非骨化性纤维瘤）是一种良性骨性病变，见于青少年和年轻人。该病变在常规的 X 线片上很容易被诊断出来，但在 MR 图像上偶尔才会被发现。病变在 T1W 图像上表现为中至低信号，在 T2W 图像上因为病变的纤维成分常表现为低至中等信号。然而，有时在 T2W 图像上也可以看到病变信号增高，同时在注射钆剂后病变也会出现不同程度的增强。分叶状轮廓、偏心位

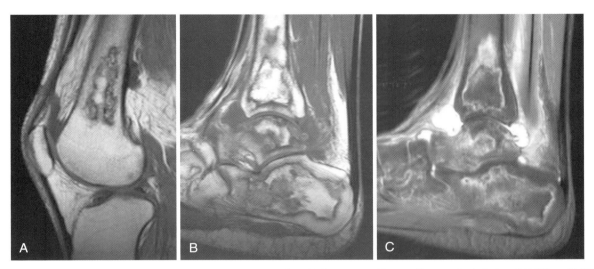

· **图 7.13** T1W 图像高信号病变：髓质骨梗死。A，膝关节矢状位 T1W 图像。股骨干远端髓腔内不规则的、信号强度异常的区域与髓质梗死相同，注意病灶内呈蛇形的边缘低信号和广泛的脂肪信号。B，踝关节矢状位 T1W 图像（与 A 组不同）。在这个长期接受类固醇治疗的患者踝关节和后足的多处骨骼中也可以看到类似的病变。C，踝关节的矢状位 STIR 图。梗死灶边缘可见高、低信号带（"双线征"），还要注意病变中心部分被抑制的脂肪

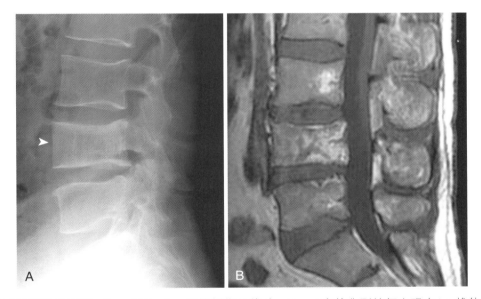

· **图 7.14** T1W 图像高信号病变：Paget 病。A，腰椎侧位 X 线片。Paget 病的典型特征出现在 L4 椎体（箭头），包括硬化增加，终板和小梁增厚，椎体相对于相邻椎体整体轻度增大。B，腰椎矢状位 T1W 图像。椎体内，特别是在椎体后部有明显的脂肪信号

置、低信号强度和硬化边缘等特点有助于和其他病变相鉴别。

同样在早期的 MR 文献中，有人认为骨纤维结构不良在 T1W 和 T2W 图像上表现为低信号主要是由于病变的纤维成分，然而，这种病变在 MR 图像上没有特征性的表现，并且由于在这种病变内含有不同的组织类型，通常在 T2W 图像上表现为高、低或混合的不均匀信号强度（图 7.16）。

原发性骨淋巴瘤 原发性骨淋巴瘤在 T2W 图像上通常为低信号，尽管其表现有所不同（图 7.17）。一些研究人员通过病理分析发现，低信号组织与纤维化区域相对应。

液–液平面

动脉瘤样骨囊肿的典型 MR 表现为膨胀性、分叶状肿块，内含多个囊性灶，在 T2W 图像上呈高信

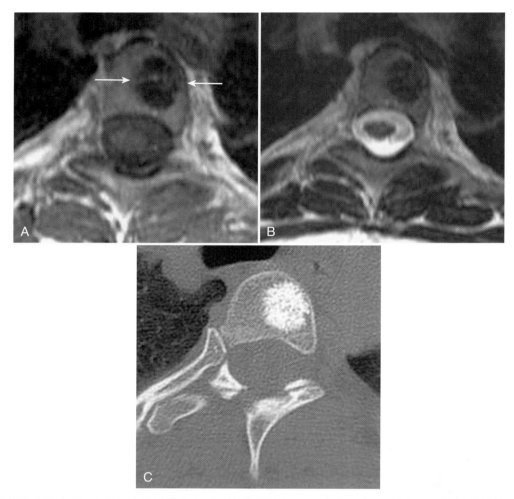

· 图 7.15　T2W 低信号病变：大骨岛（骨质增生）。A，胸椎的轴位 T1W 图像。在 T4 椎体可见极低信号的卵圆形病灶（箭号）。B，胸椎轴位快速自旋回波 T2W 图像。病变仍保持极低的信号强度，证实其为硬化性病变。C，胸椎 CT 扫描。这个大骨岛的致密硬化和典型的毛刺边缘得到了更清晰的显示

号。液 - 液平面通常存在于这些腔内，与构成这些病变的海绵状间隙内的停滞血液产物相对应（图 7.18）。最初，液 - 液平面被认为是动脉瘤样骨囊肿的特异征象，但后来发现液 - 液平面是许多内含血液的病变组织的非特异性征象，包括毛细血管扩张性骨肉瘤、软骨母细胞瘤、骨巨细胞瘤、骨纤维结构不良、骨恶性纤维组织细胞瘤等。此外，由于动脉瘤样骨囊肿可继发于上述一些病变中，如毛细血管扩张性骨肉瘤或巨细胞瘤（继发性动脉瘤样骨囊肿），故当存在可疑肿块时有必要进行活检。在动脉瘤样骨囊肿中，无强化的囊肿间隙分布于整个病灶内，以便与继发性动脉瘤样骨囊肿相鉴别。

　　有一些证据表明，整个病变中液 - 液平面的多少可能有助于对病变的良恶性进行鉴别。在一项研究中，如果液 - 液平面占病变的 2/3 以上，该病变的性质为良性病变，最常见的病变为动脉瘤样骨囊肿。

相反，在大多数恶性病变中，液 - 液平面占病变组织的比例不到 1/3。

软骨肿瘤（专栏7.4）

　　内生性软骨瘤 / 软骨肉瘤　内生性软骨瘤具有独特的 MR 表现。内生性软骨瘤由多个小叶组成，在

· 专栏7.4　软骨肿瘤的 MR 表现

- T2W 图像上的高信号分叶（软骨）被薄的低信号间隔分开
- T1W 和 T2W 图像上的局部低信号病灶（钙化的软骨基质）
- 弧形和环形增强强化模式
- 通常不易区分内生性软骨瘤和低度恶性软骨肉瘤
  - 注意软骨肉瘤的特征
  - 超过 2/3 皮质的骨内扇形结构
  - 皮质破坏与软组织肿块
  - 邻近骨髓或软组织水肿

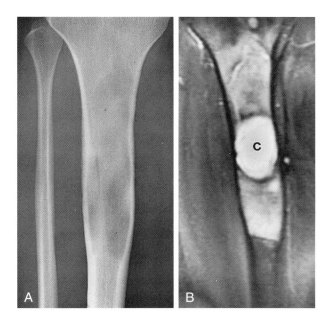

· 图7.16 骨纤维结构不良。A，正位X线片显示胫骨近端骨纤维结构不良的典型表现，有一个长的、轻度扩张的溶骨性病变，其内基质模糊。B，胫骨近端冠状面 STIR 图像。大部分病灶的信号呈均匀、轻度增高，病灶中心有高信号的囊性变（C）（From Higgins CB, Hricak H, Helms CA [eds]. *Magnetic Resonance Imaging of the Body*. 3rd ed. Philadelphia: Lippincott-Raven; 1997.）

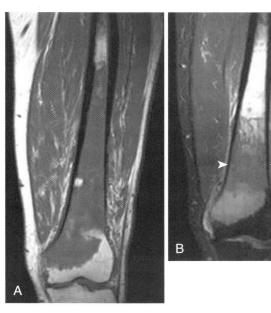

· 图7.17 T2W 低信号病变：骨淋巴瘤。A，股骨远端的冠状面 T1W 图像。整个股骨的中远端显示广泛的、异常的低信号。B，股骨远端的冠状面 STIR 图像。大部分病灶信号明显增强，但远端仍有宽阔的低信号带状区域（箭头），活检证实为 B 细胞淋巴瘤

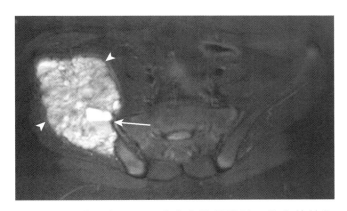

· 图7.18 液 - 液平面：动脉瘤样骨囊肿。骨盆的轴位 STIR 图像。10岁男孩右侧髂骨明显膨胀性病变（箭头），信号呈弥漫性增高，有明显的液 - 液平面（箭号）。随后的活检显示这是动脉瘤样骨囊肿

T2W 或在 STIR 图像上呈现均匀的高信号伴有点状低信号区域，小叶通常被薄的低信号间隔分隔（图7.19）。高信号区域与构成这些病变高水分含量的透明软骨小叶相对应，低信号区域对应钙化的软骨基质。在增强后图像中，软骨肿瘤中出现环形和弧形强化，可能是由于纤维间隔内存在的血管与软骨缺乏增强所致。以上 MR 表现，包括强化方式，可以在内生性软骨瘤和低级别软骨肉瘤中看到。

如果图像上显示骨内深层扇形结构（超过2/3的皮质）、皮质破坏，伴或不伴软组织肿块，以及 STIR 图像上邻近髓腔和表面软组织出现水肿样信号强度，则提示病变为软骨肉瘤，而不是良性内生性软骨瘤。尽管如此，仅根据影像学特征往往很难（几乎不可能）区分良性软骨瘤和低度恶性软骨肉瘤。

软骨肿瘤与髓质骨梗死 仅仅依赖常规 X 线片去区分软骨肿瘤和髓质骨梗死是具有挑战性的，因为软骨基质在 X 线图像上与梗死区内的营养不良性钙化十分相似。但是利用 MR 便可以很容易进行区分。与构成软骨肿瘤的软骨小叶不同，髓质骨梗死的病灶内部呈信号不均匀的火焰状，通常含有脂肪组织，周围被低信号（在所有序列上均为低信号）的蛇形边缘包绕。

骨软骨瘤 骨软骨瘤是最常见的良性骨肿瘤，通常在常规 X 线片上便可以明确诊断。MR 可以通过显示骨软骨瘤的髓腔和皮质与起源骨的毗连关系，从而将骨软骨瘤与其他皮质旁病变区分开来。病灶内的骨髓脂肪信号在所有序列上都应与起源骨的骨髓脂肪信号类似。病变的软骨帽在 MR 上很容易被检测到，因为它在 T2W 或 STIR 图像上呈高信号（图7.20）。虽然软骨帽的厚度与恶性肿瘤之间的关系存在争议，但超过2 cm 的厚度应该怀疑恶性变。

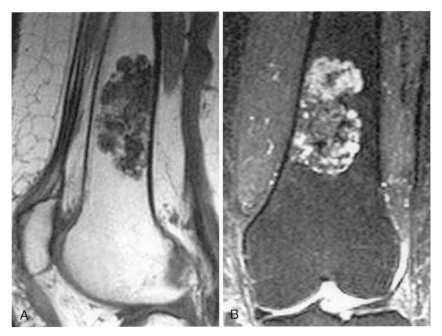

· **图 7.19 内生性软骨瘤。A**，股骨远端的矢状位 T1W 图像。股骨干远端有分叶状髓内肿块。**B**，股骨远端的冠状面 STIR 图像。病变表现为典型的内生性软骨瘤特征，主要表现为高信号、分叶状边缘、细小的内部间隔和与软骨基质相关的低信号病灶，还要注意周围骨髓无水肿

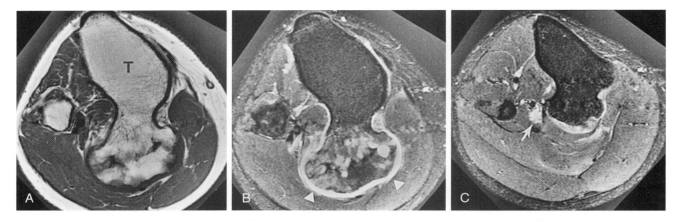

· **图 7.20 引起神经炎的骨软骨瘤。A**，胫骨近端的轴位 T1W 图像。一个胫骨（T）后部的巨大带蒂骨软骨瘤，注意病灶和起源骨的皮质边缘和髓腔具有连续性，以及近端病灶和胫骨内正常的骨髓信号强度相同。**B**，胫骨近端轴位 STIR 图像。薄的高信号软骨帽以及病变内的高信号软骨灶得到充分显示（箭头）。**C**，胫骨轴位 STIR 图像（B 远侧 4 cm）。胫神经局灶性增大（箭号），并在其毗邻骨软骨瘤的部位显示信号增强，这主要是机械刺激导致局灶性神经炎

MR 还可以显示肿瘤的其他并发症状，如神经血管刺激、囊腔形成或骨折（图 7.20）。

软组织肿瘤

一般原则

根据一些软组织肿瘤的 MR 信号特征可以对其明确诊断，本文还讨论了有助于鉴别诊断的 MR 特征。然而，许多良恶性软组织肿块的 MR 表现有很大程度的重叠。对于具有非特异性、不确定的 MR 表现的肿块，可以结合患者的年龄、肿块的位置等信息来帮助鉴别诊断。

特异性表现

T1W 图像上的高信号（专栏7.5）

T1W 图像上呈高信号通常表明肿块中含有脂肪

- 脂肪瘤
- 脂肪肉瘤
- 血肿（亚急性）
- 血管瘤
- 黑色素瘤

或者亚急性血肿，这种表现对病变的鉴别诊断价值有限。

　　脂肪瘤样肿块　脂肪瘤是一种良性肿瘤，根据其典型的 MR 特征可以做出准确的诊断。病变通常是界限清楚的分叶状肿块，在所有序列上显示均匀

的信号，与皮下脂肪信号相同（T1W 图像上为高信号强度，T2W 图像上为中到高信号强度）（图 7.21）。脂肪团被薄薄的曲线分隔所贯穿，在注射钆剂之后，可能会有轻度的强化。大多数浅表病灶边界清楚，而深部病灶可能出现在肌肉内，并且表现为更强的浸润性（图 7.22）。

　　非典型脂肪瘤（高分化脂肪肉瘤）是一种低度恶性肿瘤，手术后容易局部复发但不会发生转移。组织学上，这些肿瘤通常由较厚的不规则间隔包裹成熟的脂肪组织和其他非脂肪成分所组成。这些病变的 MR 表现与其组织学表现基本一致。它们通常表现出显著的脂肪信号，伴有粗糙、增厚的间隔或散

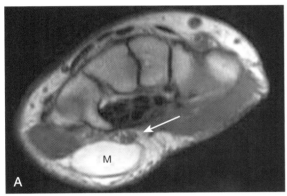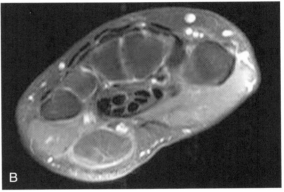

·图 7.21　**T1W 高信号病变：软组织脂肪瘤。** A，腕关节轴位 T1W 图像。这位患者表现为尺神经病变，可见边界清楚、高信号的肿块（M）紧邻尺神经血管束（箭号），并使其受到轻微的压迫。B，腕关节轴位脂肪抑制 T2W 图像。除了细小的内部间隔外，这个肿块的信号强度得到了很好的抑制，证实了它的脂肪瘤性质。之后的手术切除证实其为良性脂肪瘤

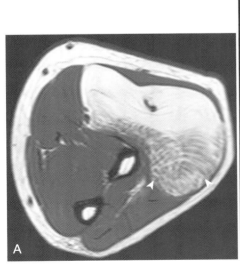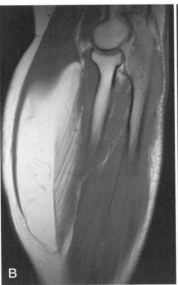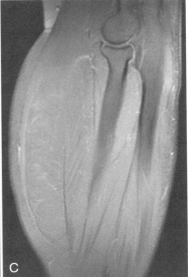

·图 7.22　**T1W 高信号病变：肌内脂肪瘤。** A，前臂的轴位 T1W 图像。一个以高信号为主的大肿块浸润前臂中部的肌肉组织，注意肿块内呈羽毛状、中等信号的肌纤维（箭头）。B，前臂矢状位 T1W 图像。肌纤维的浸润在这个层面能更好地显示。C，注射钆剂后矢状位脂肪抑制 T1W 图像。除了一些位于肌肉脂肪瘤内的细小间隔强化之外，肿块的信号已完全被抑制

在的非脂肪组织。非脂肪瘤成分在T1W图像上表现为低信号，在T2W图像或注射钆剂后T1W图像上表现为高信号（图7.23）。但是钆强化对于脂肪瘤或不典型脂肪瘤等含脂肪病变的诊断是非必要的。

脂肪肉瘤有几种亚型。黏液样脂肪肉瘤最常见，在MR图像上可能表现出良性特征。这些胶状病变通常表现为囊性外观，与其他黏液瘤甚至单纯性囊肿难以区分（图7.24）。高级别脂肪肉瘤通常不含可识别的脂肪，与其他恶性软组织肿瘤难以区分。

血管畸形　血管畸形是一种良性病变，其病理范围涵盖从毛细血管瘤和海绵状血管瘤（包含不同数量的非血管组织，如脂肪、平滑肌或纤维组织）到真正的由较大血管组成的动静脉畸形。无论畸形属于何种具体类型，最重要的是要认识到这些血管病变的性质是良性的，并描述病变的范围和病变所累及的解剖结构。

海绵状血管瘤通常表现为边界清晰的分叶状轮廓，有时候病变可能会从一个腔室延伸到另一个腔室而表现为浸润性，包括浸润到骨。在T1W图像中，其与肌肉相比呈等信号，但通常显示与脂肪含量相

关的不均匀高信号。T2W图像上非常高的信号强度反映了病变海绵状间隙内存在血液淤滞（图7.25）。在T2W图像上也可以看到信号强度降低的散在病灶，与钙化的静脉、血栓形成的窦道或末端间隔相对应。纤维脂肪组织中散在的低信号病灶是具有诊断意义的。

动静脉畸形由大的、高流量的血管组成，在T1W和T2W图像上可见流空低信号，在"血流敏感"梯度回波序列图像上信号增高（图7.26）。邻近软组织中也可明显见到大的供血动脉和引流静脉。

血肿　软组织出血通常表现为不均匀的、层状改变。颅外出血的信号特征比颅内出血更难判断，但急性血肿（大约1周）在T1W图像上与骨骼肌信号相同，在T2W图像上信号低于肌肉。亚急性和慢性血肿在T1W图像上显示为明显高信号（图7.27）。这些区域可能在T2W图像上显示信号增高或降低。在慢性期更晚期血肿中，病变的周边通常存在含铁血黄素沉积区，在T1W和T2W图像上呈低信号。

出血性肿瘤与其他原因所引起的血肿难以区分（图7.28）。至少，MR检测到的血肿都必须在临床

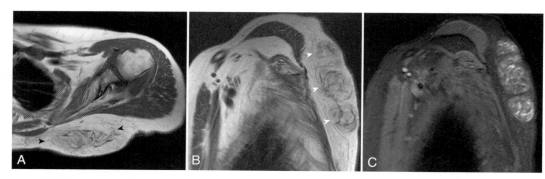

· **图7.23　T1W高信号病变：不典型脂肪瘤（高分化脂肪肉瘤）。A**，后胸壁轴位T1W图像。在上背部软组织（箭头）内有一卵圆形团块，信号以脂肪为主。可见中央部分模糊的中等信号和轻度增厚的间隔。**B**，胸壁和腋窝矢状位T1W图像。肿块内至少包含3个结构及信号相似的小叶，其内包含有脂肪和非脂肪瘤组织（箭头）。**C**，胸壁和腋窝的矢状位STIR图像。肿块内信号强度不均匀。随后的活检证实其为非典型脂肪瘤

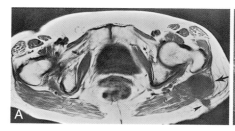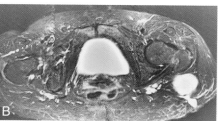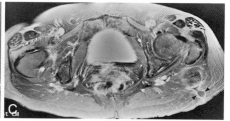

· **图7.24　无明显脂肪的脂肪肉瘤。A**，骨盆轴位T1W图像。左侧臀肌有一个圆形、极低信号的肿块（箭号），皮下脂肪内的低信号（箭头）与之前的活检有关。**B**，骨盆轴位STIR图像。肿块信号均匀增高，边缘光滑。**C**，静脉注射钆剂后，骨盆轴位脂肪抑制T1W图像。肿块边界不清，不均匀强化，注意沿活检轨迹边缘的强化和其中心缺乏强化的液体（箭头）

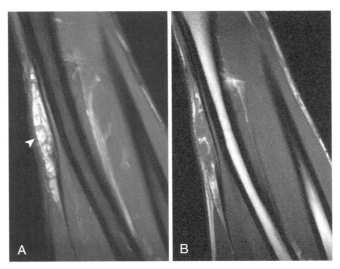

· 图 7.25 T1W 高信号病变：软组织血管瘤。A，前臂的冠状位 STIR 图像。前臂中部浅表软组织中有一个长条形的肿块（箭头），可见信号增高的小叶结构和许多间隔。B，前臂冠状位 T1W 图像。肿块在小叶血管通道之间含有大量脂肪组织，其外观与软组织血管瘤一致

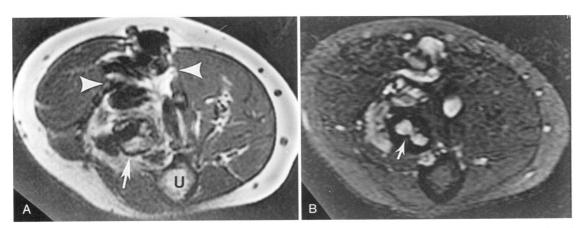

· 图 7.26 T1W 高信号病变：动静脉畸形。A，前臂近端的轴位 T1W 图像。在前臂近端掌侧软组织内可触摸到的肿块（箭头）是由大的、低信号的管状结构和其间夹杂着的高信号脂肪组织所组成。尺骨（U），箭号指向桡骨。B，前臂近端轴位 T2*W（梯度回波）图像。在这个"血流敏感"序列中，构成这个动静脉畸形的大血管内可见血流相关的高信号，注意病变直接延伸到桡骨近端（箭号）(From Higgins CB, Hricak H, Helms CA [eds]. *Magnetic Resonance Imaging of the Body*. 3rd ed. Philadelphia: Lippincott-Raven; 1997.)

上或通过其他的成像方法进行分辨。注射钆剂可能使肿瘤强化，然而，必须要注意的是，血肿组织内的纤维血管组织也有可能发生强化。在疑似病例中，需要考虑进行影像引导下的活检。

　　黑色素瘤　恶性黑色素瘤在 T1W 图像上表现为高信号，可能是由于病变内存在顺磁性化合物所致。出于同样的原因，这些肿瘤在 T2W 图像上可能表现为低信号（图 7.29）。

T2W 图像上呈低信号（专栏7.6）

　　色素沉着绒毛结节性滑膜炎　色素沉着绒毛结

· 专栏 7.6　在 T2W 图像上呈低信号的软组织肿块

· 色素绒毛结节性滑膜炎 / 腱鞘巨细胞瘤
· 纤维性病变
· 血肿（慢性→含铁血黄素）
· 淀粉样蛋白
· 痛风
· 黑色素瘤

节性滑膜炎（pigmented villonodular synovitis, PVNS）是一种原因不明的滑膜疾病，最常累及膝关节，导致组织细胞和巨细胞异常增生，其组织内通常含有

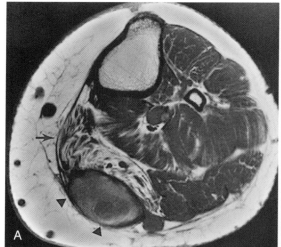

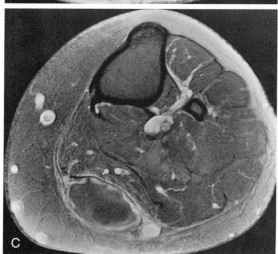

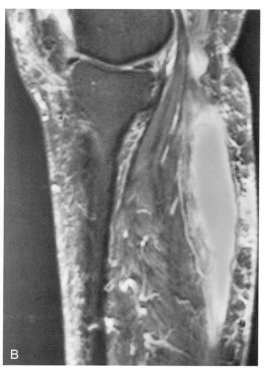

· 图 7.27　T1W 高信号病变：血肿。A，小腿近端的轴位 T1W 图像。边界清楚的肿块（箭头）显示信号轻微增高，与亚急性血肿相一致，周围有低信号边缘形成，这个血肿的起源可以追溯到膝关节后内侧，可以看到它是贝克氏囊肿内的出血。还要注意腓肠肌内侧头部的脂肪性萎缩（箭号）。B，小腿的矢状位 STIR 图。血肿表现为弥漫性的信号增高。C，小腿近端轴位脂肪抑制 T1W 图像。周边有强化，但与平扫相比中央无明显强化，提示囊性病变

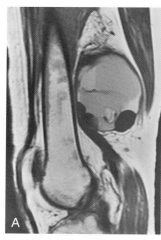

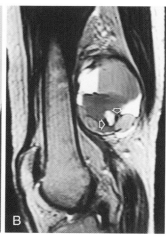

· 图 7.28　T1W 高信号病变：出血性肿瘤。A，大腿远端矢状位 T1W 图像。大腿远端后侧可见一个大的、不均匀的肿块，注意与亚急性出血相符的多个液 - 液平面和高信号区域。B，大腿远端矢状位 T2W 图像。外周的持续低信号和内部病灶（空箭号）与含铁血黄素沉积相符。活检为出血性滑膜肉瘤

含铁血黄素。该病变最明显的 MR 特征是滑膜增生的肿块样区域在 T1W 和 T2W 图像上显示与含铁血黄素相关的低信号灶（图 7.30）。慢性关节积血、慢性类风湿关节炎、慢性感染性关节炎（如结核）、淀粉样变性或痛风也有类似的表现。含铁血黄素沉积是 PVNS 所特有的，当进行梯度回波成像时，含铁血黄素区域会产生一种特征性的"晕染效应"外观（低信号强度区域增大）。由于这是一个以滑膜为基础而发生的过程，在分析图像时需要对整个关节进行评估，以确定是否有更多的组织受累，从而进行适当的治疗。

腱鞘巨细胞瘤　关节外型 PVNS 称为腱鞘巨细胞瘤。这是典型的位于肌腱附近的局灶性肿块，最常见于手部和手腕。由于它们的组织学与 PVNS 相似，在 T1W 图像上表现为中到低信号，在 T2W 图像上表现为不均匀信号，信号降低的区域与含铁血黄素相关（图 7.31）。

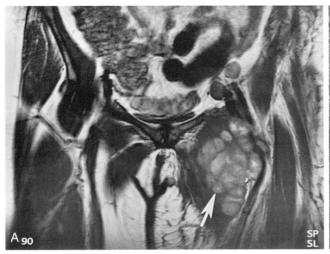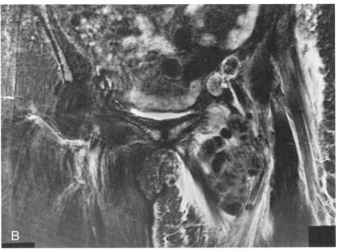

· 图 7.29　高信号，T1W：黑色素瘤。A，骨盆冠状位 T1W 图像。左大腿近端内收肌处有一个大的、分叶状黑色素瘤转移，表现为广泛的信号增高（箭号）。B，骨盆的冠状位 STIR 影像。注意肿块内病灶呈低信号，可能与顺磁性化合物有关

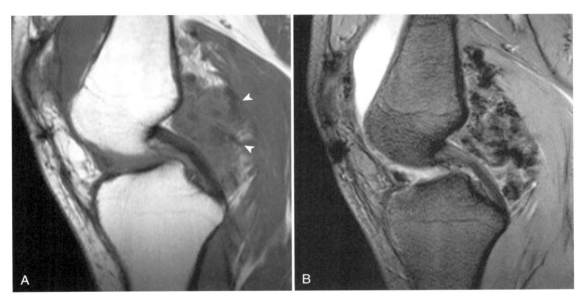

· 图 7.30　T2W 低信号病灶：色素绒毛结节性滑膜炎。A，膝关节矢状位 T1W 图像。广泛存在的中等信号的液体或组织使膝关节膨胀，最突出的位置位于后方（箭头），其中有许多低信号的病灶。B，膝关节矢状位 T2*W 梯度回波图像。由于含铁血黄素敏感性效应，肿块仍保持低信号，并表现出明显的"晕染效应"，符合色素绒毛结节性滑膜炎

　　纤维性病变　含有纤维组织的软组织病变通常在 T2W 图像上显示中到低信号，至少在肿块的某些部分是如此（图 7.32）。常见的病变包括足底纤维瘤（发生在足底腱膜内）、莫顿神经瘤（围绕足底趾神经的神经周围纤维化，最常见的是在第三和第四跖骨头之间）和硬纤维瘤（良性但局部侵袭性的纤维病变）。

　　淀粉样蛋白　淀粉样蛋白是一种蛋白质样物质，作为原发性疾病的一部分或其他慢性疾病（继发性淀粉样变性）沉积在整个肌肉骨骼组织中。继发性病变在接受血液透析的终末期肾病患者中最为常见。淀粉样蛋白沉积可发生在骨、椎间盘或其他软组织中，髋关节和肩关节是最常受累的关节（图 7.33）。其在 T1W 和 T2W 图像上表现为低至中等信号，可能是由于其内含有的胶原样成分所致。

　　痛风　痛风石在 T1W 和 T2W 图像上也可显示为低至中等信号，伴有或不伴有骨侵蚀。这些信号特征可能与纤维组织、含铁血黄素沉积或钙化有关。

　　黑色素瘤　恶性黑色素瘤在 MR 上显示信号强度可变，但在 T2W 图像上可能显示为低信号，可能

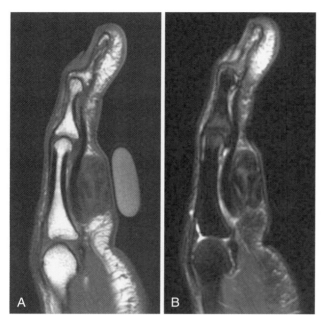 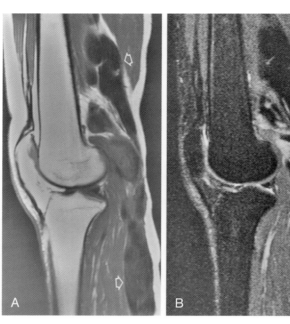

• 图 7.31　T2W 低信号病灶：腱鞘巨细胞瘤。A，手指
的矢状位 T1W 图像。主要是低信号的卵圆形肿块紧邻下
面的屈肌腱，并使其轻微变形。B，手指矢状位脂肪抑制
T2W 图像。肿块仍为低信号，并含有较暗的信号区域，
在此序列中所出现的低信号与腱鞘巨细胞瘤（关节外色素
绒毛结节性滑膜炎）中的含铁血黄素相关

• 图 7.32　T2W 低信号病灶：纤维瘤病。A，膝关节矢状
位 T1W 图像。大腿远端和小腿近端后方软组织可见大的
分叶状低信号肿块（箭号）。B，膝关节矢状位 STIR 图像。
肿块仍呈弥漫性低信号，之后的活检显示病变为纤维瘤病

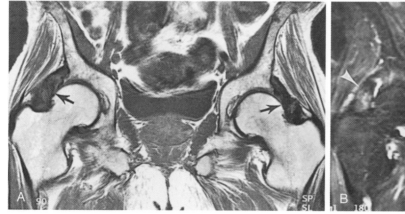 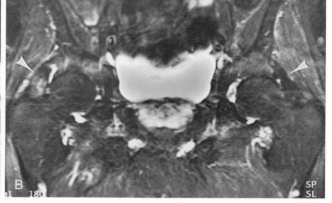

• 图 7.33　T2W 低信号病灶：淀粉样变性。A，骨盆冠状位 T1W 图像。在两侧髋关节内均可见明显的低信号组织（箭号）。
B，骨盆的冠状位 STIR 图像。组织仍保持相对较低的信号，并由双侧少量关节积液勾勒出轮廓（箭头），患者有终末期肾
病病史

是因为肿瘤内含有顺磁性化合物（见图 7.29）。

囊性肿块（专栏7.7）

　　囊肿　囊性病变，如充满液体的囊、滑膜囊
肿或腱鞘囊肿，是常见的肌肉骨骼肿块。这些病变
的发生位置通常具有典型性，如腘窝或沿手腕背
侧，但也可能出现在不常见的位置。单纯囊性肿块
在 T1W 图像上较肌肉呈均匀低信号，在 T2W 图像

上呈弥漫性高信号。在 T2W 图像上，神经节囊肿内
常可见薄而且呈低信号的间隔。静脉注射钆剂之后，
薄的外周壁和内部间隔（如果这些结构存在）发生强
化，而中央无强化（图 7.34）。

　　肌内黏液瘤　这些肿瘤与神经节囊肿有关，病
变内含有较厚的凝胶状物质，这是它们在 MR 上呈
囊性表现的原因。在 T1W 图像上呈现典型的清晰边
界并且相较肌肉呈均匀的低信号，在 T2W 图像上相

> **专栏7.7　囊性肿块**
> - 囊肿／腱鞘囊肿
> - 肌内黏液瘤
> - 黏液样恶性肿瘤
>   - 脂肪肉瘤
>   - 软骨肉瘤
>   - 恶性纤维组织细胞瘤
> - 滑膜肉瘤
> - 神经鞘瘤
> - 静脉注射钆剂可鉴别囊性／实性病变

滑膜肉瘤可以表现为囊性或以囊性为主的外观（图7.36和图7.37）。当发现囊性病变位于不典型位置，且缺乏单纯囊肿的典型MR特征（薄壁，T1W图像呈均匀低信号，T2W图像呈高信号）时，应考虑使用增强扫描进行评估。增强后的图像可以显示病变的实质部分。如果存在任何不典型特征，应进行抽吸或活检，以区分良性囊肿或肌内黏液瘤与恶性病变。

神经鞘瘤　周围神经鞘瘤（神经鞘瘤、神经纤维瘤）因其边界清楚且在T2W图像上呈均匀高信号，可呈囊性表现。提示神经鞘瘤而排除囊肿的MR特征包括：管状神经进入和离开肿块（在纵向图像上表现最好）、脂肪劈裂征（病变周围有薄层脂肪边缘环绕）、T2W图像上病变内多个小神经束和T2W图像上的"靶征"（外围更高信号环绕中心区域更低信号）（图7.38）。静脉注射钆剂之后，病灶表现为弥漫性强化。

较脂肪呈现弥漫性高信号（图7.35）。注射钆剂之后，病变通常表现为周边或间隔强化，有时可以见到内部不均匀的强化。

　　囊状恶性肿瘤　含有黏液样成分的实体肿瘤（黏液样脂肪肉瘤、软骨肉瘤、恶性纤维组织细胞瘤）或

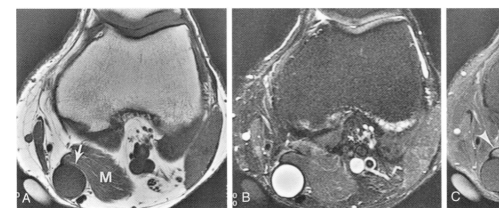
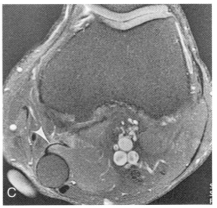

· **图7.34**　囊肿。**A**，膝关节轴位T1W图像。后内侧软组织内有一个边界清楚的肿块（箭号），使邻近的半膜肌（M）发生了扭曲，注意内部均匀的低于邻近肌肉的信号。**B**，膝关节的轴位STIR图像。肿块呈均匀增高的信号。**C**，静脉注射钆剂后的膝关节轴位脂肪抑制T1W图像。肿块没有强化，证实了病变囊性特征，该病变似乎起源于半膜肌腱（箭头）

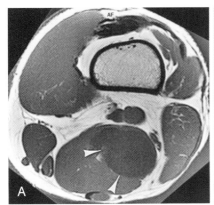
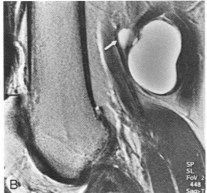
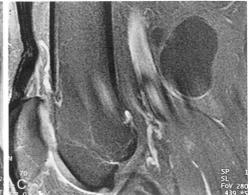

· **图7.35**　囊性病变：黏液瘤。**A**，大腿远端的轴位T1W图像。半膜肌内出现低信号团块（箭头），其内部信号低于周围肌肉。**B**，大腿远端矢状位T2W快速自旋回波成像。肿块呈均匀增高的信号，注意前面的分叶（小箭号）。**C**，静脉注射钆剂后膝关节矢状位脂肪抑制T1W图像。肌内黏液瘤内部无强化

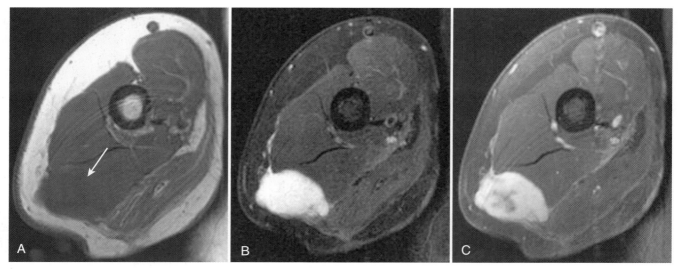

· **图 7.36　囊性病变：黏液纤维肉瘤。A**，上臂轴位 T1W 图像。上臂后部软组织内可见一卵圆形中等信号的团块（箭号）。**B**，上臂的轴位 STIR 图像。肿块呈均匀增高信号，提示可能为囊性肿块。**C**，静脉注射钆剂后上臂轴位脂肪抑制 T1W 图像。肿块呈弥漫性强化，证实了为非单纯囊性的复发性黏液纤维肉瘤

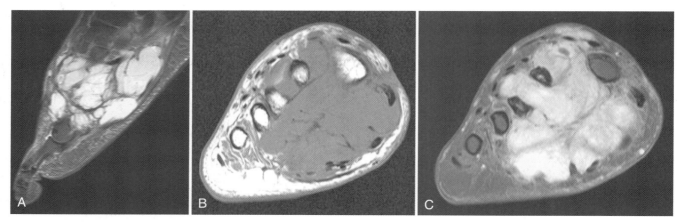

· **图 7.37　囊性病变：滑膜肉瘤。A**，足部的矢状位 STIR 图。多发分叶状、高信号肿块遍及足中部，均匀增高的信号提示可能有囊性肿块。**B**，足部轴位 T1W 图像。肿块显示中等信号，高于预期的单纯性液体信号。**C**，静脉注射钆剂后足部的轴位脂肪抑制 T1W 图像。肿块呈弥漫性强化，与实性肿块强化方式相一致，本例为滑膜肉瘤

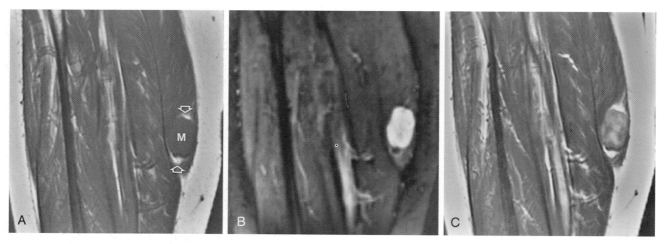

· **图 7.38　囊性病变：神经鞘瘤。A**，矢状位 T1W 图像。在腓肠肌内有一卵圆形低信号团块（M）（箭号）。**B**，小腿近端的矢状位 STIR 图像。肿块呈轻度不均匀信号增高，中央呈低信号（靶征）。**C**，静脉注射钆剂后小腿近端的矢状位 T1W 图像。肿块呈不均匀强化，证明不是囊性病变

推荐阅读

成像原理

Runge VM. Current technological advances in magnetic resonance with critical impact for clinical diagnosis and therapy. *Invest Radiol.* 2013:48(12):869–877.

骨病变

Kransdorf MJ, Bridges MD. Current developments and recent advances in musculoskeletal tumor imaging. *Semin Musculoskelet Radiol.* 2013:17(2):145–155.

Navarro SM, Matcuk GR, Patel DB, et al. Musculoskeletal imaging findings of hematologic malignancies. *Radiographics.* 2017;37(3):881–900.

Zwaga T, Bovée JV, Kroon HM. Osteosarcoma of the femur with skip, lymph node, and lung metastases. *Radiographics.* 2008:28(1):277–283.

治疗后

Diana Afonso P, Kosinski AS, Spritzer CE. Following unenhanced MRI assessment for local recurrence after surgical resection of mesenchymal soft tissue tumors, do additional gadolinium-enhanced images change reader confidence or diagnosis? *Eur J Radiol.* 2013;82(5):806–813.

软组织肿瘤

Gruber L, Loizides A, Ostermann L, Glodny B, Plaikner M, Gruber H. Does size reliably predict malignancy in soft tissue tumours? *Eur Radiol.* 2016;26(12):4640–4648.

Sammon J, Jain A, Bleakney R, Mohankumar R. Magnetic resonance imaging appearance of soft-tissue metastases: our experience at an orthopedic oncology center. *Skeletal Radiol.* 2017;46(4):513–521.

Sung J, Kim JY. Fatty rind of intramuscular soft-tissue tumors of the extremity: is it different from the split fat sign? *Skeletal Radiol.* 2017;46(5):665–673.

特异性骨损伤

Bousson V, Rey-Jouvin C, Laredo JD, Le Merrer M, Martin-Duverneuil N, Feydy A, Aubert S, Chapurlat R, Orcel P. Fibrous dysplasia and McCune-Albright syndrome: imaging for positive and differential diagnoses, prognosis, and follow-up guidelines. *Eur J Radiol.* 2014;83(10):1828-1842.

Campbell RSD, Grainger AJ, Mangham DC, et al. Intraosseous lipoma: report of 35 new cases and a review of the literature. *Skeletal Radiol.* 2003;32:209–222.

Douis H, Parry M, Vaiyapuri S, Davies AM. What are the differentiating clinical and MRI-features of enchondromas from low-grade chondrosarcomas? *Eur Radiol.* 2018;28(1):398–409.

Gaudino S, Martucci M, Colantonio R, et al. A systematic approach to vertebral hemangioma. *Skeletal Radiol.* 2015;44(1):25–36.

Keenan S, Bui-Mansfield LT. Musculoskeletal lesions with fluid-fluid level: a pictorial essay. *J Comput Assist Tomogr.* 2006;30(3):517–524. Review.

Malghem J, Lecouvet F, Vande Berg B. Calcaneal cysts and lipomas: a common pathogenesis? *Skeletal Radiol.* 2017;46(12):1635–1642.

Mehta M, White LM, Knapp T, et al. MR imaging of symptomatic osteochondromas with pathological correlation. *Skeletal Radiol.* 1998;27:427–433.

Murphey MD, Kransdorf MJ. Primary musculoskeletal lymphoma. *Radiol Clin North Am.* 2016;54(4):785–795.

Norris MA, Kaplan PA, Pathria M, Greenway G. Fibrous dysplasia: magnetic resonance imaging appearance at 1.5 Tesla. *Clin Imaging.* 1990;14:211–215.

O'Donnell P, Saifuddin A. The prevalence and diagnostic significance of fluid-fluid levels in focal lesions of bone. *Skeletal Radiol.* 2004;33:330–336.

Wootton-Gorges SL. MR imaging of primary bone tumors and tumor-like conditions in children. *Magn Reson Imaging Clin N Am.* 2009;17(3):469–487.

特异性软组织肿瘤病变

Bermejo A, De Bustamante TD, Martinez A, Carrera R, Zabía E, Manjón P. MR imaging in the evaluation of cystic-appearing soft-tissue masses of the extremities. *Radiographics.* 2013;33(3):833–855.

Cohen JM, Weinreb JC, Redman HC. Arteriovenous malformations of the extremities: MR imaging. *Radiology.* 1986;158:475–479.

Crombe A, Alberti N, Stoeckle E, et al. Soft tissue masses with myxoid stroma: Can conventional magnetic resonance imaging differentiate benign from malignant tumors? *Eur J Radiol.* 2016;85(10):1875–1882.

Gaskin CM, Helms CA. Lipomas, lipoma variants, and well-differentiated liposarcomas (atypical lipomas): results of MRI evaluations of 126 consecutive fatty masses. *AJR Am J Roentgenol.* 2004;182:733–739.

Gupta P, Potti TA, Wuertzer SD, Lenchik L, Pacholke DA. Spectrum of fat-containing soft-tissue masses at MR imaging: the common, the uncommon, the characteristic, and the sometimes confusing. *Radiographics.* 2016;36(3):753–766.

Murphey MD, Rhee JH, Lewis RB, Fanburg-Smith JC, Flemming DJ, Walker EA. Pigmented villonodular synovitis: radiologic-pathologic correlation. *Radiographics.* 2008;28(5):1493–1518.

Ng E, Tandon AA, Ho BC, Chong BK. Characterising benign fibrous-soft-tissue tumours in adults: why is it so difficult and what do we need to know? *Clin Radiol.* 2015;70(7):684–697.

Otake S, Tsuruta Y, Yamana D, et al. Amyloid arthropathy of the hip joint: MR demonstration of presumed amyloid lesions in 152 patients with long-term hemodialysis. *Eur Radiol.* 1998;8:1352–1356.

Rubin JI, Gomori JM, Grossman RI, et al. High-field MR imaging of extracranial hematomas. *AJR Am J Roentgenol.* 1987;148:813–817.

Yilmaz S, Kozakewich HP, Alomari AI, Fishman SJ, Mulliken JB, Chaudry G. Intramuscular capillary-type hemangioma: radiologic-pathologic correlation. *Pediatr Radiol.* 2014;44(5):558–565.

第 8 章　骨创伤

目录

骨创伤如何扫描
　解剖学
　骨创伤概述
　影像学选择
急性骨创伤
　撞击性损伤
　　挫伤
　　挫伤类型
　　X 线隐匿性骨折
　撕脱性损伤
　　常见部位
　　MR 表现
重复性创伤
　衰竭骨折
　　MR 表现
　疲劳性骨折
　　MR 表现
　　MR 分级系统
　慢性撕脱性损伤
　　胫痛症候群（小腿夹板征）
　　内收肌插入性撕脱综合征（大腿夹板征）
　　创伤后骨溶解
未成熟骨创伤
　骨骺分离
　创伤后骺板骨桥
　撕脱骨折
鉴别诊断
　骨骺/软骨下骨髓水肿
　疲劳性骨折与肿瘤
剥脱性骨软骨炎
推荐阅读

骨创伤如何扫描

- **线圈和患者体位**：用胶带或尼龙搭扣等将患者要进行检查的部位固定在一个舒适的位置，以尽量减少检查部位的运动。急性创伤患者也可以使用止痛药缓解症状。应尽可能使用较小的体线圈，如体部相控阵线圈或合适的表面线圈。在某些特殊病例，也可以使用体线圈来扩大扫描视野。

- **图像定位**：应根据检查部位（感兴趣区）选择在轴位、矢状位或者冠状位获取图像。例如：冠状位扫描最适用于臀部和股骨近端成像；矢状位扫描最适用于脊柱成像。

- **脉冲序列**：短时反转恢复序列（STIR）是发现骨创伤引起的异常骨髓信号最敏感的序列，推荐在所有病例中使用。快速自旋回波脂肪抑制 T2 加权成像也非常敏感，但该技术有可能出现脂肪抑制不完全的情况，会导致局部产生高信号伪影区域，其信号与骨髓水肿类似（此时局部并无水肿）。虽然 T1W 图像对骨损伤敏感性不如 STIR 图像，不过建议至少在一个平面上采集 T1W 图像，该序列对整体解剖结构的显示具有非常好的效果。当用高场强 MR（>1 T）进行骨创伤成像时，不应使用梯度回波序列，因为骨小梁相关的磁化率伪影掩盖了骨髓异常信号。然而，中场强和低场强设备可以使用梯度回波序列，因为这些场强下的磁化率伪影不太明显，同时对发现创伤性损伤非常敏感。由于磁共振成像（MRI）在发现骨损伤方面具有极高的敏感性，简明的筛查方案可提供快速诊断、降低成本并提高患者就诊率。为此，我们采用了包含 T1W 图像和 STIR 图像的三个序列作为骨创伤的扫描方案来显示骨质异常情况。

- **对比剂**：对比剂对创伤患者作用不大。

解剖学

　　熟悉骨骼的基本解剖学结构有助于理解骨创伤的 MR 影像表现。皮质骨（致密骨）沿着扁骨和长骨的外围分布。软骨下骨板是长骨关节端的一层致密骨，在支撑表面关节软骨中起着重要作用。

　　骨小梁（松质骨）由骨皮质下的网状骨性结构

组成，主要分布在中轴骨和长骨末端附近，在吸收动态应力方面起着重要作用。松质骨具有弹性柔度，其承载压力的能力是致密皮质骨的 10 倍。这种减震能力在关节周围尤为重要，关节周围骨小梁可以将软骨下骨板和关节软骨中的轴向力缓冲掉。

发育中长骨的生长板（骺板）可以通过软骨内骨化的方式使长骨生长。生长板在闭合前是肌肉 - 肌腱 - 骨（muscle-tendon-bone）和骨 - 韧带 - 骨（bone-ligament-bone，BLB）单位的薄弱环节。因此，骨骺（长骨末端）和骨突（不参与纵向骨生长的生长中心，如髋关节转子）特别容易受到创伤性损伤。

骨创伤概述

骨创伤可由单次创伤事件导致，也可由长期反复应力最终导致骨的逐渐破坏和动力学的障碍。急性创伤可导致撞击性损伤（从骨挫伤到完全性骨折）或撕脱性骨折（肌腱或韧带附着的部分骨质或 / 和软骨撕脱）。慢性损伤可由轻度反复创伤引起，包括局部应力反应、明显疲劳性骨折、衰竭骨折等一系列病变。

影像学选择

常规 X 线片是评估骨创伤的首选方法，但是许多急性和慢性骨损伤在 X 线片上无法显示。大多数 X 线隐匿性损伤可以通过放射性核素骨扫描检测到，但这种技术也有其局限性：检查需要 4 ~ 6 个小时，延长了在急诊科等待分诊患者的诊断时间；受伤后 24 ~ 72 小时以内的骨扫描可能出现假阴性，特别是老年骨质疏松患者；核素扫描的空间分辨率很低，并且多种骨质病理学改变均可能导致异常摄取，所以在阳性病例中缺乏特异性，这在老年人群中（不完全性骨折和肿瘤高发）尤为常见。MR 对急性或慢性反复损伤引起的骨质损伤非常敏感。通过使用简化的扫描方案，MR 骨骼检查较核素骨扫描的价格更有竞争力，同时能提供更快速、更具特异性的诊断。因此，对那些 X 线片表现正常但是临床疑似骨损伤的患者，我们通常会选择 MR 进一步检查。MR 检查正常的患者基本可以排除骨损伤。MR 的另一个优点是能显示软组织损伤，在没有骨损伤的情况下，单纯软组织损伤也能表现出与骨折相似的临床症状（图 8.1 ）。

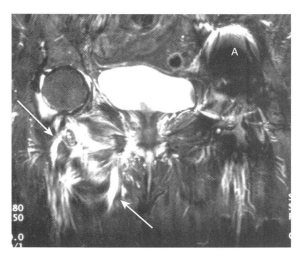

· 图 8.1 软组织损伤。骨盆冠状位 STIR 图像。该患者跌倒后出现右侧髋关节痛。注意右侧臀部内收肌的高信号水肿或者出血（箭号）；右侧股骨近端未见损伤。注意左侧髋关节区与植入假体相关的伪影（A）

急性骨创伤

撞击性损伤

挫伤

由撞击力引起的骨小梁损伤称为骨挫伤、骨淤伤（骨髓水肿）或骨小梁骨折。这些损伤的病理检查显示骨小梁骨折及邻近骨髓脂肪水肿、出血。在损伤发生后数小时内 MR 就能明确显示，这具有重要的意义：首先，MR 上显示的孤立性骨挫伤可以解释患者的症状，避免不必要的关节镜检查；其次，骨挫伤的部位也可为损伤发生的机制以及相应的软组织损伤提供线索。

此外，虽然大多数骨挫伤不伴有并发症，但有证据表明，软骨下骨质的局灶性挫伤与其表面的软骨损伤有关。一些研究者认为，这可能会增加患者短期内关节面塌陷或进一步发展为骨关节炎的风险。软骨下挫伤病灶的检出使得临床上可能采用一些更保守的治疗方案，包括延长恢复正常活动的时间，主要是为了使骨小梁更好地愈合并降低关节面塌陷的可能性。

骨挫伤在 STIR 图像或是脂肪抑制 T2W 图像上表现更加明显，呈明显高信号，通常其边缘模糊不清，这些可能继发于骨小梁骨折引起的出血和水肿（图 8.2）。由于骨髓脂肪中混杂着出血和水肿，所以骨挫伤在 T1W 图像上通常表现为中等信号（信号比脂肪低、比肌肉高）。骨挫伤在快速自旋回波非脂肪

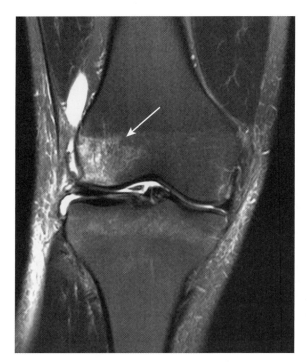

· 图8.2   **骨挫伤**。膝关节冠状位脂肪抑制 T2W 图像。注意股骨外侧髁的网状高信号影（箭号）

抑制 T2W 图像中容易被忽略，因为与创伤相关的水肿信号和周围的骨髓脂肪信号相似。

挫伤类型

通过分析骨挫伤的位置，通常可以推测损伤发生的机制，并预测相关的软组织是否有异常，接着就需要仔细检查这些有可能损伤的软组织结构。以下讨论两个常见的损伤类型（专栏8.1）。

前交叉韧带撕裂

大约 80% 的急性前交叉韧带（ACL）撕裂患者 MR 检查可见明显的骨挫伤。导致 ACL 完全撕裂的

· 专栏 8.1   膝关节挫伤类型

前交叉韧带撕裂
外侧部分
• 股骨外侧髁（中前部分）
• 胫骨后外侧平台
内侧部分
• 股骨内侧髁（中前部分）
• 胫骨后内侧平台

髌骨脱位
• 髌骨内侧面
• 股骨前外侧髁

最常见损伤机制包括扭转力联合外翻应力。这种撞击伤发生在股骨外侧髁（中前部分），与胫骨平台后外侧相对，导致这些部位出现典型的挫伤（图 8.3）。另一种涉及股骨内侧髁（中前部分）和胫骨后内侧平台的挫伤类型也可在 ACL 撕裂后出现。这些挫伤可能是由于 ACL 撕裂和外侧损伤后不稳定的膝关节反弹所产生的内侧冲击力引起的（见图 8.3）。

髌骨外侧脱位

髌骨脱位所导致典型挫伤部位包括髌骨内关节面和股骨外侧髁（与前交叉韧带撕裂所致的挫伤相比，通常位于更靠前的位置），这些损伤可从机制上得到合理的解释。髌骨向外侧移位，作为其移位的结果，髌骨内关节面会撞击股骨外侧髁的前外侧缘，导致这些部位发生挫伤（图 8.4）。常见表现包括髌骨内侧副韧带撕裂（髌骨内侧支持韧带的一部分）、大量关节积液以及髌骨内侧或滑车外侧沟的软骨或骨软骨损伤。如果膝关节在脱位时明显屈曲，则骨软骨损伤可能涉及股骨外侧髁的承重面。骨软骨损伤的识别对于采取适当的治疗和手术干预是非常重要的。

X 线隐匿性骨折

在 X 线隐匿性骨折的病例中，除了骨髓水肿外，还可以观察到骨折线。骨折线有时可能被邻近的骨髓水肿所掩盖，但在 T1W 图像上通常表现为线状或曲线状低信号影，而在 STIR 图像上可能显示低信号或高信号（图 8.5 ~ 图 8.7）。治疗后骨髓信号可恢复正常。

MR 检查在损伤发生时即可观察到相应的骨髓水肿和出血信号，已经被证明是显示 X 线隐匿性骨折的最佳检查方法，有利于为患者制订最佳治疗方案。即使在常规 X 线片上已经证实骨折诊断，MR 也可以提供关于骨折程度、是否存在其他骨折或挫伤、相邻软组织损伤情况等额外有用的信息。

撕脱性损伤

撕脱性骨折是由于过大的暴力导致一块骨碎片和 / 或软骨被韧带、肌腱或关节囊结构从附着骨上撕脱下来。这种损伤可由单次的急性暴力引起，也可由反复的应力性撕脱引起。

这种损伤可发生在任何年龄，最常见于发育中的骨骼（儿童，特别是青少年），主要是由于此时期

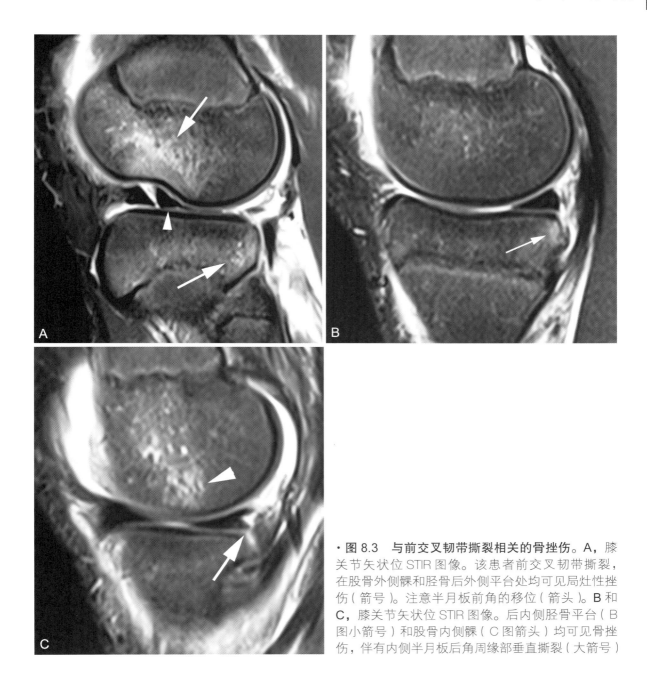

· 图 8.3 与前交叉韧带撕裂相关的骨挫伤。**A**，膝关节矢状位 STIR 图像。该患者前交叉韧带撕裂，在股骨外侧髁和胫骨后外侧平台处均可见局灶性挫伤（箭号）。注意半月板前角的移位（箭头）。**B** 和 **C**，膝关节矢状位 STIR 图像。后内侧胫骨平台（B 图小箭号）和股骨内侧髁（C 图箭头）均可见骨挫伤，伴有内侧半月板后角周缘部垂直撕裂（大箭号）

的肌肉力量强于发育中的骨骼，两者之间力量不平衡所导致。成年人的撕脱性骨折发生率较低，损伤常发生在肌腱末端容易受到过度拉力的部位。

常见部位（表 8.1）

撕脱性骨折最常发生于骨盆。常见部位包括髂前上棘（缝匠肌和阔筋膜张肌肌腱）、髂前下棘（股直肌肌腱）（图 8.8）、坐骨结节（腘绳肌肌腱）、髂嵴（腹肌）、耻骨联合以及耻骨下支（内收肌和股薄肌肌腱）。发生于股骨近端时，大转子（髋关节旋转肌，包括臀小肌和臀中肌肌腱）常受到较大的影响。年轻

患者的小转子（髂腰肌肌腱）很少发生撕脱骨折；在成年人中，这种损伤常继发于转子部出现的转移性病灶。膝关节周围撕脱性骨折的常见部位包括胫骨中外侧平台（前外侧韧带附着处的节段性骨折）（图 8.9）、腓骨头（股二头肌肌腱、外侧副韧带）、胫骨隆起（ACL）、胫骨后平台（后交叉韧带）和胫骨结节（髌腱）的附着处（图 8.10）。髌骨下极撕脱可继发于儿童慢性撕脱（Sinding-Larsen-Johansson 综合征）或急性软骨撕脱性骨折（髌骨袖套状骨折）。

跟腱止点撕脱（跟骨不全性撕脱骨折）几乎只见于糖尿病患者。踝关节囊的前部和后部的牵拉可导

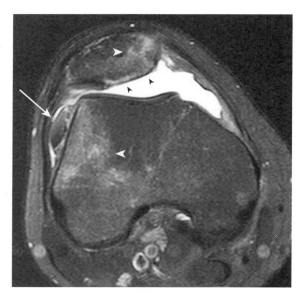

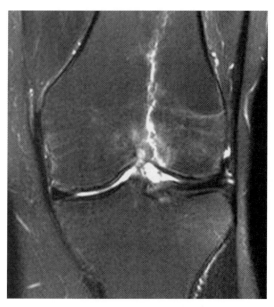

・**图 8.4　与髌骨脱位相关的骨挫伤。**膝关节横轴位 STIR 图像。股骨外侧髁和髌骨内侧局灶性损伤（大箭头）。可见髌骨内侧关节面的软骨缺损（小箭头）和外侧髌股韧带沟内移位的软骨碎片（箭号）

・**图 8.6　股骨远端隐匿性骨折。**膝关节脂肪抑制 T2W 成像。6 周前摔伤的老年患者，其股骨远端内外髁间可见高信号的骨折线，骨折端无移位

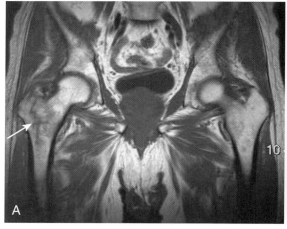

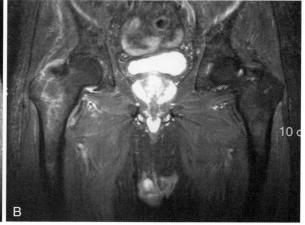

・**图 8.5　右髋隐匿性骨折。A，**骨盆冠状位 T1W 图像。低信号骨折线（箭号）提示右侧股骨转子间骨折。**B，**骨盆冠状位 STIR 图像，注意高信号骨折线及周围的水肿带

致距骨颈背侧或胫骨远端后缘的撕脱性骨折。另一个常见部位是第 5 跖骨基底部（腓骨短肌腱）撕脱性骨折。

　　儿童上肢撕脱性骨折最常见的部位是肱骨内上髁（屈肌 / 旋前肌肌腱）。撕脱的碎片可能残留在肱骨 - 尺骨关节间隙中。上肢其他的撕脱性骨折可累及肱骨，包括大小结节（肩袖肌腱）、肱骨干外侧的三角肌止点、胸大肌止点和沿结节间沟的背阔肌止点。

MR 表现

　　撕脱性骨折通常会在损伤部位显示出异常的骨髓信号，但骨髓异常的程度一般有限，其信号明显低于撞击伤。在邻近的软组织中常可见明显的异常信号，如果没有外伤史，其表现可能类似于肿瘤或感染。在这些情况下，结合常规 X 线检查常常能发现典型的 X 线表现。

重复性创伤

　　骨骼的应力性损伤通常分为两类：衰竭骨折和疲劳性骨折。衰竭骨折是正常应力作用于异常骨上

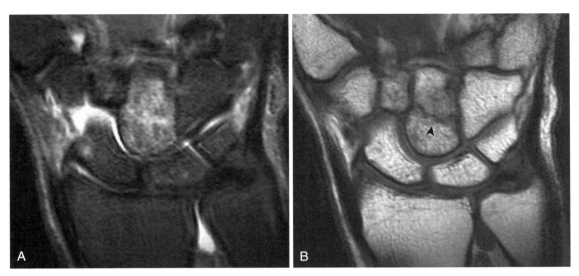

· 图 8.7 头状骨的隐匿性骨折。A，腕部冠状位 STIR 图像，头状骨弥漫性水肿；B，腕部冠状位 T1W 图像。头状骨中部低信号骨折线显示更清楚，骨折端无移位（箭头）

表 8.1	撕脱性骨折的常见部位	
	部位	**肌腱或韧带**
骨盆	坐骨结节	腘绳肌肌腱
	髂前上棘	缝匠肌 / 阔筋膜张肌肌腱
	髂前下棘	股直肌肌腱
	耻骨联合 / 耻骨下支	内收肌 / 股薄肌肌腱
股骨	大转子	臀中肌、臀小肌 / 髋关节旋肌肌腱
	小转子	髂腰肌肌腱（年轻人）（老年人多见于转移）
膝关节	胫骨外侧平台（Segond 骨折）	前外侧韧带
	腓骨头	外侧副韧带
		股二头肌长头腱
	胫骨粗隆	前交叉韧带
	胫骨后平台	后交叉韧带
	髌骨下极	髌腱（Sinding-Larsen-Johansson 综合征）
	胫骨结节	髌腱（Osgood-Schlatter 病）
踝关节 / 足	跟骨	跟腱
	胫骨远端后缘	踝关节后囊
	距骨背缘、距骨颈	踝关节前囊
	第 5 跖骨基底部	腓骨短肌腱
肱骨	大结节	冈上肌、冈下肌、小圆肌
	小结节	肩胛下肌
	近端骨干	胸大肌或背阔肌肌腱
肘关节	内上髁	屈肌 / 旋前肌肌腱
	尺骨冠状突	尺侧副韧带

导致的结果，而疲劳性骨折则是异常或非常规的应力作用于正常骨的结果（专栏 8.2）。

衰竭骨折

有几种情况会减弱骨的弹性，使其易发生衰竭骨折。最常见的是骨质疏松症，其他包括佩吉特病

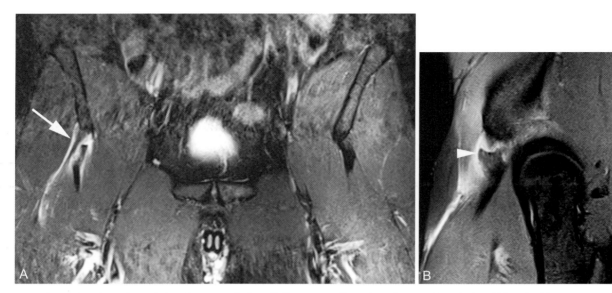

· **图 8.8** **撕脱性骨折：右侧髂前下棘。A**，骨盆冠状位 STIR 图像，右股直肌肌腱从髂前下棘撕脱（箭号）；**B**，矢状位脂肪抑制 T2W 图像能更好地显示撕脱的碎骨片（箭头）

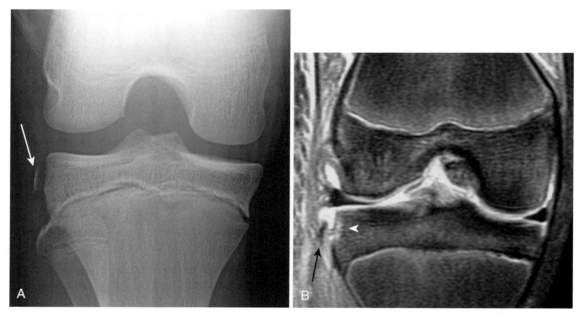

· **图 8.9** **撕脱性骨折：胫骨外侧平台。A**，膝关节后前屈位平片，在前交叉韧带撕裂患者中可见胫骨外侧平台小的撕脱性骨折（箭号）（Segond 骨折）；**B**，膝关节冠状位 STIR 图像，可见撕脱的碎片呈低信号改变（箭号），周围软组织水肿呈高信号。注意胫骨撕脱部位骨髓水肿并不明显（箭头）

（Paget disease）、骨软化症和放疗。因为症状不典型使其临床诊断常具有一定的困难。

MR 表现

衰竭骨折的影像学表现常很轻微且难以识别，因为大部分患者通常伴有骨量减少（图 8.11）。MR 对这一类损伤的检出具有很高的灵敏度，衰竭骨折在 T1W 图像上显示为不规则或线状低信号。STIR 图像可见高信号的水肿围绕在低信号骨折线周围。虽然影像表现与肿瘤相似，但根据病灶的形态和部位还是能做出正确的诊断。

就形态上来说，骨髓异常信号区域的线状信号（对应于骨折线）提示衰竭骨折（图 8.12）。在很多部位，骨折线具有典型的方向性。在骶骨，骨折线通常垂直穿过骶骨翼，平行于骶髂关节；在髋臼上部区域，骨折线通常平行于髋臼顶的弧线，形成"拱

衰竭骨折

- 正常应力→异常骨
- 病因
  - 骨质疏松
  - 骨质软化
  - 应用类固醇激素
  - 佩吉特（Paget）病
  - 甲状旁腺功能亢进
  - 类风湿关节炎
  - 辐射

疲劳性骨折

- 异常应力→正常骨
- 原因
  - 开始新的（非常规的）运动
  - ↑活动强度（劳累过度或持续时间延长）
  - 装备差（例如，破烂的鞋子）
  - 生物力学异常（例如，过度内旋）

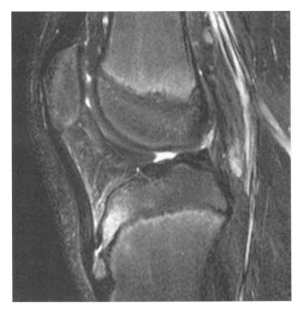

• **图 8.10** 撕脱性骨折：胫骨结节。膝关节矢状位 STIR 图像。骨骼未发育成熟的患者，胫骨结节突起处的局灶性高信号影与撕脱性损伤相符，又称为胫骨结节骨软骨炎（Osgood-Schlatter disease, OSD）

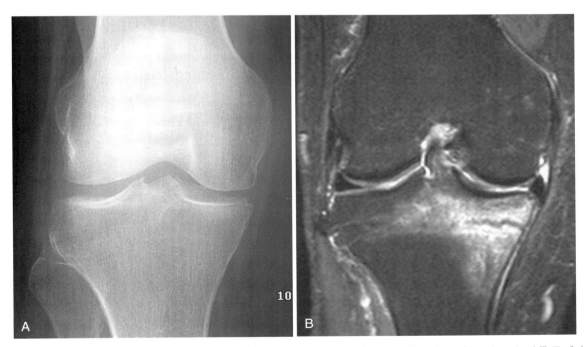

• **图 8.11** 隐匿性衰竭骨折影像学所见。A，膝关节前后位 X 线片。膝关节疼痛的老年患者，除了广泛骨量减少无其他异常征象；B，膝关节冠状位 STIR 图像，胫骨内侧平台可见低信号骨折线，周围可见水肿带

形眉毛征"的表现（图 8.13）。一般来说，衰竭骨折垂直于骨的长轴和大部分的骨小梁（胫骨和股骨干的罕见纵向骨折除外）。

衰竭骨折可发生在全身任何骨骼，但大多数发生在某些特定的部位（表 8.2）。在骨盆，常见的部位包括骶骨、耻骨支、耻骨联合和髋臼上区。骨盆衰竭骨折通常发生在 12 个月内因盆腔肿瘤接受过放疗的患者身上。

下肢衰竭骨折的常见部位包括股骨头和股骨颈、股骨远端髁上区、胫骨近端和远端的干骺端、腓骨

·图 8.12　骨盆衰竭骨折。A，骨盆后部冠状位 T1W 图像。双侧骶骨翼和左侧坐骨可见线状低信号水肿（箭号）。注意骶骨翼低信号骨折线垂直走行的方向（箭头）；B，骨盆后部冠状位 STIR 图像。骶骨翼内高信号的水肿带掩盖了骨折线的显示（箭头）。注意左侧坐骨低信号骨折线，周围可见高信号水肿带（箭号）

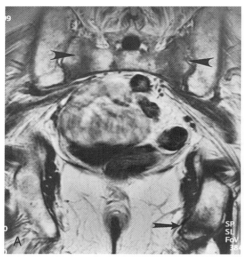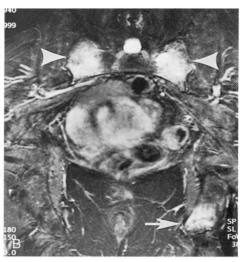

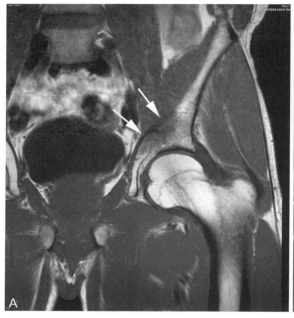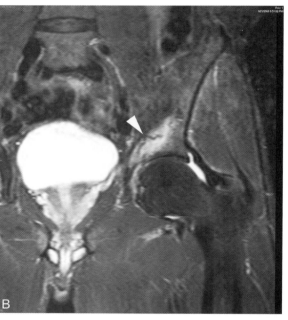

·图 8.13　髋臼上缘骨折。A，左髋冠状位 T1W 图像。长跑运动员，左上髋臼区域可见骨髓水肿呈低信号改变（箭号）；B，左髋冠状位 STIR 图像。高信号的骨髓水肿内可见低信号骨折线（箭头）。注意骨折线弯曲呈"拱形眉毛征"

表 8.2　衰竭骨折常见的部位	
脊柱	椎体（压缩性）
骨盆	耻骨联合
	耻骨支
	髋臼上缘
	骶骨
股骨近端	股骨头
	股骨颈
	股骨颈基底部
股骨远端	髁上区
胫骨	近端干骺端
	远端干骺端
腓骨	远端骨干
跟骨	跟骨结节

远端、跟骨和距骨。上肢通常不易发生衰竭骨折。

在接受肾移植患者的骨骺骨髓中常可观察到类似水肿信号的不规则病灶，可能提示衰竭骨折。这些一过性的病灶常在 1 年内消失，根据其 MR 表现可与缺血性坏死区分开来，因为真正发生坏死的区域常表现为局灶性围绕正常骨髓脂肪的病灶，呈曲线样、境界清楚、边缘低信号改变。

脊柱衰竭骨折很常见。急性衰竭骨折时，压缩的椎体在 T1W 图像上呈中等至低信号，T2W 图像或 STIR 图像呈高信号改变，代表骨髓水肿或出血。通常也可以看到骨折线（图 8.14）。已愈合的陈旧性压缩性骨折在所有序列上均显示正常的骨髓信号。

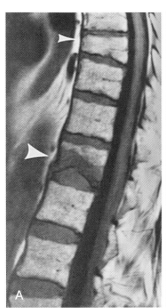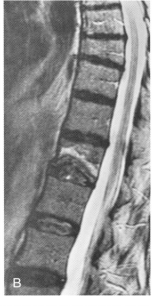

· 图 8.14 脊柱良性病变，骨质疏松导致的压缩性骨折。A，胸腰椎交界区矢状位 T1W 图像。T12 椎体下缘终板区压缩性骨折，椎体下 2/3 区可见低信号水肿带（大箭头）。注意 T12 椎体上 1/3 区域正常的脂肪信号以及 T9 椎体陈旧性压缩骨折（小箭头）；B，胸腰椎交界区矢状位 T2W 图像。T12 椎体高信号的骨髓水肿清楚地衬托出骨折线

脊柱急性骨质疏松性压缩性骨折与肿瘤相关的病理性骨折通常很难鉴别。提示良性的衰竭骨折的征象包括：异常信号仅累及部分椎体的骨髓（部分骨髓的信号正常），正常和异常骨髓之间的分界清楚，T2W 图像上椎体内存在液性条带，棘突旁无肿块影，在注射钆剂增强后骨髓无异常强化。有些报道显示正反相位成像对两者也有一定的鉴别作用。

对于诊断不明的病例，推荐在 6～8 周内进行活检或 MR 随访。对于良性压缩性骨折，随访时间窗内常常能发现一些愈合的征象，至少能显示椎体骨髓的部分信号恢复正常。

疲劳性骨折

骨骼重塑是对正常的、日常活动中的机械应力的反应。活动相关的微损伤区域最初是骨吸收，为骨修复做准备。然而，由于骨形成比吸收慢，这使得骨骼处于暂时比较脆弱的状态。这种重塑过程通常保持生理平衡，但当微损伤的发展大大超过骨的修复能力时，就会变成病理过程，比如尝试一项新的运动或者运动强度、力度增加。

对疲劳性骨折的准确诊断很重要，如果不及时诊断和治疗，这些损伤可能会发展成为有移位的骨

折。患者通常表现为与活动有关的疼痛，休息后可以缓解，但症状可能非常不典型。如果减少活动，在真正骨折发生之前损伤通常会自行愈合，这也许可以解释为什么许多与应力相关的骨损伤从未在 X 线影像上表现出来。早期 X 线片诊断的敏感性可能低至 15%，随访的阳性率仅 50%。即便如此，对于疑似疲劳性骨折的患者，也应该进行 X 线检查，因为如果有典型的影像表现即可作出明确的诊断。

MR 表现

MR 检查对骨骼系统的疲劳性损伤非常敏感，通常比放射性核素骨扫描更具有特异性。在骨应力反应的区域，MR 表现为 T1W 图像和 STIR 图像上的骨髓水肿（图 8.15）。STIR 图像上，在损伤邻近的骨皮质/骨膜下区域，也可以观察到信号强度增加，这可能与骨膜应力有关，并且最终可能在骨髓或骨皮质内检测到骨折线（图 8.16）。然而，影像学表现必须与临床检查密切结合起来，比如在无症状的运动员中也可能存在骨髓水肿。随着损伤愈合，异常信号通常在 6 个月内消失。若超过这个时间段异常信号仍存在，意味着有复发性损伤的可能性。

疲劳性骨折最常累及骨盆和下肢（图 8.17）。常见部位包括：胫骨近端后部（跑步），胫骨骨干前中段（跳跃运动、跳舞），跖骨（跑步、行走），腓骨远端（跑步），股骨颈（跑步、芭蕾舞），骶骨（跑步、有氧运动），脊柱椎体的关节突也可能受到影响（芭蕾舞、跑步、体操）（表 8.3）。这里面需要注意的是骶骨发生的应力性骨折，运动员通常表现为腰痛而进行腰椎 MR 检查，对于这类人群检查中必须仔细观察骶骨的情况。非脂肪抑制 T2W 图像通常是腰椎 MR 常用的扫描方案，在该序列上，应力性水肿（如果骨折线不明显）信号会混杂在骶骨骨髓的脂肪背景信号中（无法区分）。疲劳性骨折在上肢并不常见，但也可能累及肱骨、尺骨、锁骨和第一肋骨。有些位置是发生疲劳性骨折的"高风险"区域，因为这些部位的疲劳性骨折往往会延迟愈合或进一步发展为完全性骨折（专栏 8.3）。

MR 表现分级系统

疲劳性损伤包含从加快重塑到明显骨折的整个过程，MR 信号异常的程度也会有所不同。因此建立了一个分级系统来帮助量化损伤程度（表 8.4）：

0 级：正常 MR 表现

1 级：骨膜 STIR 图像可见水肿或积液

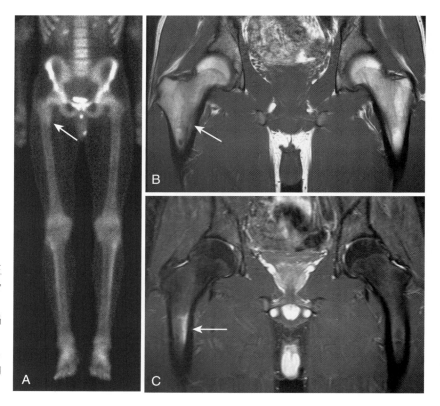

· 图 8.15　股骨应力反应。A，骨扫描，正位图像。右髋疼痛的年轻运动员，右侧股骨近端可见轻度的局灶性活性增加（箭号）；B，骨盆冠状位 T1W 图像。右侧股骨近端局部信号降低，可见不对称的模糊影（箭号）；C，骨盆冠状位 STIR 图像。该处信号增高，未见骨折线（箭号）。影像学改变提示骨的局部应力反应

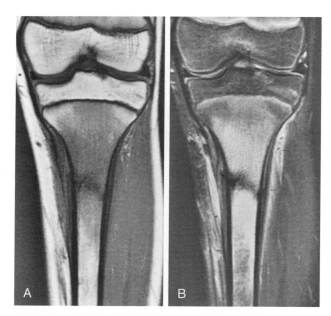

· 图 8.16　胫骨应力性骨折。A，胫骨冠状位 T1W 图像。可见平直的低信号骨折线，周围有弥漫性骨髓水肿带。B，胫骨冠状位 STIR 图像。高信号水肿衬托出低信号骨折线更明显，骨折线内外侧骨皮质的信号也增高

2 级： 骨髓 STIR 图像可见高信号，但 T1W 图像信号正常

3 级： 骨髓 T1W 图像和 STIR 图像信号均异常

4 级： 皮质信号异常或者明显的骨折线

慢性撕脱性损伤

　　骨和骨膜的慢性撕脱性损伤是外力在肌腱附着部位反复作用的结果。这些损伤常发生在前面提到过的常见撕脱性骨折发生的部位。X 线表现包括骨膜反应和皮质不规则，与恶性肿瘤的表现类似。MR 可以显示肌腱附着部位的异常改变，比如局部骨皮质增厚、缺乏异常的骨髓信号、局部无软组织肿块等，从而得出正确的诊断（避免不必要的且准确性存疑的活检）（图 8.18）。

胫痛症候群（小腿夹板征）

　　胫痛症候群是一个非特定性的术语，用来描述小腿的疼痛和压痛，活动时加重，休息后缓解。疼痛通常位于胫骨后内侧比目鱼肌起源的部位。通常认为疼痛是继发于肌肉和骨骼交界处的夏皮氏纤维（Sharpey's fibers）撕裂，导致了牵张性骨膜炎，但这种症状的确切原因尚且不清楚。在某些情况下，疼痛可能与骨性疲劳损伤有关。临床表现为急性胫痛症候群患者的 MR 表现还有：胫骨前内侧或后内侧的骨膜积液或水肿，胫骨内骨髓信号异常或不连续骨折线（图 8.19）。

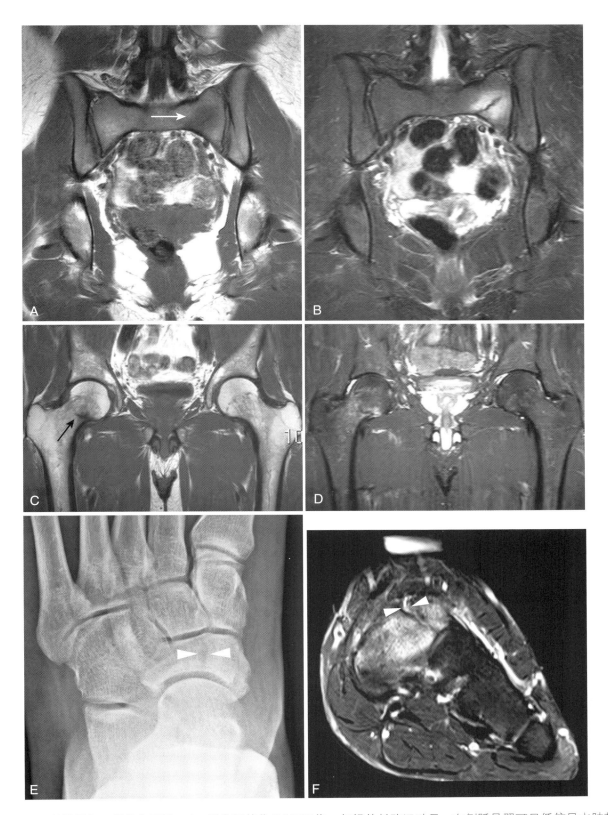

- **图 8.17** **疲劳性骨折：骨盆和下肢。A**，骨盆冠状位 T1W 图像。年轻的长跑运动员，左侧骶骨翼可见低信号水肿带（箭号）；**B**，骨盆冠状位 STIR 图像，骶骨翼水肿区可见小的低信号骨折线；**C**，骨盆冠状位 T1W 图像，右侧股骨颈可见低信号骨折线（箭号）；**D**，骨盆冠状位 STIR 图像，股骨颈可见低信号骨折线，邻近骨质轻度水肿；**E**，足部 X 线片，舟骨中部可见纵向稍透亮的区域（箭头）；**F**，足部短轴位脂肪抑制 T2W 图像，舟骨内广泛水肿伴有弧形的骨折线（箭头）

表8.3	疲劳性骨折的常见部位
下肢	胫骨（尤其是后侧皮质、近端骨干）
	腓骨（远端骨干）
	距骨
	跟骨
	舟骨
	股骨（颈部和骨干）
骨盆	骶骨
脊柱	峡部

·专栏8.3　应力性骨折的高风险部位

- 股骨颈（张力侧）
- 髌骨
- 胫骨（前侧皮质）
- 内踝
- 距骨
- 舟骨
- 第五跖骨
- 第一跖骨头下的籽骨

From Boen BP, Osbahr DC. High-risk stress fractures: evaluation and treatment. *J Am Acad Orthop Surg.* 2000; 8:344–353.

表8.4	慢性应力损伤的 MR 分级体系	
级别	T1W 图像	STIR 图像
0	正常	正常
1	正常	↑ SI（骨膜）
2	正常	↑ SI（骨髓）
3	↓ SI（骨髓）	↑ SI（骨髓）
4	骨折线	骨折线

SI：信号强度

较模糊的腹股沟疼痛，因此在这些病例检查时应使用较大的视野，包括臀部和尽可能多的股骨干，以便得出准确的诊断（图 8.20）。

创伤后骨溶解

创伤后骨溶解影响承受垂直应力的关节，如耻骨联合、肩锁关节和骶髂关节。这些应力导致受累关节充血、滑膜炎和软骨下骨吸收。MR 表现包括骨质破坏和骨髓水肿，偶发细小软骨下骨折线，以及滑膜炎引起的关节积液和滑膜肥厚（图 8.21）。

未成熟骨创伤

骨骺分离

骨骺分离是指骺板在压力和剪切力的作用下造成的慢性损伤，可认为是 Salter Ⅰ 型应力相关损伤。这种损伤最常见于股骨近端（股骨头骨骺滑脱）、体操运动员的桡骨远端以及年轻棒球投手的肱骨近端和肘关节内上髁（分别为"小棒球运动员肩"和"小棒球运动员肘"）。骨骺分离的 MR 表现包括骺板增宽、主要累及干骺端的骨髓水肿以及骨骺相对于干

内收肌插入性撕脱综合征（大腿夹板征）

大腿夹板征是一种与小腿夹板征类似的临床综合征，也被称为大腿内收肌插入性撕脱综合征。一般认为是股骨前内侧缘的内收肌牵拉导致的继发改变。MR 的表现包括 STIR 图像上可见股骨近段到中段骨膜下区域及周围骨髓信号增高，代表了股骨干的应力反应，且可能会进一步导致真正的应力性骨折。在一些更严重的病例中，异常信号也可能累及内侧的股骨皮质。典型的运动员患者常常表现为比

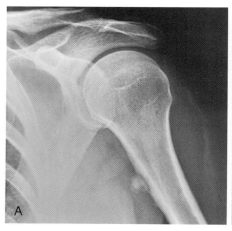
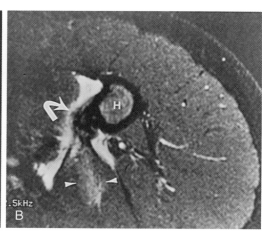

·图 8.18　慢性撕脱性损伤：肱骨近端。A，左侧肱骨内旋前后位片。肱骨近端前内侧的圆形钙化提示肿瘤可能；B，近端上臂轴位 STIR 图像。沿肱骨近端（H）在背阔肌起点周围的撕脱损伤可见大量积液或出血（弯箭号），注意肌肉扭伤或者部分撕裂引起的水肿或出血（箭头）

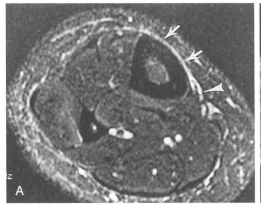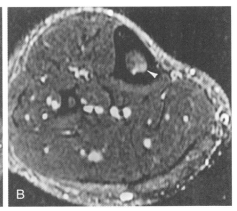

· 图 8.19　小腿夹板征。A，胫骨中段轴位 STIR 图像。沿胫骨前部可见高信号的骨膜积液或者水肿（箭号），并向比目鱼肌的内侧延伸，影像学表现分级为应力损伤 I 级；B，胫骨中段轴位 STIR 图像（与 A 不是同一患者）。除了沿胫骨前部高信号的骨膜积液或者水肿外，该患者还出现局灶性骨髓内水肿（箭头），并伴有急性胫痛症状

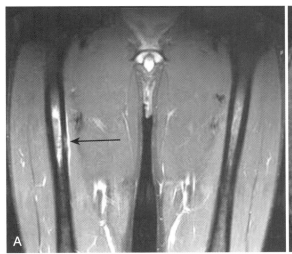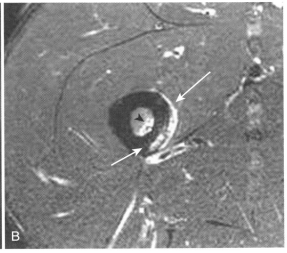

· 图 8.20　大腿夹板征。A，大腿冠状位 STIR 图像，可见从股骨近端向中段延续的高信号（箭号）；B，右侧大腿轴位 STIR 图像，沿股骨骨膜（长箭号）和骨内膜（箭头）表面可见异常高信号影，并在后内侧皮质内观察到类似的异常信号（短箭号），该征象提示病变有可能进一步发展为应力性骨折

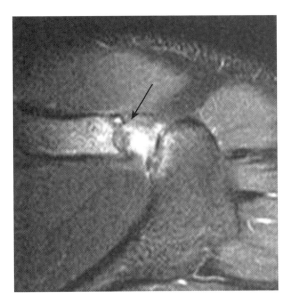

· 图 8.21　左侧锁骨压力相关骨溶解。左肩轴位 STIR 图像，年轻的橄榄球运动员，左肩锁关节及其周围出现高信号水肿和积液，左锁骨远端溶解（箭号）

骺端的可能的异常成角（图 8.22 和图 8.23）。损伤可能会导致骨骺过早闭合。

创伤后骺板骨桥

骨折累及骺板时，可能会导致部分骺板过早闭合并形成骺板骨桥，这会引起骺板的差别生长，从而导致成角畸形。传统 X 线片诊断骺板骨桥很有挑战性；但是，利用 MR 很容易诊断这些骨桥。梯度回波 T2W 图像对于显示骨桥的存在、范围和位置非常有效。低信号的骨桥穿过正常骺板高信号软骨部分的时候，在图像上很容易显示出来（图 8.24）。在 T1W 图像上，骨桥呈脂肪骨髓样的高信号穿过低信号的骺板。

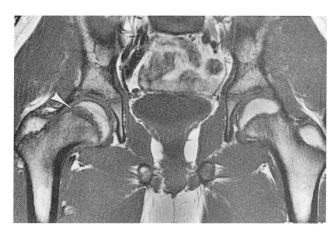

· **图 8.22** **骨骺分离：右侧髋关节。** 髋关节冠状位 T1W 图像，右侧股骨颈内可见低信号水肿区，股骨头骨骺外侧增宽（箭头）和股骨头骨骺错位

撕脱骨折

在骺板闭合之前，肌腱和韧带比骺板更具有韧性。在骨未发育成熟的患者中撕脱性骨折发生率很高。在撕脱伤一节中对此有更详细的讨论。

鉴别诊断

骨骺/软骨下骨髓水肿（专栏8.4）

除了创伤以外的其他情况也可能会导致骨髓异常信号，与创伤后的改变难以鉴别，特别是在骨骺区。这些病变包括退行性关节炎、短暂性骨质疏松、早期缺血性坏死、感染、承重改变、疲劳性或衰竭骨折。

退行性关节炎可导致慢性软骨下水肿，但是也存在其他骨关节炎的迹象，例如关节软骨变薄和骨赘形成。短暂性骨髓水肿（"短暂性骨质疏松症"）最常见于髋部，可表现类似挫伤的改变，但其典型表

· 专栏 8.4 骨骺/骨软骨下骨髓水肿：鉴别诊断

· 创伤性骨挫伤
· X 线隐匿性骨折
· 退行性关节炎
· 短暂性骨质疏松
· 缺血性坏死早期
· 特发性骨坏死
· 感染
· 承重改变
· 疲劳性/衰竭骨折

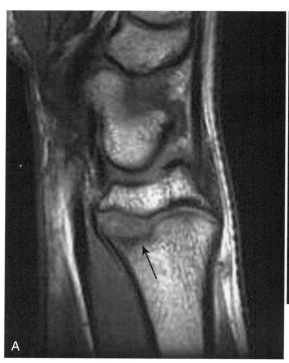
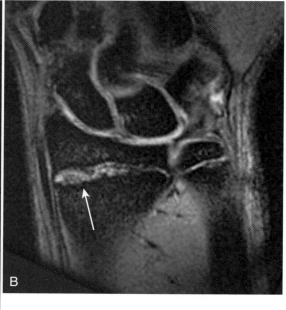

· **图 8.23** **骨骺分离：右侧腕关节。** A，腕关节矢状位 T1W 图像。年轻的体操运动员，桡骨远端掌侧部分的骨骺增宽（箭号）；B，腕关节冠状位梯度回波 T2W 图像，在该层面可见桡骨骨骺部分增宽

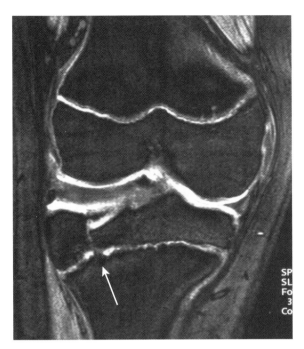

· **图 8.24 骺板骨桥。** 膝关节冠状位梯度回波 T2W 图像。患者既往有骺板骨折，低信号骨桥（箭号）穿过胫骨近端高信号区。注意该区域胫骨近端骨骺畸形愈合

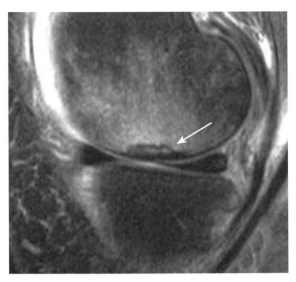

· **图 8.25 膝关节自发性骨坏死（软骨下骨折）。** 膝关节矢状位 STIR 图像，股骨内侧髁广泛骨髓水肿，可见小的软骨下骨折线（箭号）

现累及整个股骨头和股骨颈，结合症状和缓慢起病的病史有助于诊断，同时膝关节和足部也是其好发部位。早期缺血性坏死在 MR 上也可表现为骨骺骨髓水肿。

"膝关节自发性骨坏死"是一个错误的名词，它已经被证明是一种软骨下不完全骨折。常见于老年患者中，无创伤等诱因而突然疼痛发作的病史。这种情况最常累及股骨内侧髁的承重面，导致广泛的软骨下骨髓水肿。仔细检查通常还会发现一条与软骨下板平行的小的低信号骨折线，可以作为确诊的依据（图 8.25）。感染和创伤诱发的骨髓水肿相似，但通常可以根据临床表现进行鉴别。

无症状患者的骨髓中可能有散在分布的水肿样信号，这种情况常继发于负重改变或近期活动水平的改变，常见于 16 岁以下无症状的儿童患者。

疲劳性骨折与肿瘤

最大的难题也许是鉴别疲劳性骨折和肿瘤，因为两者在 X 线和 MR 上的表现可能相似。应力性骨折在愈合过程中会形成不成熟的类骨质，活检时常被误诊为肿瘤，这点在临床实践中需引起注意。如怀疑为应力性骨折，应在 1~2 周内随访 X 线片或再

次 MR 检查，可能会发现骨折愈合的表现或不连续的骨折线，从而进行准确的诊断。CT 在帮助分辨骨质细节上比 MR 更有价值（图 8.26）。

剥脱性骨软骨炎

剥脱性骨软骨炎是指部分软骨下骨沿关节面碎裂或分离。存在两种分型：发生在骺板闭合之前的幼年型以及成年型。多数青少年患者经保守治疗能痊愈，而成人的剥脱性骨软骨炎预后较差。膝关节、踝关节和肘关节是最常见的受累部位，但肩部和髋部也可能会累及（表 8.5）。

在膝关节中，最常见受累的部位是沿股骨内侧髁非承重面的外侧（图 8.27）。在肘关节，病变沿肱骨小头凸面分布（图 8.28）。这些部位的损伤的确切病因尚不清楚，但大多数病例可能与反复创伤或急性剪切力有关。在踝关节，这些软骨下异常改变位于距骨穹窿的前外侧或后内侧（图 8.29），通常被称

表 8.5 剥脱性骨软骨炎的常见部位

膝关节	股骨内侧髁（非承重面）
肘关节	肱骨小头
踝关节	距骨穹窿（前外侧或后内侧）（目前称为距骨骨软骨损伤）

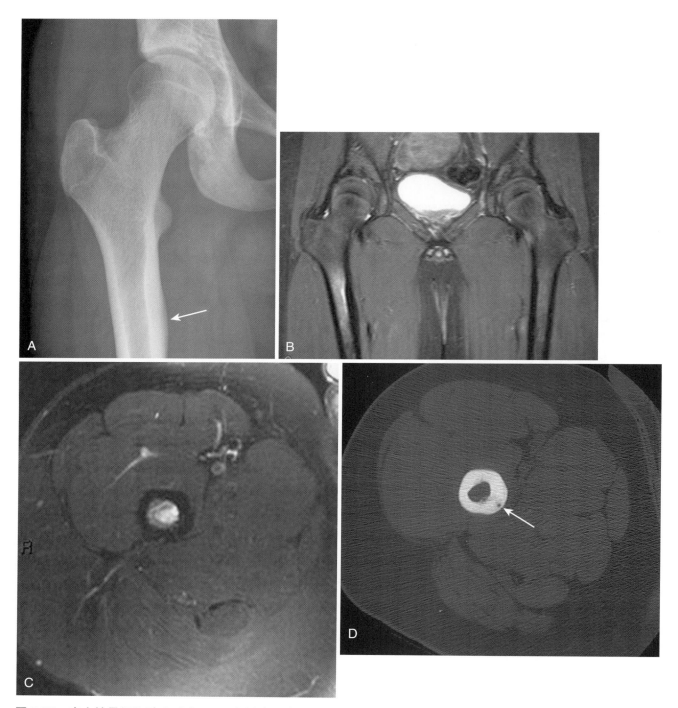

· 图 8.26　**应力性骨折和肿瘤对比。A**，右侧髋关节前后位片。右髋疼痛的青少年患者，沿股骨干近端内侧可见明显骨皮质增厚（箭号），鉴别诊断需要考虑骨样骨瘤和应力性损伤；**B**，骨盆冠状位 STIR 图像。注意股骨干近端骨皮质增厚，相邻骨髓腔可见非特异性水肿信号；**C**，大腿轴位 STIR 图像。股骨干内可见非特异性的异常高信号，鉴别诊断同前；**D**，大腿轴位 CT 图像。增厚的骨皮质内可见一个小圆形的透明瘤巢（箭号），符合骨样骨瘤的表现（随后的活检也证实了该诊断）

为骨软骨损伤，而不是剥脱性骨软骨炎，这可能是因为它们都与创伤有关。此外，随着时间的推移，这些部位的病损有些可能会消失，这样的改变可能会导致对目前一些分期的质疑。

骨碎片稳定性的无创性评估是很重要的，因为它可以帮助指导进一步的治疗。如果骨碎片与原来骨相连，则认为其是稳定的，一般不需要手术治疗。如果骨碎片不稳定（松散）或移位，则需要手术治疗。

常规 X 线片可以显示移位的骨碎片，但在评估病变稳定性方面不太可靠。MR 可以显示骨碎片、覆盖的软骨以及骨碎片与宿主骨之间的交界面。T2W 图像或 STIR 图像上提示（但不是确诊）不稳定骨碎片的 MR 表现包括下列的一个或多个征象（专栏 8.5；见图 8.27 ~ 图 8.29）：

1. 骨碎片周围呈线性高信号（相当于液体信号）
2. 在骨碎片和宿主骨之间 ≥ 5 mm 的囊性区域

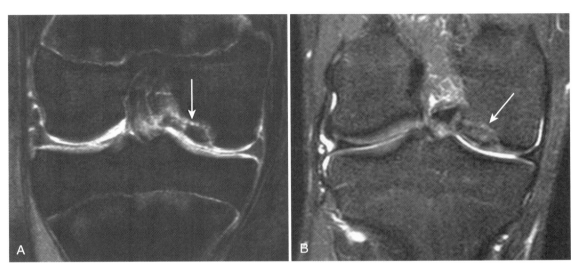

• 图 8.27 剥脱性骨软骨炎：膝关节。A，膝关节冠状位 STIR 图像。股骨内侧髁的非承重部位可见小碎骨片，注意高信号的液体影延伸至碎片及其下方的骨质间（箭号），提示碎骨片不稳定；**B**，膝关节冠状位 STIR 图像（与 A 不同患者），本例碎骨片和下方的骨质之间未见液体信号（箭号），符合稳定性碎骨片的表现，局部关节软骨也未见破裂

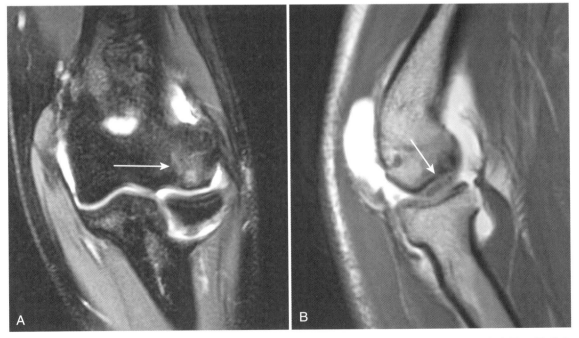

• 图 8.28 剥脱性骨软骨炎：肱骨小头。A，肘关节冠状位 STIR 图像（MR 关节造影）。肱骨小头软骨下骨质内可见局灶性水肿（箭号）。**B**，肘关节矢状位 T1W 图像，软骨下骨碎片（箭号）显示更加清楚，其和下方的骨质之间无明显对比剂信号，提示骨碎片较稳定

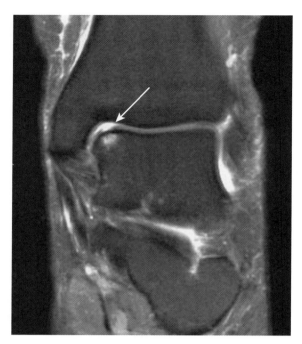

· 图 8.29　骨软骨损伤：距骨。踝关节冠状位脂肪抑制 T2W 图像。距骨内后上缘软骨下局灶性高信号影，提示软骨病变。注意局部被覆软骨的小缺口（箭号）

3. 被覆软骨的高信号线性缺损（软骨与骨之间的线性高信号）

4. 相应软骨局灶性的缺损 ≥ 5 mm

推荐阅读

撞击伤

Ali AM, Pillai JK, Gulati V, Gibbons CER, Roberton BJ. Hyperextension injuries of the knee: do patterns of bone bruising predict soft tissue injury? *Skeletal Radiol.* 2018;47(2):173–179.

Elias DA, White LM, Fithian DC. Acute lateral patellar dislocation at MR imaging: injury patterns of medial patellar soft-tissue restraints and osteochondral injuries of the inferomedial patella. *Radiology.* 2002;225(3):736–743.

Kaplan PA, Gehl RH, Dussault RG, Anderson MW, Diduch DR. Bone contusions of the posterior lip of the medial tibial plateau (contrecoup injury) and associated internal derangements of the knee at MR imaging. *Radiology.* 1999;211(3):747–753.

Kijowski R, Sanogo ML, Lee KS, Muñoz Del Río A, McGuine TA, Baer GS, Graf BK, De Smet AA. Short-term clinical importance of osseous injuries diagnosed at MR imaging in patients with anteriorcruciate ligament tear. *Radiology.* 2012;264(2):531-41.

Patel SA, Hageman J, Quatman CE, Wordeman SC, Hewett TE. Prevalence and location of bone bruises associated with anterior cruciate ligament injury and implications for mechanism of injury: a systematic review. *Sports Med.* 2014;44(2):281–293.

Potter HG, Jain SK, Ma Y, Black BR, Fung S, Lyman S. Cartilage injury after acute, isolated anterior cruciate ligament tear: immediate and longitudinal effect with clinical/MRI follow-up. *Am J Sports Med.* 2012;40(2):276–285.

Radin E, Paul I, Lowy M. A comparison of the dynamic force transmitting properties of subchondral bone and articular cartilage. *J Bone Joint Surg [Am].* 1970;52:444–456.

Rajmane KC, Schweitzer ME. MR imaging of bone marrow about the knee. *Semin Musculoskelet Radiol.* 2009;13(4):371–383.

Salonen EE, Magga T, Sillanpää PJ, Kiekara T, Mäenpää H, Mattila VM. Traumatic patellar dislocation and cartilage injury: a follow-up study of long-term cartilage deterioration. *Am J Sports Med.* 2017;45(6):1376–1382.

Sanders TG, Medynski MA, Feller JF, Lawhorn KW. Bone contusion patterns of the knee at MR imaging: footprint of the mechanism of injury. *Radiographics.* 2000. 20 Spec No:S135-51.

Sanders TG, Paruchuri NB, Zlatkin MB. MRI of osteochondral defects of the lateral femoral condyle: incidence and pattern of injury after transient lateral dislocation of the patella. *AJR Am J Roentgenol.* 2006;187:1332–1337.

Viskontas DG, Giuffre BM, Duggal N, Graham D, Parker D, Coolican M. Bone bruises associated with ACL rupture: correlation with injury mechanism. *Am J Sports Med.* 2008;36(5):927–933.

隐匿性骨折

Chung PH, Kang S, Kim JP, et al. Occult intertrochanteric fracture mimicking the fracture of greater trochanter. *Hip Pelvis.* 2016;28(2):112–119.

Collin D, Geijer M, Göthlin JH. Computed tomography compared to magnetic resonance imaging in occult or suspect hip fractures. A retrospective study in 44 patients. *Eur Radiol.* 2016;26(11):3932–3938.

Dorsay TA, Major NM, Helms CA. Cost-effectiveness of immediate MR imaging versus traditional follow-up for revealing radiographically occult scaphoid fractures. *AJR Am J Roentgenol.* 2001;177(6):1257–1263.

Karl JW, Swart E, Strauch RJ. Diagnosis of occult scaphoid fractures: a cost-effectiveness analysis. *J Bone Joint Surg Am.* 2015;97(22):1860–1868.

撕脱损伤

Bates DG, Hresko MT, Jaramillo D. Patellar sleeve fracture: demonstration with MR imaging. *Radiology.* 1994;193(3):825–827.

Gottsegen CJ, Eyer BA, White EA, Learch TJ, Forrester D. Avulsion fractures of the knee: imaging findings and clinical significance. *Radiographics.* 2008;28(6):1755–1770.

Kumar P, Agarwal S, Rajnish RK, Kumar V, Jindal K. Isolated spontaneous atraumatic avulsion of lesser trochanter of femur—a pathognomonic sign of malignancy in adults? A case report and review of literature. *J Orthop Case Rep.* 2017;7(6):16–19.

衰竭骨折

Cicala D, Briganti F, Casale L, et al. Atraumatic vertebral compression fractures: differential diagnosis between benign osteoporotic and malignant fractures by MRI. *Musculoskelet Surg.* 2013;97(suppl 2):S169–S179.

Iwasaki K, Yamamoto T, Motomura G, et al. Common site of subchondral insufficiency fractures of the femoral head based on three-dimensional magnetic resonance imaging. *Skeletal Radiol.* 2016;45(1):105–113.

Kim DH, Yoo HJ, Hong SH, Choi JY, Chae HD, Chung BM. Differentiation of acute osteoporotic and malignant vertebral fractures by quantification of fat fraction with a dixon MRI sequence. *AJR Am J Roentgenol.* 2017;209(6):1331–1339.

Kim YC, Kim YH, Ha KY. Pathomechanism of intravertebral clefts in osteoporotic compression fractures of the spine. *Spine J.* 2014;14(4):659–666.

Sonoda K, Yamamoto T, Motomura G, Karasuyama K, Kubo Y,

Iwamoto Y. Fat-suppressed T2-weighted MRI appearance of sub-chondral insufficiency fracture of the femoral head. *Skeletal Radiol.* 2016;45(11):1515–1521.

Wilmot AS, Ruutiainen AT, Bakhru PT, Schweitzer ME, Shabshin N. Subchondral insufficiency fracture of the knee: a recognizable associated soft tissue edema pattern and a similar distribution among men and women. *Eur J Radiol.* 2016;85(11):2096–2103.

疲劳/应力性骨折

Anderson MW, Kaplan PA, Dussault RG. Adductor insertion avulsion syndrome (thigh splints): spectrum of MR imaging features. *AJR Am J Roentgenol.* 2001;177(3):673–675.

Aoki Y, Yasuda K, Tohyama H, Ito H, Minami A. Magnetic resonance imaging in stress fractures and shin splints. *Clin Orthop Relat Res.* 2004;421:260–267.

Bergman AG, Fredericson M, Ho C, Matheson GO. Asymptomatic tibial stress reactions: MRI detection and clinical follow-up in distance runners. *AJR Am J Roentgenol.* 2004;183:635–638.

Fredericson M, Bergman AG, Hoffman KL, Dillingham MS. Tibial stress reaction in runners: correlation of clinical symptoms and scintigraphy with a new magnetic resonance grading system. *Am J Sports Med.* 1995;23:472–481.

Major NM. Role of MRI in prevention of metatarsal stress fractures in collegiate basketball players. *AJR Am J Roentgenol.* 2006;186(1): 255–258.

Ramey LN, McInnis KC, Palmer WE. Femoral neck stress fracture: can MRI grade help predict return-to-running time? *Am J Sports Med.* 2016;44(8):2122–2129.

骺板损伤

Amiraian DE, Sarwar Z, Bireley WR 2nd, Moran E. Valgus slipped capital femoral epiphysis with contralateral pre-slip. *Skeletal Radiol.* 2017;46(9):1261–1265.

Wensaas A, Wiig O, Hellund JC, Khoshnewiszadeh B, Terjesen T. Magnetic resonance imaging at primary diagnosis cannot predict subsequent contralateral slip in slipped capital femoral epiphysis. *Skeletal Radiol.* 2017;46(12):1687–1694.

骨髓水肿

Elias I, Zoga AC, Schweitzer ME, Ballehr L, Morrison WB, Raikin SM. A specific bone marrow edema around the foot and ankle following trauma and immobilization therapy: pattern description and potential clinical relevance. *Foot Ankle Int.* 2007;28(4):463–471.

Orr JD, Sabesan V, Major N, Nunley J. Painful bone marrow edema syndrome of the foot and ankle. *Foot Ankle Int.* 2010;31(11): 949–953.

Schweitzer ME, White LM. Does altered biomechanics cause marrow edema? *Radiology.* 1996;198:851–853.

Shabshin N, Schweitzer ME, Morrison WB, et al. High-signal T2 changes of the bone marrow of the foot and ankle in children: red marrow or traumatic changes? *Pediatr Radiol.* 2006;36: 670–676.

Yamamoto T, Bullough PG. Spontaneous osteonecrosis of the knee: the result of subchondral insufficiency fracture. *J Bone Joint Surg [Am].* 2000;82:858–866.

骨软骨损伤/剥脱性骨软骨炎

Elias I, Jung JW, Jaikin SM, et al. Osteochondral lesions of the talus: change in MRI findings over time in talar lesions without operative intervention and implications for staging systems. *Foot Ankle Int.* 2006;27:157–166.

Ellermann JM, Donald B, Rohr S, et al. Magnetic resonance imaging of osteochondritis dissecans: validation study for the ICRS classification system. *Acad Radiol.* 2016;23(6):724–729.

第 9 章　颞下颌关节

目录

颞下颌关节如何扫描
正常颞下颌关节
　骨性结构
　关节盘
颞下颌关节异常
　关节结构紊乱病
　关节结构紊乱病和退行性变的 MR 表现
推荐阅读

颞下颌关节如何扫描

可参见本章节末尾的颞下颌关节（temporomandibular joint, TMJ）扫描方案。

- **线圈及患者体位**：通常采用直径为 3 英寸的小型表面线圈，双侧同时检查可采用表面耦合线圈。患者取仰卧位，线圈置于耳前颞下颌关节中心处。分别采集闭口位及张口位（利用开口器固定）的扫描图像。张口位时比较简便的方法是用纱布包裹注射器，让患者咬在嘴里。
- **定位像**：首先通过双侧下颌骨髁突得到轴位定位像。然后利用轴位像上双侧髁突前缘连线的垂线得到矢状位图像，该定位像虽然相对于扫描通道为正中矢状位，但相对于颞下颌关节为斜矢状位。矢状位图像常规先行闭口位检查，如果想要了解张口位关节盘复位情况，则可以采用重复张口矢状位扫描。斜冠状位是颞下颌关节的一个补充序列，其扫描线平行于轴位像髁突长轴，可使髁突在另一平面上更清楚显示，用于显示罕见的完全性关节盘内移或外移；斜冠状位只在闭口位扫描有意义。
- **脉冲序列和感兴趣区**：T1W 或质子密度加权图像（PDWI）很好地显示了相关解剖结构。脂肪抑制 T2W 图像主要显示了骨髓或软组织水肿，这有助于评估新近发生的损伤，但通常不用来评估关

节结构紊乱病。

- 建议扫描层厚为 3 mm，无层间距；最常用 FOV 为 6 cm。双侧颞下颌关节成像时通常用前面提到的耦合表面线圈，因为病变通常累及双侧。
- **增强扫描**：增强扫描对诊断常规的 TMJ 结构紊乱病价值不大。

正常颞下颌关节

骨性结构

TMJ 的骨性结构由下颌骨髁突和颞骨颅底部分组成（图 9.1 和图 9.2）。颞骨与髁突相连接的部分为关节窝和关节结节。闭口位时髁突位于关节窝中心，开口位时，髁突向前平移至关节结节的顶点下方。关节表面覆盖有一层薄层纤维软骨。

关节盘

TMJ 最重要的软组织结构是关节盘。关节盘是位于髁突和颞骨之间的纤维组织，将关节分为上、下两腔。关节盘呈不对称的双凹结构，周边比中央厚。关节盘中央纤薄区域为中间带，外周较厚部分为前带及后带（图 9.1 和图 9.2），前带通常小于后带。关节盘附着于邻近关节囊、翼外肌和骨性结构，其后部延续为胶原纤维和疏松弹性纤维，称之为双板区。双板区在张闭口运动中起着韧带的作用，使关节盘在张口位时随髁突向前移动，闭口位时，向后牵拉关节盘使其回到原来位置。

无论是闭口位还是张口位，TMJ 关节盘的正常位置，可见纤薄的中间带始终位于髁突和距其最近的相邻颞骨之间。关节盘在所有扫描序列上均以较低信号为主，但仔细观察会发现，在前带或后带中央可显示中等信号强度。

正常 TMJ 在 MR 矢状位图像上表现为不对称的领结样结构。在闭口位及任意程度张口位上，可以看到关节盘薄的中间带始终位于髁突和关节结节距

· 图 9.1 正常颞下颌关节解剖（矢状位）。闭口位（左）和张口位（右），每幅图的左侧为前方。关节盘与骨性结构的关系：中间带始终位于关节结节与髁突之间最接近处，后带位于髁突 12 点钟方向。C，髁突

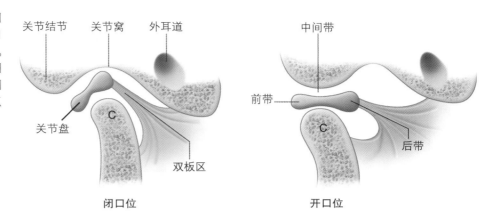

关节结节　关节窝　外耳道

关节盘

双板区

闭口位

中间带

前带

C

后带

开口位

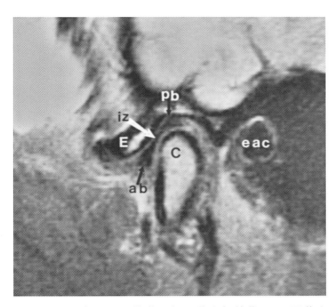

· 图 9.2　正常颞下颌关节。闭口位（矢状位 T1W 图像）。骨性结构：C，髁突；E，关节结节；eac，外耳道。关节盘：ab，前带；pb，后带；iz，中间带。注意：后带位于髁突 12 点钟方位，中间带位于髁突和关节结节最接近处

· **专栏 9.1**　颞下颌关节：知识重点

正常关节盘

· 正常关节盘在矢状位图像上为双凹形，且薄的中间带位于髁突及关节结节最紧密相邻的位置之间

异常关节盘

· 常规闭口位，关节盘前移，中间带不再位于髁突和关节结节最接近处之间
· 张口时，关节盘能回到正常位置（可复性关节盘前移位）
· 张口时，关节盘可能随之而移位（不可复性关节盘前移位）
· 关节盘退变，失去正常的等信号及双凹形外观
· 关节退行性变
  · 软骨下囊变，软骨下硬化，髁突骨赘
  · 骨质坏死

离最接近的皮质骨之间。正常情况下，闭口位时，后带位于髁突顶部 12 点钟方位。后带在闭口位上由于髁突和关节窝骨皮质的低信号干扰而显示欠佳，而张口位时由于避开邻近骨质干扰，其显示更为清晰（图 9.3）。

颞下颌关节异常（专栏 9.1）

影响 TMJ 的因素有限，因此许多放射科医生对其缺乏足够的"兴趣"。由于与之相关的病理学因素也有限，医生可以相对较快地加以解释。关节盘可能会发生移位（关节结构紊乱病），慢性关节盘移位

可能会继发退行性关节疾病，创伤和炎性关节炎也会影响 TMJ，部分临床医生认为髁突也会发生缺血坏死，由于影响因素很有限，临床医生几乎不会误诊有症状的 TMJ 患者。但放射科医生每年仍会被要求做几例 TMJ 成像，以期发现那些没有达到预期疗效或症状不典型患者可能存在的关节紊乱，因此放射科医生需要了解如何评估 TMJ 的图像。

关节结构紊乱病

TMJ 结构紊乱病好发于青壮年，女性多于男性。临床表现有头痛、耳痛、关节压痛、关节杂音（噼啪、爆裂、砰砰声）以及张口受限。

TMJ 结构紊乱病可分为三种不同类型，通常患者按顺序从一个类型进展为下一个类型。关节结构紊乱的类型按严重程度的递增顺序依次为：

1. 可复性关节盘前移位（张口位可复）
2. 不可复性关节盘前移位（张口位不可复）

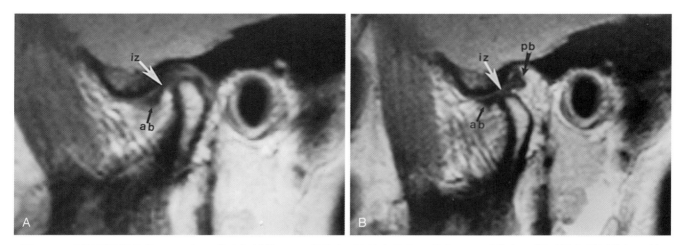

· 图9.3　正常颞下颌关节。A，闭口位（矢状位 T1W 图像），关节盘处于正常位置，后带由于邻近骨皮质低信号干扰而显示欠清，中间带（iz）和前带（ab）显示良好并位于正常位置。B，部分张口位（T1W 矢状位），由于避开相邻骨皮质干扰，关节盘整体包括后带（pb）均显示清晰，中间带（iz）位于髁突和关节结节之间正常位置，前带（ab）仍然显示良好

3. 关节盘向前移位并穿孔

　　内部结构紊乱的关节盘在闭口位总是处于异常位置，但在张口位不一定位置异常（图9.4）。虽然我们评估关节盘是否随着张口位而恢复到正常位置，但情况可能会每天发生变化，是否复位只是一个简单的临床诊断，对治疗方案的选择并没有太大帮助。关节结构紊乱病时张口受限，这是由于张口时移位的关节盘不能恢复到正常位置，从而对张口时髁突的前移起到物理屏障的作用（见图9.4）。当双板区逐渐拉伸松弛并功能失调时，关节盘将不能回到正常位置。

　　最后，关节盘可能会发生穿孔、增厚和纤维化等改变，颞下颌关节退行性变通常发生在关节结构紊乱病的最后阶段。

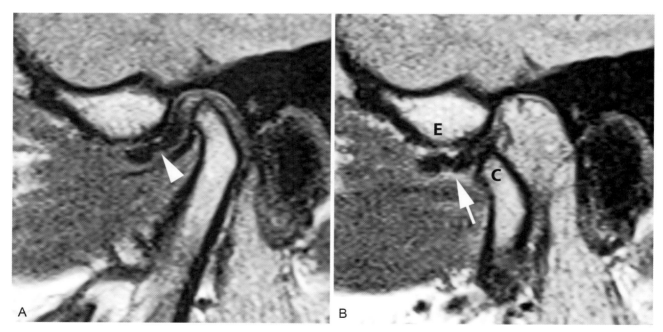

· 图9.4　不可复性关节盘前移位。A，闭口位（矢状位 PDW 图像），关节盘整体位于下颌骨髁突的前方，中间带（箭头）并未位于髁突和关节结节之间。B，张口位（矢状位 PDW 图像），髁突（C）前移受限，未达到关节结节（E）顶点处，关节盘中间带向前移位并折叠变形（箭号）

关节结构紊乱病和退行性变的MR表现

TMJ 结构紊乱病矢状位 MR 图像显示，闭口位时关节盘相对于髁突向前方移位，后带不位于髁突顶部，中间带也不位于髁突和关节结节之间。MR 无法直接诊断关节盘穿孔。应该引起注意的是，当关节盘增厚并失去双凹形结构和正常的中等信号强度时可能会影响治疗。

张口的矢状位图像可能显示关节盘位于正常位置（可复性前移位）或关节盘移位于髁突前部（不可复性前移位），诊断要点在于中间带相对于邻近骨性结构的位置。移位的关节盘可能出现变形，如弯曲、折叠或球形改变（见图 9.4）。当髁突的顶点没有向前移位到颞骨关节结节的顶点时，会导致关节前移受限。

髁突骨质侵蚀可能是 TMJ 退行性变最早出现的骨质改变（图 9.5），在矢状位 T1W 图像上表现为软骨下圆形低信号区，在快速自旋回波（FSE）T2W 图像上显示为高信号，与发生在其他关节的软骨下囊肿表现类似。关节退行性变更进一步发展时可见髁突软骨下骨质的低信号改变（骨质硬化）；也可出现髁突前缘的骨赘，类似于"锤 - 钉"畸形（有助于放射科医生明确诊断）（图 9.6）。

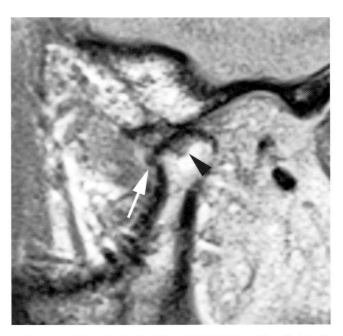

• 图 9.6　髁突退行性骨质增生硬化及骨赘。张口位（矢状位 PDW 图像），严重的退行性变表现为髁突低信号的骨质增生硬化（箭头）和前部骨赘形成（锤 - 钉畸形）（箭号），并伴有由于长期关节结构紊乱和关节盘移位而导致的髁突前移受限

一些临床医生认为髁突骨质异常信号的出现是缺血性坏死的表现，而也有医生认为是退行性变的结果。从关节退行性变的患者处获取髁突软骨下骨进行活检或者取手术标本，在组织学上也能发现骨坏死区，因此很可能无法区分二者间的不同，但这可能并不会对患者的治疗或转归产生任何影响。

推荐阅读

Aiken A, Bouloux G, Hudgins O. MR Imaging of the temporomandibular joint. *Magn Reson Imaging Clin N Am.* 2012;20(3): 397–412.

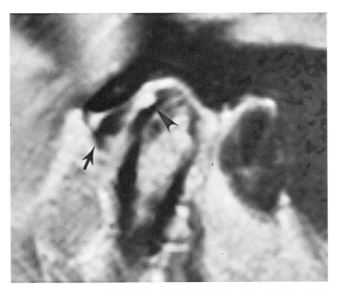

• 图 9.5　颞下颌关节退行性骨质缺损。闭口位（矢状位 T1W 图像），髁突骨质缺损（箭头），关节退行性变继发于慢性关节盘移位（箭号）

颞下颌关节扫描方案

一组推荐的扫描方案；有许多不同的方法都可以很好地实现扫描

序列	1	2	3
序列类别	T1 或 PD	T1 或 PD	可选 T1
方向	闭口矢状位	张口矢状位	冠状位
视野（cm）	6	6	6
层厚（mm）	3	3	3
对比剂	无	无	无

定位像		扫描图

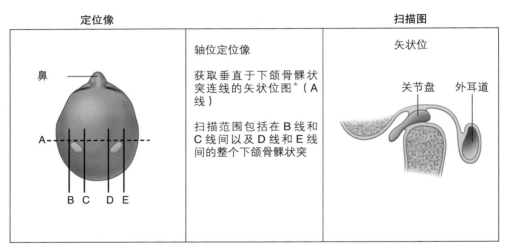

轴位定位像

获取垂直于下颌骨髁状突连线的矢状位图*（A线）

扫描范围包括在 B 线和 C 线间以及 D 线和 E 线间的整个下颌骨髁状突

矢状位

鼻

关节盘　外耳道

B C D E

* 图像包括两侧关节

定位像		扫描图

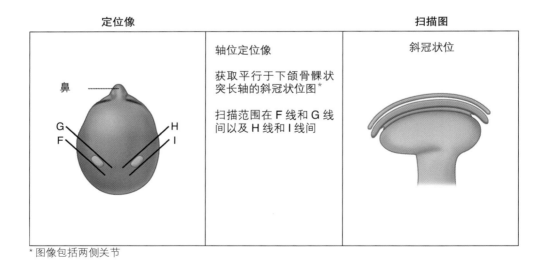

轴位定位像

获取平行于下颌骨髁状突长轴的斜冠状位图*

扫描范围在 F 线和 G 线间以及 H 线和 I 线间

斜冠状位

鼻

G　H
F　I

* 图像包括两侧关节

第 10 章　肩关节

目录

肩关节如何扫描
肌腱和喙肩弓
　正常解剖
　　肌腱
　　喙肩弓
　肩关节撞击
　　病因
　　撞击的影响
　肌腱撕裂、退行性变和脱位
　　冈上肌
　　肱二头肌长头肌腱
　　冈下肌和小圆肌
　　肩胛下肌
　　严重肩袖撕裂
　肩袖间隙异常
不稳
　与不稳有关的解剖结构
　　肩关节囊
　　盂肱韧带
　　盂唇
　盂唇正常变异
　与不稳相关的病变
　　肩关节囊
　　盂肱韧带
　　骨质

　　盂唇
　　非不稳定性盂唇病变
　　　SLAP 损伤
　　　盂旁囊肿
　　　GLAD 损伤
术后肩关节
　撞击和肩袖手术
　针对不稳定的手术
其他关节囊、滑囊、肌腱异常
　粘连性肩关节囊炎
　滑膜囊肿
　钙化性肌腱炎和滑囊炎
　喙突下滑囊炎
神经异常
　肩胛上神经卡压
　四边孔综合征
　Parsonage-Turner 综合征
骨质异常
　创伤后锁骨溶骨改变
　隐匿性骨折
　缺血性坏死
　肿瘤
软组织异常
　良性和恶性肿瘤
　胸肌损伤
推荐阅读

肩关节如何扫描

可参考本章末的肩关节扫描方案。

- **线圈和患者体位**：表面线圈能获得高分辨率、详细的图像。患者平卧位，手臂在身体一侧采取肩关节中立位，或轻微外旋，进行标准检查。手臂的位置会影响 MR 图像中解剖结构的辨识。
- **图像定位（专栏 10.1）**：在三个成像平面（斜冠状位、轴位、斜矢状位）中获得小视野（12 cm）和 3~4 mm 厚的图像。斜冠状位的定位应该平行于

冈上肌，而冈上肌的位置可通过肩关节上部的轴位图来明确，或者可以在垂直于关节盂的平面上获得。轴位图像可利用冠状位定位像从肩峰顶部到肩关节底部获得。斜矢状位图像可通过与关节盂平面平行的切面获得，范围从肩胛颈到肱骨的外侧缘。

- **序列和感兴趣区**：几个不同的序列都可以用于评估肩关节的问题。它们取决于是否采用关节内对比剂。常规序列包括：①斜矢状位 T1 加权（T1W）和快速自旋回波（FSE）T2 脂肪抑制（FS），②斜冠状位 FSE T2 FS，③轴位 FSE T2

斜冠状位

冈下肌与肌腱：纵向

冈上肌与肌腱：纵向

肩锁关节

肩峰

盂肱关节

肩峰下 / 三角肌下滑囊

盂唇（上唇和下唇）

斜矢状位

冈上肌及肌腱：横切面

冈下肌和肌腱：横切面

小圆肌和肌腱：横切面

肱二头肌长头肌腱（近端部分）：横切面

肩胛下肌及肌腱：横切面

肩袖间隙

肩峰

喙肩韧带

喙肩弓

盂肱韧带

轴位

肱二头肌长头肌腱：在横切面穿过肱二头肌沟

肩胛下肌和肌腱：纵向

盂唇（前、后部分）

关节囊

盂肱关节

盂肱韧带

FS 和 FSE 质子相 FS。T1 斜矢状位用于评估肩袖肌肉的大小，寻找肌肉中脂肪浸润的程度，这是术前准备的一个重要因素。

- FSE T2 FS 斜矢状位序列通常用于寻找与病理过程相关的积液、水肿和肩胛周围各种滑囊内的积液。肩袖在大结节处也能很好地显示出来，通过评估肌腱内的液体信号可以很容易地识别出肩袖的部分或完全撕裂。肱二头肌肌腱的关节内部分在斜矢状位图像也能很好地显示。

- 斜冠状位 FSE T2 FS 序列对评估肩袖冈上肌或冈下肌肌腱的病理损伤也很有用，在这个平面上对上盂唇的评估作用最佳。轴位图像可以显示盂唇的前后部分、肱二头肌沟内的肱二头肌长头肌腱、肩胛下肌肌腱和肌肉。有关节积液时，FSE T2 FS 序列显示盂唇更清楚，而无关节积液时，FSE 质子相 FS（或梯度回波）序列显示更好。

- **关节造影**：肩关节 MR 造影最常用于评估肩关节的不稳定性，然而，根据我们的经验，它在显示肩袖明显或不明显的撕裂中也是非常有用的。肩

关节 MR 造影是在关节内注射钆剂后行肩关节扫描，用于关节造影的对比剂是由 0.1 ml 钆与 20 ml 生理盐水和 3 ml 碘化对比剂混合组成。在 MR 扫描之前运用透视引导将 10～12 ml 的对比剂注射到肩关节内，造影的扫描方式和肩关节平扫基本相同。用钆剂关节造影，可以做三个层面的 T1 脂肪抑制扫描，以及斜冠状位和轴位的 FSE T2 FS 扫描。包含至少一个带有 FS 的 T2 序列，这对于识别非连通的积液（例如盂旁囊肿）是很重要的，因为这些包裹性积液不会有钆填充。还可以在 MR 关节造影中做 T1 非脂肪抑制的斜矢状位扫描来评估肌肉萎缩，这在脂肪抑制图像上很容易忽略。

- 静脉注射钆剂用于疑似感染或炎性关节炎的病例，以更好地评估是否有滑膜炎或关节旁积液。

肌腱和喙肩弓

正常解剖

肌腱

肩袖由 4 个肌腱组成：①冈上肌，②冈下肌，③小圆肌，④肩胛下肌。

肩袖是由关节囊和韧带以及 4 个肌腱形成的层状结构。肩袖的 4 个肌腱呈圆柱形、扁平状，呈扇形展开、相互交错，在肱骨结节处形成一个连续的腱帽。肩袖周围无滑膜肌腱鞘或副腱膜包裹。喙肱韧带位于关节囊、冈上肌和冈下肌的表面。它从喙突延伸到小结节和大结节以及中间的肱横韧带，跨越肱二头肌沟沿着肱骨近端前部走行。这些结构构成了肩袖的多层结构。

冈上肌肌腱位于肩峰下表面和肱骨头顶部之间。它插入到肱骨大结节上的纤维软骨（不是透明软骨）。冈下肌和小圆肌肌腱位于大结节的后面，从上到下走行。肩胛下肌肌腱连接于小结节处，走行于肩关节前方。冈上肌与三角肌共同作用来外展手臂，冈下肌和小圆肌向外旋转手臂，肩胛下肌的收缩使手臂内旋。

在斜冠状位上可以清楚地看到两个肩袖肌腱，即冈上肌和冈下肌的全长。在更靠前的图像上，水平方向在显示肩锁关节最好的平面上也能清楚显示冈上肌和肌腱平面。冈上肌肌腱通常位于肩锁关节外侧（图 10.1）。在肱骨头后方，可以看到冈下肌肌腱以约 45° 角沿头尾方向斜行，与大结节的后部相连

（图 10.2）。在斜冠状位图像上，冈上肌呈水平走行。

在斜冠状位图像上也能很好地评估其他肌腱，包括附着在肩峰上缘和下缘的三角肌肌腱和部分肱二头肌长头肌腱。喙肩韧带是另一个低信号的结构，位于肩峰的外下侧，与三角肌肌腱附着处相似。从上盂唇（所谓的肱二头肌锚）起（图 10.3），可以在肩关节靠前的平面观察到肱二头肌长头肌腱，在肱二头肌沟的下方走行。我们发现，许多患者在 MR 中均是肱骨内旋体位，由于冈上肌肌腱的前部纤维位于肱二头肌沟旁大结节上，因此肱二头肌沟是识别冈上肌前缘的一个良好的解剖标志。撕裂通常开始于或局限于大结节最前面的位置，并容易被忽视。

肩胛下肌在肩关节前方走行，其多束肌腱与小结节相连。肩胛下肌肌腱和肌肉的长度在轴位图像上显示得最好（图 10.4）。它与连接大、小结节的肱横韧带相连，并将肱二头肌长头肌腱固定在肱二头肌沟中。

位于肱二头肌沟内的肱二头肌长头肌腱在轴位像上的横切面呈圆形或椭圆形低信号结构。在某些情况下，它与肱骨皮质的低信号可能很难区分。正常情况下，在肱二头肌长头肌腱腱鞘可见少量液体；当肩关节积液或做关节造影时，由于腱鞘与肩关节直接相连，液体可能环绕肱二头肌肌腱（图 10.5）。

位于肌腱前方的相邻扁平或卵状结构常表示冈上肌的腱膜扩张，它与肱二头肌远端平行，并与胸大肌肌腱融合（图 10.5）。

斜矢状位图像可显示冈上肌、冈下肌和小圆肌的肌腱；肩胛下肌的多发腱束由周围相关的肌群环

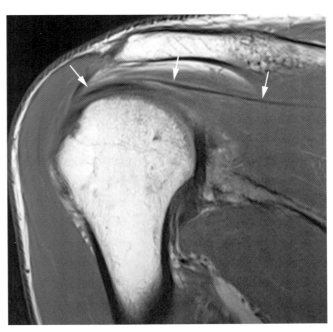

· **图 10.2　正常冈下肌肌腱。**肩关节斜冠状位质子相图像。冈下肌肌腱呈低信号（箭号），斜行至肱骨大结节的上后方

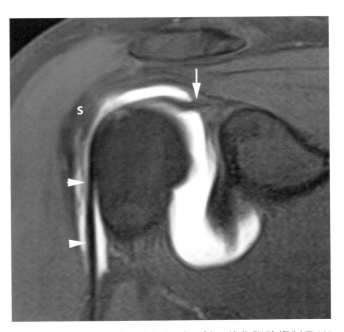

· **图 10.1　正常冈上肌肌腱。**肩关节斜冠状位质子相图像。雪茄状的冈上肌水平走行于肩峰和肱骨之间。肌腱走行（白箭号）沿着大结节附着，呈低信号。注意肌腱止点在大结节（黑箭头）上形成宽的"足迹"

· **图 10.3　正常的肱二头肌肌腱。**斜冠状位脂肪抑制 T1W 图像（MR 关节造影）。肱二头肌长头肌腱（箭头）垂直于肱二头肌沟，与上盂唇相连（箭号）。冈上肌肌腱的前缘（S）与肱二头肌沟外侧的大结节相连

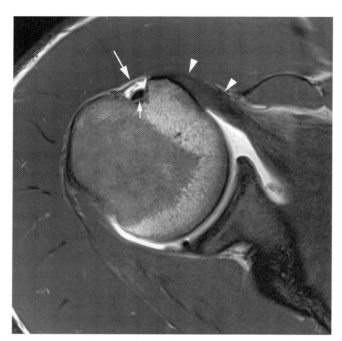

・图 10.4　**正常肩胛下肌肌腱。**轴位 T1W 图像（MR 关节造影）。肩胛下肌肌腱（箭头）在三角肌下方与肱横韧带（长箭号）汇合，跨越肱二头肌沟并固定于肱二头肌肌腱（小箭号）

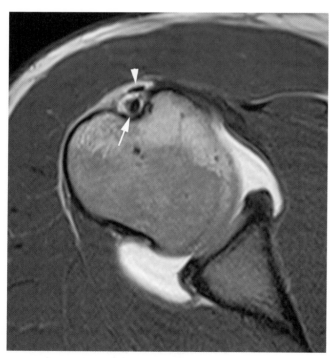

・图 10.5　**肱二头肌肌腱和冈上肌腱膜。**轴位 T1W 图像（MR 关节造影）。肱二头肌肌腱（箭号）横断面在肱二头肌沟内显示。腱鞘内可见少量液体。在该肌腱前方可见一卵圆形低信号结构（箭头），这是冈上肌的腱膜扩张，不代表纵向撕裂（see Moser TP1, Cardinal É, Bureau NJ, Guillin R, Lanneville P, Grabs D. The aponeurotic expansion of the supraspinatus tendon: anatomy and prevalence in a series of 150 shoulder MRs. Skeletal Radiol. 2015; 44: 223–231）

绕；肱二头肌长头肌腱的近端部分在横切面上成像（图 10.6）。当在其他纵向平面观察到疑似肌腱问题的情况时，斜矢状位成像对进一步确定肌腱状态很有价值。冈上肌肌腱和肩胛下肌肌腱之间的间隙在斜矢状位图像上也很清晰，此间隙称为肩袖间隙。

在所有序列上，肌腱通常都呈低信号，但是正常肌腱的信号增高可能是由于魔角现象。当胶原纤维与主磁场的夹角约为 55° 时，就会产生"魔角"现象。这会导致短 TE 序列，如 T1W、质子相和梯度回波（T2*W）图像中原本低信号的肌腱呈中等信号。在肩关节中，这种现象通常发生在大结节上方冈上肌肌腱近端约 1 cm 处，这是肌腱的乏血管分布区域，也称为临界区。

魔角现象产生的等信号随着较长 TE 序列如 T2W 图像而消失，使得该现象与异常肌腱得以区分。区分 T2W 图像上魔角现象和撕裂的一个好方法是魔角现象中肌腱内的信号永远不会高于相邻肌肉的信号，而撕裂时肌腱信号可以高于肌肉信号。

除魔角现象外，导致正常冈上肌肌腱信号增高的其他潜在因素包括：肌腱束之间的结缔组织、部分容积效应以及手臂内旋后冈上肌和冈下肌肌腱重叠（专栏 10.2）。

喙肩弓

喙肩弓由肱骨头后方、肩峰上部、喙突和中间的喙肩韧带前方构成。喙肩弓内由上至下依次为肩峰下 / 三角肌下滑囊、冈上肌肌腱和肌肉，以及肱二头肌长头肌腱。

喙肩韧带限制肱骨头和其上覆着的肌腱向前上方向的运动（图 10.7）。任何减小喙肩弓内空间的因素都可能导致撞击症状。必须仔细地在不同的成像平面上评估喙肩弓构成或所包含的结构。

斜矢状位图像显示，喙肩韧带呈紧绷的细长形，边缘平直。与所有典型的韧带相同，在所有序列均呈低信号（图 10.8）。

・**专栏 10.2**　冈上肌肌腱远端信号增高

- 魔角现象（只适用于短 TE 序列）
- 冈上肌和冈下肌肌腱重叠（内旋）
- 肌腱纤维之间的结缔组织
- 部分容积效应
- 肌腱变性
- 肌腱撕裂（长 TE 序列的高信号）

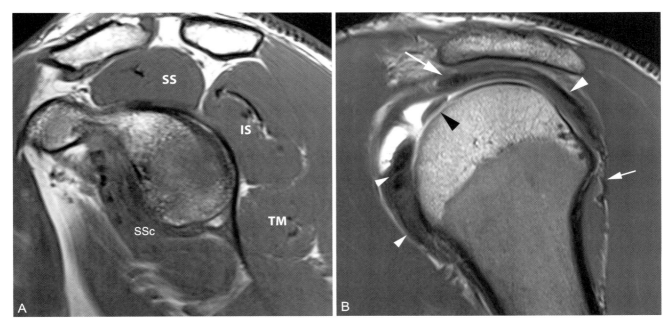

· 图 10.6　正常肩关节：矢状位。A，肩关节斜矢状位 T1W 图像。在关节盂水平的横切面上可以看到肩袖肌肉。IS：冈下肌；SS：冈上肌；SSc：肩胛下肌；TM：小圆肌。B，斜矢状位 T1W 图像（MR 关节造影）。在肩峰下，冈上肌肌腱（白色箭号）和冈下肌肌腱（白色箭头）融合形成肩袖。后下方是小圆肌肌腱（小箭号）和肌肉，肩胛下肌位于前方（小箭头）。肱二头肌肌腱（黑色箭头）位于冈上肌肌腱的下方。肩峰轻度弯曲（Ⅱ型肩峰）

· 图 10.7　喙肩弓。矢状位喙肩弓的示意图。肩袖肌腱及其周围肌肉排列于肱骨头周围，肱二头肌肌腱在冈上肌肌腱下方，喙肩韧带形成喙肩弓的前缘

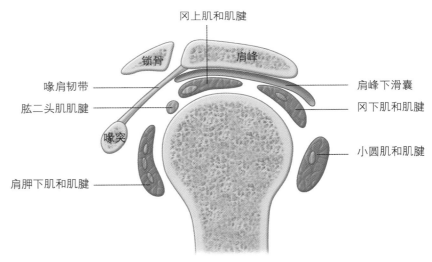

通过冠状位和矢状位可以观察肩峰的形态和方向。正常情况下，斜矢状位图像上肩峰下皮质的前部和后部应接近水平或弯曲，与肱骨头平行（见图10.6）。在斜冠状位图像上，肩峰的前方应该是水平的，与锁骨处于同一水平（图 10.9）。正常的肩锁关节有一个平滑的下表面，两块骨在一个平滑的水平面上。同样，肩峰的下表面应该是光滑的，没有钩状或骨赘那样的突起。

斜冠状位图像显示，肩锁关节与下方冈上肌肌腱和肌肉之间存在一个明显的回旋镖状脂肪平面，围绕肩峰下 / 三角肌下滑囊（图 10.10）。肩峰下 / 三角肌下滑囊一般在脂肪的衬托下比较明显。滑囊内应该没有液体，或者只有少量液体，它不应该被液体充填膨胀。另一个脂肪平面也是明显可见的，它将冈上肌和肌腱与肩峰、肩锁关节的下表面分离（见图 10.9 ）。

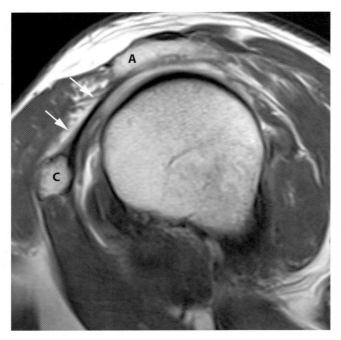

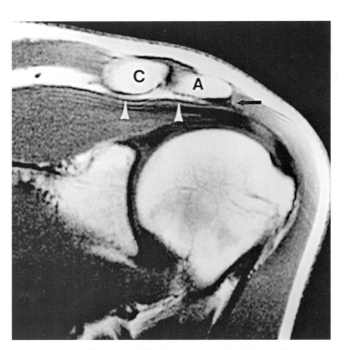

· 图 10.8　喙肩弓：喙肩韧带。肩关节斜矢状位 T1W 图像。肩关节前方的喙肩韧带（箭号）是位于肩峰附件（A）和喙突附件（C）之间的一条拉紧的低信号条带。注意，由于较严重的肩袖撕裂，肩峰下间隙无法观察到冈上肌和冈下肌

· 图 10.9　正常肩峰肱骨头间距。肩关节斜冠状位 T1W 图像。肩峰（A）和锁骨（C）方向正常，表面呈水平状。肩锁关节和冈上肌肌腱之间的完整脂肪平面（箭头）没有撞击的征象。在肩峰下表面的线性低信号（箭号）是三角肌肌腱 / 喙肩韧带附着表现，而不是肩峰下骨刺

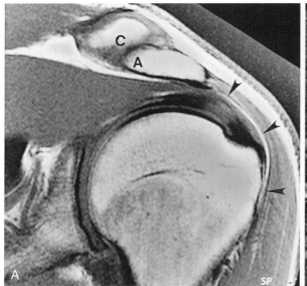

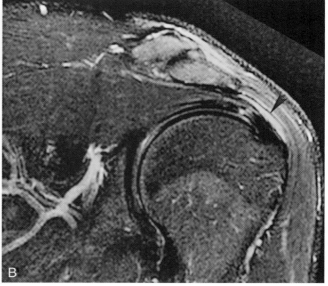

· 图 10.10　肩峰下 / 三角肌下滑囊脂肪：低位肩峰。A，T1 斜冠状位肩关节图像。回旋镖形、薄、高信号脂肪（箭头）与肩峰下 / 三角肌下滑囊有关。即使在有滑囊炎的情况下，滑囊的脂肪在 T1W 图像上也可能是正常的。肩峰（A）与锁骨（C）相比位置较低，容易发生撞击综合征。B，肩关节斜冠状位脂肪抑制快速 T2W 图像。由于滑囊炎，在肩峰下 / 三角肌下滑囊（箭头）中有少量液体

肩关节撞击

1972 年，骨科医生 Neer 提出冈上肌肌腱撕裂与喙肩弓结构对肌腱的撞击有关。任何减小喙肩弓空间的情况都可能对肩峰下滑囊、冈上肌肌腱和肱二头肌长头肌腱产生撞击效应。Neer 提出减压手术可治疗这种撞击综合征，包括前下肩峰成形术和喙肩韧带切除术，减压可以为冈上肌肌腱和其他受影响的结构创造更多的空间。撞击对冈上肌肌腱和周围结构的异常影响包括从水肿到全层肌腱撕裂。所有这些异常都与疼痛症状有关，统称为撞击综合征。该综合征的临床特征是由外展和外旋运动或抬高肩部和内旋引起的急性或慢性肩关节疼痛。其可能发生在重复的肩部抬高和外展运动的年轻运动员，也可能发生在肩锁关节退行性改变和肩峰下骨刺形成的老年人。一般来说，随着年龄的增长，撞击更为常见（专栏 10.3）。

病因

据报道，冈上肌肌腱容易受到以下几种可通过MR 确定来源的撞击：

1. 肩峰前部的异常形态
2. 肩峰的前下倾斜
3. 肩峰低位
4. 肩峰的下外侧倾斜
5. 肩峰骨
6. 肩锁关节退行性疾病
7. 喙肩韧带增厚
8. 创伤后骨畸形
9. 不稳
10. 肌肉过度发达

这些原因中的一些并不是肩袖病理改变的诱发因素，将单独讨论。

肩峰结构

历史上，Bigliani 等根据肩胛骨 Y 位 X 线片描述了肩峰的三种主要形状，并认为肩峰形状是造成肩关节撞击的重要因素。Ⅰ 型肩峰下表面平坦。Ⅱ型肩峰下表面为凹形，肩峰下皮质与肱骨头皮质平行。Ⅲ 型肩峰有一个向下突出的前钩，使肩峰和肱骨之间的空间变窄。人们曾认为 Ⅱ 型和 Ⅲ 型肩峰的肩袖病理改变发生率较高，但在实践中并未得到证实，肩峰类型也不再被认为是肩袖病理改变的重要影响因素。

• 专栏 10.3 肩关节撞击综合征

症状
- 疼痛
  - 外展和外旋
  - 抬高和内旋

病因（任何导致喙肩弓空间变小的原因）
- 肩峰形状
  - Ⅲ 型：向下钩状突出（斜矢状位）
- 肩峰方向
  - 前下斜（斜矢状位）
  - 下外侧倾斜（斜冠状位）
  - 低位（斜冠状位）
- 肩锁关节退行性疾病
- 肩峰骨
- 喙肩韧带增厚
- 创伤后骨畸形
- 不稳
- 肌肉过度发达

潜在的后果
肌腱
- 冈上肌肌腱
  - 退化，部分撕裂，完全撕裂
- 肱二头肌长头肌腱
  - 退化，部分撕裂，完全撕裂
骨
- 退行性囊肿，大结节或肱骨头硬化或两者兼有
滑囊
- 肩峰下 / 三角肌下滑囊炎

肩峰的斜度

肩峰的斜度可通过斜矢状位和斜冠状位图像来评估。正常情况下，肩峰的侧面在斜矢状位图像上几乎是水平的或向后倾斜。当肩峰前部皮质比肩峰后部皮质位于更靠下的位置时，就会出现向前下斜的肩峰。肩峰的另一个异常倾斜包括向下外侧倾斜，可在斜冠状位图像上观察到。当肩峰最外侧部分相对于锁骨向下倾斜时，就会发生向下外侧倾斜。肩峰向任何一个方向倾斜都会增加机械性创伤对下方冈上肌肌腱的撞击风险（图 10.11）。

肩峰的位置

正常情况下，斜冠状位上肩峰下部皮层与锁骨下部皮层呈一条线。当肩峰下部皮层位于锁骨下部皮层之下时，即成为一个低位的肩峰（见图 10.10）。这种位置导致肱骨外间隙变窄，容易发生撞击。

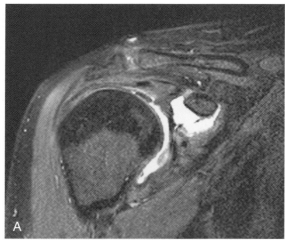

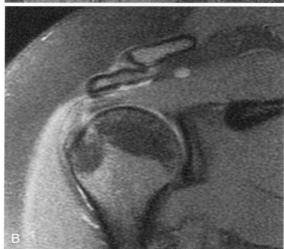

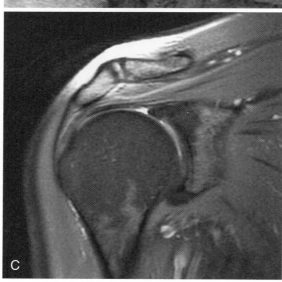

·图 10.11　肩峰方向。 斜冠状位 FSE T2W 图像显示三种肩峰与锁骨远端的关系。**A**，水平，这是正常方向。**B**，低位，肩峰位于锁骨远端下方。**C**，下外侧，肩峰相对于锁骨是向外侧倾斜的。低位和下外侧倾斜与撞击有关

肩峰骨

肩峰骨是肩峰的副骨化中心，通常在 25 岁时融合。15% 的人群在这个年龄之后出现未充分融合的肩峰骨；它的存在与撞击和肩袖撕裂的发生率增加有关，可能是因为肩峰骨是可移动的，并随着肩关节的运动减少了喙肩弓空间。虽然在所有的成像平面上都可以看到肩峰骨，但在轴位图像上可以更好地识别它（图 10.12）。

肩锁关节退行性改变

肩锁关节退行性疾病可表现为向下方突出的骨赘、包膜纤维过度生长或两者兼有（图 10.13）。在 X 线片上骨赘被低估，纤维过度生长无法显示；MRI 可以直接显示除这些外可能引起撞击的结构是否存在异常、严重程度以及范围。冈上肌或肌腱与肩锁关节之间的脂肪闭塞，以及冈上肌肌腱或肌肉因肩锁关节异常而产生的凹痕，都是严重退变的迹象，会导致撞击综合征。

喙肩韧带

MRI 斜矢状位上可以观察到喙肩韧带的局灶性增厚，但未发现与撞击有关。对喙肩韧带的评估并不是我们对肩关节 MRI 关注的部分。

创伤后畸形

由于喙肩弓附近肥大的愈合组织形成或骨折碎片排列不整齐，可能会导致喙肩弓变窄，从而导致撞击改变，但这种情况并不常见。

不稳定

肩胛盂肱部退行性改变可由肩部不稳定引起，而不稳定可能是导致撞击的一个因素。不稳定和撞击是经常共存的两种情况，这将在本章后面讨论。

肌肉过度发达

举重、游泳和其他运动员中，由于冈上肌增大，即使喙肩弓和肩峰肱骨间距正常，也会引起撞击，因为肌肉增大减少了肌腱在喙肩弓结构之间滑动的空间。由肩锁关节引起的冈上肌上表面的畸形（凹陷）可能是 MRI 所见的唯一异常表现。

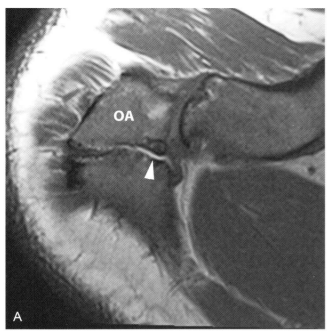

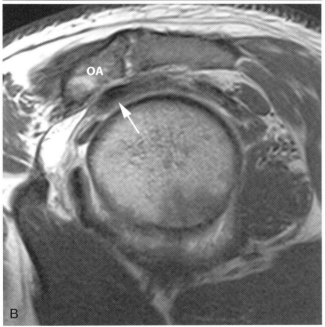

· 图 10.12 肩峰骨。A，轴位 T1（MR 关节造影）。一位 52 岁的患者穿过肩锁关节平面的切面显示一个单独的没有融合的肩峰骨（OA），同时伴有肩袖撕裂。分离处（箭头）的高信号为钆剂从肩峰下／三角肌下滑囊进入所产生的。B，斜矢状位 T1W 图像。肩峰骨位于冈上肌肌腱上方（箭号）

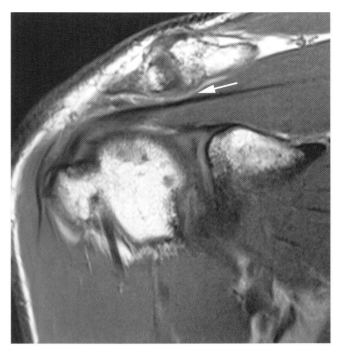

· 图 10.13 肩锁关节退行性改变。肩关节斜冠状位 T1W 图像。肩锁关节有退行性改变，伴有骨赘形成和包膜肥大向下方突出，使冈上肌和肌腱变形（箭号）

· **专栏 10.4** 肩关节撞击综合征 MRI 表现

- 结构病因的识别
- 肌腱完整性评估
  - 异常高信号（退化／部分撕裂）
  - 形状异常：薄、厚、不规则（部分撕裂）
  - 不连续（完全撕裂）
- 肩峰下／三角肌下滑囊积液
- 盂肱关节退行性关节疾病

撞击的影响（专栏 10.4）
肌腱

冈上肌肌腱的受累程度远高于肩部的其他肌腱。任何源于对冈上肌肌腱的撞击都可能导致肌腱退化和部分或全层撕裂。但是，没有结构或机械原因导致的撞击事件发生时，肌腱依然有存在异常的可能。冈上肌肌腱的大多数部分撕裂发生在肌腱的下表面（关节面），而不是发生在上表面（滑囊面），但是从逻辑上来说喙肩弓异常更容易在早期导致肌腱上表面的部分撕裂。肱二头肌长头肌腱近端可能与冈上肌肌腱相似，容易受到撞击的影响，因为它的位置和走行与肩关节内的冈上肌肌腱相似。

退行性骨囊肿

虽然冈上肌肌腱是最常受撞击影响的结构，但一些相关的骨表现也很常见。如大结节处的皮质肥大、硬化和小的退行性囊肿，这些改变常在 MR 发现肌腱异常之前出现。组织学上发现骨性退行性改变与邻近肌腱的微撕裂有关。

肩峰下/三角肌下滑囊炎

撞击可引起肩峰下/三角肌下滑囊的受累。当这种情况发生时，滑囊会因积液膨胀并引起疼痛（见图10.10）。正常情况下，滑囊中没有或只有少量液体。在肩袖撕裂时常见囊液。滑囊积液需要在T2（液体敏感）序列观察，因此即使在进行MR关节造影时也需要扫描该序列。

肌腱撕裂、退行性变和脱位

冈上肌（专栏10.5）

退变和部分肌腱撕裂

退行性变和部分肌腱撕裂在T1W图像上通常难以区分，表现为肌腱内局灶性或弥漫性中等信号区域，这也是我们不再采集T1冠状位图像的原因之一。如果这些区域与T2W图像上的肌肉保持相同的信号，则与肌腱退变最为一致；如果这些区域类似于T2W图像上的液体，为高信号，则代表部分肌腱撕裂。通常很难区分退化和部分肌腱撕裂，在这种情况下，一般可以用肌腱病变来描述异常。肌腱退变和部分撕裂常共存。

魔角现象在短TE图像上与肌腱部分撕裂或退行性变具有相似的信号特征。然而，这些改变一般是局灶性的而不是弥漫性的，并且具有特定的位置（距大结节上方冈上肌肌腱止点1 cm），最重要的是，在长TE图像上消失。另外，信号改变不伴有肌腱变薄、变厚或形态不规则。

● 专栏10.5 肩袖肌腱病理改变

全层撕裂
- 直接征象
  - 肌腱不连续
  - 肌腱间隙有液体信号
  - 肌肉-肌腱连接的收缩
- 相关发现
  - 肩峰下/三角肌下滑囊积液
  - 肌肉萎缩

部分撕裂
- 关节或滑囊表面T1和T2信号增高
  - T2信号比肌肉更高（类似关节液）

退变
- 内部T1和T2信号增高
  - 不如关节液信号高

MR关节造影显示，肌腱的下表面（关节面）部分撕裂可见高信号钆填充（图10.14）。部分撕裂一般开始于冈上肌肌腱远端下表面；下层可以向内侧收缩，而上层则保持完整。肌腱上表面（滑囊面）的部分撕裂需要常规肩关节MRI进行评估，不需要关节造影是因为钆不能进入撕裂的位置。肩袖肌腱内部分撕裂（在肌腱的实质内）可能发生且在T2W图像上表现为液体信号，不延伸到关节面或滑囊面。肩袖大结节附着处的撕裂（图10.15）是最常见的部分撕裂，也是最常见的肩袖撕裂，称为边缘撕裂。1934年，整形外科医生Codman首次描述了该病。Tuite等报道的发病率约为10%，我们认为这种现象更为普遍。在一项连续200个肩关节MRI的研究中，发现117例肩袖撕裂，其中70例（60%）是部分肩袖撕裂。在这70例中，只有2例是滑囊侧撕裂。与关节面侧的撕裂相比，滑囊侧撕裂要少得多。在70例部分撕裂中，有49例（70%）是边缘撕裂。描述此类型损伤的另一个术语为PASSTA或PASTA损伤（partial suprapinatus tendon avulsion），特指大结节处冈上肌肌腱关节面的部分撕裂伤。

在认识患者体位及其对解剖学的影响之前，由于没有认识到肱骨内旋的重要性，我们忽略了许多位于前方的撕裂。冈上肌肌腱最前方纤维正好位于

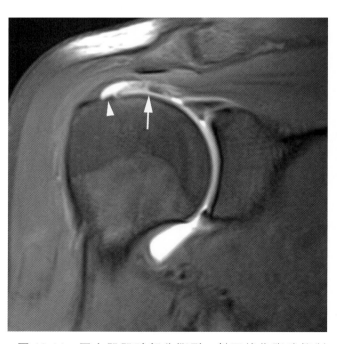

● 图10.14　冈上肌肌腱部分撕裂。 斜冠状位脂肪抑制T1W图像（MR关节造影）。在大结节（箭头）上没有冈上肌肌腱纤维的插入（"足迹"），撕裂的纤维有回缩（箭号）。注意在肩峰下/三角肌下滑囊内没有高信号钆剂，结果与部分撕裂相一致

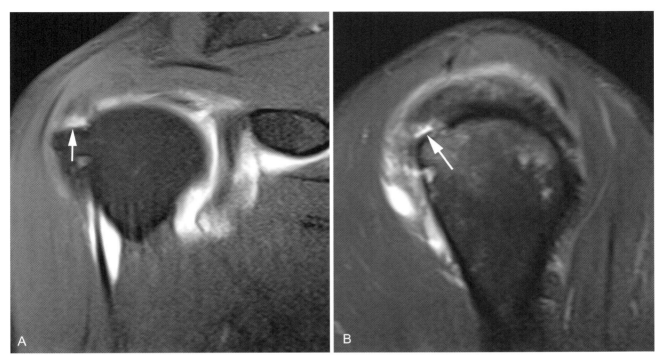

· 图 10.15 冈上肌肌腱部分撕裂（边缘撕裂）。A，斜冠状位脂肪抑制 T1W 图像（MR 关节造影）。正常的冈上肌肌腱在大结节上的宽足迹被钆剂中断（箭号），表明关节侧肩袖部分撕裂。B，肩关节斜矢状位脂肪抑制 T2W 图像证实肩袖附着处积液影像（箭号）

· 图 10.16 内旋示意图。这个图显示了外转（右）斜冠状位图像经过冈上肌的长度和显示肌腱插入位置在肱二头肌沟旁的切面，而如果患者是内旋（左），斜冠状位切面则忽略了肱二头肌沟附近冈上肌的前部分

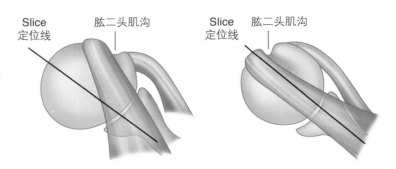

肱二头肌沟的外侧，如果肩部内旋，在斜冠状位图像上很容易被忽略（图 10.16）。如果在最前面的冠状位图像上发现肱二头肌，就可以在肱二头肌沟外侧看到更多的肩袖前纤维（图 10.17）。当这些纤维受损，撕裂表现为肱二头肌沟附近的正常组织中断，由液体信号取代肌腱（图 10.18）。这个撕裂可以在斜矢状位图像确认。

我们认为最常见的撕裂是肩袖大结节附着处的部分撕裂，其中许多进展为全层撕裂。这些撕裂可以发生在大结节的前方累及冈上肌，也可以发生在大结节的后方累及冈下肌。关节侧的撕裂比滑囊侧的部分撕裂更为常见。所谓的临界区（距离肌腱附着处 1 ~ 1.5 cm 处）撕裂并不像以前所认为的那么常见。

在全层撕裂发生之前发现肌腱异常是很重要的，因为这个过程可以通过保守治疗、清创术及减压术来控制，全层撕裂除了疼痛，还会导致外展受限，需要比部分撕裂更多的手术治疗。据报道，MRI 对冈上肌肌腱部分撕裂的检测灵敏度低于全层撕裂。诊断部分撕裂的能力随着关节内液体的增加而提高。

全层撕裂

常规 MRI（不是 MR 关节造影）显示全层撕裂的直接证据是在液体敏感序列上，从关节面到滑囊面的肌腱都不连续，液体信号穿过肌腱碎片之间的间隙（图 10.19）。在评价 MR 关节造影图像时，T1W 图像上的关节及肩峰下 / 三角肌下滑囊可显示

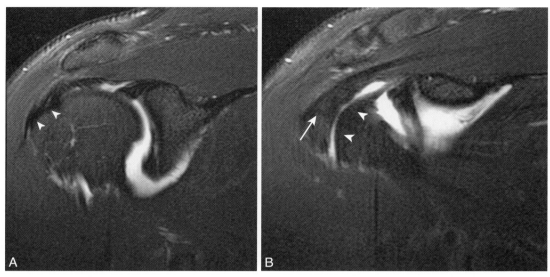

· **图 10.17 正常内旋肩袖。A**，肩关节斜冠状位 FSE T2W 图像。在这张图上，冈上肌插入大结节的结构正常，呈宽的足迹（箭头）。**B**，肩关节斜冠状位 FSE T2W 图像，在 A 图像的前方层面。可以看到肱二头肌走行出肱二头肌沟（箭头），在肱二头肌沟外侧可以看到冈上肌肌腱前缘的正常止点（箭号）

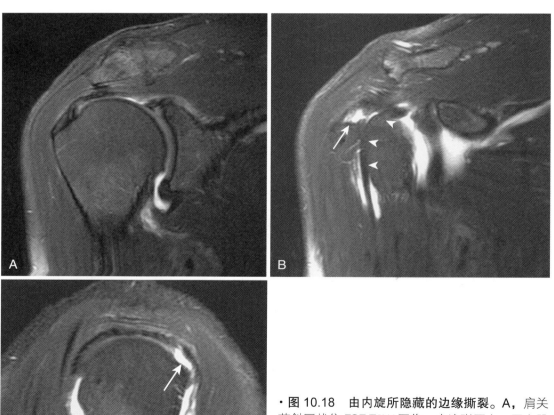

· **图 10.18 由内旋所隐藏的边缘撕裂。A**，肩关节斜冠状位 FSE T2W 图像。在这张图上，冈上肌插入大结节的宽大足迹是正常的。**B**，在肱二头肌走行出肱二头肌沟的部位（箭头），肱二头肌沟外侧的大结节（箭号）裸露，未见冈上肌肌腱。手术证实是一个较严重的部分关节面撕裂。**C**，肩关节斜矢状位 FSE T2W 图像。在冈上肌肌腱前部纤维撕脱的大结节处可见液体（箭号），这很容易被误认为是肱二头肌沟附近的积液，因为在这幅图中可以看到肱二头肌沟附近的积液就在肱骨头前面

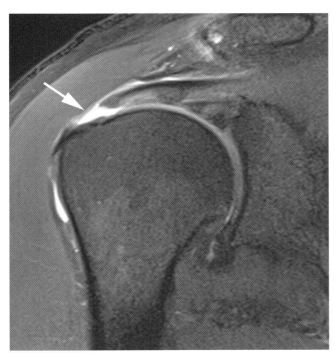

特征应在报告中加以说明。T1W 图像显示无论是矢状位还是冠状位，肌肉萎缩均为肌肉内的高信号（脂肪信号）（图 10.21），萎缩程度可能影响手术计划。

冈上肌肌腱撕裂通常涉及其远端纤维，要么在其与大结节的连接处附近，要么在其附着点附近约 1 cm 的肌腱临界区。撕裂通常从冈上肌肌腱远端前部开始，即边缘撕裂，然后向后方进展。纤维在头尾方向完全中断，且关节面和滑囊面之间沟通时，即使肌腱没有在前后方向完全分离，也可诊断为全层撕裂。

MRI 对全层肩袖撕裂的敏感性和特异性均大于 90%。MR 关节造影改善了图像，增加了诊断的信心。MRI 显示肌腱完全撕裂的能力明显优于部分撕裂。

肱二头肌长头肌腱（专栏 10.6）

撕裂

近 10% 的冈上肌肌腱撕裂患者的肱二头肌长头肌腱完全撕裂，约 1/3 的患者出现异常（变性或部分撕裂）。由于它接近冈上肌肌腱，所以容易受到与冈上肌肌腱相同的撞击影响。与冈上肌肌腱撕裂相关的长头肌肌腱撕裂涉及肱二头肌沟近侧的撞击带，通常发生于老年人。撕裂的肌腱可能会向远端收缩，在肩关节的轴位 MR 图像上显示空虚的肱二头肌沟

• **图 10.19　冈上肌肌腱全层撕裂**。肩关节斜冠状位脂肪抑制质子相图像。在大结节处冈上肌肌腱可见一个全层撕裂的间隙（箭号），液体延伸至肩峰下／三角肌下滑囊

出高信号钆剂。钆剂会填满肌腱的间隙。在小撕裂中，可以看到钆剂通过肌腱从关节面到滑囊面。MR 可以显示撕裂的大小、肌腱收缩的程度和肌腱边缘（图 10.20）。如果有相关的肌肉萎缩或骨异常，这些

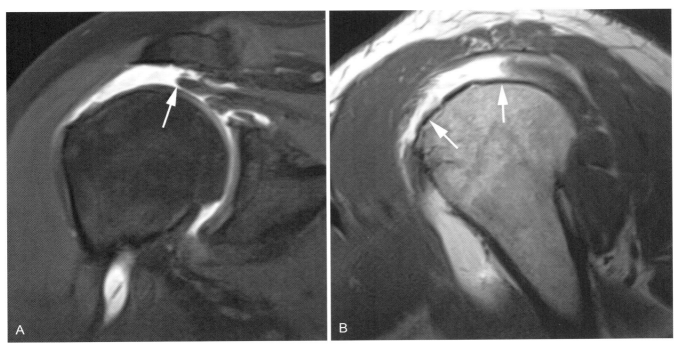

• **图 10.20　冈上肌肌腱全层撕裂**。A，斜冠状位脂肪抑制 T1W 图像（MR 关节造影）。冈上肌肌腱全层撕裂，肌腱回缩至肱骨头中部（箭号），并在肩峰下／三角肌下滑囊看到对比剂。B，斜矢状位 T1W 图像（MR 关节造影）。整个冈上肌肌腱均可见撕裂（箭号）

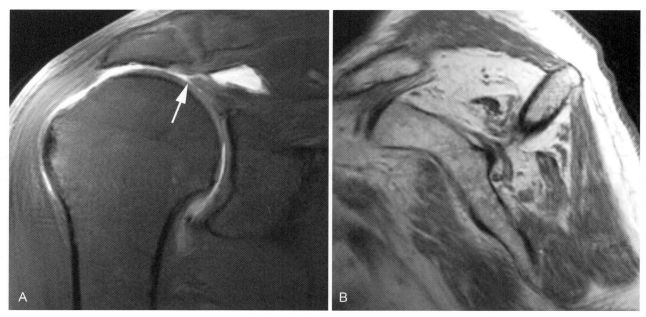

- 图 10.21　冈上肌肌腱全层撕裂继发征象。A，斜冠状位脂肪抑制 T1W 图像（MR 关节造影）。冈上肌肌腱全层撕裂，伴肌肉明显收缩（箭号）。B，肩关节斜矢状位 T1W 图像。可见冈上肌和冈下肌伴重度脂肪浸润和萎缩

• 专栏 10.6　肱二头肌长头肌腱

撕裂 / 变性
- 附着于上盂唇
  - 与 SLAP 损伤相关
- 肱二头肌沟近侧
  - 与撞击有关
  - 老年人
- 肌肉 - 肌腱连接处
  - 急性创伤性损伤
  - 年轻人

脱位
- 相关中断
  - 肱横韧带
  - 通常是肩胛下肌肌腱
- MRI
  - 空肱二头肌沟（轴位）
  - 肌腱向内侧移位，在肩关节前面或在肩关节内
  - 肱二头肌肌腱可能位于肩胛下肌肌腱的前方、后方或内部
  - 肩胛下肌肌腱结节处撕裂（或可能完好）

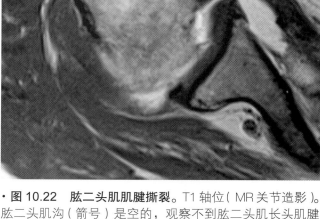

- 图 10.22　肱二头肌肌腱撕裂。T1 轴位（MR 关节造影）。肱二头肌沟（箭号）是空的，观察不到肱二头肌长头肌腱的椭圆形低信号，表明完全撕裂

（图 10.22）。肱二头肌长头肌腱急性撕裂可能发生在严重创伤的年轻人或年长的"周末运动员"（特指平时缺乏运动，偶尔训练一次却运动过猛的人群）。与撞击无关的急性撕裂通常发生在肌腱远端，靠近肌肉 - 肌腱连接处。

脱位

　　肱二头肌长头肌腱与撞击无关的其他异常也可能发生。急性创伤可导致肌腱撕脱、半脱位和脱位，所有这些都需要手术治疗。半脱位或脱位的诊断，一般存在肱横韧带的中断，该韧带连接小结节和大

结节并保持肱二头肌长头肌腱的位置。通常，与肩胛下肌肌腱的撕裂同时存在。脱位时，肱二头肌肌腱可向前内侧移位到肩胛下肌肌腱，当肱横韧带撕裂时，肱二头肌肌腱可到肩胛下肌肌腱前方，或当肩胛下肌肌腱在小结节附着处撕裂时，肱二头肌肌腱可到达肩关节内侧。肱二头肌肌腱半脱位和脱位在轴位 MR 图像上显示最好，肱二头肌沟显示空虚，在距肱二头肌沟内侧，肩胛下肌肌腱内侧、深部或

浅部不同距离处可见低信号圆形肌腱（图 10.23）。

冈下肌和小圆肌

冈下肌和小圆肌肌腱撕裂要比冈上肌少见得多（图 10.24）。冈下肌肌腱撕裂可在急性创伤后单独出现（罕见），可与冈上肌肌腱撕裂合并发生，也可与肩后上部撞击有关。我们发现孤立的边缘撕裂在冈下肌很常见；然而，由于冈下肌全层撕裂罕见，边

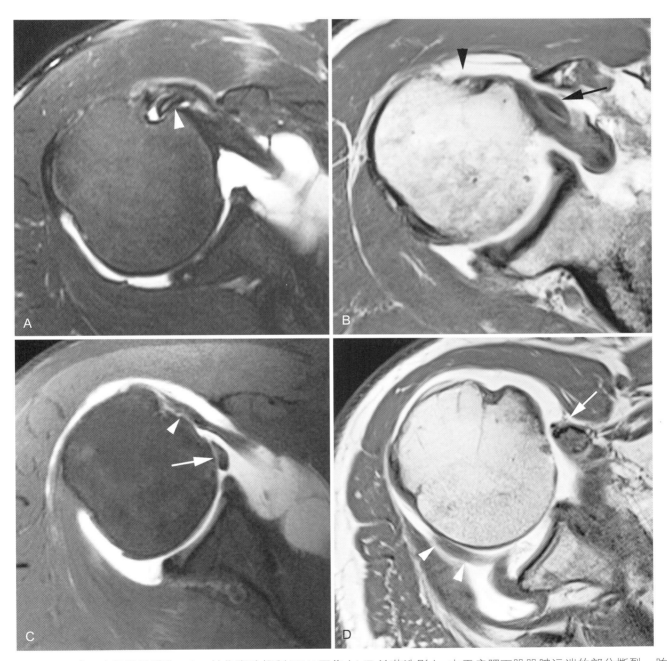

- **图 10.23　肱二头肌肌腱脱位。A**，轴位脂肪抑制 T2W 图像（MR 关节造影）。由于肩胛下肌肌腱远端的部分撕裂，肱二头肌肌腱（箭头）在小结节的内侧半脱位。**B**，T1W 轴位图像（MR 关节造影）。肱横韧带撕裂（箭头），继发肱二头肌肌腱（箭号）脱位于肩胛下肌肌腱前方。**C**，在这个患者中，肱二头肌肌腱脱位进入肩胛下肌肌腱后方的前盂肱关节（箭号），肩胛下肌肌腱与肱骨小结节的连接处撕裂（箭头）。**D**，T1W 轴位图像（MR 关节造影）。肩胛下肌肌腱完全断裂（箭号）使得肱二头肌肌腱从肱二头肌沟内侧脱位并向肱骨头后方移位（箭头）

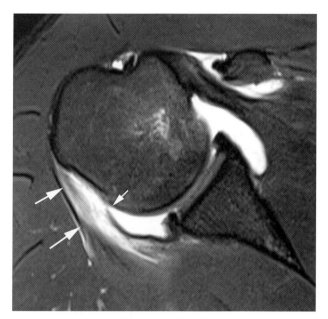

· **图 10.24　小圆肌撕裂。**轴位脂肪抑制 T2W 图像（MR 关节造影）。小圆肌和肌腱（箭号）从其肱骨后附着处撕裂，同时后半脱位损伤的下盂肱韧带（箭头）的后束也存在撕裂

缘撕裂可能不像发生在冈上肌的那样经常发展成全层撕裂。

后上部撞击（内撞击）或GIRD（专栏10.7）

后上部撞击（盂肱内旋受损，Glenohumeral Internal Rotational Deficit, GIRD）是指在有外展和外旋的运动中，比如投球，肱骨头和关节盂后缘之间冈上肌肌腱后部和冈下肌肌腱的撞击。最常累及冈下肌腱、后上盂唇和肱骨头，因为大结节在外展和外旋时与后上盂紧邻。患者表现为后肩部疼痛，可能会伴有前肩关节不稳。MRI 发现肱骨头后方近冈下肌肌腱止点处有退行性囊肿；冈下肌肌腱或冈上肌肌腱磨损、部分或全部撕裂；后盂唇磨损或撕裂（图 10.25）。

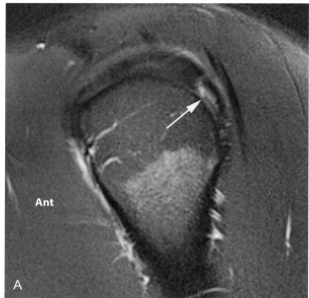

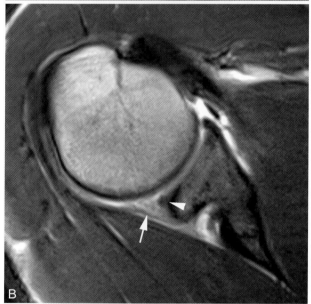

· **图 10.25　后部撞击。A**，斜矢状位脂肪抑制 T2W 图像（MR 关节造影）。这名棒球投手的远端冈下肌肌腱下表面有一处部分撕裂（箭号）。**B**，T1 轴位图像（MR 关节造影）。后上盂唇变钝、磨损（箭头），邻近的滑膜炎（箭号）

· **专栏 10.7**　后上部撞击

临床
- 肱骨头和后上盂唇之间的冈下肌肌腱和冈上肌肌腱的撞击
- 发生在投掷的后仰阶段
- 发生于最大外展和外旋时
- 后上部疼痛和前部不稳定

MRI
- 位于冈下肌肌腱止点附近的肱骨囊肿
- 冈下肌（和冈上肌）肌腱表面下撕裂
- 后上盂唇撕裂

肩胛下肌（专栏 10.8）

肩胛下肌肌腱撕裂是常见的，可以以多种方式发生。它们可能是由内收臂过度伸展或外旋所造成的急性创伤引起的，也可能是由肩关节前脱位引起。肩胛下肌肌腱撕裂可能与严重的肩袖撕裂有关，也可以是喙突下撞击造成的。喙突下撞击是由于喙突顶端和肱骨之间的空间变窄引起的，这可能是先天性的，也可能是由于喙突骨折或手术造成的。

• 专栏10.8 肩胛下肌肌腱撕裂

相关信息
- 肩关节前部脱臼
- 肱二头肌长头肌腱脱位
- 严重肩袖撕裂
- 喙突下撞击

MRI
- 在轴位图像进行评估
  - 从小结节分离
  - 信号增高，变薄，变厚
  - 小结节处的强化
  - 相关肌腱异常

肩胛下肌肌腱撕裂最好用轴位MR图像（图10.26）或矢状位图像进行评估。轴位MR图像可以显示肌腱的整个长度。关节内注射钆剂后，T2W或T1W图像显示撕裂最清楚。诊断肩胛下肌肌腱撕裂的征象包括肌腱不连续、钆剂进入肌腱、异常肌腱信号、异常肌腱管径和/或异常肌腱位置。其他有用的辅助征象包括肩胛下肌肌腱下的液体渗漏到小结节和肩胛下肌的脂肪萎缩——通常位于肌肉的颅侧，在T1W图像上显示为高信号（脂肪）。肱二头肌长头肌腱异常（半脱位或脱位）应立即密切检查肩胛下肌肌腱，因为这些症状常同时存在。

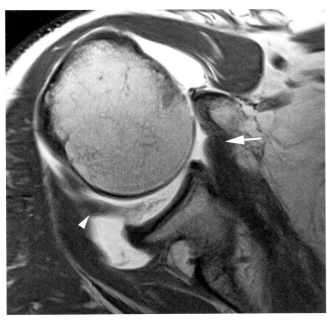

• 图10.26 肩胛下肌肌腱撕裂。 轴位T1W图像（MR关节造影）。肩胛下肌肌腱（箭号）撕裂，近端缩回，肱骨头向前半脱位。肱二头肌肌腱向肱骨头后方脱位（箭头）。（此患者与图10.23D为同一患者）

严重肩袖撕裂

严重肩袖撕裂通常见于有明显肌腱退行性变或有诱发因素，如相关的炎性关节炎、糖尿病或长期接受类固醇治疗的老年患者。严重撕裂影响到肩袖的多个肌腱，伴有全层撕裂、肌肉 - 肌腱收缩和肌肉萎缩（图10.27）。在肩胛盂和肩峰下/三角肌下滑

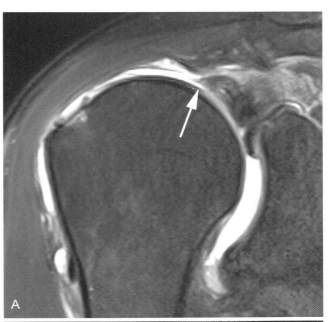

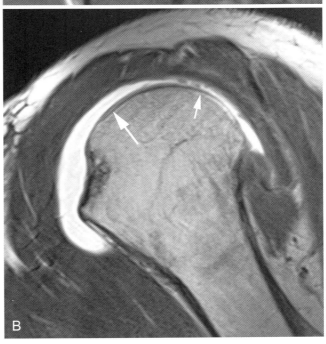

• 图10.27 严重的肩袖撕裂。 A，斜冠状位脂肪抑制T1W图像（MR关节造影）。冈上肌肌腱撕裂并向内侧明显缩回（箭号）。B，斜矢状位T1W图像（MR关节造影）。肱骨头上未观察到肌腱，表明冈上肌和冈下肌肌腱完全撕裂并收缩。箭号指示冈上肌肌腱（大箭号）和冈下肌肌腱（小箭号）的位置

囊之间有一个很大的连通。在一些严重的肩袖撕裂患者中，滑膜囊肿可能发展为贯穿肩锁关节，并在肩关节的上侧面形成一个软组织肿块，肿块可能很大，临床表现很明显。相关骨的改变包括肱骨头的上移伴肩峰下退行性改变和肩袖关节病，表现为严重的盂肱关节骨关节病伴骨赘形成和肱骨头和／或盂唇的软骨下囊肿。

肩袖间隙异常（专栏10.9）

　　肩袖间隙是冈上肌肌腱和肩胛下肌肌腱（肩袖间隙的上边缘和下边缘）之间的三角形空间（图10.28）。三角形的底部在喙突，它的顶端在肱横韧带，形成了肱二头肌沟的顶部。间隙的前部由关节囊、盂肱上韧带和喙肱韧带组成。肱二头肌长头肌腱穿过肩袖间隙。这是关节镜检查时进入肩关节的位置，以避免损伤肌腱。

　　肩袖间隙撕裂可能继发于盂肱关节前脱位或盂肱关节不稳，也可能是关节镜检查的术后并发症。撕裂在液体敏感序列或增强T1的斜矢状位显示最好。当撕裂时，肩袖间隙可能扩展，对比剂通过喙肱韧带和关节囊向前延伸。这些撕裂可能与肩峰下／三角肌下滑囊相连，类似肩关节MR影像上的肩袖撕裂表现，但没有证据表明真正存在肌腱撕裂。

　　肩袖间隙以粘连性关节囊炎为特征性表现。在

专栏10.9　肩袖间隙

肩袖间隙边界
- 前方：喙肱韧带、盂肱上韧带和关节囊
- 上部：冈上肌肌腱
- 下部：肩胛下肌肌腱
- 内侧：喙突
- 外侧：肱横韧带
- 肱二头肌长头肌腱穿过间隙

肩袖间隙撕裂
- 肩关节前部脱臼
- 前部不稳定
- 关节镜检查

肩袖间隙异常的MRI表现
- 肩袖间隙增宽（斜矢状位）
- 如果撕裂，肩锁韧带和关节囊信号增高
- 如果撕裂，可与肩峰下／三角肌下滑囊相通
- 粘连性关节囊炎：闭塞消失

肩袖间隙，盂肱上韧带和喙肱韧带周围形成瘢痕组织，喙突下脂肪消失（图10.29）。这是一种高度特异性的表现，但缺乏敏感性（意味着一些有粘连性关节囊炎的患者没有喙突下脂肪消失）。我们认为T1矢状位图像中关节囊前部结构增厚和脂肪缺失是粘连性关节囊性炎的可靠指标。大量关节积液也可以代替喙突下脂肪（但在液体敏感序列上，其高信号强度很容易被识别），而粘连性关节囊炎患者通常很少有或没有关节积液。

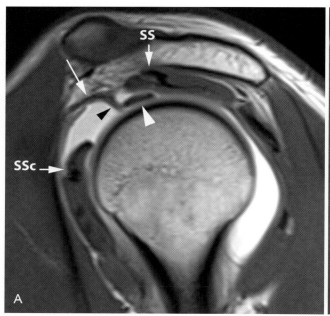
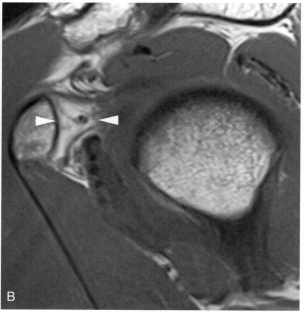

· **图10.28　肩袖间隙。A，**斜矢状位T1W图像（MR关节造影）。正常肩袖间隙位于冈上肌（SS）肌腱和肩胛下肌（SSc）肌腱之间。肱二头肌长头肌腱穿过该间隙（大箭头）。同时注意到喙肱韧带（长箭号）和盂肱上韧带（小箭头）。**B，**不同患者斜矢状位T1W图像（非关节造影）。注意正常的喙突后脂肪（箭头）

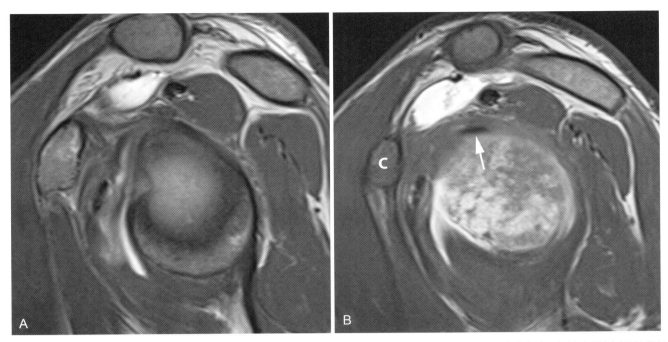

· 图 10.29 粘连性关节囊炎患者肩袖间隙。A，斜矢状位 T1W 图像（MR 关节造影）。在临床怀疑为粘连性关节囊炎的患者中，中等信号的瘢痕组织代替喙突下脂肪。B，斜矢状位 T1W 图像（MR 关节造影）。广泛的瘢痕填充于肩袖间隙，环绕肱二头肌肌腱（箭号）。肩峰下滑囊内的钆剂与肩袖撕裂有关。C，喙突

不稳

关节不稳是继肩袖疾病后影响肩关节的主要异常。肩胛盂肱部不稳和肩袖异常常同时存在。肩关节不稳是指盂肱关节半脱位或脱位，这可能与创伤有关，也可能与创伤无关。这是一种伴有疼痛的疾病，除了急性脱位发作外，可能很难诊断。

考虑到肩关节是身体中最不稳定的关节之一，它的稳定性取决于构成盂肱关节的周围的骨和（特别是）软组织结构。不存在导致不稳定的孤立性异常，一般是不同因素相互作用的综合性改变。导致盂肱关节不稳的因素包括：盂唇异常、关节囊松弛或撕裂、盂肱韧带损伤或撕裂、盂肱关节浅或异常，以及先前脱臼导致的 Bankart 骨折。

肩关节不稳在临床上可分为功能性和解剖性两类。功能性不稳定，在体格检查时关节表现稳定，但患者有弹响、疼痛、间歇性锁定和主观感觉关节不稳定的症状。这些患者通常有盂唇畸形，引起疼痛，但没有不稳定的临床证据。解剖性不稳定，患者通常有反复发作的半脱位或脱位，具有症状，体格检查时有关节不稳定的表现。

肩关节不稳定分不同类型，分别是：①前部不

稳定；②后部不稳定；③多向不稳定；④上部不稳定。前部不稳定占肩关节不稳定的 95%。后部和多向不稳定占肩关节不稳定的 5%。上部不稳定通常与多向不稳定有关，当冈上肌肌腱反复夹于喙肩弓与肱骨头之间时，肱骨头上半脱位可能造成撞击改变。

由于各种类型的不稳定、大结节肥厚、肩峰下骨刺形成以及与盂肱骨赘形成相关的喙肩韧带增厚，都可能进一步导致累及肩袖的继发性撞击综合征的发生（专栏 10.10）。

许多患者有继发于创伤性脱位的关节不稳。还有许多患者没有特定的诱因。从事重复投掷或举手过头项目的运动员，如棒球投手、橄榄球四分卫、网球运动员和游泳运动员，通常有关节不稳，但没有急性创伤。这些运动员的肩前支持结构更加松弛，从而增加了运动范围，特别是外旋时。

除了过度使用和滥用，先天性异常也可能导致肩关节不稳定。这些先天性诱因包括骨性畸形，如先天性关节窝表浅和曲率半径不足（关节盂发育不良），关节盂倾斜角度异常，或软组织异常如内侧（Ⅲ型）关节囊插入，先天性盂肱韧带短小或缺如，先天性关节囊和韧带松弛。MR 关节造影（或存在关节积液）可以更好地显示并增加对盂唇疾病诊断的信心。

• 专栏 10.10　肩关节不稳定

- 关节半脱位或脱位
- 经常与撞击共存
  - 可能导致二次撞击
- 多重结构造成
  - 骨骼、盂唇、关节囊、韧带
- 临床
  - 功能性：主观不稳定；临床稳定；盂唇常有撕裂
  - 解剖性：主观不稳定；体格检查具有不稳定
- 类型
  - 前部（95%）
  - 后部、上部、多向（5%）
- 原因
  - 急性创伤性脱位（对稳定性至关重要的几个结构的破坏，容易导致后续的不稳定）
  - 慢性、重复的超过头顶动作（投掷），无急性损伤
  - 先天性
    - 骨性：发育异常的关节窝
    - 远内侧（Ⅲ型）前部关节囊附着
    - 关节囊／韧带松弛

• 专栏 10.11　盂肱韧带

上部
- 从盂上结节到小结节
- 轴位 MRI 位于喙突体部
- 限制向下半脱位

中部
- 从盂上结节到小结节
- 轴位 MRI 上位于喙突下端，肩胛下肌肌腱后方
- 有 30% 缺如

下部
- 从下盂唇到肱骨外科颈
- 前、后束
- 提供前后稳定性
- 斜矢状位和轴位 MRI 显示在下半盂唇

与不稳有关的解剖结构

肩关节囊

　　肩关节囊侧面附着在肱骨解剖颈上。在内侧，关节囊通常附着于盂唇或关节盂的邻近骨膜。关节囊向前插入有三种方式：Ⅰ型关节囊内侧附着于或非常靠近盂唇，Ⅱ型关节囊附着在盂唇内侧 1 cm 内，Ⅲ型关节囊附着在盂唇内侧超过 1 cm 的部位。我们在此不讨论关节囊前部插入。关节囊后部直接与后盂唇相连。

盂肱韧带（专栏 10.11）

　　盂肱韧带是关节囊前部增厚的标志。盂肱韧带分为上、中和下三部分。它们从肩胛盂的前部延伸到肱骨小结节。观察前部，三部分形成 Z 形（图 10.30）。许多大小和位置的变化已描述过。盂肱上韧带起源于肱二头肌长头肌腱前方的盂上结节，并嵌入小结节的上表面，与喙肱韧带的纤维束相混合。盂肱中韧带是三个盂肱韧带中最易变的，约 30% 的人群肩关节无盂肱中韧带，但盂肱中韧带缺如并不会增加关节不稳的发生率。它最常出现在盂肱上韧带下方及盂唇的前上侧面，其向后延伸与关节囊前部的下表面相融合，并插入到肱骨小结节的内侧。盂肱下韧带是肩关节的主要稳定韧带。它由前后束带组成，中间有凹陷形成。其前后束起源于盂唇前、后 2/3 的下部，并向外侧延伸，与肱骨外科颈相连。

　　盂肱上韧带在轴位 MRI 位于喙突体部水平，并与喙突骨结构平行（图 10.31）。盂肱中韧带位于略低于喙突顶端水平的轴向切面，位于肩胛下肌肌腱深处，与前盂唇相邻，表现类似撕裂的盂唇碎片（见图 10.31）。轴位图像显示盂肱下韧带连接前盂唇和后盂唇。在斜矢状位图像上也能很好地识别盂肱韧带（见图 10.31）。

　　盂肱韧带在以下几个方面有助于肩关节的稳定。盂肱上韧带防止肩关节外展时肱骨下移。盂肱中韧带与肩胛下肌肌腱协同作用，促进肩关节前部稳定性。盂肱下韧带是盂肱韧带中最重要的用于前后部肩关节稳定的韧带，它限制了手臂外展外旋时肱骨头的前移以及内旋时肱骨头的后移。

　　盂肱盂唇韧带复合体（盂肱韧带与盂唇结合）在一定程度上被动地稳定盂肱关节。尽管盂唇加深了肩胛窝的凹陷，但其作为肱骨半脱位的机械屏障的功能远不如其作为盂肱韧带附着部位的功能重要。由于盂唇和韧带的胶原纤维相互缠绕，形成牢固的组织学结合，损伤更可能发生在盂唇和骨性关节盂之间（盂唇脱离），而不是盂唇韧带连接处。

　　损伤时肩关节的位置和肱骨头的旋转决定了哪个盂肱韧带过度紧张以及盂唇异常的部位。最有可能导致肩关节前部不稳定的损伤发生在肩关节外展和外旋的情况下，这对盂肱下韧带的前支造成了压力。韧带在这个位置是绷紧的，过度的压力会导致前盂唇或盂肱下韧带前支的分离或撕裂。有研究表明，肩关节在 ABER 位（外展和外旋位）成像会使盂肱下盂唇韧带复合体收紧，使盂唇撕裂更加明显。

· 图 10.30 正常盂肱上、中、下韧带。A，冠状面盂肱上、中、下韧带（SGHL、MGHL、IGHL）组成 Z 形。图中还显示了喙肩韧带（CHL）和肱二头肌长头肌腱（LHBT）。B，轴位图 SGHL、MGHL、IGHL。SGHL 与喙突平行。MGHL 在肩胛下肌肌腱的水平延伸到前盂唇的前面，IGHL 的前支和后支与前唇和后唇相连。C，矢状面 SGHL、MGHL、IGHL 的示意图。韧带与盂唇相连，是关节囊的增厚部分

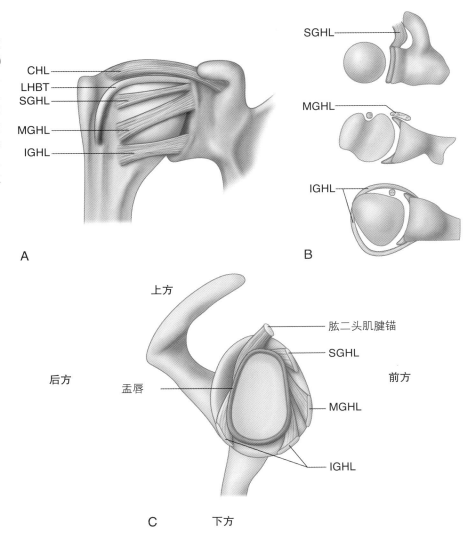

然而我们不使用这个位置进行扫描，因为需要重新对患者进行摆位（到一个不舒服的体位），大大增加了 MR 扫描时间，并需要重新选取线圈。并且我们没有发现这种体位可以增加对盂唇及肩袖撕裂的诊断的准确性。

盂唇

盂唇是关节囊的一个多余的褶皱，由纤维软骨组织构成，连接到肩胛盂的边缘。它加深了肩胛盂，是肱二头肌长头肌腱和盂肱韧带的附着点。盂肱韧带与盂唇一起构成盂肱盂唇韧带复合体。上盂唇在斜冠状位图像上显示最佳（图 10.32）。轴位图像上显示前后盂唇最清晰（图 10.33）。在无症状个体的 MR 图像上盂唇可能有各种各样的形状。最常见的盂唇瓣形状是三角形，其次以出现频率递减依次是圆形、扁平和缺如。

正常盂唇在所有序列上表现为均匀的低信号。受魔角现象影响，随年龄增长可能出现黏液样变性；在这两种情况下，都可能出现盂唇中间的等信号球形改变。

盂唇正常变异（专栏10.12）

除了正常盂唇形态的变化外，还有两个正常结构可能类似上盂唇的撕裂。在盂唇和肩胛盂骨皮质之间的关节软骨下凹，或在肩胛盂边缘和肩胛盂之间存在滑膜隐窝（沟），则可能类似于盂唇撕裂。这两个正常变异的轮廓和关节盂一致（遵循关节轮廓）（图 10.34），而上盂唇撕裂在斜冠状位图像上通常是面向外侧并延伸到盂唇（与关节轮廓背道而驰或不遵循关节轮廓）。其他正常变异体有关节盂前上盂唇，包括盂唇脱离关节盂（盂唇下孔）或先天性上盂唇缺

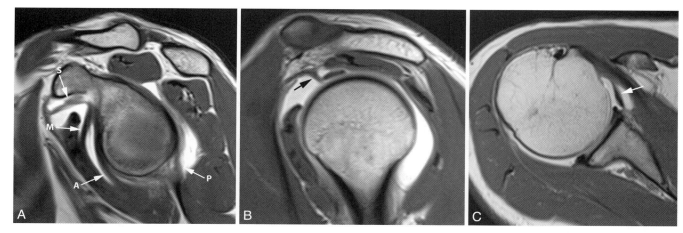

• 图 10.31　正常盂肱韧带。A，斜矢状位 T1W 图像（MR 关节造影）。关节前部的对比剂勾勒出了盂肱韧带，从前盂唇延伸至关节囊（S、M、A、P 分别为上、中、前、后盂肱韧带）。B，斜矢状位 T1W 图像（MR 关节造影）。盂肱韧带呈线性低信号（箭号），位于肩胛间隙之中，肱二头肌肌腱前方。C，轴位 T1W 图像（MR 关节造影）。盂肱中韧带（箭号）位于前盂唇的前方，可能类似盂唇撕裂

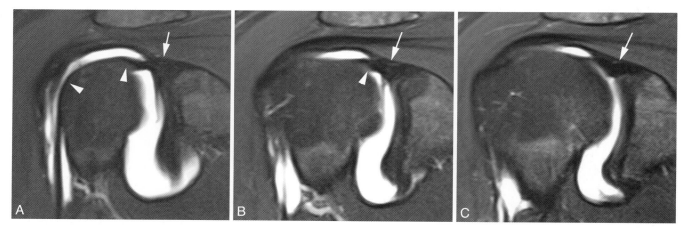

• 图 10.32　正常上盂唇。A～C，斜冠状位脂肪抑制 T2W 图像（MR 关节造影）。肱二头肌在肱骨头上方（箭头）与肱二头肌／盂唇锚点处的上盂唇相连（箭号）

• 专栏 10.12　前上盂唇正常变异

- 盂唇下孔
  - 前上盂唇不附着于肩胛盂
- Buford 复合体
  - 先天性前上盂唇缺如，盂肱中韧带增粗
- 盂唇下凹陷
  - 凹陷在肩胛盂内侧

如（Buford 复合体）（图 10.35）。

　　前上盂唇分离称为盂唇下孔，无临床意义。前盂唇与骨性关节盂分离，但在骨性关节盂中部重新连接（图 10.36）。

　　另一正常盂唇变异为先天性前上盂唇缺如，

与明显增厚的盂肱中韧带有关；这种组合被称为 Buford 复合体（图 10.37）。区分盂唇下孔、盂肱中韧带增粗的 Buford 复合体和盂唇撕裂可能是困难的。Buford 复合体增厚的盂肱中韧带随着轴位图像向下方推进与关节囊前部融合。相反地，盂唇下孔盂唇附着在肩胛盂中部，而撕脱的盂唇则不可能附着于该部分。这些变异对于避免混淆其他病变非常重要，但本身没有临床意义。

与不稳相关的病变

　　与不稳相关的病变可能涉及盂唇、关节囊、盂肱韧带、骨及其他多种组合。许多首字母缩略词和医疗名词可以用来描述不同的异常，这些可能会把

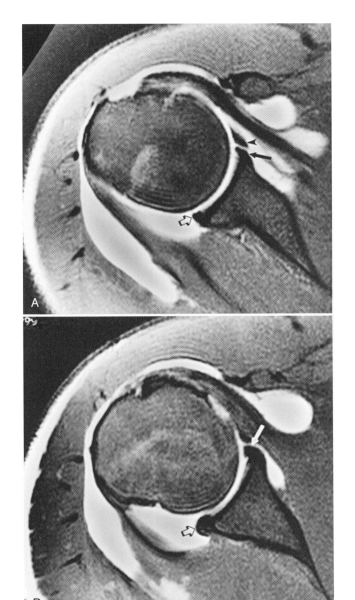

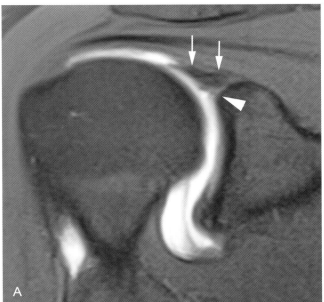

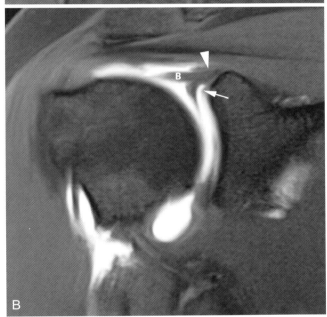

· 图 10.33　正常前、后盂唇。A，轴位脂肪抑制 T1W 图像（MR 关节造影）。前盂唇（实心箭号）和后盂唇（空箭号）呈三角形低信号。盂肱中韧带（箭头）位于前盂唇的前方。B，轴位脂肪抑制 T1W 图像（MR 关节造影）（和 A 为不同患者），前盂唇为三角形（实心白色箭号），但后盂唇为圆形（空箭号），这是盂唇形态几种正常变异之一

· 图 10.34　正常上盂唇：软骨下切和上沟。A，斜冠状位脂肪抑制 T1W 图像（MR 关节造影）。三角形上盂唇与肩胛盂相连（箭号）。正常的透明软骨（箭头）位于盂唇和肩胛盂之间，信号比钆剂低，不能与撕裂的盂唇混淆。B，斜冠状位脂肪饱和 T1W 图像（MR 关节造影）（不同患者）。肱二头肌肌腱（B）与肱二头肌盂唇锚处相连（箭头），上盂唇通过正常上盂唇沟内平滑的对比剂（箭号）与肩胛盂分离。注意上沟和软骨的下切沿着肩胛盂的轮廓指向内侧。盂唇撕裂通常从肩胛盂处分叉（向外侧）

你逼疯（Drive You Nuts, DYN）（注：名词复杂、繁多，难以记忆）（专栏 10.13 和专栏 10.14）。

肩关节囊

　　MRI 显示前关节囊扩张、包膜增厚且不规则、关节囊膜皱缩或剥离于肩胛骨，均提示前部不稳。外伤性盂肱关节前部脱位也可能与肩胛下肌肌腱撕裂和肩胛下隐窝扩大有关。关节囊后部也可能以与前部相同的方式提示后部脱位。当关节内存在液体，如急性损伤时，MRI 最容易发现关节囊的异常。在其他情况下，MR 关节造影是显示盂肱部盂唇韧带复合体和关节囊的唯一可靠的方法。

　　Bennett 损伤是一种关节囊外后部撕脱性损伤，

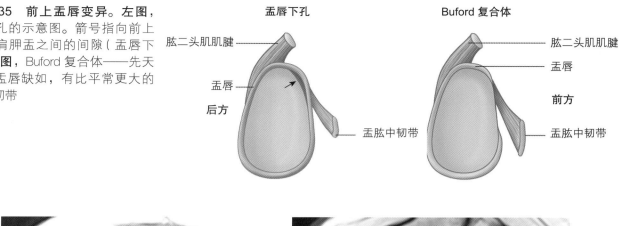

· **图 10.35　前上盂唇变异。左图，**下盂唇孔的示意图。箭号指向前上盂唇和肩胛盂之间的间隙（盂唇下孔）。**右图，**Buford 复合体——先天性前上盂唇缺如，有比平常更大的盂肱中韧带

盂唇下孔　　　　　　　　　Buford 复合体

肱二头肌肌腱　　　　　　　肱二头肌肌腱
　　　　　　　　　　　　　盂唇
盂唇
　　　　　　　　　　　　　前方
后方

盂肱中韧带　　　　　　　　盂肱中韧带

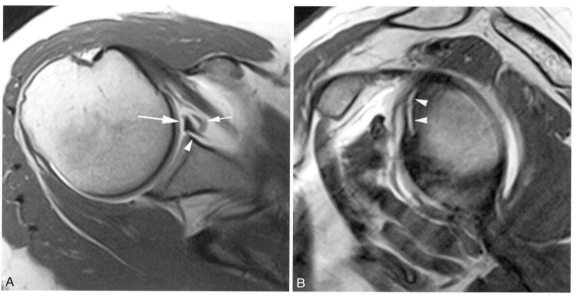

· **图 10.36　正常盂唇变异：盂唇下孔。A，**轴位 T1W 图像（MR 关节造影）。前盂唇（大箭号）与肩胛盂分离，用对比剂填充空间（箭头）。盂肱中韧带（小箭号）位于盂唇之前。**B，**斜矢状位 T1W 图像（MR 关节造影）。前上盂唇与肩胛盂的前缘被对比剂分开（箭头）

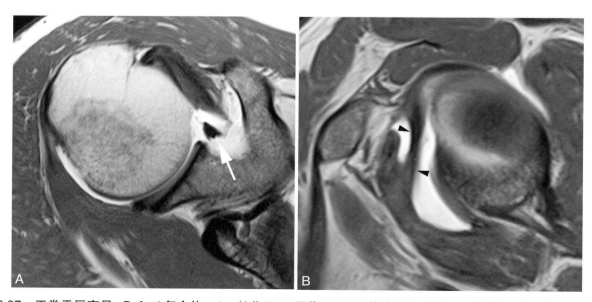

· **图 10.37　正常盂唇变异：Buford 复合体。A，**轴位 T1W 图像（MR 关节造影）。在肩胛盂的前上缘没有观察到盂唇。肩胛盂前方的圆形低信号结构（箭号）是扩大的盂肱中韧带，它与下方的关节囊相连。**B，**斜矢状位 T1W 图像（MR 关节造影）。增大的盂肱中韧带（箭头）与前肩胛盂平行，但在上部与关节囊前部融合

• 专栏 10.13 肩关节相关缩略词

ALPSA：anterior labroligamentous periostedal sleeve avulsion，前盂唇韧带骨膜袖套撕脱，Bankart 损伤的变异，伴前下盂唇损伤，但肩胛骨前部骨膜完整

Bankart 损伤：前下盂唇撕裂伴肩胛骨前部骨膜撕裂，可能伴有前下关节盂边缘的联合骨折

Bennett 损伤：慢性牵拉作用导致盂肱下韧带后束及关节囊后部的机化

BHAGL 损伤：骨性 HAGL 损伤（见下文）

Buford 复合体：先天性前上盂唇缺如，伴盂肱中韧带增厚。

GLAD 损伤：肩胛盂关节紊乱是指前下盂唇撕裂伴肩胛盂软骨缺损

HAGL 损伤：盂肱韧带肱骨部撕脱伤由肩关节脱位引起，伴肱骨外科颈盂肱下韧带撕脱伤

Hill-Sachs 损伤：肩关节前部脱位导致肱骨头后外侧的嵌顿性骨折

SLAP 损伤：上盂唇撕裂在肱二头肌锚的前后延伸

可能与后盂唇损伤有关（专栏 10.15）。这种损伤最常见于运动投手，发生于投掷减速阶段，牵引盂肱下韧带的后束。在 X 线片或 CT 片中可以发现新月形机化。在 MRI 上，这种机化表现为轴位图像上后盂唇后方的低信号带（图 10.38）。如果不及时治疗，患者可能会从功能不稳发展到结构的不稳。

盂肱韧带

盂肱韧带撕裂、增厚或缺失是 MRI 上关节不稳的表现。盂肱下韧带是肩关节最重要的稳定结构，也是最常受影响的部位。它可能在盂唇或肱骨附着处受到影响。肩关节脱位可能导致盂肱下韧带从肱骨撕脱，也称为 HAGL（humeral avulsion of the glenohumeral ligament）损伤（盂肱韧带肱骨侧撕脱），它常与肩胛下肌腱的撕裂有关。BHAGL（bony humeral avulsion of the glenohumeral ligament）损伤（盂肱韧带骨性撕脱）也可能发生。

HAGL 损伤可在轴向、冠状或矢状 MR 成像上识别（图 10.39）。盂肱下韧带在 T2W 图像上可能显示高信号和 / 或在肱骨外科颈部插入处的形态破坏，残余部分有冗余，韧带可能向下方移位。在关节造影时，当对比剂渗出发生在肱骨韧带止点处时也可诊断。

骨质

与不稳定性相关的骨异常可能是发育性的，也可能是后天形成的。先天陡峭、向后倾斜或表浅的

• 专栏 10.14 肩关节不稳：MRI 证据（轴位图显示最佳）

骨性
- 肩胛盂肱关节半脱位
- 陡峭、表浅的关节盂
- Hill-Sachs 损伤
  - 在肱骨头上最上的两个轴位切面上后外侧凹陷改变（前脱位）
- Bankart 损伤
  - 肩胛盂前下边缘骨折（前脱位）
- 槽征
  - 肱骨前内侧头嵌顿性骨折（后脱位）
- 反向 Bankart 损伤
  - 关节盂后缘骨折（后脱位）

关节囊
- Ⅲ 型向前附着（在内侧距离盂唇 >1 cm）
- 扩张的关节囊从肩胛骨剥离
- 增厚、不规则的关节囊
- 后期机化（Bennett 损伤）

盂肱韧带
- 撕裂、增厚、缺如或撕脱
- 下韧带最重要
  - 从肱骨撕脱（HAGL 损伤）
  - 从盂唇撕脱

盂唇
- 撕裂，从肩胛盂分离，粉碎
  - 线性或弥漫性信号增高（撕裂、粉碎）
  - 盂唇和肩胛盂之间信号增强（分离）
  - 缺如或仅有小盂唇组织残余
- Bankart 损伤
  - 前下盂唇脱落，肩胛骨前膜撕裂，伴或不伴肩胛盂缘骨折
- ALPSA 损伤（前盂唇韧带骨膜袖套撕脱）
  - 与 Bankart 损伤相同，但肩胛骨膜没有撕裂

肌腱
- 肩胛下肌肌腱
  - 撕裂，或从结节脱落
- 肱二头肌长头肌腱
  - 内侧脱位

• 专栏 10.15 Bennett 损伤

临床
- 投掷减速阶段的棒球投手
- 后肢牵引，盂唇上的盂肱下韧带
- 疼痛和最终的不稳

MRI
- 关节囊后下部增厚伴低信号（钙化）
- 可能与后盂唇撕裂有关

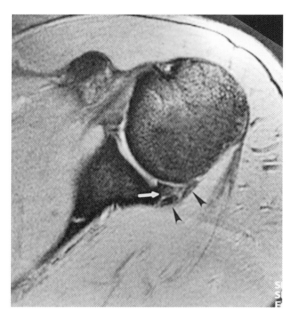

· 图 10.38　Bennett 损伤。肩关节轴位 T2*W 图像。盂肱下韧带后囊 / 后束增厚，呈低信号（钙化）（箭头）。毗邻的后盂唇（箭号）正常。这是由于投掷减速阶段对关节囊的牵引力造成的损伤。肩关节 X 线片显示线性钙化

肩胛盂容易发生不稳（图 10.40）。这种情况被称为肩胛盂发育不良，后盂唇撕裂或脱出的发生率增加。这是因为缺少了下盂唇的后方骨质，取而代之的是容易受向后的作用力而发生损伤的盂唇组织，如卧推重物时。肩胛盂发育不良很常见（发生率约15%）。

前脱位可导致肱骨头后外侧压缩性骨折，称为

Hill-Sachs 损伤。这种骨折可以在任何成像平面上观察到，但在肱骨头的两个最靠上的轴位图上最明显，显示出沿肱骨头后外侧方向的凹陷改变（图 10.41）。肱骨头在上方切面上通常是圆的（喙突之上），而在这一水平以下，肱骨后部变平是正常的外观。

　　肱骨头前脱位也可造成肩胛盂前下部骨折（Bankart 骨折）。这种骨折在轴位和斜矢状位图像上显示最好（图 10.42）。评估肩胛盂关节面受累的程度是很重要的，因为它有手术指征。所涉及的关节面百分比越大，就越有可能需要在盂唇修复手术时在关节面放置骨移植物（通常大于前后径的 25%）。我们使用时钟或圆圈的表面来估计 Bankart 骨折所涉及的骨质。肩关节后脱位可导致肱骨头前内侧的压缩性骨折，称为槽状病变；和 / 或关节盂后侧的压缩性骨折，称为反向 Bankart 损伤（图 10.43）。

盂唇

　　盂唇可能部分撕裂，全层撕裂，从肩胛盂撕脱（创伤性分离），或被压碎或磨损。

　　Bankart 损伤是肩关节前脱位后最常见的损伤。前下盂唇与肩胛骨膜前部分离（"软骨性"Bankart）（图 10.44）。Bankart 损伤可能与前下关节盂骨折有关，也可能无关（"骨 - 软骨性"Bankart）。

　　Bankart 损伤的一个变异是 ALPSA 损伤（前盂唇韧带骨膜袖套撕脱），是指前盂唇从前关节盂前下部撕裂而形成的完整的肩胛前骨膜（骨膜袖套），但

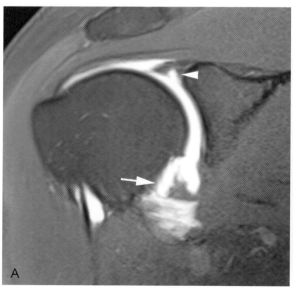
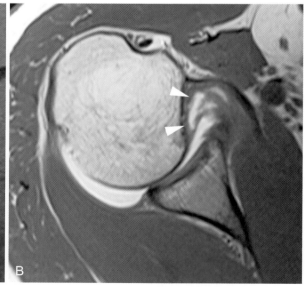

· 图 10.39　盂肱韧带肱骨侧撕脱（HAGL）。A，斜冠状位脂肪抑制 T1W 图像（MR 关节造影）。盂肱下韧带的前束与肱骨分离（箭号），也有上盂唇前、后部（SLAP）撕裂（箭头）。B，轴位 T1W 图像（MR 关节造影）。盂肱下韧带的前束脱离其肱骨附着处（箭头）

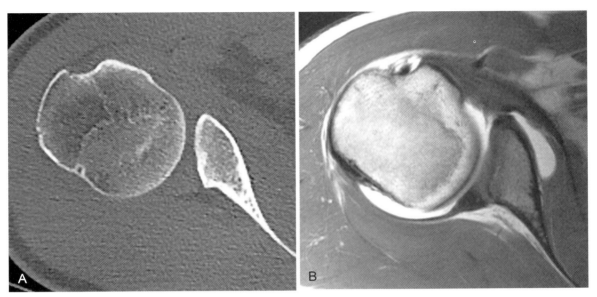

• 图 10.40 先天性不稳定的骨性原因：关节盂发育不良。A，肩关节轴位 CT 片。肩胛盂的后侧面向后，伴发育不良，容易导致肩关节后部不稳定。B，轴位 T1W 图像（MR 关节造影）。注意肱骨头后部半脱位和大的后盂唇，这些和后盂唇撕裂都是常见情况

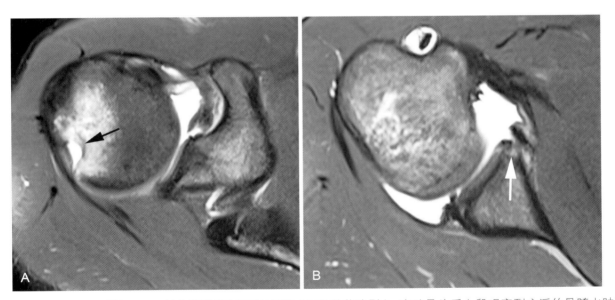

• 图 10.41 Hill-Sachs 骨折。A，轴位脂肪抑制 T2W 图像（MR 关节造影）。在肱骨头后上段观察到广泛的骨髓水肿围绕着压缩性骨折（Hill-Sachs 损伤）（箭号），这是前脱位的结果。B，轴位脂肪抑制 T2W 图像（MR 关节造影）。在较低水平，沿肩胛盂前下部可观察到合并的 Bankart 损伤（箭号）

仍附着在盂唇上（图 10.45）。剥离的骨膜使前盂唇韧带复合体在肩胛颈上向内侧移位并向下旋转。如果不修复，ALPSA 损伤可畸形愈合从而导致关节不稳。一些专家认为，手术复位盂唇对 ALPSA 损伤是有益的，因为它可以在适当的位置愈合。这与 Bankart 病灶形成对比，Bankart 病灶没有愈合的潜力，可能与 ALPSA 损伤的病灶处理方式不同。然而，

许多外科医生并不认为这些差异具有临床相关性。

盂肱关节在手臂内收并内旋时受到过度压迫，引起后脱位从而产生反向 Bankart 损伤。反向 Bankart 损伤包括后下盂唇的分离，这可能与后肩胛盂骨折有关，也可能无关。

MRI 诊断盂唇异常的标准包括存在于盂唇表面的线性高信号（高于透明软骨）；挤压损伤后盂唇呈

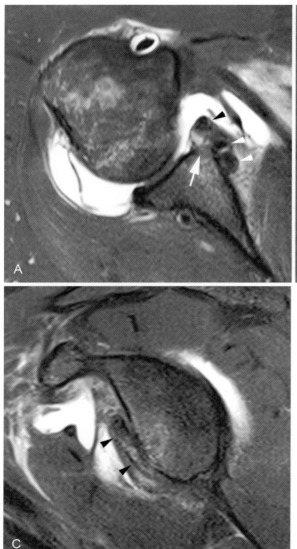
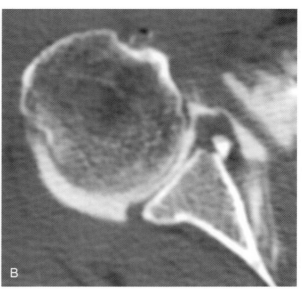

・**图 10.42** 骨性 Bankart 损伤。**A**，脂肪抑制 T2W 图像（MR 关节造影）。肩胛盂前下部骨折（箭号），相邻可见骨和盂唇碎片（箭头）。**B**，骨碎片在轴位 CT 片上显示得更好。**C**，斜矢状位脂肪抑制 T2W 图像（MR 关节造影）。骨折碎片明显地靠近肩胛盂前部（箭头）

弥漫性高信号；缺如或异常小的盂唇结构；或者盂唇从关节盂边缘分离和移位，在盂唇和关节盂之间有高信号（图 10.46）。注意盂唇的信号，正常盂唇的信号一致较低。注意正常变异的盂唇下孔（前上盂唇正常分离）和盂唇下隐窝（上盂唇正常冗余的下切）。上盂唇的创伤性剥离与下盂唇隐窝很难区分。盂唇除了从上肩胛盂及前上肩胛盂分离外，其他任何部位的盂唇分离均是异常表现。

非不稳定性盂唇病变

病变可能影响盂唇，但与盂肱关节结构上的不稳无关。这些包括 SLAP 损伤、盂唇囊肿和 GLAD（glenolabral articular disruption，前下盂缘损伤）损伤（专栏 10.16）。

SLAP 损伤

SLAP 损伤是一个术语，适用于涉及到上盂唇前后向的撕裂。这些盂唇撕裂发生在肱二头肌的长头肌腱与上盂唇的连接处。SLAP 损伤发生于压迫或高于头顶的运动，它困住了肱骨头和肩胛盂之间的盂唇，或牵拉肱二头肌腱导致上盂唇撕脱。SLAP 损伤的患者有疼痛、弹响和关节不稳的感觉，尽管在体格检查中关节是稳定的。

SLAP 损伤最初分为以下四种类型：

Ⅰ型：上盂唇的游离边缘磨损

Ⅱ型：上盂唇与关节盂分离

Ⅲ型：上盂唇的桶柄状撕裂，不累及肱二头肌长头肌腱

Ⅳ型：上盂唇桶柄状撕裂，延伸至肱二头肌长头肌腱

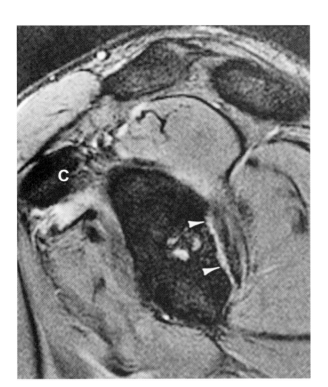

・图 10.43 反向骨性 Bankart 损伤。斜矢状位 T2*W 图像（MR 关节造影）。肩关节后脱位导致肩胛盂后缘垂直骨折（箭头）。C，喙突

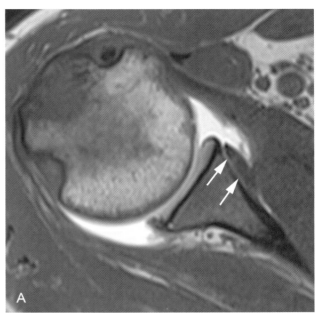

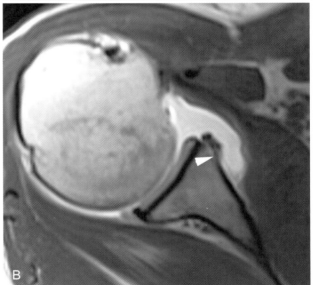

・图 10.45 前盂唇韧带骨膜袖套撕脱（ALPSA）损伤。A，轴位 T1W 图像（MR 关节造影）。前下盂唇在预期位置看不到，沿着前肩胛盂内侧移位并留下瘢痕（箭号）。B，轴位 T1W 图像（MR 关节造影）。相似的 ALPSA 病变见于不同的患者。注意，在这个患者，移位的盂唇仍然通过骨膜袖套（箭头）连接到肩胛盂。如果骨膜撕裂而不是剥离，将是真正的 Bankart 损伤

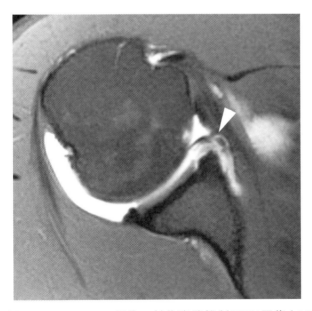

・图 10.44 Bankart 损伤。轴位脂肪抑制 T1W 图像（MR 关节造影）。前下盂唇撕裂并与肩胛盂分离（箭头）。没有线性骨膜附着在盂唇上。肱骨下段后外侧平坦正常，与 Hill-Sachs 嵌顿性骨折无关

・专栏 10.16 肩胛盂撕裂：伴或不伴有不稳定

伴肩关节不稳
・Bankart 损伤
・ALPSA 损伤

不伴有不稳定
・SLAP 损伤
・GLAD 损伤

至少有 12 种类型的 SLAP 损伤已经被描述。由于人们喜欢对疾病进行分类，未来可能还会出现更多种类的"SLAP 损伤"。用 MRI 将 SLAP 损伤分为

· 图 10.46　盂唇病变。正常前盂唇轴位图和 Bankart 损伤的主要特征，前盂唇韧带骨膜袖套撕脱（ALPSA）和盂唇关节紊乱（GLAD）盂唇病变

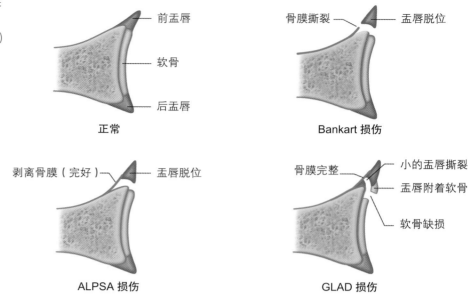

不同类型的实用价值有限，而且可能很难做到。识别上盂唇的异常外观对骨科医生最有帮助。

虽然对某些病变的治疗可能会有所不同，但通常是关节镜治疗，治疗的差异取决于是否涉及肱二头肌锚。最重要的是评估上盂唇和肱二头肌肌腱的完整性，并将这些信息展示在报告中，而不是试图确定 SLAP 损伤的类型。一般来说，我们判断 SLAP 损伤是上盂唇的部分还是全层撕裂，还是从关节盂分离（图 10.47）。然后确定肱二头肌肌腱是否受累，这是一个复杂的分类系统，也是骨科医生对放射科医生的期望（专栏 10.17）。

利用 T2、梯度回波或在关节内注射钆剂后的 T1W 图像，MRI 可以诊断出 SLAP 损伤的各种特征。

盂唇的磨损表现为边缘不规则和上盂唇实质内弥漫性信号增高。

上盂唇撕裂在 MR 图像上可能有多种表现。上

· 专栏 10.17　SLAP 损伤
· 至少描述了 12 种类型
· SLAP 损伤值得记住的重要特征
· 盂唇
与肩胛盂分离（向后延伸至肱二头肌 - 盂唇锚点），或
部分撕裂，或
全层撕裂（桶柄状）
· 肱二头肌 - 盂唇锚
撕裂，或
无撕裂

· 图 10.47　上盂唇前后方向损伤（SLAP 损伤）。正常冠状位图上盂唇和上盂唇 SLAP 损伤。正常盂唇的下方有软骨，在软骨和盂唇之间有一个正常的沟。此处所示的 SLAP 损伤的主要特征包括脱离、部分撕裂和全层（桶柄状）撕裂

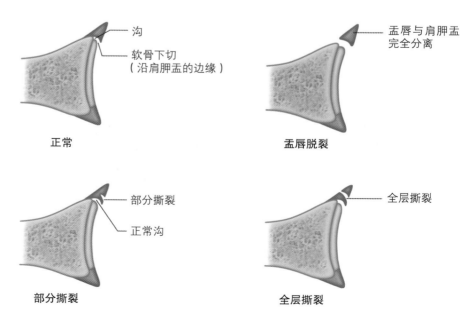

盂唇的部分撕裂可能类似于位于盂唇和相邻的肩胛盂之间的正常透明软骨下切，然而，真正的撕裂和正常解剖结构的区别在于，上盂唇撕裂的线性高信号是向外侧的，而正常解剖学线性高信号（沟或软骨下切）是向相反的方向（内侧方向），在斜冠状位图像遵循上关节盂的正常曲线（图 10.48）。另一种撕裂通过上盂唇纵向延伸，将其分为上盂唇和下盂唇碎片（图 10.49），这称为盂唇的桶柄状撕裂，因为下端碎片可能变得不稳定并移位到关节内（在斜冠状位和轴位图像上，盂肱关节内呈低信号的碎片结构更加明显）。

上盂唇撕脱表现为线性高信号，即盂唇从肩胛盂分离。异常信号在肱二头肌肌腱与盂唇的连接处向前和／或后延伸。上盂唇剥离类似于正常的盂唇隐窝和透明软骨在盂唇和肩胛盂之间的下切。剥离不同于正常解剖，因为盂唇和下方肩胛盂是由高信号液体完全分离。

若肱二头肌肌腱近端出现高信号提示异常，证明其参与 SLAP 损伤。在盂唇附着处有弥漫性高信号，或从肌腱纵裂处有线性高信号（图 10.50）。当诊断 SLAP 损伤盂唇损伤时，确定肱二头肌肌腱的完整性是至关重要的。

盂旁囊肿

盂旁囊肿发生于肩胛盂唇旁，类似于神经节囊肿，常与盂唇撕裂有关，也可能与不稳定有关。囊肿可能位于任何位置，但最常见的是盂唇后上侧，与上或后盂唇撕裂有关。当关节液通过盂唇撕裂渗出关节时，这些囊肿就形成了，如果存在球阀现象，就会产生积液。液体从囊肿中被重新吸收，并留下一层厚的蛋白质物质。MR 成像显示 T1W 图像上有一个多腔圆形或椭圆形的低信号肿块，T2W 图像上呈高信号（图 10.51）。盂唇撕裂伴有囊肿与单纯盂唇撕裂是有区别的，这些患者主诉的是疼痛而不是关节不稳。这些囊肿如果位于神经经过的位置，可能由于占位效应而引起肩胛上神经卡压的症状（类似于肩袖损伤症状）。

GLAD 损伤

GLAD 损伤指的是软骨的局灶性损伤或缺损，常伴有磨损或相邻前下盂唇轻微的非移位性撕裂（见图 10.46）。这种病变的结果更多的是由撞击损伤造成的，而不是 Bankart 损伤的剪切损伤。盂唇仍然附着在肩胛骨前骨膜上，这与带有骨膜撕裂的 Bankart 损伤不同。在 MR 关节造影中，对比剂延伸至软骨缺损处（图 10.52），但在小的盂唇撕裂处可能看不到。病变主要由于手臂外展和外旋时肱骨头撞击肩胛盂的关节面引起的。这些患者主诉的是疼痛而不是关节不稳。该病变可以通过关节镜清理术治疗，而不需要做关节稳定相关手术。

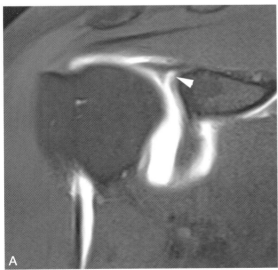
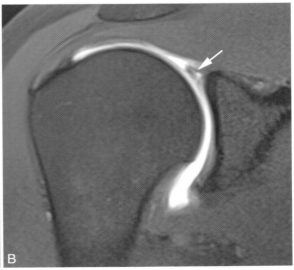

· 图 10.48　上盂唇撕裂在前后方向延伸（SLAP 损伤）：剥离。A，斜冠状位脂肪抑制 T1W 图像（MR 关节造影）。上盂唇下切的对比剂（箭头）可以代表正常的上沟。B，相邻的、更靠后的图像。显示对比剂向外侧延伸进入盂唇的实质（箭号），与 SLAP 损伤相符

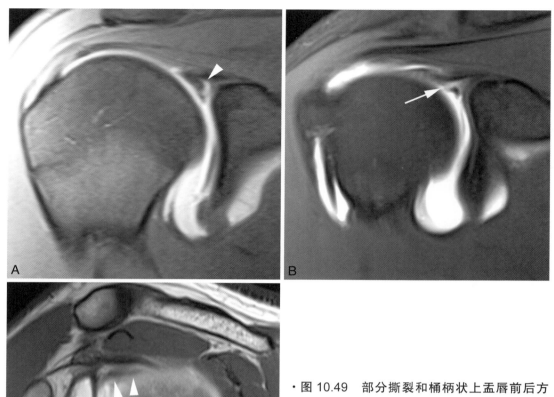

· 图 10.49　部分撕裂和桶柄状上盂唇前后方向损伤（SLAP 损伤）。A，斜冠状位脂肪抑制 T1W 图像（MR 关节造影）。盂唇内见稍不规则、曲线状、高信号（箭头）向外侧，这是盂唇部分撕裂的典型特征。B，斜冠状位脂肪抑制 T1W 图像（MR 关节造影）（与 A 患者不同）。上盂唇内可见高信号（箭号）将盂唇分为两部分（桶柄状撕裂）。C，斜矢状位 T1W 图像（MR 关节造影）（与 B 患者相同）。纵向撕裂清晰可见，下段碎片（箭头）可能移位至关节内

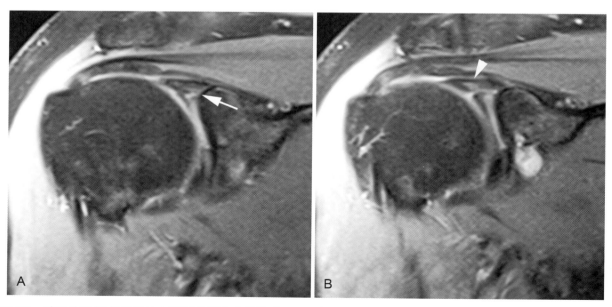

· 图 10.50　肱二头肌锚点受累的上盂唇前后方向损伤（SLAP 损伤）。A，斜冠状位脂肪抑制 T1W 图像（MR 关节造影）。该患者上盂唇有不规则的撕裂（箭号）。B，邻近斜冠状位脂肪抑制 T1W 图像（MR 关节造影）（较 A 图稍靠前），撕裂可延伸至肱二头肌肌腱近端附着处（箭头）

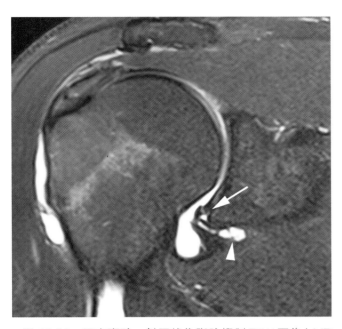

· 图 10.51 盂旁囊肿。斜冠状位脂肪抑制 T2W 图像（MR 关节造影）。与肩胛盂下部相邻的一簇圆形高信号结构（箭头）之间有间隔，这是典型的盂旁囊肿（箭头）。注意相邻的下盂唇撕裂（箭号）

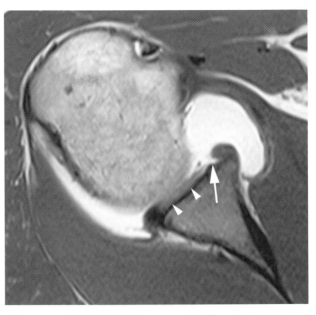

· 图 10.52 关节盂紊乱（GLAD）损伤。轴位 T1W 图像（MR 关节造影）。关节盂前部有软骨缺损（箭号），充满了对比剂，前盂唇有轻微的内切。正常的中等信号透明软骨（箭头）在缺损后方可见

术后肩关节

　　术后肩关节 MRI 的应用越来越多。由于手术后含铁血黄素或金属沉积造成的晕状伪影，可能会妨碍对关节的正确评估，因此应避免使用梯度回波序列。FSE 成像降低了金属敏感性，在术后检查中非常有用。对手术过程的了解是必不可少的。金属和含铁血黄素相关的圆形病灶，在所有术后 MRI 的成像序列上均呈非常低的信号。大多数情况下，临床要求我们确定修补的肩袖是否有撕裂。即使在完整修复的情况下，也可以在肩峰下 / 三角肌下滑囊中观察到液体，因为修复不一定会在关节囊和关节之间形成一个完整的屏障。增强扫描在术后检查中不是特别有用。术后第 1 年瘢痕组织在 T1W 图像上表现为低信号，在 T2W 图像上表现为高信号，1 年之后瘢痕在所有的成像序列上都变为中等至低信号。

撞击和肩袖手术

　　肩峰下减压术长期以来一直是肩袖修复术的一部分，尽管这种情况在改变。MRI 有助于通过评估喙肩弓的解剖来确定是否进行了减压。肩峰成形术包括去除喙肩韧带插入点的前下肩峰及去除肩峰下 / 三角肌下滑囊。肩峰的底部平面被磨平，去除肩锁关节下表面的骨赘，伴有严重的肩锁关节退行性疾病时，需要切除关节和锁骨远端。MRI 反映了手术的变化，并显示出产生肩袖持续撞击或发展为全层撕裂的可能原因。

　　术后肌腱常呈等信号，该等信号可能是退行性改变、术后肉芽组织或部分撕裂。全层撕裂的诊断是基于 T2W 图像上的液体信号和肌腱间隙的存在。如果在关节内注射钆对比剂，T1W 图像将在肌腱间隙显示高信号（钆对比剂）。撕裂的大小和肌腱回缩的程度应该在报告中评估和描述。

针对不稳定的手术

　　MRI 用于术后评估因关节不稳定而接受治疗的患者，可能对识别盂唇再撕裂或其他并发症如手术锚松动或移位很有帮助。关节内的液体或关节内对比剂可以提高对二次撕裂的诊断信心。手术修复后，盂唇通常是等信号，其轮廓可能会变形，但应附着在关节盂上。

其他关节囊、滑囊、肌腱异常

粘连性肩关节囊炎

粘连性肩关节囊炎，或称冰冻肩，是一种引起包膜进行性增厚和收缩的炎症过程。它对女性的影响比男性更大。外伤、活动受限、偏瘫、糖尿病和颈椎间盘疾病是最常见的诱发因素。临床上，粘连性肩关节囊炎的特点是休息时、夜间和运动时肩膀疼痛。这些症状可能类似于撞击和肩袖撕裂。症状主要是进行性运动受限，主要是外展和外旋。这个过程是自限性的，可以时好时坏，通常持续12~18个月。在关节内注射皮质类固醇激素，然后进行物理治疗，可以减轻疼痛，改善活动范围。关节造影显示关节容量减小、小的关节囊、包膜附着处呈锯齿状等均可帮助确诊。如前所述，在粘连性肩关节囊炎中，瘢痕组织优先累及肩袖间隙，在矢状面T1W图像通过喙突下脂肪消失很容易识别（见图10.29）。T2W图像则显示关节囊增厚呈等至高信号。

滑膜囊肿

滑膜囊肿可能发生在许多不同的关节，但当它发生在肩关节时，往往相当大。滑膜囊肿可能发生于类风湿关节炎、重度肩袖撕裂或者神经性关节病。

颈髓中央管增宽的患者肩关节特别容易发生神经性关节病。大的滑膜囊肿可能在离肩关节较远的软组织中形成，在临床诊断上存在困难，肿块通常被误诊为是软组织肉瘤。MRI有助于显示肿块本质上是囊性的，起源于关节。

肩袖重度撕裂（超过一个肩袖肌腱的撕裂）导致大量的关节积液，这些积液可以到达肩峰下/三角肌下滑囊。囊内的大量液体可通过退化的肩锁关节突出（"喷泉征"），并在肩关节上方形成一个大的软组织团块。MRI特征提示病变与肩锁关节连通且是囊性病变，该占位在T1W图像上为低信号，在任何类型的T2W图像上都为高信号（图10.53）。静脉注射钆剂后，肿块仅边缘强化，囊壁薄且无不规则增厚。由于伴发的滑膜增厚和关节内的骨侵蚀，类风湿关节炎或其他炎性关节炎所引起的滑膜囊肿在MRI上显示非常明显。

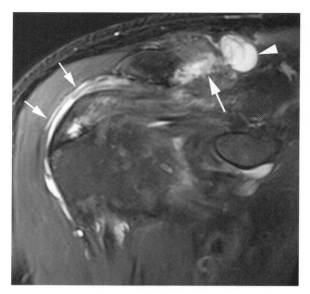

• 图10.53　肩袖撕裂继发的滑膜囊肿。肩关节斜冠状位脂肪抑制T2W图像。图示一个巨大、圆形、高信号的肿块（箭头）与肩锁关节（长箭号）直接相连，该患者的其他图像显示全层肩袖撕裂。另外需要注意到肩峰下/三角肌下滑囊内的液体（短箭号）

钙化性肌腱炎和滑囊炎

羟基磷灰石钙沉积病最常见于肩关节周围，冈上肌肌腱是最常累及的部位。许多患者没有症状，有症状的患者表现为休息时、夜间和运动时疼痛，他们可能有类似撞击综合征的痛苦的运动受限。钙化可能发生在肌腱，并逐渐从肌腱进入肩关节或进入邻近的肩峰下/三角肌下滑囊。

这些钙化在X线片上通常比在MRI上更容易识别，而且只要可能的情况下，MRI应与X线片结合运用。钙化在所有的序列上都是低信号，类似于正常的肌腱。但有时比正常肌腱的信号低，而且由于相关的伪影效应，在梯度回波（T2*W）序列上往往更明显（图10.54）。受累肌腱可能存在相关的异常，如变薄、变厚和边缘不规则。钙化性滑囊炎在MR成像上表现为扩张的肩峰下/三角肌下滑囊内充满低信号钙化灶，在T2W图像有低信号钙化伴高信号的液体环绕和滑膜炎。这些发现通常与异常的肌腱有关。

喙突下滑囊炎

喙突下滑囊是位于肩胛下肌和肌腱前方的正常解剖结构。它可能会发炎并引起肩前部疼痛。它与

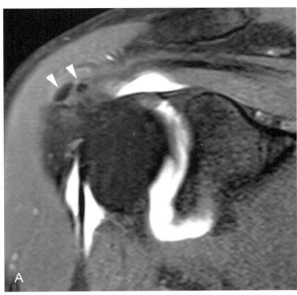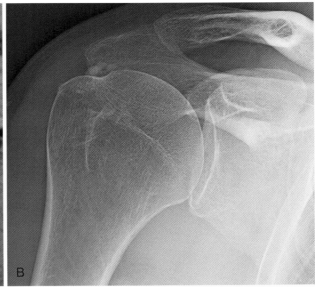

• 图 10.54 **钙化性肌腱炎**。A，斜冠状位脂肪抑制 T1W 图像（MR 关节造影）。羟基磷灰石钙晶体沉积在冈上肌肌腱远端的两个低信号的卵圆形病灶（箭头），在肩关节的正位（AP）X 线片（**B**）上显示清晰

盂肱关节或肩胛下肌隐窝不相连。约 20% 的患者，喙突下滑囊与肩峰下／三角肌下滑囊相通。喙突下滑囊位于肩胛下隐窝的前下方，与肩峰下／三角肌下滑囊以纤维间隔相隔，若喙突下滑囊和肩峰下／三角肌下滑囊均存在积液时，则较容易区分这两个结构（译者注：肩胛下隐窝在有的地方也称为肩胛下肌上隐窝）。喙突下滑囊的后方边界为肩胛下肌和喙突，前方为肱二头肌短头肌腱联合肌腱，上方为喙肱肌。

在 MRI 上，只有当滑囊发炎并充满液体（滑膜炎）时，才会被清楚地观察到。其外观像一个长方形的软组织，呈 T1 低信号、T2 高信号表现，特征性位置位于喙突下方、肩胛下肌前方，在肩关节肩下隐窝的反方向，其延伸于肩胛下肌的上方（图 10.55）。在 MR 肩关节造影中，由于喙突下滑囊位于关节间隙的正前方，因此可能会在无意中注射到囊下，并且容易被误认为是成功进入关节。在这种情况下评估 MR 造影检查可能会误以为喙突下滑囊与肩峰下／三角肌下囊相通，该事件发生率为 20%，而后者黏液囊的液体或对比剂可能被错误地解读为肩袖撕裂的表现。正确诊断的关键是在盂肱关节内没有明显的对比剂，也没有发现肌腱断裂。

神经异常

肩胛上神经卡压（专栏10.18）

肩胛上神经卡压综合征最初见于男性举重运动

• 专栏 10.18　肩胛上神经卡压
• 肿块位于肩胛上或肩胛切迹压迫神经
• 肿块通常是由下盂唇撕裂引起的神经节囊肿
• 导致受累神经分布区域出现疼痛、无力和肌肉萎缩
• 肩胛上切迹：神经支配冈上肌和冈下肌
• 肩胛切迹：只支配冈下肌
• MRI
• 显示肿块
• 显示冈上肌或冈下肌萎缩（肌肉脂肪浸润导致 T1 信号增高）
• 肌肉水肿多见于亚急性病例

员，他们出现肩痛，最终表现为无力和肌肉萎缩，这些特征是肩胛上神经卡压的结果。肩胛上神经在肩胛上切迹上沿前后方向延伸。肩胛上神经为肩锁关节和盂肱关节提供感觉神经支配。当神经穿过肩胛上切迹时，它向冈上肌和冈下肌提供运动神经支配，当它向远伸到冈盂切迹（肩胛切迹）时，它只向冈下肌提供运动神经支配（图 10.56）。

肩胛上神经受压最常见的原因是神经节囊肿，通常伴有上盂唇或后盂唇撕裂（图 10.57），但也有其他原因，如大静脉（图 10.58）、肿瘤或肩胛骨骨折。如果肿块影响肩胛上切迹，则影响冈上肌和冈下肌；如果肿块位于肩胛切迹，则只影响冈下肌。如果是由神经节囊肿引起的，MRI 显示肩胛上切迹或肩胛切迹区域有一个清晰的圆形或椭圆形包块，T1 呈低信号，T2 呈高信号。如果静脉注射钆剂，肿块仍然是低信号，T1W 图像上可见一条细线样的边

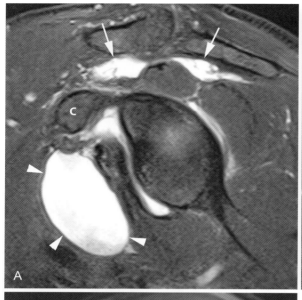

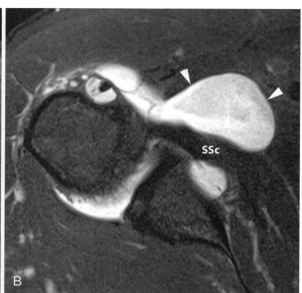

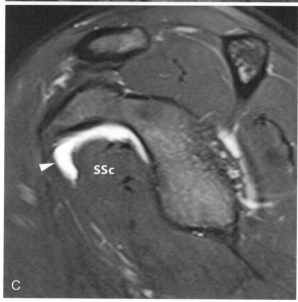

· **图 10.55　喙突下滑囊和肩胛下隐窝。**由于肩袖撕裂，肩关节注射对比剂后肩峰下 / 三角肌下滑囊填充（箭号）。**A**，斜矢状位脂肪抑制 T2W 图像（MR 关节造影）。**B**，轴位脂肪抑制 T2W 图像（MR 关节造影）（同一患者）。这个患者的肩峰下 / 三角肌下滑囊与喙突下滑囊相通（箭头），对比剂因此也填充该囊腔。喙突下滑囊位于喙突（C）下方，肩胛下肌肌腱 / 肌肉（SSc）前方。**C**，斜矢状位脂肪抑制 T1W 图像（MR 关节造影）（与 **A** 患者不同）。肩胛下肌上隐窝（箭头）填充对比剂。它覆盖在喙突下方的肩胛下肌（SSc）的顶部。喙突下滑囊沿肩胛下肌前缘向下分布

缘强化。亚急性病例多在 T2W 图像表现为高信号肌肉水肿，而慢性神经压迫导致受累肌肉脂肪性萎缩，T1W 图像则表现为高信号。囊肿的经皮引流和病灶内注射皮质类固醇是手术切除的替代方法，但是相关的盂唇撕裂可能需要手术治疗。

四边孔综合征（专栏10.19）

四边孔综合征是由于腋神经受压造成的。四边孔位于腋窝的后部，外侧以肱骨为界，内侧以肱三头肌长头为界，上方以小圆肌为界，下方以大圆肌为界。腋神经和旋肱后动脉穿过这个空间（图10.59）。神经受压可能来自纤维束、肿块、肩胛骨

· **专栏 10.19　四边孔综合征**

四边孔的解剖边界
· 外侧：肱骨
· 内侧：肱三头肌长头
· 上侧：小圆肌
· 下侧：大圆肌

临床
· 腋神经在四边孔内受到压迫
　· 纤维束、肿块、骨折碎片
· 疼痛、感觉异常、肌肉萎缩

MR
· 小圆肌的脂肪性萎缩

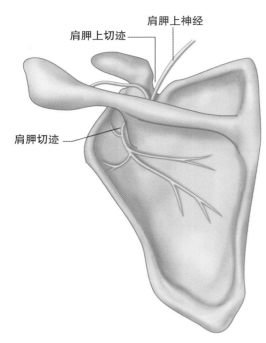

肩胛上神经
肩胛上切迹
肩胛切迹

· **图 10.56 肩胛上神经。**肩胛骨顶部肩胛上切迹后方视角的肩胛上神经（支配冈上肌和冈下肌）的正常解剖图。肩胛上切迹的下方是肩胛切迹，只包含支配冈下肌的神经

或肱骨近端骨折。疼痛和感觉异常的范围包括肩关节的侧面和手臂的后上区。症状可因外展和外旋而加重。最终，可能会出现小圆肌肌无力和萎缩。该综合征对三角肌没有影响。斜矢状位 T1W 图像能够最好地显示小圆肌的脂肪性萎缩，可以看到脂肪浸润或替代肌肉组织（图 10.60 ）。

Parsonage-Turner综合征

肩关节疼痛和无力可能是由急性臂丛神经炎（ Parsonage-Turner 综合征）引起的，确切的病因尚不清楚，但可能是由神经病毒性炎症引起。急性神经肌肉疾病的 MRI 最初表现为 T2W 图像上的高信号肌肉水肿（图 10.61 ）；随后，发生肌肉萎缩，伴有脂肪浸润，在 T1W 图像上可见肌肉内高信号。据报道，与急性臂丛神经炎有关的神经（和肌肉）包括肩胛上神经（冈上肌和冈下肌）、腋神经（小圆肌和三角肌）、肩胛下神经（肩胛下肌）和胸长神经（前锯肌）（专栏 10.20 ）。虽然病因未知，但诱发因素包括近期的病毒感染、近期的疫苗接种和全身麻醉。

MRI 不能区分臂丛神经损伤和 Parsonage-Turner 综合征，但临床表现很容易区分。Parsonage-Turner 综合征没有外伤史，会突然出现疼痛并在 48 ～ 72 h 后出现延迟性无力。Parsonage-Turner 综合征约占我

> · **专栏 10.20** 神经异常引发的肌肉萎缩
>
> **肩胛上区域**
> · 冈上肌
> · 冈下肌
>
> **肩胛区**
> · 冈下肌
>
> **四边孔空间**
> · 小圆肌
> · 三角肌
>
> **Parsonage-Turner 综合征**
> · 冈上肌
> · 冈下肌
> · 三角肌
> · 小圆肌
> · 肩胛下肌
> · 前锯肌

们肩关节 MRI 研究的 1%。该病是自限性的，但有一个非常长的过程，有时可能持续 1 年或更长时间。30% 的病例是累及双侧的。直到脂肪抑制成像成为常规扫描方法，使神经源性肌内水肿得以明确显示，该疾病才开始在放射学文献中被报道。

骨质异常

创伤后锁骨溶骨性改变

创伤后锁骨溶骨性改变是指一次严重创伤后锁骨远端骨吸收，也可能发生于重复创伤。从事身体对抗性运动的人，如举重运动员和游泳运动员尤其容易出现这个问题。临床上，患者表现为局部疼痛随运动加重，伴或不伴撞击性改变，以及肩锁关节肿胀。

MRI 表现为关节积液或滑膜炎累及肩锁关节，黑色皮质线消失及远端锁骨吸收，有时也累及肩峰内侧端，锁骨和肩峰远端的骨髓水肿（图 10.62 ）。此外，还可能出现撞击的征象，如将锁骨下侧与冈上肌分离的脂肪平面丢失或中断，以及肩锁关节的肿胀和滑膜肥大使冈上肌凹陷。如果出现软骨下骨折线，表明这种情况是创伤后遗症或骨质疏松症继发的不全性骨折所造成的。

隐匿性骨折

肱骨近端或关节盂的骨折可由直接创伤或脱臼

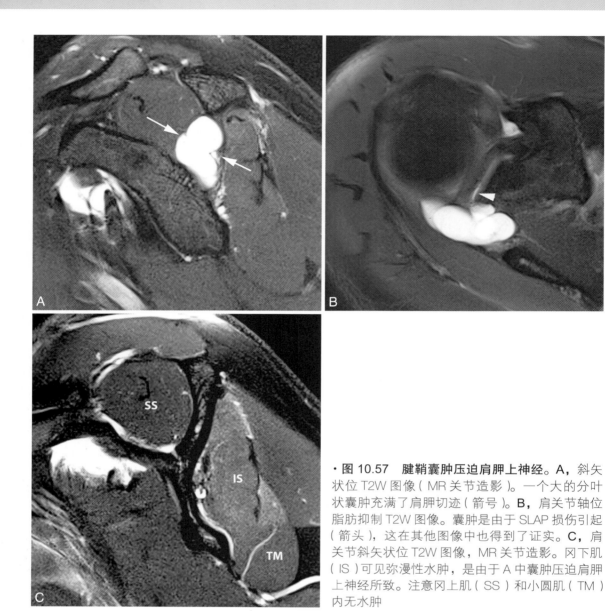

· 图 10.57　腱鞘囊肿压迫肩胛上神经。A，斜矢状位 T2W 图像（MR 关节造影）。一个大的分叶状囊肿充满了肩胛切迹（箭号）。B，肩关节轴位脂肪抑制 T2W 图像。囊肿是由于 SLAP 损伤引起（箭头），这在其他图像中也得到了证实。C，肩关节斜矢状位 T2W 图像，MR 关节造影。冈下肌（IS）可见弥漫性水肿，是由于 A 中囊肿压迫肩胛上神经所致。注意冈上肌（SS）和小圆肌（TM）内无水肿

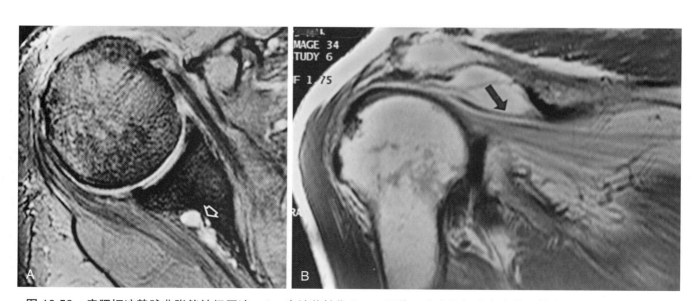

· 图 10.58　肩胛切迹静脉曲张伴神经压迫。A，肩关节轴位 T2*W 图像。在肩胛切迹有高信号静脉曲张（空箭头）。肩关节后部的冈下肌因萎缩而呈条纹状。B，肩关节斜冠状位 T1W 图像。冈下肌（箭号）几乎完全被脂肪所取代，这是因为肩胛切迹静脉曲张压迫神经导致的萎缩

· 图 10.59 四边孔解剖。后方视角四边孔空间图。腋神经穿过由肱骨、大圆肌、肱三头肌和小圆肌肌腱组成的空间

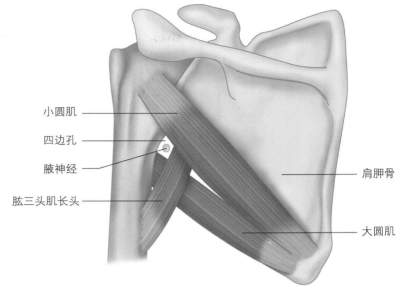

小圆肌

四边孔

腋神经

肱三头肌长头

肩胛骨

大圆肌

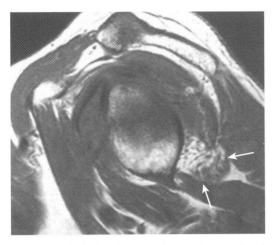

· 图 10.60 四边孔综合征：小圆肌萎缩。肩关节斜矢状位 T1W 图像。小圆肌（箭号）萎缩并有脂肪浸润，与正常邻近肌肉相比形成斑点状外观。在四边孔内没有发现肿块，这可能是由于纤维束压迫腋神经造成的

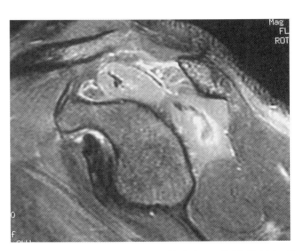

· 图 10.61 Parsonage-Turner 综合征。肩关节斜矢状位 FSE T2W 图像。在这个肩关节突然疼痛的患者中，在冈上肌和冈下肌中可以看到信号增强。这是 Parsonage-Turner 综合征累及肩胛上神经继发的神经源性水肿

引起。这些骨折在 X 线片上并不明显，但在 MRI 上表现为骨挫伤或骨折。在本章的关节不稳定部分描述了肩关节脱臼后受累的特征部位。隐匿性骨折的另一个常见部位是大结节。识别这些骨折非常重要，因为肩袖附着于这个部位。如果大结节涉及隐匿性骨折，这些损伤需要得到修复，以免移位骨折导致功能性肩袖撕裂。骨挫伤表现为边界不清、T1W 图像上的中到低信号和 T2W 图像上的高信号的累及松质骨的非均匀网状区。急性的隐匿性骨折通常在 T1W 和 / 或 T2W 图像上表现为线样或曲线样低信号线，周围有边界不清的骨髓水肿，在 T1W 图像上呈中等信号，在 T2W 图像上呈高信号（图 10.63）。

缺血性坏死

　　肱骨头是除股骨头外第二常见的坏死部位。骨坏死通常继发于易诱发坏死的各种危险因素，如皮质类固醇、骨髓浸润性疾病或继发于肱骨外科颈骨折后，最常累及的是肱骨头的内上侧。MR 成像可以早期发现肩关节处的骨坏死，这和其他部位的骨骼一样。在 T1W 图像上，坏死区域表现为清晰的、锯齿线状或弧线状低信号线（图 10.64）。病灶中心的信号强度多变，取决于骨折碎片的病理特征，但最常见的是脂肪信号。

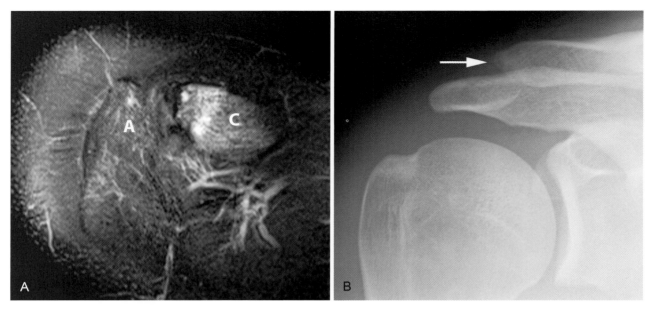

· **图 10.62　锁骨远端溶骨性改变**。A，肩关节轴位 T2W 图像。这名 26 岁的举重运动员锁骨远端存在局灶性骨髓水肿（C），但邻近肩峰未见明显异常（A），该病例疑似是锁骨远端溶骨性改变。B，肩关节正位片。注意这个患者锁骨远端病变（溶骨）（箭号）

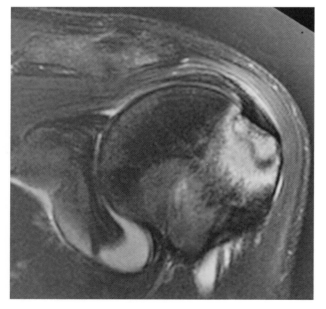

· **图 10.63　隐匿性骨折**。肩关节斜冠状位脂肪抑制 T2W 图像。大结节非移位性骨折伴周围骨髓水肿，这在影像片上并不明显

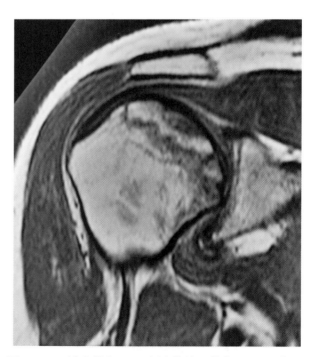

· **图 10.64　缺血性坏死**。肩关节斜冠状位 T1W 图像。肱骨头上内侧有一条蛇形线，是典型的缺血性坏死表现。骨折可能有非常相似的外观，但在这个部位是罕见的，并且在急性期应可见大量水肿

肿瘤（专栏10.21）

肩胛带不是任何特定骨肿瘤发生的特异性部位。在肩关节MRI中偶然发现最常见的原发性骨肿瘤是良性的内生软骨瘤。MRI表现为一个边界清晰的分叶状病灶，在T1W图像上呈低信号，在T2W图像上呈高信号，可能有小点状钙化低信号（图10.65）。

恶性软骨肉瘤是肩关节最常见的局灶性原发性恶性肿瘤；除非有邻近骨皮质破坏或软组织肿块，否则很难与良性内生软骨瘤鉴别。转移瘤和骨髓瘤仍然是影响肩关节的最常见的恶性肿瘤。

• 专栏 10.21 肩关节骨肿瘤

骨肿瘤
- 内生软骨瘤，软骨肉瘤

软组织肿瘤
- 良性
  - 脂肪瘤
  - 良性纤维组织细胞瘤
  - 滑膜囊肿
  - 弹力纤维瘤
- 恶性
  - 恶性纤维组织细胞瘤
  - 脂肪肉瘤

软组织异常

良性和恶性肿瘤

MRI在检测软组织肿块、确定其范围和准备活检方面特别有用。脂肪瘤和良性纤维组织细胞瘤是肩胛带最常见的良性肿瘤，恶性纤维组织细胞瘤和脂肪肉瘤是最常见的恶性软组织肿瘤。弹力纤维瘤是一种几乎只发生在肩部的软组织肿块，其特殊的发生部位可以通过MRI进行诊断。

背部弹力纤维瘤是一种良性的纤维弹力病变，通常发生在老年妇女的肩胛周围。这些病变通常无症状并且累及双侧。弹力纤维瘤位于肩胛骨深部或肩胛骨尖端以下，通常累及其内侧边界。MRI表现为T1W和T2W图像上与肌肉信号强度相似的肿块，T1W中可见脂肪信号条带穿插（图10.66）。

除了脂肪瘤、血管瘤、盂旁腱鞘囊肿以及部分弹力纤维瘤以外，软组织病变的MRI特征通常没有足够的特异性来进行组织学诊断或区分良恶性病变。

胸肌损伤

胸大肌或肌腱撕裂偶尔会发生在运动员身上，

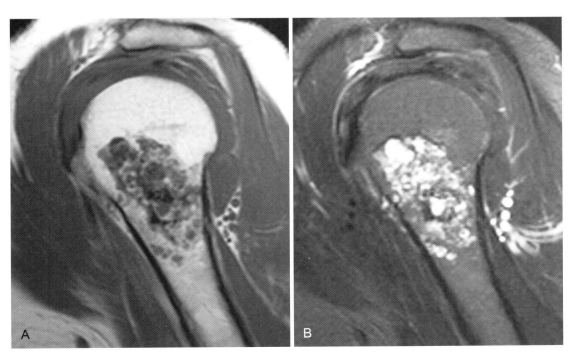

• 图10.65　内生软骨瘤。A，肩关节斜矢状位T1W图像。**B**，肩关节斜矢状位脂肪抑制T2W图像。这些图像显示肱骨近端的多分叶状病变。分叶状病变在T1W上为低信号，T2W上为高信号，与良性内生软骨瘤相符。没有包括软组织肿块、皮质侵蚀或其他侵袭性征象，因此不考虑软骨肉瘤

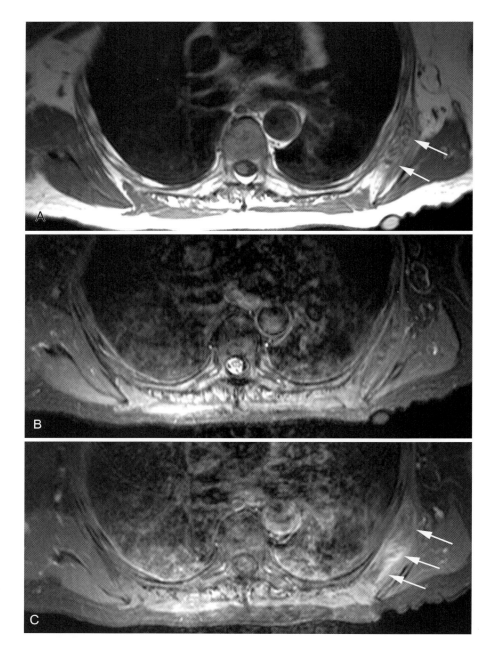

· 图 10.66　**弹力纤维瘤**。胸部轴位图像。**A**，T1W。左下肩胛骨深部可见不对称的软组织肿块（箭号）。其内可见分散的高信号脂肪结构。**B**，STIR。肿块与肌肉等密度，难以与相邻组织区分。**C**，轴向脂肪抑制 T1 增强对比。肿块呈斑片状增强（箭号）

尤其是举重运动员可能会由于卧推而发生。这些撕裂损伤导致疼痛和部分内收力量丧失。根据撕裂发生的确切位置，治疗包括保守治疗或手术治疗。MRI 在诊断和确定最佳治疗方式方面具有价值。

　　胸大肌由两个主要的头组成：锁骨头和胸骨头，它们在靠近肱骨处汇聚。胸大肌肌腱位于肱骨近端肱二头肌沟处。

　　胸大肌撕裂通常是部分撕裂，也可能是全层撕裂。可能发生在肱骨肌腱的附着处、肌肉肌腱连接处或在肌肉内。肱骨处肌腱撕脱通常需要手术治疗，

而保守治疗通常针对肌肉或肌肉 - 肌腱连接处的损伤。

　　MR 在轴位和斜冠状位上能较好地显示肌腱和肌肉。胸大肌撕裂和其他肌肉撕裂的表现一样，取决于受伤的阶段。可在肌肉侧面及肌腱周围观察到出血和水肿（T2 高信号）（图 10.67）。在 T2W 图像上肱骨皮质周围出现高信号意味着肱骨骨膜在与骨相连的肌腱撕脱伤中被剥离，这是一个非常重要的征象。

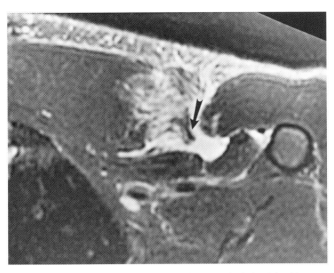

· 图 10.67 胸大肌撕裂。肩关节轴位快速脂肪抑制 T2W 图像。肱骨内侧有水肿，提示肌腱从骨撕脱。收缩的肌腱（箭号）被肌肉和脂肪层的高信号水肿和出血所包围，这位患者是个举重运动员

推荐阅读

定位和技术

Cvitanic O, Tirman PF, Feller JF, et al. Using abduction and external rotation of the shoulder to increase the sensitivity of MR arthrography in revealing tears of the anterior glenoid labrum. *AJR Am J Roentgenol*. 1997;169:837–844.

Davis SJ, Teresi LM, Bradley WG, et al. Effect of arm rotation on MR imaging of the rotator cuff. *Radiology*. 1991;181:265–268.

Kwak SM, Brown RR, Trudell D, et al. Glenohumeral joint: comparison of shoulder positions at MR arthrography. *Radiology*. 1998;208:375–380.

McGarvey C, Harb Z, Smith C, et al. Diagnosis of rotator cuff tears using 3-Tesla MRI versus 3-Tesla MRA: a systematic review and meta-analysis. *Skeletal Radiol*. 2016;45:251–261.

Subhas N, Benedick A, Obuchowski NA, et al. Comparison of a fast 5-minute shoulder MRI protocol with a standard shoulder MRI protocol: a multiinstitutional multireader study. *AJR Am J Roentgenol*. 2017;31:1–9.

肩袖

Bigliani LU, Ticker JB, Flatlow EL, et al. The relationship of the acromial architecture to rotator cuff disease. *Clin Sports Med*. 1991;10:823–838.

Codman E. *The Shoulder*. Boston: Thomas Todd Company; 1934.

Eajazi A, Kussman S, LeBedis C, et al. Rotator cuff tear arthropathy: pathophysiology, imaging characteristics and treatment options. *AJR Am J Roentgenol*. 2015;205:W502–W511.

Erickson SJ, Cox IH, Hyde JS, et al. Effect of tendon orientation on MR imaging signal intensity: a manifestation of the "magic angle" phenomenon. *Radiology*. 1991;181:389–392.

Farley TE, Neumann CH, Steinbach LS, et al. The coraco-acromial arch: MR evaluation and correlation with rotator cuff pathology. *Skeletal Radiol*. 1994;23:641–645.

Feller JF, Tirman PFJ, Steinbach LS, et al. Magnetic resonance imaging of the shoulder: review. *Semin Roentgenol*. 1995;30:224–239.

Getz JD, Recht MP, Piraino DW, et al. Acromial morphology: relation to sex, age, symmetry, and subacromial enthesophytes. *Radiology*.

1996;199:737–742.

Hijioka A, Suzuki K, Nakamura T, et al. Degenerative change and rotator cuff tears: an anatomical study in 160 shoulders of 80 cadavers. *Arch Orthop Trauma Surg*. 1993;112:61–64.

Huang BK, Chang EY. Delaminating infraspinatus tendon tears with differential retraction: imaging features and surgical relevance. *Skeletal Radiol*. 2017;46:41–50.

Kaplan PA, Bryans KC, Davick JP, et al. MR imaging of the normal shoulder: variants and pitfalls. *Radiology*. 1992;184:519–524.

Kieft GJ, Bloem JL, Rozing PM, et al. Rotator cuff impingement syndrome: MR imaging. *Radiology*. 1988;166:211–214.

Manvar AM, Kamireddi A, Bhalani SM, et al. Clinical significance of intramuscular cysts in the rotator cuff and their relationsip to full- and partial-thickness rotator cuff tears. *AJR Am J Roentgenol*. 2009;192:719–724.

Park JG, Lee JK, Phelps CT. Os acromiale associated with rotator cuff impingement: MR imaging of the shoulder. *Radiology*. 1994;193:255–257.

Patten RM. Tears of the anterior portion of the rotator cuff (the subscapularis tendon): MR imaging findings. *AJR Am J Roentgenol*. 1994;162:351–354.

Seeger LL, Gold RH, Bassett LW, et al. Shoulder impingement syndrome: MR findings in 53 shoulders. *AJR Am J Roentgenol*. 1988;150:343–347.

Siebold CJ, Mallisee TA, Erickson SJ, et al. Rotator cuff: evaluation with US and MR imaging. *RadioGraphics*. 1999;19:685–705.

Taneja AK, Kattapuram SV, Chang CY, et al. MRI findings of rotator cuff myotendinous junction injury. *AJR Am J Roentgenol*. 2014;203:406–411.

Timins ME, Erickson SJ, Estkowski LD, et al. Increased signal in the normal supraspinatus tendon on MR imaging: diagnostic pitfall caused by the magic-angle effect. *AJR Am J Roentgenol*. 1995;165:109–114.

Tuite MJ, Turnbull JR, Orwin JF. Anterior versus posterior, and rim-rent rotator cuff tears—prevalence and MR sensitivity. *Skeletal Radiol*. 1998;27:237–243.

Vinson EN, Helms CA, Higgins LD. Rim-rent tear of the rotator cuff: a common and easily overlooked partial tear. *AJR Am J Roentgenol*. 2007;189:943–946.

Wissman RD, Kapur S, Akers J, et al. Cysts within and adjacent to the lesser tuberosity and their association with rotator cuff abnormalities. *AJR Am J Roentgenol*. 2009;193:1603–1606.

肱二头肌腱和肩袖间隙

Beltran LS, Beltran J. Biceps and rotator interval: imaging update. *Semin Musculoskelet Radiol*. 2014;18:425–435.

Chan TW, Dalinka MK, Kneeland JB, et al. Biceps tendon dislocation: evaluation with MR imaging. *Radiology*. 1991;179:649–652.

Cervilla V, Schweitzer ME, Ho C, et al. Medial dislocation of the biceps brachii tendon: appearance at MR imaging. *Radiology*. 1991;180:523–526.

Harryman DT, Sidles JA, Harris SL, et al. The role of the rotator interval capsule in passive motion and stability of the shoulder. *J Bone Joint Surg [Am]*. 1992;74:53–66.

Lee RW, Choi SJ, Lee MH, et al. Diagnostic accuracy of 3T conventional shoulder MRI in the detection of the long head of the biceps tendon tears associated with rotator cuff tendon tears. *Skeletal Radiol*. 2016;45:1705–1715.

Morag Y, Bedi A, Jamadar DA. The rotator interval and long head biceps tendon: anatomy, function, pathology, and magnetic resonance imaging. *Magn Reson Imaging Clin N Am*. 2012;20:229–259.

Morag Y, Jacobson JA, Shields G, et al. MR arthrography of rotator interval, long head of the biceps brachii, and biceps pulley of the shoulder. *Radiology*. 2005;235:21–30.

Petchprapa CN, Beltran LS, Jazrawi LM, et al. The rotator interval: a review of anatomy, function, and normal and abnormal MRI appearance. *AJR Am J Roentgenol.* 2010;195:567–576.

Tuckman GA. Abnormalities of the long head of the biceps tendon of the shoulder: MR imaging findings. *AJR Am J Roentgenol.* 1994;163:1183–1188.

Vangsness Jr CT, Jorgenson SS, Watson T, et al. The origin of the long head of the biceps from the scapula and glenoid labrum: an anatomical study of 100 shoulders. *J Bone Joint Surg [Br].* 1994;76:951–954.

Woertler K. Rotator interval. *Semin Musculoskelet Radiol.* 2015;19:243–253.

喙肱间隙/撞击

Giaroli EL, Major NM, Lemley DE, et al. Coracohumeral interval imaging in subcoracoid impingement syndrome on MRI. *AJR Am J Roentgenol.* 2006;186:242–246.

Patte D. The subcoracoid impingement. *Clin Orthop Relat Res.* 1990;254:55–59.

后关节盂（内）撞击

Giaroli EL, Major NM, Higgins LD. MRI of internal impingement of the shoulder. *AJR Am J Roentgenol.* 2005;185:925–929.

Tirman PFJ, Bost FW, Garvin GJ, et al. Posterosuperior glenoid impingement of the shoulder: findings at MR imaging and MR arthrography with arthroscopic correlation. *Radiology.* 1994;193:431–436.

盂唇和正常变异

Chandnani VP, Gagliardi JA, Murnane TG, et al. Glenohumeral ligaments and shoulder capsular mechanism: evaluation with MR arthrography. *Radiology.* 1995;196:27–32.

Grubin J, Maderazo A, Fitzpatrick D. Imaging evaluation of superior labral anteroposterior (SLAP) tears. *Am J Orthop.* 2015;476–477.

Jin W, Ryu KN, Kwon SH, et al. MR arthrography in the differential diagnosis of type II superior labral anteroposterior lesion and sublabral recess. *AJR Am J Roentgenol.* 2006;187:887–893.

Kwak SM, Brown RR, Resnick D, et al. Anatomy, anatomic variations, and pathology of the 11- to 3-o'clock position of the glenoid labrum: findings on MR arthrography and anatomic sections. *AJR Am J Roentgenol.* 1998;171:235–238.

Loredo R, Longo C, Salonen D, et al. Glenoid labrum: MR imaging with histologic correlation. *Radiology.* 1995;196:33–41.

Massengill AD, Seeger LL, Yao L, et al. Labrocapsular ligamentous complex of the shoulder: normal anatomy, anatomic variation, and pitfalls of MR imaging and MR arthrography. *RadioGraphics.* 1994;14:1211–1223.

Motamedi D, Everist BM, Mahanty SR, et al. Pitfalls in shoulder MRI: part 1- normal anatomy and anatomic variants. *AJR Am J Roentgenol.* 2014;203:501–507.

Palmer WE, Caslowitz PL, Chew FS. MR arthrography of the shoulder: normal intraarticular structures and common abnormalities. *AJR Am J Roentgenol.* 1995;164:141–146.

Rowbotham EL, Grainger AJ. Superior labrum anterior to posterior lesions and the superior labrum. *Semin Musculoskelt Radiol.* 2015;19:269–276.

Smith DK, Chopp TM, Aufdemorte TB, et al. Sublabral recess of the superior glenoid labrum: study of cadavers with conventional nonenhanced MR imaging, MR arthrography, anatomic dissection, and limited histologic examination. *Radiology.* 1996;201:251–256.

Tirman PFJ, Feller JF, Palmer WE, et al. The Buford complex—a variation of normal shoulder anatomy: MR arthrographic imaging features. *AJR Am J Roentgenol.* 1996;166:869–873.

Tuite MJ, Orwin JF. Anterosuperior labral variants of the shoulder: appearance on gradient-recalled echo and fast spin-echo MR images. *Radiology.* 1996;199:537–540.

Vinson EN, Wittstein J, Garrigues GE, et al. MRI of selected abnormalities at the anterior superior aspect of the shoulder: potential pitfalls and subtle diagnoses. *AJR Am J Roentgenol.* 2012;199:534–545.

Yeh LR, Kwak S, Kim Y-S, et al. Anterior labroligamentous structures of the glenohumeral joint: correlation of MR arthrography and anatomic dissection in cadavers. *AJR Am J Roentgenol.* 1998;171:1229–1236.

盂肱不稳

Beltran J, Rosenberg ZS, Chandnani VP, et al. Glenohumeral instability: evaluation with MR arthrography. *RadioGraphics.* 1997;17:657–673.

Ferrari JD, Ferrari DA, Coumas J, et al. Posterior ossification of the shoulder: the Bennett lesion. *Am J Sports Med.* 1994;22:171–175.

Fitzpatrick D, Grubin J. Navigating the alphabet soup of labroligamentous pathology of the shoulder. *Am J Orthop.* 2016;45:58–60.

Harper KW, Helms CA, Haystead CM, et al. Glenoid dysplasia: incidence and association with posterior labral tears as evaluated on MRI. *AJR Am J Roentgenol.* 2005;184:984–988.

Magee T. Usefulness of unenhanced MRI and MR arthrography of the shoulder in detection of unstable labral tears. *AJR Am J Roentgenol.* 2015;205:1056–1060.

Magee T. Prevalence of HAGL lesions and associated abnormalities on shoulder MR examination. *Skeletal Radiol.* 2014;43:307–313.

Major NM, Browne J, Domzalski T, et al. Evaluation of the glenoid labrum with 3-T MRI: is intraarticular contrast necessary? *AJR Am J Roentgenol.* 2011;196:1139–1144.

Neviaser TJ. The anterior labroligamentous periosteal sleeve avulsion lesion: a cause of anterior instability of the shoulder. *Arthroscopy.* 1993;9:17–21.

Rebolledo BJ, Nwachukwu BU, Konin, et al. Posterior humeral avulsion of the glenohumeral ligament and associated injuries: assessment using magnetic resonance imaging. *Am J Sports Med.* 2015;43:2913–2917.

Richards RD, Sartoris DJ, Pathria MN, et al. Hill-Sachs lesion and normal humeral groove: MR imaging features allowing their differentiation. *Radiology.* 1994;190:665–668.

Roy EA, Cheyne I, Andrews GT, Forster BB. Beyond the cuff: MR imaging of labroligamentous injuries in the athletic shoulder. *Radiology.* 2016;278:316–332.

Saunders TG, Tirman PFJ, Linares R, et al. The glenolabral articular disruption lesion: MR arthrography with arthroscopic correlation. *AJR Am J Roentgenol.* 1999;172:171–175.

Shankman S, Bencardino J, Beltran J. Glenohumeral instability: evaluation using MR arthrography of the shoulder. *Skeletal Radiol.* 1999;28:365–382.

Tirman PFJ, Steinbach LS, Feller JF, et al. Humeral avulsion of the anterior shoulder stabilizing structures after anterior shoulder dislocation: demonstration by MRI and MR arthrography. *Skeletal Radiol.* 1996;25:743–748.

Walz DM, Burge AJ, Steinbach L. Imaging of shoulder instability. *Semin Musculoskelet Radiol.* 2015;19:254–268.

术后肩关节

Bancroft LW, Wasyliw C, Pettis C, et al. Postoperative shoulder magnetic resonance imaging. *Magn Reson Imaging Clin N Am.* 2012;20:313–325.

Crim J, Burks R, Manaster BJ, et al. Temporal evolution of MRI finding after arthroscopic rotator cuff repair. *AJR Am J Roentgenol.* 2010;195:1361–1366.

Gaenslen ES, Satterlee CC, Hinson GW. Magnetic resonance imaging for evaluation of failed repairs of the rotator cuff: relationship to operative findings. *J Bone Joint Surg [Am].* 1996;78:1391–1396.

Haygood TM, Oxner KG, Kneeland JB, et al. Magnetic resonance imaging of the postoperative shoulder. *Magn Reson Imaging Clin N Am.* 1993;1:143–156.

Wu J, Covey A, Katz LD. MRI of the postoperative shoulder. *Clin Sports Med.* 2006;25:445–464.

粘连性关节炎

Ahn KS, Kang CH, Oh YW, et al. Correlation between magnetic resonance imaging and clinical impairment in patients with adhesive capsulitis. *Skeletal Radiol.* 2012;41:1301–1308.

Gondim Teixeira PA, Bajal C, Chanson A, et al. Adhesive capsulitis of the shoulder: value of inferior glenohumeral ligament signal changes on T2-weighted fat-saturated images. *AJR Am J Roentgenol.* 2012;198:W589–W596.

Lee KH, Park HJ, Lee SY, et al. Adhesive capsulitis of the shoulder joint: value of glenohumeral distance on magnetic resonance arthroaraphy. *J Comput Assist Tomogr.* 2017;41:116–120.

Mengiardi B, Pfirrmann CW, Gerber C, et al. Frozen shoulder: MR arthrographic findings. *Radiology.* 2004;233:486–492.

Park S, Lee DH, Yoon SH, et al. Evaluation of adhesive capsulitis of the shoulder with fat-suppressed T2-weighted MRI: associateion between clinical features and MRI findings. *AJR Am J Roentgenol.* 2016;207:135–141.

囊肿和喙突下滑囊

Schraner AB, Major NM. MR imaging of the subcoracoid bursa. *AJR Am J Roentgenol.* 1999;172:1567–1571.

Tirman PFJ, Feller JF, Janzen DL, et al. Association of glenoid labral cysts with labral tears and glenohumeral instability: radiologic findings and clinical significance. *Radiology.* 1994;190:653–658.

Tung GA, Entzian D, Stern JB, et al. MR imaging and MR arthrography of paraglenoid labral cysts. *AJR Am J Roentgenol.* 2000;174:1707–1715.

神经异常

Ahlawat S, Wadhwa V, Belzberg AJ, et al. Spectrum of suprascapular nerve lesions: normal and abnormal neuromuscular imaging appearances on 3-T MR neurography. *AJR Am J Roentgenol.* 2015;204:589–601.

Carroll KW, Helms CA, Otte MT, et al. Enlarged spinoglenoid notch veins causing suprascapular nerve compression. *Skeletal Radiol.* 2003;32:72–77.

Fritz RC, Helms CA, Steinbach LS, et al. Suprascapular nerve entrapment: evaluation with MR imaging. *Radiology.* 1992;182:437–444.

Gaskin CM, Helms CA. Parsonage-Turner syndrome: MR imaging findings and clinical information of 27 patients. *Radiology.* 2006;240:501–507.

Helms CA, Martinez S, Speer KP. Acute brachial neuritis (Parsonage-Turner syndrome): MR imaging appearance—report of three cases. *Radiology.* 1998;207:255–259.

Linker CS, Helms CA, Fritz RC. Quadrilateral space syndrome: findings at MR imaging. *Radiology.* 1993;188:675–676.

骨质异常

De la Puente R, Boutin RD, Theodorou DJ, et al. Post-traumatic and stress-induced osteolysis of the distal clavicle: MR imaging findings in 17 patients. *Skeletal Radiol.* 1999;28:202–208.

Kassarjian A, Llopis E, Palmer WE. Distal clavicular osteolysis: MR evidence for subchondral fracture. *Skeletal Radiol.* 2007;36:17–22.

Murphey MD, Flemming DJ, Boyea SR, et al. Enchondroma versus chondrosarcoma in the appendicular skeleton: differentiating features. *RadioGraphics.* 1998;18:1213–1237.

Roedl JB, Nevalainen M, Gonzalez FM, et al. Frequency, imaging findings, risk factors, and long-term sequelae of distal clavicular osteolysis in young patients. *Skeletal Radiol.* 2015;44:659–666.

软组织和胸肌

Carey P, Owens BD. Insertional footprint anatomy of the pectoralis major tendon. *Orthopedics.* 2010;33:23.

Chang ES, Zou J, Costello JM, et al. Accuracy of magnetic resonance imaging in predicting the intraoperative tear characteristics of pectoralis major ruptures. *J Shoulder Elbow Surg.* 2016;25:463–468.

Chiavaras MM, Jacobson JA, Smith J, et al. Pectoralis major tears: anatomy, classification, and diagnosis with ultrasound and MR imaging. *Skeletal Radiol.* 2015;44:157–164.

Connell DA, Potter HG, Sherman MF, Wickiewicz TL. Injuries of the pectoralis major muscle: evaluation with MR imaging. *Radiology.* 1999;210:785–791.

Naylor MF, Nascimento AG, Sherrick AD, McLeod RA. Elastofibroma dorsi: radiologic findings in 12 patients. *AJR Am J Roentgenol.* 1996;167:683–687.

肩关节扫描方案

这是一套建议的扫描方法；有许多不同的方法都可以很好地实现扫描。

肩关节 MR：关节造影

序列	1	2	3、4	5
序列类别	T1 脂肪饱和	T2 脂肪饱和	T1 和 T2 脂肪饱和	T1
方向	斜冠状位	斜冠状位	轴位	斜矢状位
视野（cm）	14	14	14	14
层厚（mm）	4	4	4	4
对比剂	关节内			

肩关节 MR：关节造影

A. 在一个 20 ml 的注射器中，抽出
- 3 ml 碘化对比剂
- 20 ml 无菌生理盐水

B. 用结核菌素注射器，抽出
- 0.1 ml 钆 -DTPA

C. 将钆剂注射到 A 中 20 ml 注射器的针头端，混合均匀（摇匀，不要搅拌），注射 10 ~ 12 ml 到肩关节

MR 非关节造影

序列	1	2	3	4	5
序列类别	T1	快速 T2 脂肪饱和	快速 T2 脂肪饱和	快速 T2 脂肪饱和	PD 脂肪饱和
方向	斜矢状位	斜矢状位	斜冠状位	轴位	轴位
视野（cm）	14	14	14	14	14
层厚（mm）	4	4	4	4	4
对比剂	无	无	无	无	无

标准化报告

临床适应证

扫描方案

采用多序列、多平面成像的常规方案。

讨论

1. 关节积液：没有。
2. 肩袖：肌腱完好，没有肌腱病变或撕裂的证据；肌肉正常，没有萎缩、水肿或其他异常。
3. 肱二头肌长头肌腱：位置、大小、信号正常。
4. 盂唇：无撕裂、脱位或其他异常；没有盂旁囊肿。
5. 肩峰下 / 三角肌下滑囊：正常，没有黏液滑囊炎的证据。
6. 肩锁关节和盂肱关节：无骨关节炎或其他异常。
7. 骨性结构：正常。
8. 其他异常：没有。

意见

正常（右 / 左）肩关节 MR。

定位像		扫描图
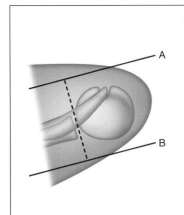	轴位定位像 获得垂直于关节盂关节面的斜冠位图（虚线） 扫描范围从 A 线到 B 线 先获得冠状面（最有价值）	斜冠状位 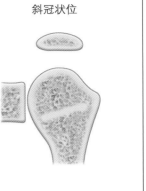

定位像		扫描图
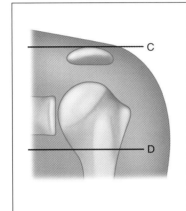	冠状位定位像 获得轴位图 扫描范围从肩峰处的 C 线到关节盂处的 D 线	轴位 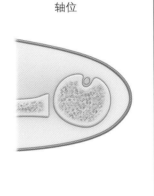

定位像		扫描图
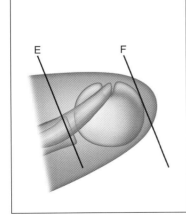	轴位定位像 获得垂直于关节盂表面的矢状位图 扫描范围从盂肱关节处的 E 线到肱骨头处的 F 线	斜矢状位 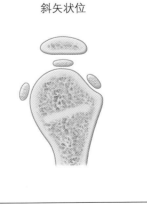

第 11 章　肘关节

目录

肘关节如何扫描
正常和异常
　骨骼
　　正常关系
　　骨病
　韧带
　　桡侧副韧带复合体
　　尺侧副韧带复合体
　　滑膜皱襞
　肌肉和肌腱
　　前侧
　　后侧
　　内侧
　　外侧
　神经
　　尺神经
　　正中神经
　　桡神经
　关节疾病
　　关节病变 / 游离体
　　肿块
　　肱骨内上髁淋巴结肿大
　　滑囊
推荐阅读

肘关节如何扫描

- **线圈和患者体位**：肘关节扫描患者通常采取仰卧位，手臂在身体一侧，掌心向上。要获得高质量的图像，表面线圈是必不可少的。表面线圈的选择取决于患者肘部的大小。线圈选择应考虑到最佳视野。有时患者的体型大小会影响仰卧位成像，因为表面线圈会离磁体太近，从而产生成像伪影，这些患者可以选择俯卧位扫描，手臂高举超过头顶，肘部尽可能完全伸直。让患者处于舒适的位置有利于减少肢体运动从而获得高质量的图像。

同时进行磁共振检查时，患者的体位应该避免导致额外的疼痛。使用维生素 E 胶囊标记患者的疼痛区域或可触及的肿块有助于判断关注的区域在图像中的具体的位置，特别是当 MR 表现正常时，这一点尤其重要。

- **成像方位**（专栏 11.1）：肘部应从肘关节上方约 10 cm 处开始扫描，并继续向远端经过肱二头肌粗隆。为方便起见，图像的方向应该与传统 X 线片相同（肱骨位于图像的上方）。轴位图像应掌面朝上进行扫描，冠状位图像应平行于肱骨上髁间的连线，矢状位图像与该平面成 90° 角。

- **扫描平面和脉冲序列**：轴位成像可评估肌腱、韧带、骨病和神经血管束。轴位图像需要扫及肱二头肌（桡骨）粗隆，以识别肱二头肌的止点。冠状位成像是评估侧副韧带以及屈伸肌总腱起源完整性的理想选择。矢状位图像可用于评估肱二头肌和肱三头肌肌腱。此外，游离体通常在矢状位图像上显示最好。与大多数关节成像一样，层厚 3 mm，层间距为 10%（即 0.3 mm）较为适宜。

- T1 加权（T1W）图像对于描述整体解剖结构特别有用。在 T2 加权（T2W）快速自旋回波（FSE）

• 专栏 11.1　在不同方位上评估结构

轴位
- 肌腱
- 环状韧带
- 骨骼
- 神经血管
- 肌肉

矢状位
- 肱二头肌和肱三头肌肌腱（纵向）
- 前、后肌群

冠状位
- 韧带（内侧和外侧）
- 内侧和外侧肌群
- 骨骼（尤其是内、外上髁）
- 伸肌 - 旋后肌和屈肌 - 旋前肌纵向联合肌腱

成像中应用脂肪抑制是有价值的，因为它使病理性积液显示更加明显。T2*W［梯度回波（GRE）］成像具有独特的磁敏感特性，因此在寻找游离体时可以使用此技术，该技术不应用于术后肘关节，因为微量金属碎屑和／或外科器械会产生严重伪影，正如第1章所叙述，GRE序列由于缺少180°重聚脉冲，所以骨科手术器械周围的伪影程度在T2*W序列上最为突出，而FSE序列（快速自旋回波序列）由于存在多个180°脉冲，伪影程度最不明显。

- **增强**：静脉注射钆对比剂可以为评估滑膜病变或区分肘部周围囊性与实性肿块提供有价值的信息。关节内钆对比剂造影有助于发现游离体和尺侧副韧带下表面部分撕裂或评估骨软骨碎片的稳定性。与肩关节造影的稀释度相同（0.1 ml钆与20～25 ml生理盐水混合），通常注射量为10 ml，具体情况可根据注射的阻力来判断注入的溶液是否使关节最大限度地扩张。

正常和异常

随着参加举重、投掷和球拍类运动的人数增加，肘关节异常患者也越来越多。即使是电视迷，在饮用12盎司（注：12盎司约等于354 ml）的饮料时也可能会因肘部过度使用而增加肘关节异常风险。因此，肘关节是最值得评估的关节之一。随着成像技术的进步和表面线圈的发展，肘关节解剖学和病理的描述变得更加复杂。与其他关节一样，MR对肌肉、韧带和肌腱提供了极佳的描绘，并能直接显示骨髓、关节软骨和神经血管结构。

骨骼

正常关系

肘关节的骨性解剖结构决定了其可做两种复杂的运动：屈-伸和旋前-旋后。肘关节由三个关节组成，包含在一个共同的关节腔内。桡骨与肱骨小头形成关节，允许旋前和旋后，尺骨与肱骨滑车以铰链方式形成关节。近端尺桡关节由桡骨头组成，桡骨头在尺骨的桡骨切迹内旋转，允许旋后和旋前。尺桡关节间隙也负责肘部1/3的稳定性。

骨病

剥脱性骨软骨炎（骨软骨病）和Panner病（专栏11.2）

尽管剥脱性骨软骨炎可发生在投掷者和非投掷者中，可发生在优势肘部（注：惯用手）或非优势肘部，也可以发生在肱骨小头和桡骨头，但它更多地是发生在投掷者优势肘部的肱骨小头。确切原因尚不清楚，但大都认为是由于肱骨小头缺乏血液供应和肱桡关节反复损伤共同造成的，从而导致骨损伤。

MR表现为肱骨小头前部软骨下异常信号，通常伴有软骨下碎片，同时MR有助于评估骨软骨病变的稳定性。不稳定病变的特征是T2W图像上高信号液体信号环绕骨软骨碎片（或在MR关节造影中为高信号钆剂）（图11.1），骨软骨碎片下可见圆形的囊性病变，T2W图像在骨碎片内可见异常的高信号（少见的特异性征象）。稳定的病变通常采用休息和夹板治疗。不稳定的病变需要固定或切除。同时应仔细观察覆盖的软骨是否有缺损。

剥脱性骨软骨炎在文献中已被术语"骨软骨病"所取代。该疾病应与Panner病（一种肱骨小头的骨软骨炎）区分开来，后者也经常发生于投掷者，是反复性创伤的结果。这两种疾病的MR表现、发病年龄和预后不同。骨软骨病见于年龄稍大的患者（12～16岁），而Panner病则发生在年龄较小的患者（5～10岁）。Panner病通常无游离体形成，通常整个肱骨小头受累而出现异常信号（T1W图像上为低信号，T2W图像上为高信号），肱骨小头轮廓不规则。Panner病后续随访影像显示这些改变趋于正常，关节表面几乎没有残留畸形。骨软骨病可导致关节内游离体形成和明显的肱骨小头畸形。

诊断骨软骨病的一个陷阱是肱骨小头的假性缺

• 专栏 11.2 剥脱性骨软骨炎和 Panner 病

剥脱性骨软骨炎
- 12～16岁
- 部分或全部肱骨小头
- 可能导致游离体

Panner病
- 5～10岁
- 整个肱骨小头
- 无残留畸形或游离体

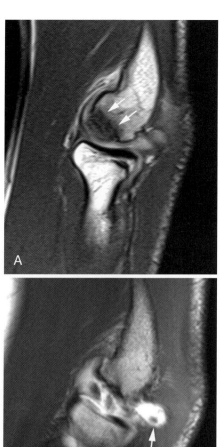

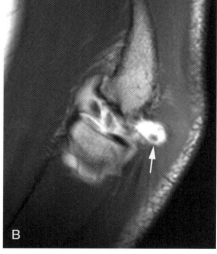

· 图 11.1　骨软骨病。A，矢状位 T1W 图像（MR 关节造影）显示肱骨小头不规则，软骨下信号异常，并有骨碎片（箭号）。未见钆对比剂延伸入骨碎片下方，提示稳定性病变。B，另一位患者的矢状位 T1W 图像（MR 关节造影）显示肱骨小头碎裂，不稳定的碎片周围有钆对比剂环绕，以及后隐窝处有一个小的游离体（箭号）

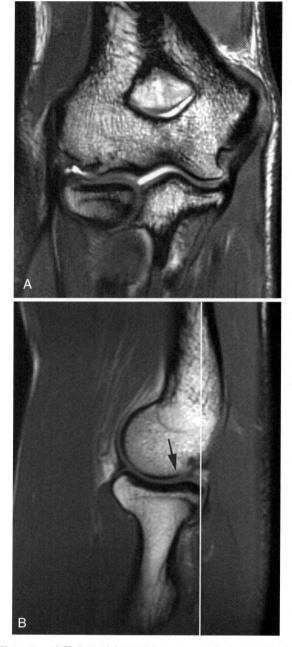

· 图 11.2　肱骨小头的假性缺损。A，冠状位 GRE 图像显示肱骨小头不规则。B，同一位患者的矢状位 T1W 图像显示冠状面（白线）位于肱骨小头（箭号）关节面的正后方。了解这种表现可防止将其误诊为肱骨小头骨软骨病

损。出现这种假性缺损的原因是肱骨小头后部的非关节部分具有陡峭的坡度。经肱骨小头后部的冠状位层面图像有类似于缺损的改变，通过观察该区域的其他位置及层面以及无水肿可以识别假性缺损，这是由于肱骨小头不规则所致（图 11.2）。此外，骨软骨病通常始于肱骨小头的前凸缘，而假性缺损是位于肱骨小头的后部。

　　不稳定的骨软骨病可能会碎裂并以游离体的形式存在于关节之中。游离体也可以是由于急性创伤或骨关节炎所导致的关节软骨碎裂脱落所致。游离体可以变大并导致机械性症状，限制关节的活动，或产生滑膜炎，导致积液渗出和肘部僵硬（图

11.3）。它们经常在投掷运动员的肘关节后腔隙中被发现，并且当关节腔内存在关节积液时，在 MR 上更容易发现，表现为在高信号液体内的等低信号的结构。游离体通常聚集在关节的前部或后部，因为关节囊在这些区域并没有像关节内、外侧那样拉得很紧绷。有时游离体可能会骨化，其内含有骨髓，信号特性与脂肪一致，T1W 图像呈高信号。轴位和矢状位图像有助于游离体的诊断和定位，含有骨组

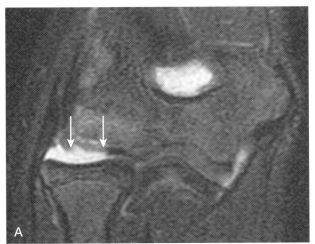

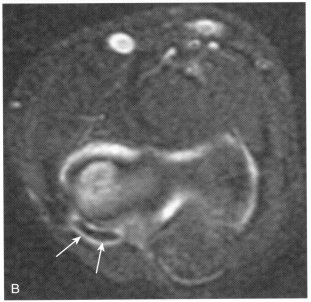

· 图 11.3 游离体。A，冠状位 T2W 图像显示沿肱骨小头的软骨缺损（箭号）。B，轴位 T2W 图像显示位于后方的游离体（箭号）

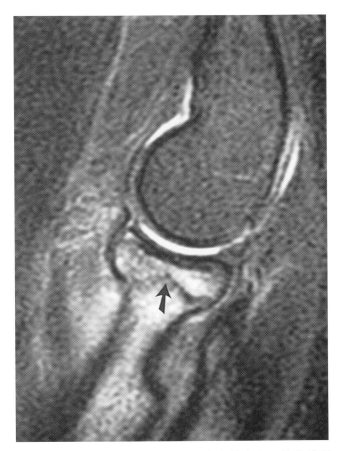

· 图 11.4 隐匿性桡骨头骨折。一名女性患者，临床诊断为肱二头肌肌腱撕裂。矢状位 FSE 脂肪抑制 T2W 图像显示线性低信号骨折线，累及桡骨头（箭号）并伴有周围水肿。未见肱二头肌肌腱撕裂

它可以评估贯穿骺板和骨骺软骨的骨折。

肱骨内上髁骨折可发生于骨骼尚未发育成熟的举重运动员身上。MR 有助于诊断和制订治疗计划，因为它可以显示出轻微或无移位的髁突骨折并评估髁突。越早诊断，就可以越早治疗，从而改善这些患者的预后。

织的碎片在 GRE（梯度回波序列）图像上可能更明显，这是由于相关的磁敏感伪影（"开花样"）所致。

骨折

MR 可有效评估 X 线片的隐匿性骨折，特别是当 X 线片提示有关节积液却看不到明确骨折时。骨髓敏感序列（T1W、STIR、FSE）对评估骨折和与之相关的水肿最敏感（图 11.4），而 GRE 序列则是评估骨髓水肿最不敏感的。同时 MR 在评估应力性骨折方面也表现突出，肘部的应力性骨折常发生于尺骨鹰嘴的中 1/3 处（图 11.5）。这种类型的骨折通常见于投掷运动员，这是由于肱三头肌超负荷运动造成的，这种骨折可发生移位，需要手术固定。MR 也是评估骨骼尚未发育成熟患者的有利工具，因为

韧带

关节囊的前部和后部较薄，内侧和外侧部分增厚形成侧副韧带。肘关节韧带分为桡侧副韧带复合体和尺侧副韧带复合体。

桡侧副韧带复合体（专栏 11.3）

正常桡侧副韧带复合体

桡侧副韧带复合体提供内翻稳定性。该复合体由环状韧带、桡侧副韧带和外侧尺副韧带（注：也

· 图 11.5 尺骨鹰嘴应力性骨折。A，冠状位脂肪抑制 T2W 图像显示骨髓水肿和鹰嘴内的横行骨折线。B，矢状位 T1W 图像再次显示骨折无移位

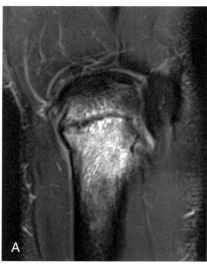
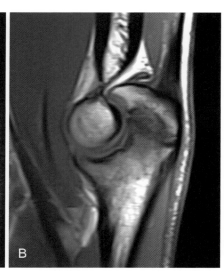

可称"桡侧尺副韧带"）组成（图 11.6）。环状韧带围绕桡骨头，两端附着于尺骨桡切迹的前、后缘，它主要维持近端尺桡关节稳定，在轴位图像上显示最佳（图 11.7）。桡侧副韧带起始于肱骨外上髁的前缘，止于环状韧带和旋后肌的筋膜（图 11.8）。外侧尺副韧带是桡侧副韧带浅层和后部的延续，起始于外上髁，并沿桡骨近端的外侧和后侧延伸，止于尺骨的

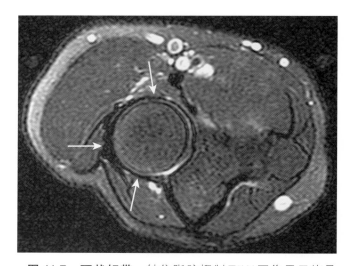

· 图 11.7 环状韧带。轴位脂肪抑制 T2W 图像显示桡骨头周围的环状韧带（箭号）

· 专栏 11.3 桡侧副韧带复合体

- 限制内翻应力
- 外侧尺副韧带——主要
- 桡侧副韧带——次要
- 桡侧副韧带复合体损伤
  - MR：T2W 信号增高或完全断裂
  - 外侧尺副韧带功能不全导致后外侧旋转不稳
  - 伴肱骨外上髁炎（网球肘）

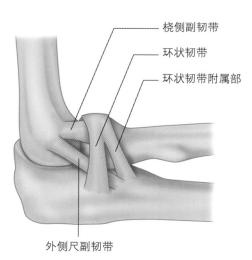

桡侧副韧带
环状韧带
环状韧带附属部
外侧尺副韧带

· 图 11.6 桡侧副韧带复合体。肘关节外侧面示意图，显示桡侧副韧带复合体的组成部分

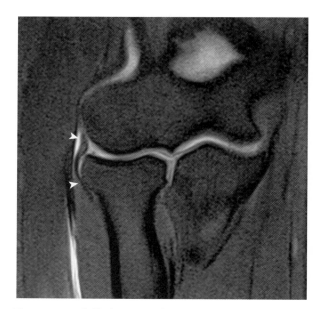

· 图 11.8 正常的桡侧副韧带。冠状位脂肪抑制 T2W 图像显示垂直方向的桡侧副韧带（箭头）

旋后肌嵴（图 11.9），被认为是限制内翻应力的主要因素。由于其位置更靠后，在 10% 的解剖标本中未被标识。

这三条韧带紧邻并共同位于伸肌总腱的深部。在功能上，外侧尺副韧带更为重要，它是维持肘关节后外侧稳定的主要部分，并维持对桡骨头和尺桡关节的支撑。在冠状面图像上可以清楚地显示桡侧副韧带和外侧尺副韧带。由于它们在功能意义上的差异，应将两者作为独立结构分别进行评估。外侧尺副韧带经常在固定的冠状层面上被误认为肱骨小头缺损。

桡侧副韧带异常

桡侧副韧带复合体的断裂比尺侧副韧带复合体的断裂更罕见。与工作或运动相关的损伤通常会导致慢性、反复性微创伤，从而产生内翻应力。桡侧副韧带复合体损伤通常与肱骨外上髁软组织变性和伸肌总腱撕裂（外上髁炎或网球肘）有关。急性内翻损伤或肘关节脱位也可合并桡侧副韧带复合体损伤。外侧尺副韧带功能不全可能导致后外侧旋转不稳定（记住它支撑桡骨头），从而导致关节一过性旋转半脱位。该韧带断裂最常见的原因是后脱位或内翻应力，通常见于跌倒时肘关节伸直、手掌着地的患者。

后外侧旋转不稳或肘关节脱位可能会导致肱骨小头后部的撞击伤。这种损伤通常会导致典型的挫伤样表现，在肱骨小头的后部和桡骨头腹侧（或桡

骨头骨折）有水肿样信号强度。这种损伤通常伴有广泛的韧带损伤。

网球肘外侧伸肌松解（由于韧带和肌腱的起源紧邻）或桡骨头切除后，也可能导致外侧尺副韧带功能不全。网球肘外侧伸肌松解术后，外侧尺副韧带松弛是由于手术广泛抬高骨膜外的伸肌总腱和桡侧副韧带复合体，这是由于术前没有认识到外侧尺副韧带功能不全所造成的结果。患者经常抱怨肘关节僵硬或弹响。体格检查可能会引起肘关节桡侧（外侧）疼痛，主观表现为内翻应力松弛或不稳定，以及外侧轴移试验阳性。

在外科手术中，可以发现外侧尺副韧带和关节囊的后外侧部松弛或断裂，以及可能出现的桡侧副韧带松弛，此时可将外侧尺副韧带重建或重新连接在肱骨外上髁上。桡侧副韧带复合体扭伤表现为韧带增厚或变薄，在其内部和周围出现高信号（图 11.10）。完全性撕裂表现为沿桡侧副韧带或外侧尺副韧带的纤维不连续。桡侧副韧带复合体在外上髁起始处撕脱或撕裂表现为水肿和出血，并延伸至桡侧副韧带复合体纤维缺损和断裂处（图 11.11）。当病变与外上髁炎有关时，可以发现外上髁的骨髓水肿和伸肌总腱内的高信号。如果考虑手术松解伸肌总腱，必须评估桡侧副韧带和外侧尺副韧带的完整性。

尺侧副韧带复合体（专栏 11.4）
正常尺侧副韧带

尺侧副韧带复合体由三束组成：前束、后束和横束（注：斜形韧带）（图 11.12）。前束是一条由平行纤维构成的厚实、独立的韧带，起始于内上髁，止于冠突内侧缘结节处。前束作用最重要，在冠状和轴位图像上显示清晰。MR 表现为近端较粗（呈喇叭口样）、远端逐渐变细的低信号线性结构（图 11.13）。在前束的近端较粗部分看到轻微的信号增高是正常表现。尺侧副韧带前束的主要作用是限制肘关节的外翻应力，通常因投掷者过度使用而受损。

尺侧副韧带的扇形后束是关节囊增厚的部分，在肘关节屈曲 90° 时显示最好。尺侧副韧带的横束（注：斜形韧带）由连接前束和后束下缘的水平走行的关节囊纤维形成。它走行在尺骨鹰嘴的顶部和冠突之间，对肘关节的稳定性没有起到作用，因为它的起点和止点都在尺骨上。横束和后束位于尺神经的深面，并与关节囊融合形成肘管的底部。后束在轴位图像上最易显示，因为它形成了肘管的底部。

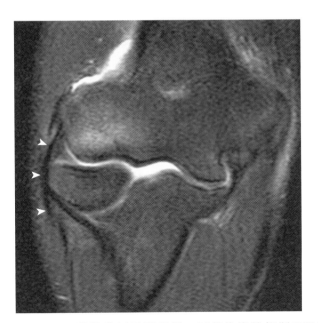

· 图 11.9 正常的外侧尺副韧带。冠状位脂肪抑制 T2W 图像显示倾斜方向走行的外侧尺副韧带（箭头）

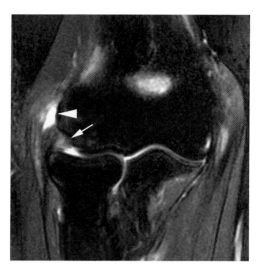

• **图 11.10　桡侧副韧带扭伤／部分撕裂**。冠状位脂肪抑制 T2W 图像显示桡侧副韧带近端增厚和信号增高（箭号）。这种表现符合桡侧副韧带撕裂。还要注意伸肌总腱的部分撕裂（箭头）

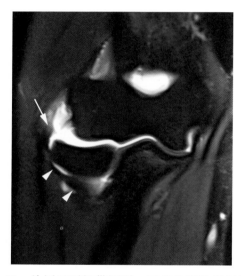

• **图 11.11　外侧尺副韧带撕裂**。冠状位脂肪抑制 T1W 图像（MR 关节造影）显示外侧尺副韧带近端部分断裂（箭号）。注意外观较正常的远端纤维（箭头）

尺侧副韧带异常

　　尺侧副韧带损伤常见于投掷运动员，并可伴有覆盖在其上面的屈肌总腱损伤。这些内侧稳定结构的损伤通常是由投掷加速阶段反复外翻应力造成的慢性微损伤所致。

　　尺侧副韧带前束的完全断裂通常是突然发生的。急性尺侧副韧带断裂的患者表现为投掷时突发疼痛，有或没有爆裂感，受伤后不能投掷。这种损伤在冠状位 MR 图像上显示清晰。尺侧副韧带线性低信号结构内出现异常信号（图 11.14）。撕裂的韧带也可以显示。

抑制外翻应力
- 束
  - 前束（重要的一束）
  - 后束
  - 横束
  - 冠状位图像显示最好
- 尺侧副韧带损伤
  - MR：T2W 信号增高，增厚（部分撕裂）或完全撕裂
- 尺侧副韧带部分撕裂
  - 韧带末端和尺骨之间液体充填（深层纤维断裂）

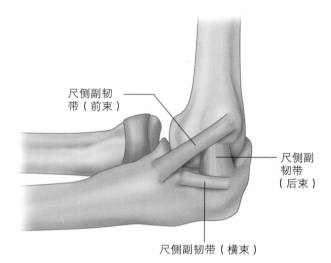

• **图 11.12　尺侧副韧带内侧面观**。肘关节内侧面示意图，显示尺侧副韧带的组成部分

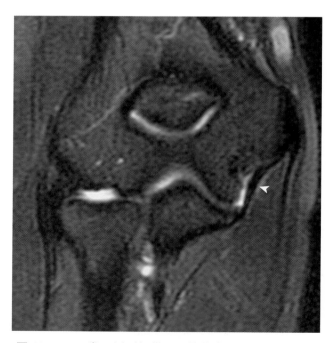

• **图 11.13　正常尺侧副韧带**。冠状位脂肪抑制 T2W 图像，显示正常的尺侧副韧带（前束）（箭头）。尺侧副韧带紧贴尺骨鹰嘴

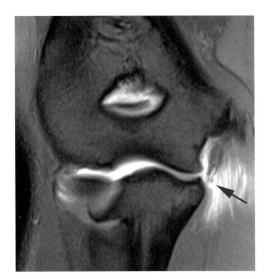

· 图 11.14 尺侧副韧带完全性撕裂。冠状位脂肪抑制 T2W 图像，显示远端尺侧副韧带完全断裂（箭号）。邻近的屈肌总腱内也显示信号增高

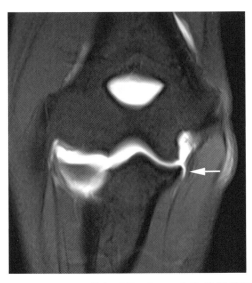

· 图 11.15 尺侧副韧带部分撕裂。一名标枪投掷运动员，肘关节内侧疼痛，冠状位脂肪抑制 T1W 图像（MR 关节造影）显示尺侧副韧带远端深层纤维有高信号钆对比剂充填，将骨与韧带分隔开（箭号）。这就是所谓的 "T" 征。正常情况下韧带紧紧黏附在尺骨上

在大多数投掷运动员中，尺侧副韧带前束的中段断裂占尺侧副韧带撕裂的 87%，而远端和近端撕脱分别占 10% 和 3%。尺侧副韧带慢性变性的特征是继发于瘢痕导致的韧带增厚，常伴有局灶性钙化或异位骨化。急性尺侧副韧带撕裂的治疗方案不断改进。建议非精英运动员（仅普通人）采取保守治疗方法，尽管投掷受限，但屈肌 - 旋前肌群可保持肘关节的功能稳定。但是对于竞技运动员，多年来一直建议进行外科手术重建。

尺侧副韧带前束深层纤维也可能会部分撕脱。这些患者表现为肘关节内侧疼痛。常规 MR 诊断困难。这种类型的撕裂不累及前束的浅层纤维，开放性手术不能发现。在关节内注入对比剂（MR 关节造影）后，这种类型撕裂更容易识别。前束纤维正常情况下止于冠突内侧缘，在前束远端下方显示出液体信号，形成所谓的 "T" 征（图 11.15）时提示这种类型撕裂。这通常是非常细微的表现，但会导致投掷运动员功能减弱，这部分运动员需要修复或重建。

滑膜皱襞

肘关节外侧面前后方向延伸的一片组织。在介绍尺侧副韧带时提到过这个结构，是因为尺侧副韧带功能不全时该结构会在肘关节的桡骨头部分受到撞击。虽然患者是由于投掷伸直时挤压滑膜皱襞而出现疼痛，但正是尺侧副韧带功能不全才导致了撞击的发生（图 11.16）。

肌肉和肌腱（专栏11.5）

肘关节周围的肌肉可分为前、后、内侧和外侧肌群。

前侧
正常解剖

肱二头肌和肱肌位于前部。这些肌肉和肌腱在轴位和矢状位图像上显示最佳。肱肌沿关节囊前部走行，止于尺骨粗隆。肌腱被其肌肉包绕，肱肌肌腱比相邻的肱二头肌肌腱短很多。肱二头肌位于肱肌表面，并且有一长段肌腱没有被肌肉包绕，因此比肱肌更容易受伤。肱二头肌肌腱止于桡骨粗隆。肱二头肌腱膜有助于将肱二头肌肌腱保持在正常的位置。肱二头肌肌腱的远端被滑膜外腱旁组织覆盖，并由肱二头肌桡骨滑囊（除非液体充填将其扩张，正常情况下不显示）将其与桡骨粗隆分开。远端肱二头肌腱无腱鞘覆盖。

异常解剖（专栏11.6）

肱肌损伤远少于肱二头肌肌腱损伤。肱肌可能因反复引体向上、过度伸展或反复用力后旋，或偶尔因对抗强力的外力超负荷收缩后的猛烈伸展而损伤（例如掰手腕比赛）（图 11.17）。攀岩肘是指肱肌腱的拉伤，是因为攀爬（如果动作正确）使前臂处于

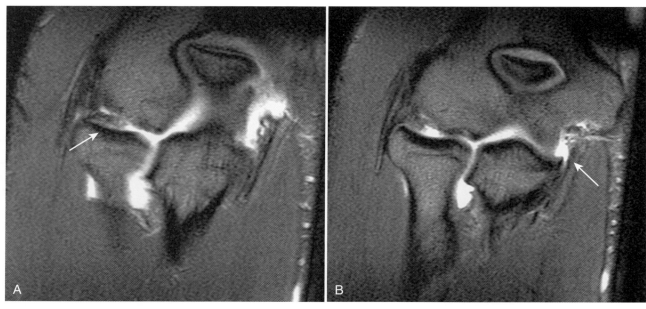

• **图 11.16　滑膜皱襞。A**，关节内对比剂注射后冠状位脂肪抑制 T2W 图像，显示肱桡关节间隙内增厚的中等信号组织（箭号）。**B**，同一患者的图像显示尺侧副韧带（箭号）信号和形态异常，与松弛和慢性损伤一致

• **专栏 11.5　肘关节周围肌肉的解剖**

前侧
• 肱二头肌位于肱肌浅面
• 肱二头肌腱膜
• 肱二头肌肌腱；滑膜外腱旁组织

后侧
• 肱三头肌；肘肌

内侧
• 旋前圆肌、指和腕屈肌
• 屈肌总腱

外侧
• 旋后肌、肱桡肌、指和腕伸肌

• **专栏 11.6　前侧肌腱病变**

肱肌
• 反复引体向上 / 攀岩

肱二头肌
• 远端断裂（3%）
• 大部分是完全性撕裂
• 肘关节接近于中间屈曲位时突然受到强有力负荷
• 矢状位和轴位图像显示裂口 / 回缩

内旋和半屈的姿势。

　　MR 可有效地评估肱二头肌的损伤，鉴别肌腱病变、部分撕裂和完全断裂，以及评估肱二头肌腱膜的完整性。

　　肱二头肌远端肌腱断裂并不常见，仅占所有肱二头肌断裂的 3%。相反，它是肘关节最常见的（完全）撕裂的肌腱。绝大部分肱二头肌远端肌腱断裂是完全性的，但也可能会发生部分撕裂。肱二头肌断裂的损伤机制是肘关节接近于中间屈曲位时突然受到强有力的超负荷（如在健身房的举重架上，肘关节处于屈曲状态举起重物，或者对于那些喜欢斗牛的人来说，当公牛要摔下骑手时，骑手的手固定而使肘关节屈曲）。尽管肌腱沿其走行的任何部位都可

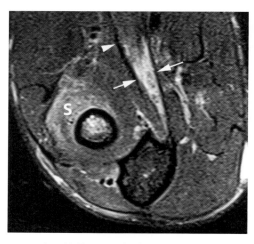

• **图 11.17　肱肌拉伤。**22 岁的男性肘部受伤，轴位脂肪抑制 T2W 图像显示肱肌内沿远端肌肉 / 肌腱移行处（箭头指示肌腱）高信号（箭号）。还要注意旋后肌（S）中的异常信号，表明该肌肉也有拉伤

能撕裂，但由于对抗肘关节屈曲，通常会从其桡骨粗隆的附着处撕裂（图 11.18）。评估肌腱的回缩程

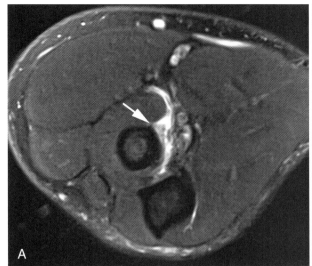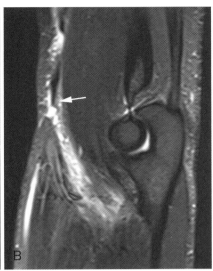

· 图 11.18 肱二头肌肌腱撕裂。A，轴位脂肪抑制 T2W 图像，显示桡骨粗隆处肱二头肌肌腱完全撕裂、缺失（箭号）。B，矢状位 STIR 图像显示肱二头肌肌腱回缩（箭号）

度有助于术前制订治疗计划。由于大多数撕裂发生在远侧的桡骨粗隆处，因此轴位图像扫描范围应从肌肉肌腱移行处到超过粗隆的位置。

有时当肱二头肌腱膜保持完整时，临床诊断肱二头肌肌腱完全断裂可能是困难的，因为在这种情况下，肱二头肌的回缩通常很轻微。临床查体时，肱二头肌肌腱触诊似乎"正常"，并且当腱膜保持完整时，肘关节的屈曲力可能还存在，但前臂的旋后能力通常会减弱。

部分撕裂表现为肌腱信号和大小的改变。这些改变可以在肌腱上呈局限性或弥漫性分布。部分撕裂常伴有肱二头肌桡骨滑囊炎。患者出现肘窝疼痛性肿块，或由于扩张滑囊的占位效应而出现与正中神经或桡神经压迫相关的症状（图 11.19）。发现肱二头肌桡骨滑囊内有液体提示需检查肱二头肌肌腱，以排除相关的部分撕裂。

目前的治疗方法是在损伤后几周内进行修复，在减少桡神经损伤风险同时，重新固定肱二头肌肌腱以恢复其功能。不行手术治疗可能会导致屈曲和旋后肌力下降 30% ～40%，而立即修复可使力量恢复接近正常。

后侧
正常解剖
后群肌有肱三头肌和肘肌，在轴位和矢状位图像上评估最佳。肱三头肌肌腱止于尺骨鹰嘴的近端。在其止点处，由于肌腱纤维之间夹杂有纤维脂肪，在 T1W 和 T2W 图像上肌腱内常会出现条纹状高信号（图 11.20）。应注意此高信号是正常的，以避免

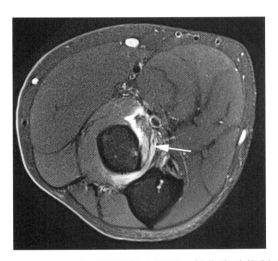

· 图 11.19 肱二头肌肌腱部分撕裂。轴位脂肪抑制 T2W 图像显示，肱二头肌肌腱在桡骨附着处几乎完全断裂，仅有少量完整的纤维（箭号）

将其误诊为肱三头肌部分撕裂。肘肌起源于肱骨外上髁的后侧面，止于尺骨鹰嘴外侧。肘肌为桡侧副韧带对抗内翻应力提供动力支持。在轴位图像中对肘肌的识别有助于放射科医生定位肘关节的桡侧和尺侧，即肘肌位于桡侧（外侧）。

异常解剖学
肱三头肌肌腱是人体内最不易断裂的肌腱，并且肌腱的病变（包括肌腱病以及部分和完全撕裂）是肘后部疼痛并不常见的原因。肱三头肌损伤的常见机制包括对肌腱的直接撞击或主动伸展过程中的减速反作用力，伴有或不伴有撞击。尺骨鹰嘴滑囊炎时肌腱也可能发生退化或磨损。

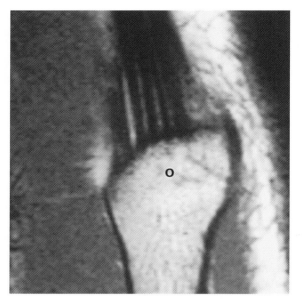

・图 11.20　肱三头肌肌腱条纹。冠状位 T1W 图像显示肱三头肌肌腱呈条纹状，这是由于纤维脂肪组织穿插于肌腱纤维之间。O，鹰嘴

轴位和矢状位成像对于评估肌腱病变的程度、确定部分或完全撕裂以及确定与撕裂相关的间隙大小是必要的。这些评估有助于术前计划的制订。在肌腱部分撕裂或肌腱病中可以看到异常的高信号，完全撕裂可见肌腱纤维中断。大多数撕裂发生在尺骨鹰嘴止点处（图 11.21）。然而，也有肌腱连接处发生撕裂的报道。尺骨鹰嘴滑囊的扩张通常与肱三头肌肌腱的损伤有关，因此如果磁共振成像上出现

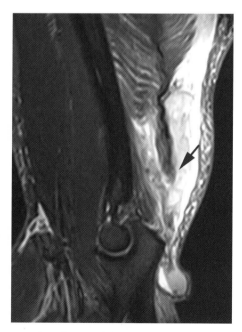

・图 11.21　肱三头肌肌腱撕裂。矢状位 STIR 图像显示肱三头肌肌腱完全撕裂和回缩（箭号）

扩张的尺骨鹰嘴滑囊（T2W 图像上显示在肱三头肌肌腱后面有明确的液体信号的聚集），一定要仔细观察肱三头肌肌腱。肱三头肌肌腱损伤应尽快进行一期修复，预后普遍良好。

关于肘肌的异常没有太多可说的。外上髁炎患者偶尔会出现肌内信号强度增加，这可能是由于肘肌为桡侧副韧带复合体提供了动力支持。

内侧（专栏 11.7）
正常解剖

内侧肌群包括旋前圆肌、手指和腕的屈肌，它们起源于内上髁，形成屈肌总腱。屈肌总腱为其深面的尺侧副韧带对抗外翻应力提供动力支持。这些结构在轴位和冠状位图像上进行评估最佳，在 T1W 和 T2W 轴位图像上显示为附着于内上髁的圆形或卵圆形均匀低信号的结构（图 11.22）。

异常解剖

肘关节反复外翻应力损伤是棒球投手和其他涉及投掷动作的运动项目中常见的过度使用所致的损伤。肱骨内上髁炎也被称为高尔夫球肘（与高尔夫挥杆有关）或内侧网球肘。这是由于起始于内上髁的屈肌 - 旋前肌群过度负荷引起的。尽管外上髁炎更常见，但内侧的屈肌 - 旋前肌群的断裂比外侧的伸肌群断裂更多见。

内上髁疾病的 MR 表现包括肌腱变性、部分撕裂、肌腱断裂和肌肉拉伤。冠状位和轴位成像对评估屈肌 - 旋前肌群最有价值。MR 在 T2W 图像上显示异常信号，并可能伴有肌腱厚度改变，肌腱变性（信号增高），部分撕裂（液体信号）（图 11.23）。纤维不连续见于完全撕裂。MR 可以区分完全撕裂与部分撕裂，并评估其下方的尺侧副韧带，有助于制订外科治疗计划，从而减少广泛手术探查的需要。

由于屈肌肌群的功能不全，在骨骼发育尚未成熟的投掷运动员中可能发生内上髁的撕脱。MR 可以在完全撕脱之前发现这种损伤，在 T2W 图像上显示相邻软组织和内上髁内异常高信号。此外，在这类患者中必须要注意观察尺侧副韧带的完整性。

・专栏 11.7　内侧肌腱病变（内上髁炎）
・反复外翻应力
・肌腱变性、部分撕裂、断裂
・MR：T1W 和 T2W 信号增高或肌腱断裂、增厚或变薄，伴有或不伴有相邻内上髁骨髓水肿
・轴位和冠状位显示最佳

· 图 11.22 正常的内侧肌腱。A，轴位 T1W 图像显示正常的屈肌总腱为起始于内上髁的低信号结构（箭号）。B，冠状位 T1W 图像显示屈肌 - 旋前肌联合腱内上髁附着处呈低信号（箭号）

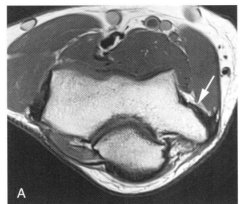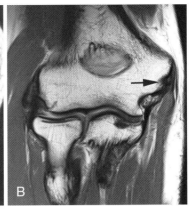

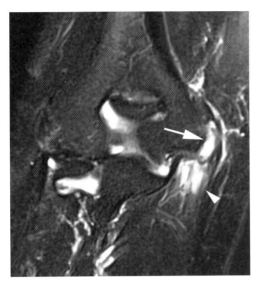

· 图 11.23 内上髁炎。冠状位脂肪抑制 T2W 图像显示屈肌总腱附着点异常高信号（箭号）。还要注意屈肌肌群的部分撕裂（箭头）

外侧

正常解剖

外侧肌群由旋后肌、肱桡肌以及起始于外上髁的伸肌总腱的指和腕伸肌组成。与内侧肌群一样，轴位和冠状位对这些结构的显示最佳（图 11.24）。

异常解剖（专栏11.8）

在普通人群中，肘关节的外侧面是肘部疼痛最常见的部位。外上髁炎或"网球肘"，发病率是内上髁炎的 7～20 倍。外上髁炎是一种慢性伸肌肌腱病，主要是由于桡侧腕短伸肌的过度使用引起的（使用强度大或持续时间长）。伸肌总腱的变性和撕裂引起外上髁炎的症状。通常是桡侧腕短伸肌腱从外上髁部分撕脱（图 11.25）。这种部分撕脱会导致瘢痕组织形成，使其容易随着反复的创伤而进一步撕裂。

外上髁炎表现为隐匿性起病的肘关节外侧疼痛，在剧烈运动后逐渐出现，随着运动增多疼痛逐渐加剧。尽管一些患者外上髁处有骨刺或伸肌总腱钙化，但 X 线片通常是正常的。

· 图 11.24 正常的外侧肌腱。A，轴位 T1W 图像显示外上髁处伸肌总腱呈低信号（箭号）。B，冠状位 T1W 图像显示伸肌 - 旋后肌联合肌腱附着于外上髁（箭号）

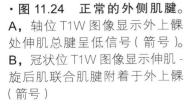

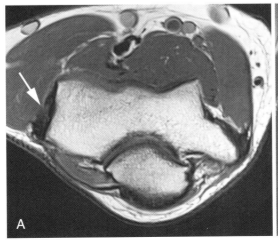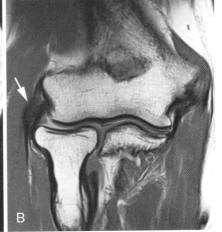

• 专栏 11.8　外侧肌腱病变（外上髁炎）

- 比内侧肌腱病变更常见
- 反复内翻应力
- 桡侧腕短伸肌从外上髁部分撕脱
- MR：T1W 和 T2W 肌腱信号增高或中断，肌腱增厚或变薄，伴有或不伴有骨髓水肿
- 桡侧副韧带也可能断裂
- 轴位和冠状位显示最佳

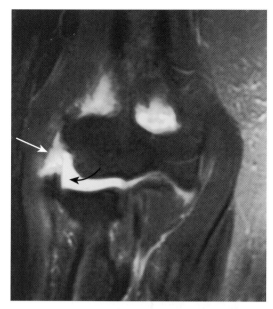

• 图 11.26　**伸肌总腱完全撕裂**。女性患者，临床怀疑慢性外上髁炎。冠状位脂肪抑制 FSE T2W 图像显示在伸肌总腱的位置出现异常高信号（直箭号）。同时注意桡侧副韧带的断裂（弯曲箭号）

是治疗效果不好的原因。桡侧副韧带断裂或损伤可能与伸肌总腱的撕裂有关，这些结构必须单独评估，尤其是在伸肌腱有病变的情况下。MR 没有发现伸肌总腱的明显异常时可能需要考虑另外的诊断，例如桡神经卡压，可能伴发外上髁炎或类似于外上髁炎的症状。

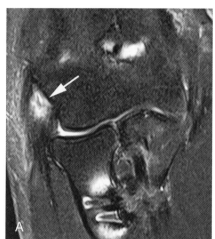

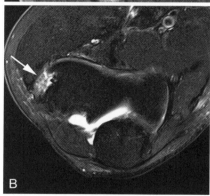

• 图 11.25　**外上髁炎**。A，冠状位脂肪饱和 FSE T2W 图像显示伸肌总腱的部分撕裂部位呈高信号（箭号）。B，轴位脂肪饱和 FSE T2W 图像证实了肌腱在其起始处严重的部分撕裂

对于保守治疗无效的患者，MR 可用于评估肌腱损伤程度和相关的韧带异常。轴位和冠状位是评估肘关节外侧肌腱必要的平面。肌腱病变的特征是肌腱增厚伴肌腱内信号的轻微增高。部分撕裂表现为在增粗或变细的肌腱内出现液体信号。完全撕裂在 MR 表现为充满液体的缝隙将肌腱与其相邻的骨附着部位隔开（图 11.26）。MR 有助于识别对非手术治疗不太可能有效的重度部分撕裂和完全撕裂。MR 也可对其他附加结构进行评估，这些结构损伤可能也

神经（专栏11.9）

肘关节周围的神经有尺神经、正中神经和桡神经。它们穿行于多个间隔腔内，易出现各种卡压综合征。这些神经很细，周围被脂肪包绕。

神经病变的 MR 表现包括 T2W 图像上神经信号增高、神经束模糊、神经增粗以及神经周围的积液（水肿）。在 T2W 图像上也可以看到均匀的高信号，类似于液体积聚。神经增粗可以是局限性的，也可以是梭形的。轴位图像显示神经最佳。神经周围脂

• 专栏 11.9　神经病变 MR

- T2W 信号增高
- 神经束模糊
- 局限性或弥漫性增粗
- 轴位图像显示最佳
- 肌肉中的神经源性水肿表现为 T2W 信号增高；晚期出现肌肉萎缩

肪量越多，识别神经越容易，尤其是桡神经和正中神经。MR 可以作为肌电图和神经传导研究肘关节周围神经卡压的补充检查。亚急性去神经支配的肌肉由于肌肉纤维收缩和相关的细胞外水分增加而导致 T1W 和 T2W 弛豫时间延长（图 11.27）。在 T2W 图像上，肘关节周围的神经卡压可能会导致神经支配的肌肉内信号增高。这些改变可能恢复正常，或在持续去神经支配的情况下，进展为萎缩和脂肪浸润，而上述这些改变是通过 T1W 图像上肌肉内的高信号识别出来的。

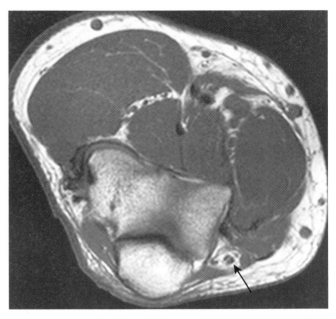

· 图 11.28　正常肘管。轴位 T1W 图像显示正常的尺神经（箭号）被脂肪包绕。支持带（尺侧腕屈肌的一部分）显示为一个包含尺神经的薄的、线性、低信号结构

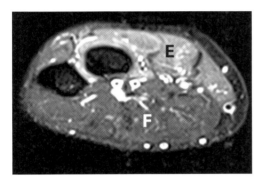

· 图 11.27　桡神经病变引起的神经源性水肿。轴位 STIR 图像显示前臂伸肌内高信号（E），该患者患有与臂丛神经病变相关的桡神经疾病。注意低信号强度的正常屈肌（F）

尺神经（专栏 11.10）
正常尺神经

　　尺神经最表浅，尤其是位于肘管部分。它在轴位图像上显示最佳。肘管的顶部由远端尺侧腕屈肌腱膜和近端肘管支持带组成（图 11.28）。肘管支持带也称为弓状韧带，通常是一种薄的纤维结构，从鹰嘴延伸到内上髁，这个结构可以是完整的、部分存在或不存在的。肘关节囊和尺侧副韧带的后束和横束形成肘管的底部。

· **专栏 11.10**　**尺神经病变**

- 最常见的神经病变
- 肘管最常见（浅表）
- 增厚的（肘管）支持带和尺侧副韧带
- 骨刺
- 滑车上肘肌
- 摩擦（支持带缺如）
- 压迫（手术台、轮椅）
- 肿块

尺神经异常

　　尺神经因其位置表浅，是肘关节最易受到损伤的神经。解剖和生理因素可导致神经功能和牵拉异常。最常见的神经病变是肘管综合征。

　　尺神经在轴位 MR 图像上清晰可见，因为其周围被脂肪包绕，特别是穿过肘管时位置表浅（图 11.29）。肘管支持带的解剖变异可能与尺神经病变有关。MR 可以清楚地显示支持带的变异和尺神经有无异常。支持带可能增厚，导致屈曲过程中尺神经受到动态压迫。尺侧副韧带增厚和尺骨内侧骨刺形成可能会破坏肘管的底部，导致尺神经病变。在 11% 的人群中，异常的滑车上肘肌取代了支持带，导致尺神经受压。10% 的人可能缺乏肘管支持带，在肘关节屈曲时使尺神经向前半脱位紧贴内上髁，从而导致摩擦性神经炎。

　　尺神经的外部压迫与于长期住院有关，可发生于手术后，外科手术台的压迫以及卧床或坐轮椅的患者会发生这种情况。占位性病变压迫也可能会导致肘管综合征。这些肿块包括腱鞘囊肿、滑囊、血肿、肿瘤、骨刺和游离体。

　　肘管综合征的早期症状是环指和小指的感觉异常，以及沿尺神经分布的手部肌肉有不同程度的感觉和运动丧失。临床上应将肘管综合征与尺神经其他部位受压区分开，例如肱骨远端（如髁上突综合

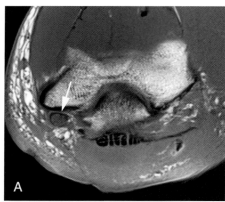

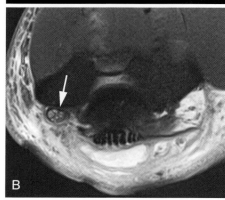

• 图 11.29　尺神经病变。A，患有尺骨鹰嘴滑囊炎和尺神经病变的患者，轴位 T1W 图像显示肘管内尺神经增粗（箭号）。B，脂肪饱和轴位 FSE T2W 图像显示增粗的神经和大小不一的神经束，并其内异常高信号（箭号）

旋前肌综合征由以下结构压迫所致

- 旋前圆肌两头（最常见）
- 指浅屈肌纤维腱弓
- 肱二头肌腱膜
- 髁上突
- 继发于肱二头肌桡骨滑囊炎、肱二头肌损伤刺激
- MR：前臂前筋膜室 T2W 信号增高，而尺侧腕屈肌和指深屈肌尺侧半不受累

骨间前神经卡压综合征（Kiloh-Nevin 综合征）

- 正中神经运动支
- 拇指和示指的远端关节不能弯曲
- MR：拇长屈肌、旋前方肌和部分指深屈肌 T2W 信号增高

征）、腕关节 Guyon 管和手掌（小鱼际锤击综合征）。

　　尺神经病变首先是保守治疗，包括休息、去除致病因素并注射类固醇。如果保守治疗几周后症状仍未缓解，则应进行手术治疗。手术治疗包括弓状韧带（肘管支持带）松解、内上髁切除术，以及有或无血管束的神经前转位。通过松解 Struthers 韧带（如果存在）、肱骨头腱膜、尺侧腕屈肌起点、指浅屈肌起点和肌间隔可以避免出现术后尺神经压迫。

正中神经（专栏 11.11）

正常正中神经

　　与其他神经一样，正中神经在轴位成像中进行评估最好，但在前臂俯卧位时最易评估。这个位置可使神经周围有更多的脂肪，从而更容易识别这种微小的结构。肘部的正中神经位置表浅，紧贴在肱二头肌腱膜之后、肱肌之前。当正中神经离开肘窝（不要与肘管相混淆，肘窝位于肘关节的腹侧）时，正中神经走行在旋前圆肌的两头之间。骨间前神经在肱动脉分叉处附近从正中神经分出，然后跨过骨间膜向手腕方向走行。

正中神经异常

　　正中神经卡压的最常见原因是旋前圆肌综合征，可表现为肘前疼痛，正中神经分布区有（或无）麻木和刺痛感，是正中神经受到旋前圆肌两头中的任一侧或指浅屈肌的纤维腱弓、肱二头肌腱膜或髁上突（骨刺或韧带产生的占位效应）压迫所致。最常见的原因是旋前圆肌的动态压迫。正中神经被卡压在肱骨浅部和尺骨深部的肌肉之间。

　　肱二头肌腱膜起自于肱二头肌肌腱，斜行覆盖屈肌 - 旋前肌群，并与前臂筋膜融合。如果肱二头肌腱膜异常增厚，会对旋前肌和正中神经造成压迫。肱桡滑囊炎和肱二头肌部分肌腱撕裂可能会刺激邻近的正中神经，并出现相应的临床表现。

　　治疗首先是保守疗法，包括休息、固定和避免加剧病情的活动（旋前和屈指）。如果症状严重，则需要手术治疗。应当仔细探查旋前圆肌的两头、肱二头肌腱膜和指浅屈肌纤维腱弓这些区域。髁上骨刺可在常规 X 线片上显示。

　　骨间前神经卡压综合征（Kiloh-Nevin 综合征）是一种罕见的局限在骨间前神经的压迫性神经病变。骨间前神经是正中神经的一个运动支，神经沿骨间膜走行，止于旋前方肌。压迫的常见原因包括肿块、纤维束、副肌或扩张的肱二头肌 - 桡骨滑囊。旋前方肌、拇长屈肌和部分指深屈肌可见异常高信号。

　　患者会出现单纯的运动功能丧失，以及由于拇指和示指的远端关节不能弯曲引起的典型捏痛症状（这种患者不能从衣服上摘下狗或猫的毛发）。早期应采取保守治疗，因为这种情况可能是可逆的。如果在 6 ~ 8 周内未见好转，应进行手术治疗。

桡神经（专栏 11.12）

正常桡神经

桡神经位于外上髁前方的肱肌和肱桡肌之间。在肱骨小头区域，桡神经分为深面的运动支（骨间后神经）和浅支（感觉神经）。骨间后神经通过旋后肌的浅头和深头之间进入后筋膜室。35% 以上的人存在纤维弓，称为旋后肌腱弓（Frohse 弓）。桡神经的浅支在旋后肌和肱桡肌之间走行。

桡神经异常

肘部以上的桡神经损伤通常与创伤有关，例如肱骨干骨折移位、拐杖使用不当、长时间使用止血带以及外侧或后侧肌内注射。石膏的压力也可能导致桡神经损伤。非创伤性桡神经病变很少见。沿旋后肌近端边缘的 Frohse 弓（旋后肌腱弓）增厚会导致骨间后神经卡压综合征或旋后肌综合征。纤维弓限制了骨间后神经的空间。桡骨近端骨折或脱位、肿瘤或增生性滑膜炎引起的占位效应可进一步导致其空间变窄。从事需要肘关节频繁旋前 - 旋后或用力伸展职业的人，如小提琴家、指挥、游泳运动员、运球动作不正确的篮球运动员以及习惯用力做清洁和揉面团做面包的人，都容易患上这种神经疾病。骨间后神经长时间的异常，可导致前臂背侧筋膜室内的肌肉呈异常高信号（见图 11.27）。由于骨间后神经卡压综合征可以伴发或类似于外上髁炎，因此对于难治性网球肘病例，MR 对于明确有无合并骨间后神经卡压综合征具有极其重要的价值。

桡神经压迫首先采取保守治疗，包括休息、神经旁类固醇注射和物理疗法。如果症状持续存在，建议在 4 个月内进行手术减压，以避免永久性神经损伤。

关节疾病

关节病变 / 游离体

由于关节病变的分布对评估关节疾病非常重要，因此 MR 诊断关节疾病时也应该对 X 线平片进行仔细观察。一些关节疾病有累及肘关节的倾向，例如类风湿关节炎、晶体沉积疾病（痛风和焦磷酸钙沉积病）、化脓性关节炎和滑膜骨软骨瘤病。相比于常规 X 线片，MR 可以显示更大的受累范围，但是 X 线片上的分布和表现是有特征性的。

类风湿关节炎是一种多关节受累的病变，如果肘部受累，则可能累及手腕和手部（图 11.30）。一般双侧均受累，但在症状和表现上可能是不对称的。滑膜增生在这种关节病和其他关节病中都会发生。对比增强检查对评估滑膜增生可能会有所帮助，并且还可通过滑膜表现的变化来评估对治疗的反应。

• 专栏 11.12　桡神经病变

- 肘关节以上：继发于创伤、骨折、石膏、止血带、肌内注射
- 肘关节以下：不常见，Frohse 弓增厚
- 骨间后神经，纯运动支
- MR：前臂背侧筋膜室肌肉中的 T2W 信号增高

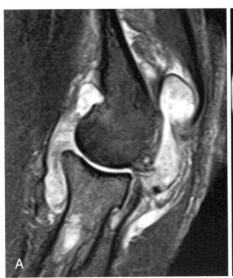
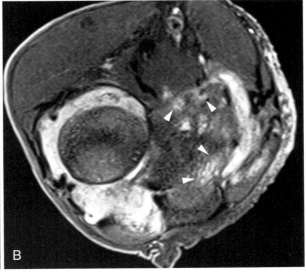

• 图 11.30　炎症性关节炎。A，矢状位 STIR 图像显示血清阴性类风湿关节炎患者的关节明显扩张，有低至中等信号强度组织。B，轴位脂肪饱和 T2W 图像再次显示尺骨鹰嘴滑膜过度增生和相关的侵蚀（箭头）

任何类型的关节炎均可发生软骨下囊变或侵蚀并伴骨髓水肿，因此是一种非特异性表现。病变分布和平片上的表现有助于合理地解释。滑膜囊肿的存在和发展可导致肘关节周围的神经病变。MR 在评估滑膜囊肿可能产生的神经病变和占位效应方面特别有用。

骨关节炎通常会影响关节的一部分，当出现时有诱发因素，如创伤、潜在的类风湿关节炎、焦磷酸钙沉积、神经病变或感染。通常情况下，骨赘能够被发现。如果肘关节滑膜隐窝内的液体有溢出边缘，则可以通过 MR 诊断关节积液。

GRE 成像在识别游离体方面很有价值。GRE 成像的磁敏感特性会使游离体的皮质部分呈现"开花样"表现。在高信号的关节液中，游离体呈低至中等信号。肱骨小头撞击伤和骨关节病可能导致游离体形成。如前所述，评估韧带异常以提示后外侧旋转不稳或先前出现的肘关节脱位。

如第 6 章所述，原发性滑膜软骨瘤病具有大小一致的游离体，这些游离的软骨体可能随时间的推移而骨化（图 11.31），产生与骨髓信号强度相当的信号。继发性骨软骨瘤病，也称为创伤后骨软骨瘤病，表现为关节间隙狭窄和骨赘形成。GRE 成像使皮质骨更清楚，游离体更容易被诊断。除了评估游离体之外，GRE 成像还可以识别含铁血黄素的"开花样"特征，这种现象在诸如色素沉着绒毛结节性滑膜炎和血友病等关节病变中均可见到（图 11.32）。

肿块

身体其他部位所见的肿块也可能出现在肘关节周围。在此特别提及是因为它们可能在肘关节周围有更高的发病率。

肱骨内上髁淋巴结肿大

猫抓病的特征是被猫抓伤后 1 ~ 2 周内出现局部淋巴结炎。文献报道病原体是汉塞巴尔通体。常会

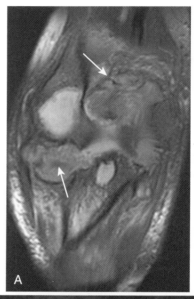

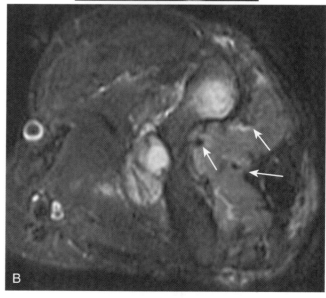

・图 11.32　色素沉着绒毛结节性滑膜炎。男性患者，肘部疼痛和饱满。A，冠状位 T1W 图像显示尺骨和桡骨被侵蚀。注意低信号成分（箭号）。B，轴位脂肪抑制 T2W 图像显示关节内的中等信号和含铁血黄素沉积所致的低信号区域（箭号）

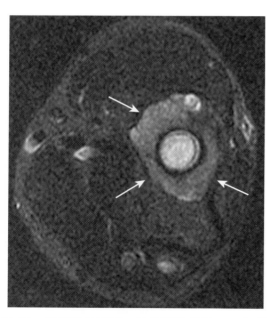

・图 11.31　滑膜软骨瘤病。轴位脂肪抑制 T2W 图像显示大小相似的中等信号游离体聚集成团（箭号）。符合原发性滑膜软骨瘤病表现（注：原著给出的图只能看到聚集成团的游离体，但看不到数个大小相似的游离体）

出现肱骨内上髁肿胀结节，在 MR 上很容易辨认。病史对于帮助鉴别该疾病与其他更具有侵袭性的疾病非常重要，如淋巴瘤、转移性疾病或其他软组织肿块如肉瘤等（图 11.33）。这些结节在 T2W 图像上表现为高信号，但这种表现是非特异性的。血源性传播和邻近感染源如淋巴结的扩散，是骨质受累的潜在机制。

滑囊

在桡骨粗隆上的肱二头肌肌腱附着处有两个滑囊：肱二头肌桡骨滑囊和骨间滑囊。这两个滑囊位于肱二头肌肌腱的前方（图 11.34）。如果在肱二头肌肌腱前方发现边界清晰的肿块，在 T1W 图像上与肌肉信号类似，而在 T2W 图像呈液体信号，则应考虑为滑囊。任何一个滑囊发生炎症都会影响到屈伸运动。肱二头肌桡骨滑囊扩张可导致骨间后神经压迫。骨间滑囊扩张会影响到正中神经。这两个滑膜囊可能会相互交通，其中任何一个滑囊的病变都可能影响到这两条神经。在临床上查体时，任何一个滑囊的扩张都可能表现为非特异性的肘前窝肿块。静脉注射钆对比剂可能有助于识别这种扩张的滑囊并鉴别这种良性病变和实性肿瘤，扩张的滑囊一般是周边强化，而实性肿瘤则显示病变内强化。

如前所述，尺骨鹰嘴滑囊位于肱三头肌肌腱的浅面。痛风通常是关节外的病变，当发生在肘部时，常常会累及鹰嘴滑囊。该滑囊中出现液体就被视为异常（图 11.35）。鹰嘴滑囊扩张最常见的原因是痛风、创伤（出血）和感染。

化脓性尺骨鹰嘴滑囊炎通常临床表现明显，MR一般不用于评估单纯的鹰嘴滑囊炎病例。对于难治性病例，MR 可用于排除骨髓炎。许多关节炎的 MR表现类似于感染。关节病合并感染也是可能的。关节穿刺抽吸关节液检查仍然是排除感染最有效的诊断方法。

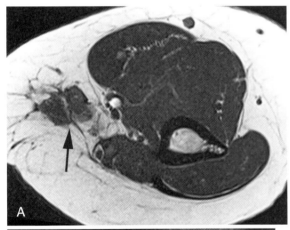

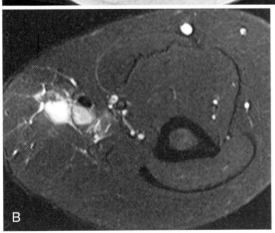

• 图 11.33　肱骨内上髁结节。A，疑似猫抓病患者的轴位 T1W 图像显示了肱骨内上髁旁两个结节（箭号）。B，轴位脂肪饱和 T2W 图像上呈高信号，注意邻近软组织的浸润性改变与炎性反应一致

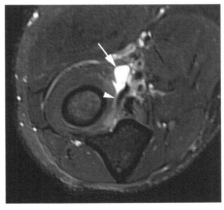

• 图 11.34　肱二头肌桡骨滑囊炎。轴位脂肪抑制 T2W 图像显示邻近肱二头肌肌腱远端（箭头）的肱二头肌桡骨滑囊（箭号）处见一个充满液体的肿块

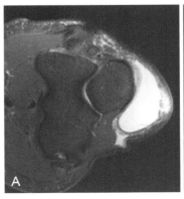
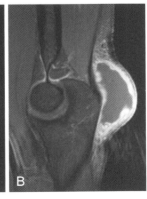

• 图 11.35　鹰嘴滑囊炎。A，轴位脂肪抑制 T2W 图像显示鹰嘴滑囊扩张、充满液体。B，静脉注射对比剂后，矢状位脂肪饱和 T1W 图像显示扩张滑囊的周边滑膜强化

推荐阅读

肘关节成像

Ellman H. Unusual affections of the preadolescent elbow. *J Bone Joint Surg [Am]*. 1967;49:203.

Fowler KA, Chung CB. Normal MR imaging anatomy of the elbow. *Radiol Clin Am*. 2006;44:553–567.

Kijowski R, Tuite Sanford M. Magnetic resonance imaging of the elbow. Part 1: normal anatomy, imaging technique, and osseous abnormalities. *Skeletal Radiol*. 2004;33:685–697.

Sampath SC, Sampath SC, Bredella MA. Magnetic resonance imaging of the elbow: a structured approach. *Sports Health*. 2013;5:34–49.

Stein JM, Cook TS, Kim W. Normal and variant anatomy of the elbow on magnetic resonance imaging. *Magn Reson Imaging Clin N Am*. 2011;19:609–619.

Stevens KJ. Magnetic resonance imaging of the elbow. *J Magn Reson Imaging*. 2010;31:1036–1053.

Wenzke DR. MR imaging of the elbow in the injured athlete. *Radiol Clin North Am*. 2013;51:195–213.

骨质

Bancroft LW, Pettis C, Wasyliw C, et al. Osteochondral lesions of the elbow. *Semin Musculoskelet Radiol*. 2013;17:446–454.

Cruz AI Jr, Steere JT, Lawrence JT. Medial epicondyle fractures in the pediatric overhead athlete. *J Pediatr Orthop*. 2016; 36 (suppl 1): S56–S62.

Ellerman J, Johnson CP, Wang L, et al. Insights into the epiphyseal cartilage origin and subsequent osseous manifestation of juvenile osteochondritis dissecans with a modified clinical MR imaging protocol: A pilot study. *Radiology*. 2017;282:798–806.

Furushima K, Itoh Y, Iwabu S. Yamamoto, et al. Classification of olecranon stress fractures in baseball players. *Am J Sports Med*. 2014;42:1343–1351.

Haillotte G, Bachy M, Delpont M, et al. The use of magnetic resonance imaging in management of minimally displaced or nondisplaced lateral humeral condyle fractures in children. *Pediatr Emerg Care*. 2017;33:21–25.

Pintore E, Maffulli N. Osteochondritis dissecans of the lateral humeral condyle in a table tennis player. *Med Sci Sports Exerc*. 1991;23. 889-891.

Tanabe K, Miyamoto N. Fracture of an unossified humeral medial epicondyle: use of magnetic resonance imaging for diagnosis. *Skeletal Radiol*. 2016;45:1409–1412.

Zbojniewicz AM, Laor T. Imaging of osteochondritis dissecans. *Clin Sports Med*. 2014;33:221–250.

韧带

Ahmad CS, Park MC, Elattrache NS. Elbow medial ulnar collateral ligament insufficiency alters posteromedial olecranon contact. *Am J Sports Med*. 2004;32:1607–1612.

Bennett J, Tullos H. Ligamentous and articular injuries in the athlete. In: Morrey BF, ed. *The Elbow and Its Disorders*. Philadelphia: Saunders; 1985:502–522.

Conway J, Jobe F, Glousman R, Pink M. Medial instability of the elbow in throwing athletes: treatment by repair or reconstruction of the ulnar collateral ligament. *J Bone Joint Surg (Am)*. 1992;74:67–83.

Fleisig G, Andrews J, Dillman C, Escamilla R. Kinetics of baseball pitching with implications about injury mechanisms. *Am J Sports Med*. 1995;23:233–239.

Hackl M, Wegmann K, Ries C, et al. Reliability of magnetic resonance imaging signs of posterolateral rotatory instability of the elbow. *J Hand Surg Am*. 2015;40:1428–1433.

Hang V, Lippert F, Spolek G, et al. Biomechanical study of the pitching elbow. *Int Orthop*. 1979;3:217–223.

Husarik DB, Saupe N, Pfirrmann CW, et al. Ligaments and plicae of the elbow: normal MR imaging variability in 60 asymptomatic subjects. *Radiology*. 2010;257:185–194.

Joyner PW, Bruce J, Hess R, et al. Magnetic resonance imaging-based classification for ulnar collateral ligament injuries of the elbow. *J Shoulder Elbow Surg*. 2016;25:1710–1716.

Larsen N, Moisan A, Witte D, et al. Medial ulnar collateral ligament origin in children and adolescents: an MRI anatomic study. *J Pediatr Orthop*. 2013;33:664–666.

Munshi M, Pretterklieber ML, Chung CB, et al. Anterior bundle of ulnar collateral ligament: evaluation of anatomic relationships by using MR imaging, MR arthrography, and gross anatomic and histologic analysis. *Radiology*. 2004;231:797–803.

Nestor B, O'Driscoll S, Morrey B. Ligamentous reconstruction for posterolateral rotatory instability of the elbow. *J Bone Joint Surg [Am]*. 1992;74:1235–1241.

O'Driscoll S, Bell D, Morrey B. Posterolateral rotatory instability of the elbow. *J Bone Joint Surg [Am]*. 1991;73:440–446.

Rosenberg ZS, Blutreich SI, Schweitzer ME, et al. MRI features of posterior capitellar impaction injuries. *AJR Am J Roentgenol*. 2008;190:435–441.

Safran M. Elbow injuries in athletes. *Clin Orthop Relat Res*. 1995;310:257–277.

Schreiber JJ, Potter HG, Warren RF, et al. Magnetic resonance imaging findings in acute elbow dislocation: insight into mechanism. *J Hand Surg AM*. 2014;39:199–205.

Schwartz ML, al-Zahrani S, Morwessel RM, Andrews JR. Ulnar collateral ligament injury in the throwing athlete: evaluation with saline-enhanced MR arthrography. *Radiology*. 1995;197:297–299.

Terada N, Yamada H, Toyama Y. The appearance of the lateral ulnar collateral ligament on magnetic resonance imaging. *J Shoulder Elbow Surg*. 2004;13:214–216.

Timmerman LA, Andrews JR. Undersurface tear of the ulnar collateral ligament in baseball players: a newly recognized lesion. *Am J Sports Med*. 1994;22:33–36.

Timmerman LA, Schwartz ML, Andrews JR. Preoperative evaluation of the ulnar collateral ligament by magnetic resonance imaging and computed tomography arthrography: evaluation in 25 baseball players with surgical confirmation. *Am J Sports Med*. 1994;22:26–32.

肌腱：前侧

Alemann G, Dietsch E, Gallinet D, et al. Repair of distal biceps brachii tendon assessed with 3-T magnetic resonance imaging and correlation with functional outcome. *Skeletal Radiol*. 2015;44: 629–639.

Austin L, Pepe M, VanBeek C, et al. Distal biceps rupture: the coil sign. *Orthopedics*. 2014;37:e605–e607.

Bollen S. Soft tissue injury in extreme rock climbers. *Br J Sports Med*. 1988;22:145–147.

Bourne M, Morrey B. Partial rupture of the distal biceps tendon. *Clin Orthop Relat Res*. 1991;(271):143–148.

Bradshaw AR, Sandow MJ, Clayer MT. Distal biceps tendon partial tear presenting as a pseudotumor. *J Shoulder Elbow Surg*. 2011; 20:e14–e17.

Miyamoto RG, Elser F, Millett PJ. Distal biceps tendon injuries. *J Bone Joint Surg [AM]*. 2010;92:2128–2138.

Schmidt CC, Diaz VA, Weir DM, et al. Repaired distal biceps magnetic resonance imaging anatomy compared with outcome. *J Shoulder Elbow Surg*. 2012;21:1623–1631.

Seiler J, Parker L, Chamberland P, et al. The distal biceps tendon. *two potential mechanisms involved in its rupture: arterial supply and mechanical impingement* J Shoulder Elbow Surg. 1995;4:149–156.

Stevens K, Kwak A, Poplawski S. The biceps muscle from shoulder to elbow. *Semin Musculoskelet Radiol.* 2012;16:296–315.

后侧

Bennett B. Triceps tendon rupture: case report and method of repair. *J Bone Joint Surg [Am].* 1962;44:741–744.

Farrar III E, Lippert III F. Avulsion of the triceps tendon. *Clin Orthop Relat Res.* 1981;161:242.

Tarsney F. Rupture and avulsion of the triceps. *Clin Orthop Relat Res.* 1972;83:177–183.

内侧

Donaldson O, Vannet N, Gosens T, et al. Tendinopthies around the elbow Part 2: medial elbow, distal biceps and triceps tendinopathies. *Shoulder Elbow.* 2014;6:47–56.

Gabel GT, Morrey BF. Medial epicondylitis. In: Morrey BF, Sanchez-Sotelo J, eds. *The Elbow and Its Disorders.* 4th ed. Philadelphia: Saunders/Elsevier; 2009:643–649, chap 45.

Kijowski R, De Smet AA. Magnetic resonance imaging findings in patients with medial epicondylitis. *Skeletal Radiol.* 2005;34:196–202.

Walz DM, Newman JS, Konin GP, et al. Epicondylitis: pathogenesis, imaging, and treatment. *RadioGraphics.* 2010;30:167–184.

外侧

Coel M, Yamada CY, Ko J. MR imaging of patients with lateral epicondylitis of the elbow (tennis elbow): importance of increased signal of the anconeous muscle. *AJR Am J Roentgenol.* 1993;161:1019–1021.

Kotnis NA, Chiavaras MM, Harish S. Lateral epicondylitis and beyond: imaging of lateral elbow pain with clinical-radiologic correlation. *Skeletal Radiol.* 2012;41:369–389.

Nirschl RP, Alvarado GJ. Tennis elbow tendinosis. In: Morrey BF, Sanchez-Sotelo J, eds. *The Elbow* and *Its Disorders.* 4th ed. Philadelphia: Saunders/Elsevier; 2009:626–642, chap 44.

神经异常

Baumer P, Dombert T, Staub F, et al. Ulnar neuropathy at the elbow: MR neurography—nerve T2 signal increase and caliber. *Radiology.* 2011;260:199–206.

Bencardino JT, Rosenberg ZS. Entrapment neuropathies of the shoulder and elbow in the athlete. *Clin Sports Med.* 2006;25:465–487.

Faridian-Aragh N, Chalian M, Soldatos T, et al. High-resolution 3T MR neurography of radial neuropathy. *J Neuroradiol.* 2011;38:265–274.

Ferdinand BD, Rosenberg ZS, Schweitzer ME, et al. MR imaging features of radial tunnel syndrome: initial experience. *Radiology.* 2006;240:161–168.

Hash TW, Bogner EA. Nerve entrapment and compression syndromes of the elbow. Semin *Musculoskelet* Radiol. 2010;14:438–448.

Husarik DB, Saupe N, Pfirrmann CW, et al. Elbownerves: MR findings in 60 asymptomatic subjects–normal anatomy, variants, and pitfalls. *Radiology.* 252:148–156.

McPherson S, Meals R. Cubital tunnel syndrome. *Orthop Clin North Am.* 1992;23:111–123.

Miller TT, Reinus WR. Nerve entrapment syndromes of the elbow, forearm, and wrist. *AJR Am J Roentgenol.* 2010;195:585–594.

O'Driscoll S, Horii E, Carmichael S, Morrey B. The cubital tunnel and ulnar neuropathy. *J Bone Joint Surg [Br].* 1991;73:613–617.

Rosenberg ZS, Beltran J, Cheung YY, et al. The elbow: MR features of nerve disorders. *Radiology.* 1988;23:365–369.

Shen L, Masih S, Patel DB, et al. MR anatomy and pathology of the ulnar nerve involving the cubital tunnel and Guyon's canal. *Clin Imaging.* 2016;40:263–274.

Thawait GK, Subhawong TK, Thawait SK, et al. Magnetic resonance neurography of median neuropathies proximal to the carpal tunnel. *Skeletal Radiol.* 2012;41:623–632.

关节病变

Fixsen J, Maffulli N. Bilateral intra-articular loose bodies of the elbow in an adolescent BMX rider. *Injury.* 1989;20:363–364.

Griesser MJ, Harris JD, Gl Jones. Synovial chondromatosis of the elbow causing a mechanical block to range of motion: a case report and review of the literature. *Am J Ortho.* 2011;40:253–256.

Muramatsu K, Kojima T, Yoshida K, et al. Peripheral neruopathies associated with rheumatoid synovial cysts of the elbow joint: three case reports. *J Clin Rheumatol.* 2006;12:287–290.

Ochi K, Ikari K, Momohara S. Attrition rupture of ulnar nerve in an elbow of a patient with rheumatoid arthritis. *J Rheumatol.* 2014;41:2085.

滑囊

Floemer F, Morrison WB, Bongartz G, et al. MRI characteristics of olecranon bursitis. *AJR Am J Roentgenol.* 2004;183:29–34.

Karanjia ND, Stiles PJ. Cubital bursitis. *J Bone Joint Surg [Br].* 1988;70:832–833.

Steinbach LS, Anderson S, Panicek D. MR imaging of musculoskeletal tumors in the elbow region. *Magn Reson Imaging Clin N Am.* 1997;5:619–653.

肘关节 MR 扫描方案

肘关节 MR：非关节造影

序列	1	2	3	4	5	6
序列类型	T1	脂肪抑制 FSE	T1	脂肪抑制 FSE	T2* 20° 翻转角	脂肪抑制 FSE
成像方位	轴位	轴位	冠状位	冠状位	矢状位	矢状位
视野（cm）	12～14	12～14	12～14	12～14	12～14	12～14
层厚（mm）	4	4	4	4	4	4
对比剂	无	无	无	无	无	无

肘关节 MR：关节造影

序列	1	2	3	4	5	6
序列类型	脂肪抑制 T1	脂肪抑制 FSE	脂肪抑制 T1	脂肪抑制 FSE	梯度回波	脂肪抑制 FSE
成像方位	轴位	轴位	冠状位	冠状位	矢状位	矢状位
视野（cm）	12～14	12～14	12～14	12～14	12～14	12～14
层厚（mm）	4	4	4	4	4	4
对比	透视引导下关节内注射					

与肩关节造影相同的稀释度。

标准化报告

临床资料

扫描方案

采用常规扫描方案，多序列、多平面成像。

讨论

1. 关节积液：无；无游离体
2. 滑囊炎：无尺骨鹰嘴或肱二头肌桡骨滑囊炎
3. 骨性结构：正常，无剥脱性骨软骨炎、骨折或其他异常
4. 肌腱：所有肌腱的形态和信号正常；无内上髁或外上髁炎
5. 侧副韧带：内侧和外侧副韧带完整
6. 神经：尺神经显示正常的位置、大小和信号；肘关节周围的其他神经未见异常
7. 其他异常：无

意见

（右 / 左）肘关节 MR 未见异常。

第 12 章　腕关节与手

目录

腕关节与手如何扫描
正常和异常
　韧带
　　固有韧带
　　外源性韧带
　三角纤维软骨复合体
　　三角纤维软骨
　　尺桡韧带
　　关节盘同系物
　　尺侧腕伸肌
　　尺侧副韧带（腕部）
　拇指尺侧副韧带
　　正常拇指尺侧副韧带
　　猎场看守人拇指（又名滑雪者指）
　肌腱
　　正常解剖
　　肌腱异常
　腕管
神经
　正中神经
　　纤维脂肪瘤性错构瘤
　　尺神经
　骨结构
　　正常关系
　　骨异常
　肿瘤
　　骨性病变
　　软组织病变
　关节炎
　　滑膜囊肿
　感染
推荐阅读

腕关节与手如何扫描

　　请参阅本章末腕关节与手的扫描参数。

- **线圈和患者体位**：正确的腕部成像应使用表面线圈。根据患者腕关节的大小，可以使用许多不同的线圈，包括专用的腕关节线圈。通常，线圈越小，图像越好。腕部成像的挑战是使腕部尽量靠近磁体的中心。如果患者不太肥胖，则可以使患者仰卧而手臂置于身旁来成像腕关节。对于较肥胖的患者，可能无法在该体位成像。我们通常会让这类型的患者俯卧，手臂举过头顶，肘部弯曲。然而这个姿势很快就会使患者产生疲劳不适。技术人员必须意识到如何摆放体位，并且适当垫住患者的压力点，以确保患者舒适并防止扫描过程中运动。在肩和肘部下方垫高特别有用。充分理解扫描过程中的不适感的最佳方法是亲自上机体验。经验：如果患者一个关节感到疼痛，不要让他们两个关节疼痛！检查期间一定要保持患者舒适。

- **图像方位**（专栏 12.1）：我们将通过近端腕骨的轴位图作为定位像，在 3 个解剖学正交平面中进行腕关节成像。这种方式可以获取真正的解剖冠状位、轴位和矢状位图像。真正的冠状位图像能够最佳地优化显示固有韧带的微小结构，而轴位

• 专栏 12.1　腕关节结构在不同成像平面的评价

冠状位
- 骨质结构
- 舟月韧带
- 月三角韧带
- 三角纤维软骨
- 背侧和掌侧尺桡骨韧带
- 腕关节外源性韧带
- 拇指尺侧副韧带

轴位
- 肌腱
- 正中神经
- 尺神经
- 腕管
- 盖恩管（尺管，Guyon 管）
- 下尺桡关节

矢状位
- 腕关节排列
- 豆三角关节

图像最适合评估肌腱。矢状位图像提供了对骨结构及其排列情况的额外信息，这些信息可能无法在其他成像平面进行评估。

- **脉冲序列和感兴趣区域**：脉冲序列应包括 T1W 图像和某些类型的 T2W 图像的组合。梯度回波图像对于韧带评估格外出色，特别是如果使用 3D 采集，则可以提供非常薄的层厚（1～2 mm）。应针对临床适应证优化扫描方案，例如"常规"（疼痛）、肿块/感染、"猎场看守人拇指"和创伤（仅筛查骨折），我们只对腕关节进行专门的成像，除非有特殊的临床原因，也可以对手的任何部位进行成像。腕关节检查的视野约为 10 cm（取决于患者的胖瘦），包括桡骨和尺骨远端、腕骨和掌骨的基底部。对手部的磁共振成像（MRI）检查使用与腕部相同的脉冲序列和成像平面，扫描范围包括腕部、掌骨和大部分（或全部）手指，但是视野需要扩大到 14 cm 来包括其他结构。我们还会对手指进行专门检查，在这种情况下，将使用 6～8 cm 的视野。根据临床需求优化视野非常重要。

- 如前所述，冠状位成像能更好地显示腕部的小韧带，因此必须在该平面上薄层扫描（1～2 mm）。其他成像平面和其他非韧带病变可以用 3 mm 的层厚完成。

- **对比剂**：静脉注射对比剂用于评估肿块（以区分囊性和实性病变），以及在怀疑感染的情况下，通过由环形强化包绕的非强化中心性液体及坏死组织，更好地诊断脓肿。虽然 MR 关节造影在我们的实践中并不经常使用，但可以在桡腕关节或下尺桡关节内（更少使用）注射对比剂。

正常和异常

韧带

腕关节韧带分为固有韧带和外源性韧带。腕关节固有韧带将腕骨连接起来，限制运动。外源性韧带将前臂骨与手腕骨连接起来，在手腕和前臂远端之间提供稳定性。

固有韧带（专栏 12.2）

正常舟月韧带和月三角韧带

舟月韧带和月三角韧带是临床意义最大的两条腕关节固有韧带，这两条韧带的断裂可能导致关节

不稳定和疼痛。这两条韧带都可以在薄层冠状位图像上得到很好的显示。这些韧带在骨骼之间呈马蹄形，在冠状位剖面时可能呈带状或三角形结构（图 12.1）。

舟月韧带是一个连续的结构，但可以分为掌侧、中间和背侧三部分（图 12.2）。研究表明掌侧及背侧部分对腕关节稳定性很重要，尤其是背侧部分。掌侧部分较疏松，因此可以实现舟骨和月骨的各种关节弯曲。中间部分常伴有小孔（或连接缺损），这属

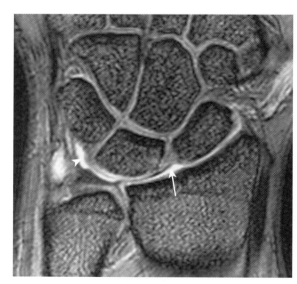

● 图 12.1　正常的腕关节固有韧带。 腕关节冠状位梯度回波图像。舟月韧带（箭号）和月三角韧带（箭头）位于它们所附着的腕骨的近端，在冠状图像上显示最好

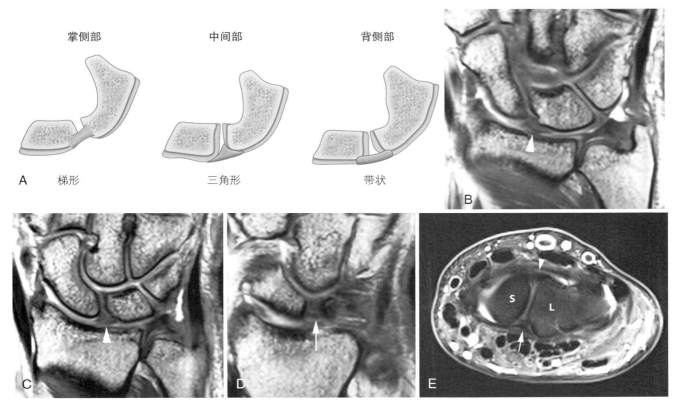

· 图 12.2　正常舟月韧带：三部分。A，舟月韧带的掌侧、中间和背侧部分的不同表现，与 MR 表现相对应。B，腕关节冠状位梯度回波图像，韧带的掌侧部（箭头）是梯形的中等信号。C，腕关节冠状位梯度回波图像。舟月韧带中间部（箭头）呈三角形。D，腕关节冠状位梯度回波图像。背侧部分（箭号）是一个更低的信号带，是韧带最强韧的部分。E，腕关节轴位 T2 脂肪饱和图像。韧带的掌侧（箭头）和背侧（箭号）纤维显示良好。L，月骨；S，舟骨

于常见现象，单独出现时似乎与症状无关。

　　舟月韧带的掌侧部分在冠状面 MR 图像上呈梯形，中间部分呈三角形。这两部分通常表现出某种程度的不均匀 / 中等信号强度。背侧部分对腕关节的稳定性最重要，呈现为均匀低信号的带状结构。通常，舟月韧带掌侧部分附着于骨皮质，而中间、背侧部分附着于透明软骨或软骨与骨皮质的结合部。舟月韧带掌侧、中间部分信号强度高于背侧的原因与这些部位胶原纤维密度较低、疏松结缔组织和血管组织比例较高有关。

　　月三角韧带比舟月韧带更小更紧绷，但形态相似，在冠状位图像上常表现为均匀低信号。月三角韧带可附着在透明关节软骨或骨皮质上。其较强和较厚的掌侧成分与三角纤维软骨（triangular fibrocartilage，TFC）混合。

　　在无症状个体中，舟月韧带和月三角韧带可部分或完全显示为中等信号（图 12.3）。只有当其 T2 信号强度与液体信号强度一样高时，才被认为是异常（韧带撕裂）。类似的情况，关节软骨和韧带之间信号强度如液体信号一样时也可提示撕裂损伤。

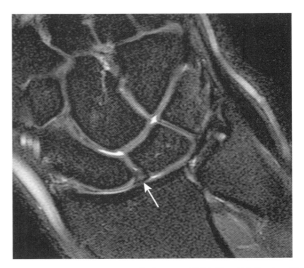

· 图 12.3　舟月韧带：正常变异。腕关节冠状位 T2 脂肪抑制图像。穿过腕骨间韧带呈现中等信号（不及液体的高信号）是正常表现（箭号）

舟月韧带和月三角韧带异常

　　舟月韧带病理改变最常见的表现为腕关节不稳定。临床上，患者主诉腕关节背侧/桡侧疼痛和无力。

舟月韧带 MR 异常包括：

1. 韧带断裂，韧带和骨之间出现液体信号（伴或不伴有舟状骨和月骨之间的间隙增宽）
2. 舟月韧带完全缺失
3. 形态破坏，包括磨损、变薄和不规则
4. 韧带延长，舟月关节间隙扩大（图 12.4）

　　据报道，MR 的准确性与关节造影相比为 90％，与手术（关节镜和关节切开术）相比为 95％。

　　当舟月韧带完全撕裂或拉伸时，会发生舟月骨不稳定，从而使舟骨和月骨分离。舟骨向掌侧方向倾斜（旋转半脱位），而月骨向背侧倾斜，从而导致背侧嵌入部分不稳定或背伸型不稳（dorsal intercalated segmental instability, DISI）模式，这是手腕中最常见的不稳定模式。可以在 MR 矢状位图像上检测到骨结构的关系（图 12.5）。即使舟月韧带完好无损，腕骨不稳定的 DISI 模式也可能发生。舟月韧带的部分撕裂更常影响其较弱的掌侧纤维。

　　舟月韧带断裂和舟骨慢性旋转不良也可能导致腕关节舟月骨进行性塌陷（scapholunate advanced collapse, SLAC）的发生。SLAC 包括舟月韧带断裂、舟骨和桡骨远端的退行性变以及头状骨向近端的舟月骨间隙移位（图 12.6）。

　　因为月三角韧带较小，其断裂不如舟月韧带的断裂那样容易诊断。月三角韧带的异常表现与舟月韧带的异常表现相似（图 12.7）。月三角韧带的撕裂是腕骨不稳定性的第二常见原因，会导致继发于韧带撕裂的月骨掌侧方向倾斜［掌侧嵌入部分不稳或掌屈型不稳（volar intercalated segmentsal instability, VISI）］。TFC 的周围撕裂和月三角韧带撕裂之间有很强的关联。

　　需要注意的是，在矢状位图像上腕骨的对称与否取决于腕关节的位置。当腕关节分别处于桡侧偏斜或尺侧偏斜时，月骨相对桡骨会有相应的掌屈或背伸。因此，在诊断 DISI 或 VISI 时应当非常谨慎，手和腕关节在线圈中适当的体位可以防止误诊。正常情况下，桡骨远端、月骨和头状骨都成一条直线

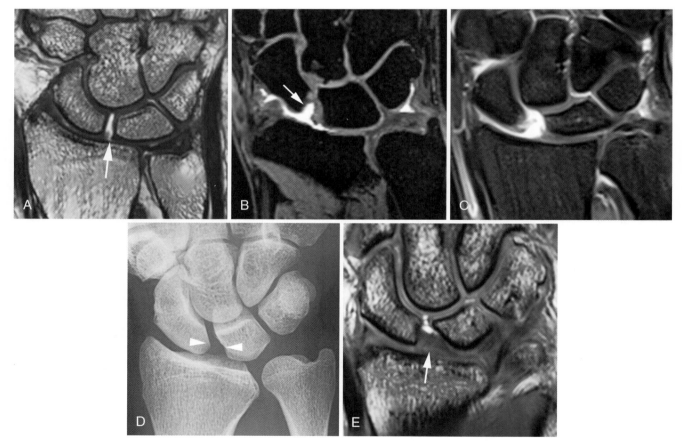

・图 12.4　舟月韧带异常。A，冠状位梯度回波图像显示一个液体样高信号小的穿孔横穿韧带（箭号）。B，冠状位梯度回波图像（MR 关节造影；与 A 中不同的患者）。韧带的掌侧纤维部分破坏（箭号）。中间和背侧部分完整。C，腕关节冠状位 STIR 图像。韧带完全断裂，舟骨及月骨的间隙增宽。D，腕关节前后位片。由于韧带撕裂，该患者的舟月骨的间隙也变宽了（箭头）。E，腕关节冠状位梯度回波图像。韧带拉伸但未断裂

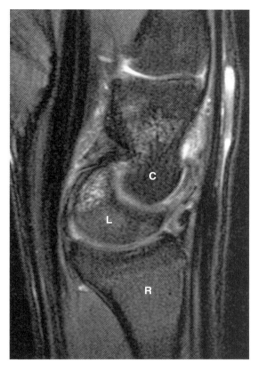

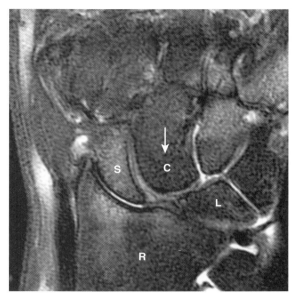

·图12.5　**背伸型不稳定。**腕关节矢状位T2脂肪抑制图像。由于舟月韧带断裂引起舟骨的旋转半脱位，因此此月骨（L）相对于头状骨（C）和桡骨（R）呈背侧方向上倾斜

·图12.6　**腕关节舟月骨进行性塌陷。**手腕的冠状位脂肪抑制T2W图像。舟月韧带缺失，舟骨（S）和月骨（L）之间的距离增加。头状骨（C）在两块骨之间向近端移位（箭号）。由于退行性关节疾病，软骨丧失，舟骨和桡骨之间的距离减小

或接近直线，就像在腕关节侧位片上一样。如果患者手腕伸直时检查，月骨会有背侧倾斜，但是头状骨和月骨仍对齐。在DISI和VISI中，月骨关节面将独立地分别向背侧和掌侧倾斜。

外源性韧带
掌侧和背侧韧带

外源性韧带是关节囊的部分，可以位于关节囊内外。它们走行于腕骨和桡尺骨远端之间，分为掌侧及背侧两部分。掌侧韧带比背侧韧带更坚韧，是腕部运动的主要稳定结构。这些韧带呈中低信号的条束状结构。在MR冠状位薄层上显示最佳，也可见于矢状位图像（图12.8）。

掌侧最重要的韧带是桡舟头韧带和桡月三角韧带。桡舟头韧带起源于桡骨茎突的掌侧，斜向穿过舟骨的腰部，但不附着其上，插入头状骨的中部（充当维持舟状骨位置的安全带）。桡月三角韧带是腕部最大的韧带，也是起源于桡骨茎突沿桡舟头韧带尺

·图12.7　**月三角韧带撕裂，继发掌屈型不稳。A，**腕关节冠状位梯度回波图像。月三角韧带撕裂会产生高信号，在撕裂的两侧都可看到韧带碎片（箭号）。**B，**腕关节矢状位T1W图像。由于月三角韧带撕裂，月骨（L）相对于头状骨（C）和桡骨（R）呈掌侧方向倾斜，导致腕关节不稳（掌屈型不稳定）

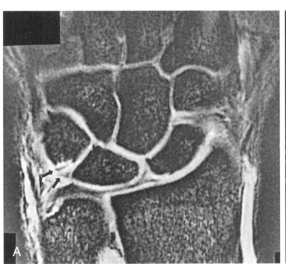

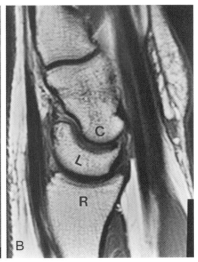

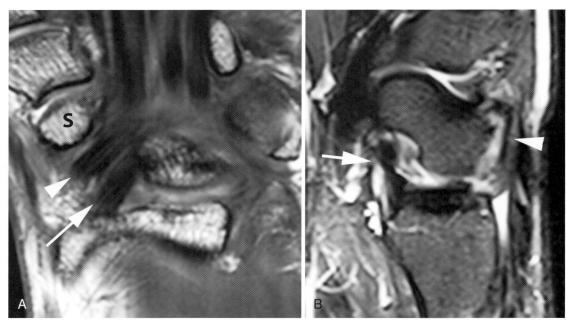

· **图 12.8** 外源性韧带。**A**，腕关节冠状位梯度回波图像。腕关节两个主要外源性韧带部分呈横纹状低信号结构（箭头 = 桡舟头韧带；箭号 = 桡月三角韧带；S= 舟骨）。**B**，腕关节矢状位脂肪饱和质子密度图像。在此成像平面的横截面中，掌侧（箭号）和背侧（箭头）的外源性韧带呈低信号

侧方向，斜行附着于月骨和三角骨的掌侧。

腕关节背侧外源性韧带位于桡骨远端和腕骨近端之间（桡舟、桡月和桡三角韧带）。还有其他小的腕关节外源性韧带，这里不进行讨论。

虽然固有韧带损伤伴有 50% 的外源性韧带损伤，但是它们（外源性韧带）通常不需要手术修复。因此，我们在日常实践中很少花时间去分析它们。

三角纤维软骨复合体（专栏12.3）

三角纤维软骨复合体（triangular fibrocartilage complex, TFCC）是远端尺桡关节的主要稳定结构，由腕部尺侧的几个软组织结构组成：TFC、尺桡掌侧及背侧韧带、关节盘同系物、尺侧副韧带和尺侧腕伸肌腱鞘（图 12.9）。

TFCC 结构的功能包括缓冲腕部尺侧的轴向负荷和稳定手腕尺侧和尺桡关节远端。在尺骨中性变异的情况下，大约 80% 的轴向负荷通过腕关节桡侧，而尺骨则通过 TFCC 吸收大约 20% 的力。

三角纤维软骨
正常三角纤维软骨

三角纤维软骨（TFC）为双凹状不对称碟形圆盘状纤维软骨，与颞下颌关节盘相似（图 12.10）。TFC

· **专栏 12.3** 三角纤维软骨复合体

组成
· 三角纤维软骨
· 尺桡韧带（背侧和掌侧）
· 尺侧腕伸肌腱鞘
· 尺侧副韧带
· 关节盘同系物

功能
· 吸收轴向载荷力（20% 通过腕部尺侧）
· 稳定腕关节尺侧和远端尺桡关节

异常表现
· 三角纤维软骨
· 局部或全层撕裂、脱落、变性
· 表面呈 T2 高信号（同液体信号）= 撕裂
· 尺桡韧带
· 贯穿这些结构的高信号提示撕裂
· 撕裂导致尺桡关节远端不稳定
· 尺侧腕伸肌腱鞘
· 腱鞘炎通常影响该肌腱
· 轴位 T2W 图像上高信号环绕肌腱
· 鞘膜破裂导致尺侧腕伸肌腱从尺骨沟内侧半脱位

位于尺腕间隙，由两条条带状纤维软骨附着于尺骨茎突上。在其与桡骨之间有透明软骨，不能将其与 TFC 分离或撕裂混淆。TFC 直接附着在桡骨尺侧的软骨上，并与远端尺桡关节软骨相连。TFC 的厚度

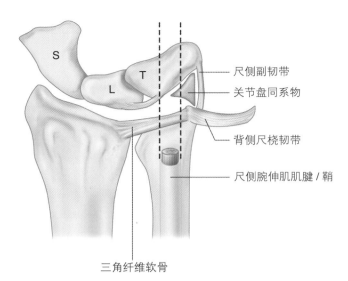

右侧 标注：
尺侧副韧带
关节盘同系物
背侧尺桡韧带
尺侧腕伸肌肌腱／鞘

下方标注：三角纤维软骨

左侧标注：S, L, T

· 图 12.9 三角纤维软骨复合体。从背面透视三角纤维软骨复合体的解剖结构图。L, 月骨；S, 舟骨；T, 三角骨

与尺骨变异程度成反比。换句话说，尺骨正性变异的患者 TFC 较薄，容易撕裂，尺骨负性变异的患者 TFC 较厚。TFC 在冠状位图像上显示最好，正常情况下在各种序列上均呈弥漫性低信号，或在无症状性黏液样变中呈中等信号。

异常三角纤维软骨

TFC 是 TFCC 的主要构成部分，也是最常出现异常的部分。TFC 发生病理改变后，患者通常主诉为腕关节尺侧的疼痛和压痛。前臂的旋转可引起伴

有疼痛的咔嗒声。在 MR 上，评估 TFC 与膝关节半月板相似。TFC 内信号增高没有临床意义，而高信号延伸至 TFC 近端或远端则表明有撕裂（图 12.11）。TFC 可以是部分撕裂或全部撕裂，表现为高信号在 TFC 实质处的部分贯穿或全部贯穿。部分撕裂更多见于远端尺桡关节的关节面处。远端尺桡关节积液曾被认为是 TFC 撕裂的间接征象，但是要注意的是很多个体在此处有少量液体存在。

由于 TFC 的血液供应特点，撕裂位置的判断对治疗选择具有重要意义。TFC 尺侧边缘的 20% 有良好的血管供应，如果适当地运用非手术治疗性固定或一期修补术，可得到良好治愈。TFC 的其余部分基本上是无血管的，TFC 中央部和桡侧的穿孔或撕裂，如果伴有症状，通常需要清理。许多无症状个体在 TFC 实质内有高信号（可能存在小的穿孔），这种实质内的信号可能是由于黏液样变性所致，也可能是退行性变导致的无症状性穿孔，因为大多数外伤性撕裂（穿孔）都是有症状的。和所有的影像学检查一样，MR 的表现与临床表现的相关性对于指导患者的正确治疗是很有必要的。

TFC 可能因外伤脱离其尺侧附着点，并可能嵌入桡骨和尺骨之间，使远侧尺桡关节的间距增宽（图 12.12）。TFC 的外伤性撕裂常常伴有邻近结构的损伤，如尺侧腕伸肌腱鞘和三角韧带损伤。与关节造影和手术相比，MR 对 TFC 撕裂的诊断非常准确，准确率达 95%。中央部和桡侧的撕裂显示最明显。既往出现过由于茎突前隐窝的滑膜炎或滑膜增生可以

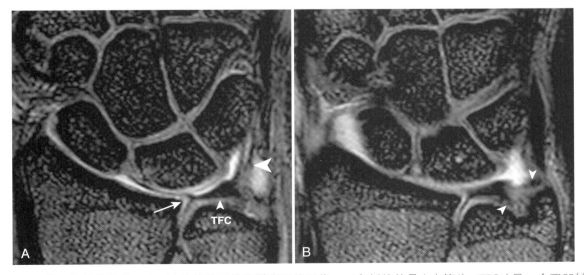

· 图 12.10 正常三角纤维软骨。A，腕关节的冠状位梯度回波图像。三角纤维软骨（小箭号；TFC）是一个双凹结构，附着在桡骨上的中等信号软骨上（白色箭号）。此图像还很好地显示了尺侧副韧带（大箭头）。B，腕关节的冠状位梯度回波图像。三角纤维软骨的尺骨附着处由两个薄带状组织（箭头）组成

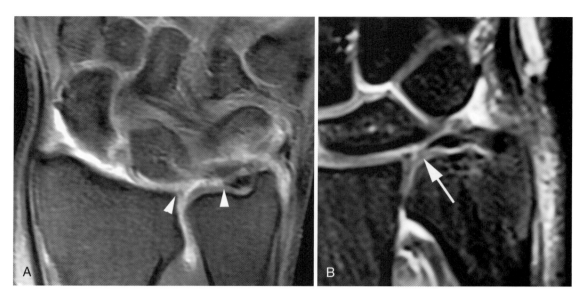

• 图 12.11　三角纤维软骨撕裂。A，手腕的冠状位脂肪饱和 T1W 图像（MR 关节造影 - 腕骨注射）。在三角纤维软骨的中央部分存在较大的缺损（箭头）。还要注意对比剂向尺桡关节近端的异常扩散。B，手腕的冠状位梯度回波图像（与 A 为不同的患者）。在另一名患者中，在 TFC 的近桡骨附着处可见较小的撕裂（箭号）

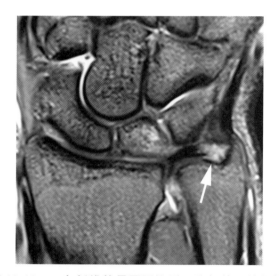

• 图 12.12　三角纤维软骨周围撕裂。腕部的冠状位梯度回波图像。TFC 的尺骨附着处周围纤维撕裂（箭号）

类似或掩盖尺骨附着点的撕裂，故尺骨附着点附近的撕裂诊断准确性相对较低；然而，由于成像技术的改进，MR 诊断这一区域撕裂的准确性有所提高。

尺桡韧带

正常尺桡韧带

尺桡韧带掌侧和背侧呈现宽大的条纹状腱束，从尺骨茎突沿乙状切迹向掌侧和背侧延伸至桡骨远端。韧带与 TFC 的掌侧和背侧面汇合。尺桡韧带可与 TFC 区分，因为它们有平坦的上下缘，而 TFC 呈现的是双凹型，且尺桡韧带直接附着在骨上，而不

是附着在桡骨的软骨上（图 12.13）。这些结构在所有的序列上都是低信号，在冠状位上显示最好。

异常尺桡韧带

掌侧或背侧尺桡韧带的断裂与尺桡关节远端的不稳定有关。在 MR 图像上可以显示韧带断裂，远端尺桡关节对位不良在轴位图像上评估最佳（图 12.14）。当尺骨不能与桡骨远端乙状切迹恰当地连接，并且向背侧或掌侧移位时，可以诊断远端尺桡关节失稳。

关节盘同系物

关节盘同系物被认为是关节囊尺侧的不均匀增厚。它位于茎突前隐窝的远端，与三角骨相连。如果其存在，则在 MR 冠状位图像上显示为低信号的三角形结构（图 12.15）。茎突前隐窝为圆形间隙，远端边界为关节盘同系物，近端边界为尺骨茎突与 TFCC 相连部，桡侧与 TFC 中心区毗邻。茎突前隐窝内通常含有液体。

尺侧腕伸肌

正常尺侧腕伸肌

尺侧腕伸肌腱及其腱鞘是 TFCC 的一个组成部分，在 MR 冠状位图像上可以看到，但在轴位上显示最好，其他肌腱也是如此（图 12.16）。腱鞘在 MR 上显示不明显，除非有液体在其中。在腕关节处于中立或旋前位时尺侧腕伸肌位于尺骨背侧沟内，而

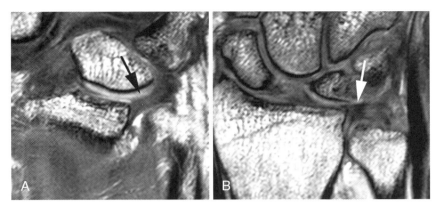

• **图 12.13** 正常尺桡韧带。A，手腕的冠状位梯度回波图像。掌侧的尺桡韧带为直接附着于桡骨的宽大的低信号结构（箭号），有助于将其与相邻的三角纤维软骨区分开。B，手腕的冠状位梯度回波图像（背侧平面）。尺桡韧带背侧（箭号）有相似外观

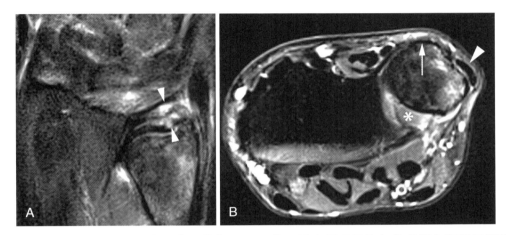

• **图 12.14** 远端尺桡关节：异常。A，腕关节冠状位 STIR 图像。图中所示尺桡韧带背侧主要沿尺侧的撕裂（箭头）。B，腕关节轴位脂肪饱和和 T2W 图像。尺骨相对于桡骨向背侧半脱位（箭号），远端尺桡关节变宽（星号），尺侧腕伸肌腱轻度内侧半脱位（箭头）

腕关节处于旋后位时可观察到半脱位。

异常尺侧腕伸肌

外伤性尺侧腕伸肌腱鞘断裂可导致尺骨远端尺侧腕伸肌肌腱半脱位或脱位，脱离尺骨背侧沟向内侧移位。相关的肌腱滑膜炎很常见。轴位图显示半脱位最佳（图 12.17）。

尺侧副韧带（腕部）

腕部尺侧副韧带是 TFCC 的一个附加组成部分，可以在 MR 冠状位图像上观察到。它从尺骨茎突延伸到三角骨（见图 12.10A），表现为腕关节囊增厚，但提供的机械力很小。外侧也有相似的结构存在，即桡侧副韧带，从桡骨茎突延伸到舟骨。

拇指尺侧副韧带

正常拇指尺侧副韧带

正常的拇指尺侧副韧带是一种致密的结构，从拇指近节指骨基底部延伸到第一掌骨远端边缘。它负责稳定第一掌指关节的尺侧。在 MR 上，该韧带表现为一个横跨第一掌指关节的低信号带状结构，位于同样低信号、纵向走行的内收肌腱膜深部（图 12.18）。高分辨、小 FOV 冠状位图像对于识别该结构非常有必要。

猎场看守人拇指（又名滑雪者指）

第一掌指关节的外展损伤有 1/3 的可能导致尺侧副韧带附着于第一近节指骨基底部的撕脱性骨折，也有 2/3 的可能仅韧带损伤而没有撕脱骨折。MR 对

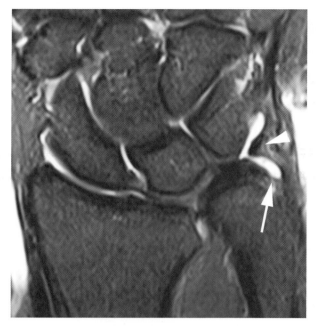

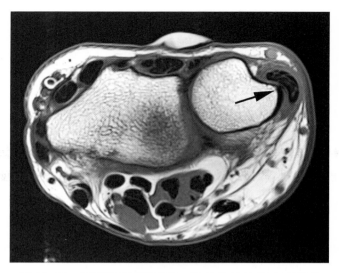

· 图 12.17　尺侧腕伸肌半脱位。腕关节的轴位 T1W 图像。尺侧腕伸肌肌腱（箭号）从尺骨背侧沟中的正常位置沿尺骨方向半脱位，表明尺侧腕伸肌腱鞘破裂，该结构为三角纤维软骨复合体的组成部分

· 图 12.15　关节盘同系物和茎突前隐窝。腕关节冠状位脂肪抑制 T2W 图像。关节盘同系物是腕部尺侧的三角形低信号结构（箭头）。它是茎突前隐窝的远端边界（箭号），茎突前隐窝近端和桡侧的边界是三角纤维软骨

尺侧副韧带异常可能仅显示其从拇指根部的撕脱或韧带本身的部分撕裂，韧带撕裂周围可伴有出血和水肿（见图 12.18），撕裂的韧带仍位于线条状的内收肌腱膜的深部。

　　当尺侧副韧带向近侧回缩并移位至内收肌腱膜表面时，称为 Stener 损伤。Stener 损伤大约发生在 1/3 的猎场看守人拇指患者中。内收肌腱膜插入撕裂的韧带和骨之间会影响愈合，可能进一步导致慢性松弛、握力减弱和关节退行性疾病。受伤后 3 周内对 Stener 损伤的治疗比延迟治疗更好。因为这种病变的体格检查不明确，需要进行 MR 诊断。

　　Stener 损伤在 MR 表现为"悠悠球挂在弦上"的外观。"悠悠球"是由缩拢的尺侧副韧带形成的，"悠悠球"的"线"则是内收肌腱膜（图 12.18C）。

肌腱

正常解剖

　　腕部的肌腱在轴位上显示最好。大部分屈肌腱（9 个肌腱）穿过腕关节掌侧的腕管。不必知道每一个屈肌肌腱的名称。

　　伸肌肌腱位于腕关节背侧，需要重点记忆，伸

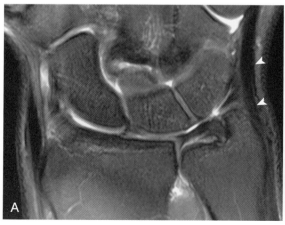

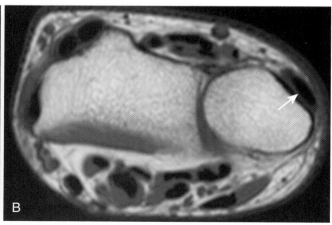

· 图 12.16　正常尺侧腕伸肌肌腱。A，腕关节冠状位脂肪抑制 T2W 图像。在腕部的尺侧及背侧（箭头）可以看到尺侧腕伸肌肌腱。B，腕关节的轴位 T1W 图像。尺侧腕伸肌一般在尺骨背侧沟中显示清楚（箭号）

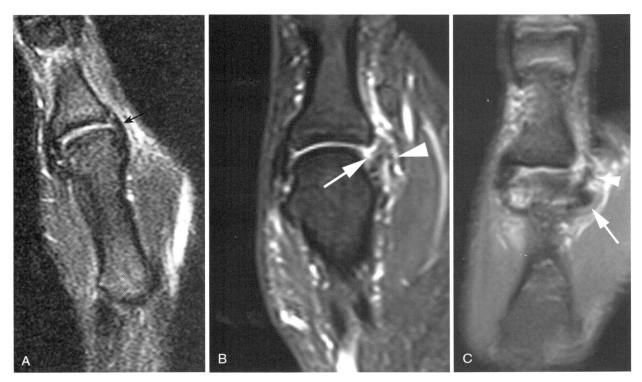

· 图 12.18 拇指尺侧副韧带：正常和异常。A，拇指的冠状位脂肪抑制 T2W 图像。正常尺侧副韧带（箭号）跨过第一个掌指关节，为连续的低信号带。B，拇指的冠状位脂肪抑制 T2W 图像（与 A 不同的患者）。尺侧副韧带（箭号）已从其附着的拇指近节指骨的基底部撕脱（"猎场看守人拇指"或"滑雪者指"），但仍位于内收肌腱膜深部（箭头）。C，有 Stener 病变的拇指（与 A 和 B 不同的患者）的冠状位脂肪抑制 T2W 图像。尺侧副韧带（箭号）从近节指骨的基底部脱离，增厚并向近端回缩，位于内收肌腱膜的表面（箭头），形成"悠悠球挂在弦上"的外观。悠悠球的"线"是腱膜

肌肌腱通过伸肌支持带稳定在腕关节背侧，其通过筋膜间隔形成 6 个背侧纤维间室（图 12.19）。

第一背侧纤维间室在腕关节桡侧，包含拇长展肌和拇短伸肌肌腱。第二背侧纤维间室包括桡侧腕长伸肌和腕短伸肌肌腱，并通过桡骨背侧的骨性突起 Lister 结节与第三背侧纤维间室中的拇长伸肌肌腱分离。第四纤维间室内有示指固有伸肌肌腱和指伸肌肌腱。第五纤维间室内是小指伸肌肌腱。尺侧腕伸肌肌腱位于尺骨切迹的第六纤维间室内。

我们很难记住这些肌腱的名字，更不用说它们是长肌腱还是短肌腱了。帮助我们记住肌腱是长肌腱还是短肌腱的一个技巧是记住在 Lister 结节尺侧的肌腱是拇长伸肌（它有一段很"长"的路通向拇指）。从拇长伸肌向桡骨方向发展，肌腱的长肌和短肌交替出现：拇长伸肌、桡侧腕短伸肌、桡侧腕长伸肌、拇短伸肌和拇长展肌。所以当你运用这个方式，长肌腱和短肌腱就容易记忆了，剩下的就是记对肌腱的名字。

在轴位图像上，腕关节的肌腱呈椭圆形或圆形的低信号。尺侧腕伸肌肌腱，其内通常有不明原因

的高信号，所以除非肌腱周围有液体（腱鞘炎）或异常增大或变细，少量肌腱内信号增高并不考虑是异常。腱鞘中少量的液体一般也是正常的，只有当液体完全包裹在肌腱周围时才考虑是异常。拇长展肌肌腱可见条纹和类似纵向撕裂的不均匀信号，这种现象是由于腱束之间存在着脂肪，而不应误解为病理情况（图 12.20）。

肌腱异常

肌腱异常常见于腕关节和手部，范围从腱鞘炎到退变和撕裂。过度使用和炎性关节炎引起的慢性重复性创伤是腕部肌腱病变的常见原因。MR 可以准确评估完全性撕裂。肌腱撕裂末端之间的间隙长度是治疗计划中的重要考量因素。大于 30 mm 的间隙通常需要使用肌腱移植而不是一期修补术。

de Quervain综合征（专栏12.4）

第一背侧间室中拇长展肌和拇短伸肌肌腱的受压或腱鞘炎被称为 de Quervain 综合征（注：学名桡骨茎突狭窄性腱鞘炎，俗称"妈妈手"）。通常可以

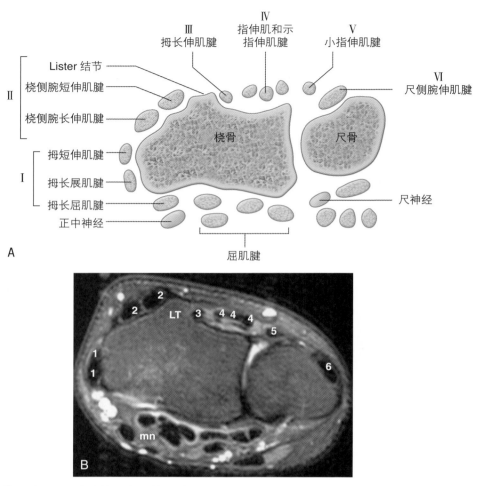

- **图 12.19 正常腕关节肌腱。A，**腕关节尺桡关节远端平面轴位图示。图中显示并标记出了 6 个背侧纤维管道。屈肌腱和正中神经呈环状分布。**B，**腕关节尺桡关节远端平面的轴位脂肪抑制 T2W 图像。图中背侧肌腱用数字标记，与 A 图中纤维管道标志一致。LT，Lister 结节；mn，正中神经

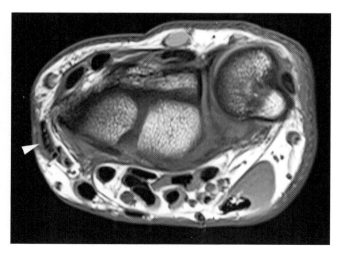

- **图 12.20 拇长展肌肌腱内条纹。**桡腕关节轴位 T1W 图像显示拇长展肌肌腱内多发中等信号条纹（箭头）。其外观类似于肌腱的纵向撕裂，其实是一种正常的变异，是由肌腱中脂肪交错造成的

- **专栏 12.4 de Quervain 综合征**

- 肌腱受压 / 刺激，第一背侧纤维间室
  - 拇长展肌
  - 拇短伸肌
- 与过度使用（体力劳动者）和怀孕有关
- MR 表现
  - 肌腱可能有正常的大小和信号，增厚，或有腱内信号
  - 常见肌腱周围信号异常：T1 低信号；T2 低或高信号（纤维化或腱鞘炎）

临床诊断，但有时表现不明显，无法与舟骨骨折、桡侧腕屈肌腱鞘炎或第一掌指关节退行性骨关节炎的表现鉴别。de Quervain 综合征可能是特发性的，但也与怀孕或体力劳动者的重复性创伤有关。

de Quervain 综合征的 MR 影像表现可能是多变的（图 12.21）。肌腱周围的皮下脂肪信号可能会消失，在所有脉冲序列上表现为肌腱被中等信号包绕，

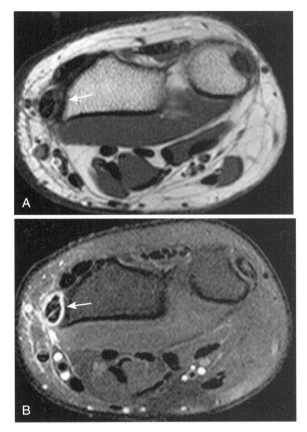

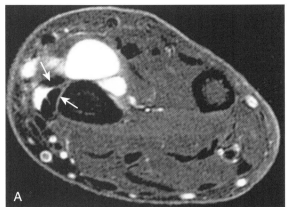

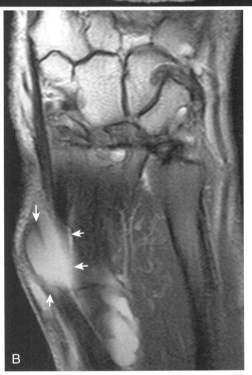

· **图 12.21** de Quervain 腱鞘炎（桡骨茎突狭窄性腱鞘炎）。A，腕关节的轴位 T1W 图像。桡骨茎突上的疼痛性肿块是拇短伸肌和拇长展肌肌腱的腱鞘炎（箭头）所致。B，腕关节的轴位脂肪饱和 T2W 图像。第一背侧间室的肌腱增大，腱鞘中出现积液（箭号）。该患者肌腱周围的皮下脂肪表现尚可

· **图 12.22** 交叉综合征。A，腕关节近端的轴位脂肪抑制 T2W 图像显示第一和第二伸肌间室肌腱交叉处的积液（箭号）。B，肌腱相邻的冠状位脂肪抑制 T2W 图像（不均匀的脂肪抑制）显示在肌腱交叉的位置存在腱鞘炎（箭号）

或者在 T2W 图像上腱鞘炎表现为肌腱周围高信号液体环绕。肌腱的直径可能正常或增厚，部分撕裂或变性的肌腱内可能有高信号。在大多数患者中，腱鞘内注射类固醇可治愈该病，但有时需要进行手术减压。

交叉综合征

交叉综合征一般是由于过度使用所导致的腱鞘病变，发生在距 Lister 结节近侧 4 ~ 8 cm 处第一伸肌间室横穿第二伸肌间室处。当怀疑该疾病时，必须将前臂的近端扫描延伸到该水平。可能导致交叉综合征的原因包括与体育相关的活动，例如滑雪、举重和划船，以及运用铲子和耙子等其他活动。该病在临床上常被忽略，因此 MR 对其诊断有一定的价值。第一和第二伸肌纤维管道内肌腱和腱鞘受累并伴有从肌腱交叉平面起向近端延伸的异常信号具有诊断意义（图 12.22）。当拇长伸肌越过 Lister 结节

远端的桡侧腕伸肌（长肌和短肌）时，就会发生更远端的交叉综合征。MR 对寻找伴有腕关节疼痛的这些患者的病因非常有价值。腱鞘炎和肌腱病的鉴别对此诊断非常关键。

尺侧腕伸肌

尺侧腕伸肌肌腱常发生腱鞘炎或部分撕裂。这种情况可能继发于 TFCC 损伤时尺侧腕伸肌腱鞘撕裂所造成的反复半脱位或脱位。当整个肌腱周围存在积液或肌腱异常增厚或变薄时，我们才考虑诊断尺侧腕伸肌腱鞘炎或肌腱部分撕裂（图 12.23）。在

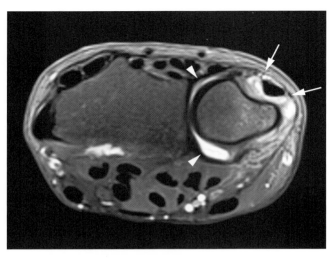

· 图 12.23　尺侧腕伸肌腱鞘炎。腕关节的轴位脂肪抑制 T2W 图像。尺侧腕伸肌腱鞘明显扩张，信号增高，提示腱鞘炎。还要注意尺桡关节远端积液（箭头）

许多无症状的个体中，该肌腱内均存在高信号，因此仅表现肌腱内的高信号时还不足以考虑是异常。当尺侧腕伸肌部分或完全脱离尺骨背侧沟并向内侧（尺侧）方向移位时，可诊断为尺侧腕伸肌半脱位或脱位。轴位图像最适宜评估该疾病。请记住，如果

腕关节为仰卧成像，尺侧腕伸肌通常可半脱位于背侧沟外。

弓弦现象

手指的指屈肌腱由韧带滑车等结构稳定固定，通常与邻近的骨性结构紧密相连。随着滑车结构的破裂，肌腱可以自由地从手指的骨上脱出，形成一种"弓弦"样外观。当肌腱与骨的分离程度与正常或相邻手指比较明显异常时，MR 可以很容易地做出诊断并对移位肌腱进行评估（图 12.24）。肌腱和指骨之间的异常分离不易观察，但是，当手指在表面线圈内轻微弯曲，则可观察到异常表现。

其他肌腱

腕关节的其他肌腱也可以出现肌腱炎、肌腱部分或完全撕裂。腕管中指屈肌腱腱鞘炎是腕管综合征的常见病因。MR 无法区分感染性积液和非感染性积液，当在屈肌间室的屈肌腱鞘中观察到液体时，结合临床病史方能做出正确的诊断。屈肌腱鞘炎发生在远端可迅速向近端扩展，影响腕管的正中神经和其他屈肌腱。

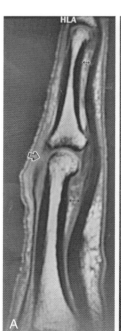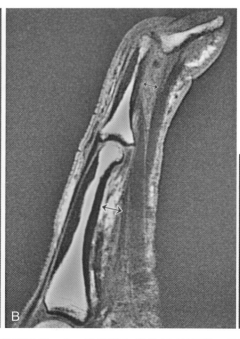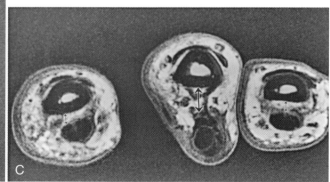

· 图 12.24　手指的肌腱异常。A，手指的矢状位 T1W 图像。不连续的伸肌腱撕裂（空心箭号），肌腱呈中等信号且变厚。该图也显示了正常屈肌腱与指骨的关系（双头箭号）。B，手指的矢状位 T1W 图像（与 A 不同的患者）。屈肌腱的弓弦现象表现为肌腱从指骨沿掌侧方向明显移位（与 A 比较）（双头箭号）。肌腱周围有瘢痕，手掌皮下脂肪部分消失。另外，由于远端伸肌腱断裂，有锤状指（远端指间关节弯曲）。C，手指的轴位 T1W 图像（与 B 中的患者相同）。中指弓弦损伤显示骨和屈肌腱之间的距离很大（双头箭号）。可以在受伤手指任一侧的正常手指上看到骨骼和屈肌腱之间应有的正常距离（小双头箭号）

腕管

腕管是一个纤维骨性空间，背侧与腕骨的掌侧凹面及屈肌支持带相连。其内包含屈肌腱和正中神经走行。屈肌支持带是一条致密的纤维带，它从腕管桡侧的舟骨和大多角骨结节延伸至腕骨尺侧的豌豆骨和钩骨钩。支持带通常有轻微的掌侧弯曲。通常在腕管内只有很少的脂肪，且当出现时仅在背侧。正中神经位于腕管掌侧和桡侧，一般为中等信号，很容易与周围低信号的肌腱区分。在轴位 MR 图像上，可在三个标准位置评估通过腕管的结构（图 12.25 ）：

1. 正中神经进入腕管之前的尺桡关节远端平面
2. 豌豆骨平面（近端腕管）
3. 钩骨钩水平（远端腕管），最狭窄处。

神经

正中神经

尽管正中神经可能因腕关节位置而异，但其主要位于腕管的掌侧和桡侧，在支撑带深部。与腕管内相邻屈肌腱相比，该神经信号更高，形态更接近椭圆形（见图 12.25 ）。在通过腕管向远端移行的过程中正中神经的大小保持不变或略微缩小。腕管从近端到远端逐渐变小，钩骨钩平面腕管最狭窄，正中神经在该平面呈扁平状，与相邻屈肌腱紧密相连。

腕管综合征（专栏12.5）

腕管综合征是最常见的影响上肢功能的压迫性

•专栏12.5　腕管综合征

MR 特征
- 正中神经肿胀（在豌豆骨平面比尺桡关节远端平面更大）
- 正中神经扁平（在钩骨钩平面）
- 神经 T2 信号增高
- 屈肌支持带（弯曲率 ＞15% ）

腕管松解术后表现
- 屈肌支持带
  - 缺失或
  - 切开面游离端掌侧移位
- 屈肌腱掌侧移位

神经病，主要是由正中神经在腕管中受压引起。特殊的症状使其临床诊断非常容易，因此大多数患者无需 MRI 检查。患者通常有拇指、示指、中指和环指的桡半侧疼痛和感觉异常，夜间加重。

腕管综合征的病因很多。任何增加腕管内体积或使腕管变窄的情况都可能导致神经卡压。最常见的原因是由于过度用手引起的屈肌腱腱鞘炎。

MR 通常不用于诊断腕管综合征，因为在大多数情况下，神经传导检测和临床病史就足够诊断。但是，当神经传导结果含糊不清或手术后患者出现复发或持续症状时，MR 可能有助于评估腕管综合征的潜在原因。

腕管综合征最好在 MR 轴位图观察。腕管综合征有 4 个主要征象（图 12.26 和图 12.27 ），如下：

1. 正中神经的局灶性或节段性肿胀（假性神经瘤），主观上最好通过比较尺桡关节远端平面的神经大小与豌豆骨平面的神经大小来确定。通常，正中神经应大小不变或向远端缩小。如果在远端图像上神经较粗大，则表明肿胀。

2. 在远端腕管钩骨钩平面，神经扁平或成角是典型

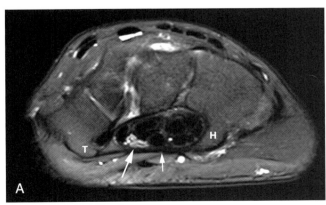
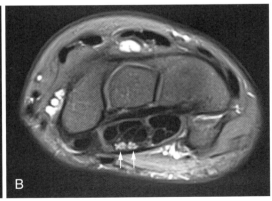

·图 12.25　腕管：正常解剖。A，腕关节腕管远端钩骨钩（H）水平轴位脂肪饱和 T2W 图像，可见大多角骨结节（T）和屈肌支持带（小箭号）。正中神经（大箭号）呈束状，中高信号。**B**，另一位患者的近端轴位脂肪饱和 T2W 图像。可见正中神经分叉（箭号），为 4% ~ 5% 的正常变异

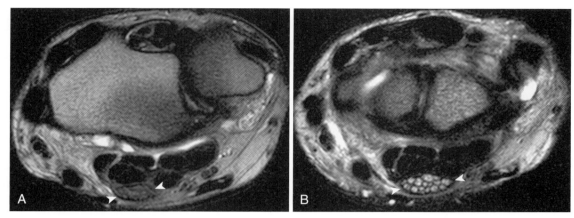

· 图 12.26   **腕管综合征。A**，腕关节尺桡关节远端平面的轴位 T2W 图像。可见进入腕管之前的正中神经（箭头）。**B**，腕关节近腕管处的轴位 T2W 图像。正中神经（箭头）增大并表现为高信号。屈肌支持带向掌侧弯曲

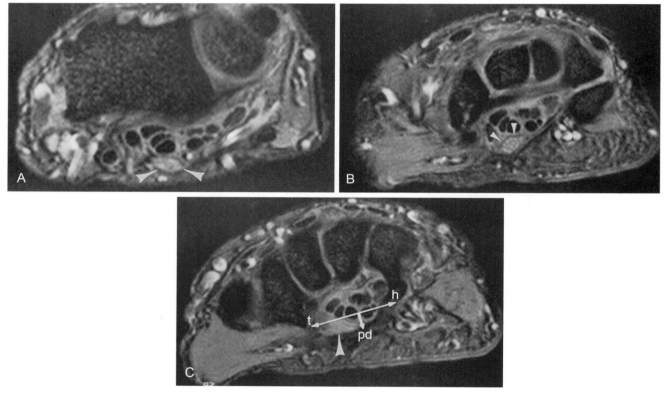

· 图 12.27   **腕管综合征。A**，腕关节尺桡关节远端平面的轴位梯度回波图像。正中神经（箭头）在此平面上具有正常外观。**B**，腕关节豌豆骨平面的轴位梯度回波图像。正中神经（箭头）由于受压与相邻的屈肌腱紧紧毗邻呈成角样改变。**C**，腕关节腕管远端平面的轴位梯度回波图像。正中神经（箭头）明显大于近端平面的图像，其弯曲率也异常。弯曲率的计算方法是：画出一条从钩骨（h）到大多角骨（t）的线，从线 ht 到屈肌支持带做一条垂直线（pd），并将二者相除而得到的数值

征象。如果神经受到邻近肌腱和骨骼的压迫，神经束就会扁平或成角。

3. 腕管内容物的体积增加可引起屈肌支持带的弯曲，称为弯曲率。弯曲率计算先是通过在轴位像上画一条从大多角骨到钩骨的线（长度 =TH），再从这条线到屈肌支持带做一垂直线（掌移位 = PD），PD 除以 TH 来计算弯曲率。这一比例在正

常受试者中最高可达 15%，在腕管综合征患者中为 14% ~ 26%。

4. T2W 图像上正中神经的信号增高可能是由于神经静脉回流受阻而导致了水肿。

当然，任何 MR 发现都必须与临床症状相关。

MR 对于寻找腕管综合征解压术后仍持续有症状或复发的患者的原因通常更有用。

屈肌支持带松解后的 MR 成像结果包括支持带整个长度的断裂，腕管内容物向掌侧移位（图12.28）。

术后失败可能有几种原因，最常见的是屈肌支持带未完全松解，在这种情况下，MR 显示屈肌支持带在某些层面是完整的。MR 还可以发现一些其他潜在的原因包括正中神经周围出现低信号纤维性瘢痕伴近端神经肿胀（图12.29），腕管内持续或复发的肿块，或继发性正中神经瘤。MR 可用于识别腕管内的动静脉，有助于避免手术中意外的血管损伤（图12.30）。

纤维脂肪瘤性错构瘤

神经纤维脂肪瘤性错构瘤是一种良性病变，起

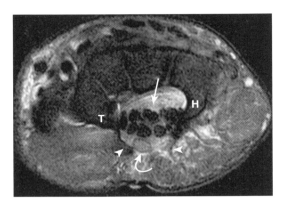

• **图 12.28　腕管术后正常表现。**腕关节的轴位 T2W 图像。屈肌支持带部分缺失，支持带的自由端沿掌侧方向移位（箭头），腕管内容物（直箭号 = 屈肌腱，弯曲箭号 = 正中神经）向掌侧移位。H，钩骨钩；T，大多角骨

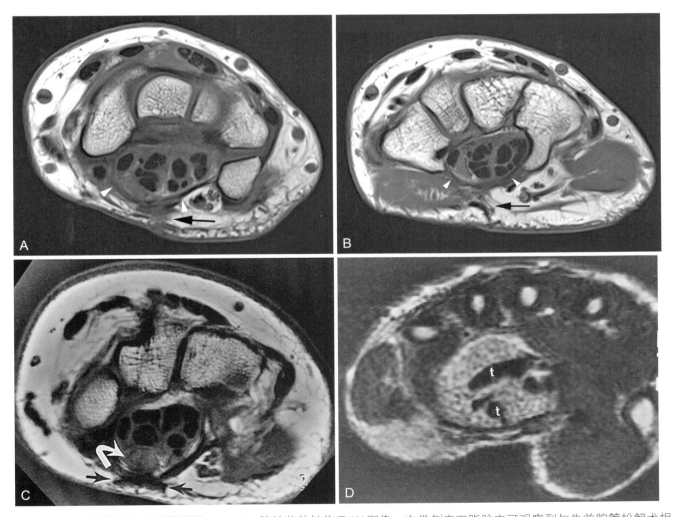

• **图 12.29　腕管松解术失败的原因。**A，B，腕关节的轴位 T1W 图像。在掌侧皮下脂肪中可观察到与先前腕管松解术相关的低信号瘢痕组织（箭号）。屈肌支持带（箭头）弯曲但完整，表明松解不完全。C，腕关节的轴位 T1W 图像（与 A 和 B 不同的患者）。正中神经（弯曲的白色箭号）很大，其掌侧面被先前手术相关的瘢痕（黑色箭号）包围。D，腕关节的轴位质子密度图像（与 A、B 和 C 不同的患者）。该患者的腕管综合征复发是由于发生了大范围屈肌腱鞘炎，并在屈肌腱（t）鞘中形成米粒体，从而对神经产生了压迫效应

源于神经并引起神经的明显增大。腕部正中神经是全身最易受影响的神经。病变可能是无症状的，也可能出现神经压迫症状。2/3的巨指畸形患者患有纤维脂肪瘤性错构瘤。神经一般有纤维和脂肪组织的浸润。

病灶MR表现独特（图12.31）。在脂肪信号背景下，可见由管状低信号结构组成的正中神经增大，

该表现可能与神经外膜和神经周围纤维化有关。

尺神经

尺神经与动、静脉通过腕尺侧管（Guyon's管）（图12.32）。Guyon's管底部由屈肌支持带和小鱼际肌组织构成，顶部由一层筋膜构成，尺侧边界由豌豆骨和钩骨钩组成。

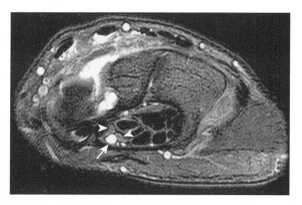

·图12.30　正中动脉。腕关节的轴位T2W图像。正中神经（箭头）在腕管内被血管（箭号）分开

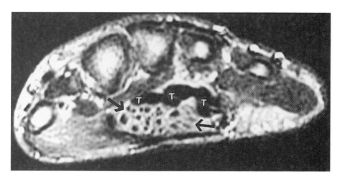

·图12.31　纤维脂肪性错构瘤。腕关节的轴位T1W图像。屈肌腱（T）掌侧的点状区域（箭号）代表巨大的正中神经。斑点状低信号是增大的神经束，而脂肪组织围绕着神经束

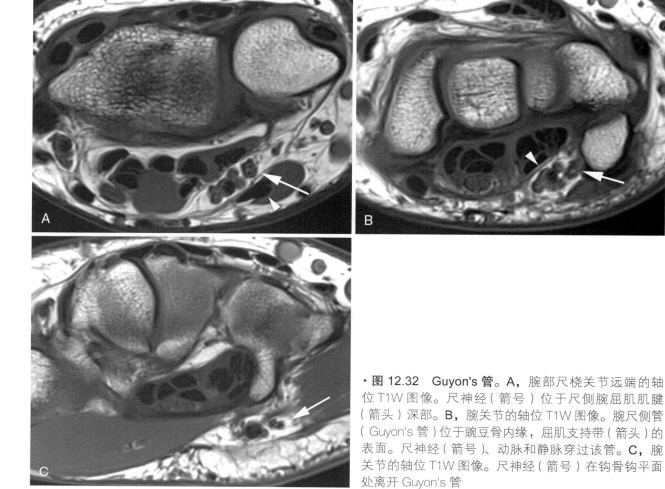

·图12.32　Guyon's管。A，腕部尺桡关节远端的轴位T1W图像。尺神经（箭号）位于尺侧腕屈肌肌腱（箭头）深部。B，腕关节的轴位T1W图像。腕尺侧管（Guyon's管）位于豌豆骨内缘，屈肌支持带（箭头）的表面。尺神经（箭号）、动脉和静脉穿过该管。C，腕关节的轴位T1W图像。尺神经（箭号）在钩骨钩平面处离开Guyon's管

尺管综合征

尺神经穿过 Guyon's 管时可能会受到压迫。造成这种压迫的原因包括腱鞘囊肿（图 12.33）或其他肿块、钩骨钩骨折、与职业或某些体育活动（骑自行车，打网球、高尔夫球）有关的该区域的重复性损伤。可以在 MR 轴位图像上评估神经的大小和信号，以及邻近肿块。

骨结构

正常关系

我们需要先强调腕关节的某些骨解剖结构，以便更容易理解异常结构。在 MR 冠状位图像上，桡骨和尺骨远端关节面通常在同一水平，这称为尺骨中性变异（图 12.34）。

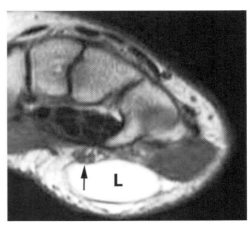

· 图 12.33　尺管综合征。腕关节的轴位 T1W 图像。图示尺神经病变患者，腕尺侧管钩骨钩平面有脂肪瘤（L），造成尺神经受压（箭号）

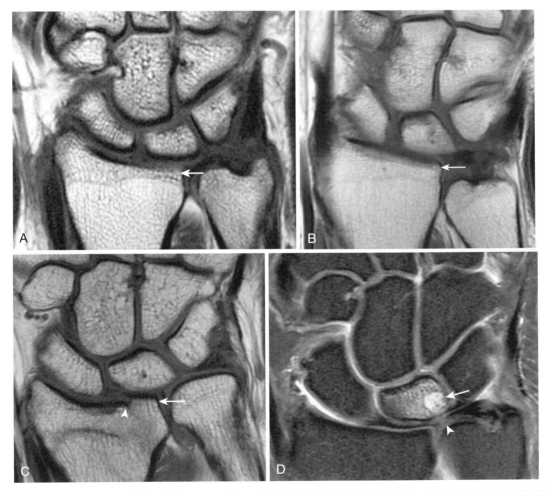

· 图 12.34　尺骨变异。A，腕关节的冠状位 T1W 图像。当尺骨头和桡骨远端处于同一水平（箭号）或尺骨高度在桡骨的 2 mm 以内时，提示尺骨中性变异。B，腕关节的冠状位 T1W 图像。当尺骨头低于桡骨头远端超过 2 mm（箭号）时，提示尺骨负变异。C，腕关节冠状位 T1W 图像。如果尺骨头超过桡骨远端（箭号），则提示尺骨正变异。该患者存在陈旧性桡骨远端嵌顿骨折畸形（箭头）。D，冠状位脂肪饱和 T2W 图像显示尺骨正变异，导致三角纤维软骨撕裂（箭头），相邻月骨骨髓水肿和囊性改变（箭号）

如果尺侧远端缘低于桡骨远端缘超过 2 mm，称为尺骨负变异。如果尺骨远端超过桡骨，则为尺骨正变异。任何正常尺骨中性变异的退变都会改变腕部的应力，并导致病理变化。具体来说，尺骨正变异与尺月撞击综合征和 TFC 撕裂相关，而尺骨负变异与月骨坏死相关（专栏 12.6）。由于尺骨表面是弯曲的，除非在所有冠状位图像上尺骨都短于桡骨，否则应谨慎诊断尺骨负变异。

• 专栏 12.6　尺骨变异相关病变

尺骨正变异
- 三角纤维软骨撕裂
- 尺月撞击综合征
  - 尺骨及月骨软骨退化
  - 三角纤维软骨撕裂
  - 月骨近端骨髓水肿或软骨下囊肿

尺骨负变异
- 月骨坏死（Kienböck 病）

骨异常
茎状副骨

腕部有许多附属小骨，但唯有茎状副骨可能与疼痛有关，常与肿瘤或骨折混淆。它是一种常见的骨小骨，在腕关节背侧靠近第二和第三掌骨基底部处突起。与茎状副骨相关的疼痛可能是由其和下方的骨之间发生的退行性变化（图 12.35）、直接损伤、附着处滑囊炎或腱鞘囊肿引起的。运用传统 X 线平片可以有效观察茎突，一般不需要 MR 进行诊断，但是在 MR 轴位或矢状位上可以显示与下方头状骨和大多角骨相连的小骨，以及任何相关的并发症如挫伤、滑囊炎或退行性变化。

腕关节不稳（专栏12.7）

腕关节不稳也在舟月韧带和月三角韧带撕裂的章节中讨论过（图 12.5 ～ 图 12.7）。舟月韧带断裂可能导致舟骨和月骨分离，这是最常见的腕关节不稳

• 专栏 12.7　腕关节不稳

舟月韧带断裂可能导致
- 舟月间隙增宽
- 舟骨旋转半脱位
- 月骨背侧倾斜（DISI）
- 腕关节 SLAC
  - 舟月间隙增宽
  - 舟骨和桡骨之间的退行性改变
  - 头状骨在舟骨和月骨之间向近端移位

月三角韧带断裂可能导致
- 月骨掌侧倾斜（VISI）

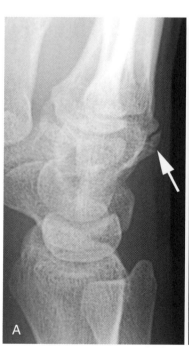
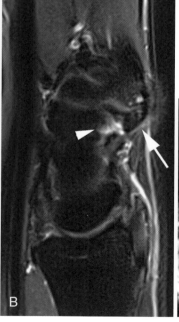
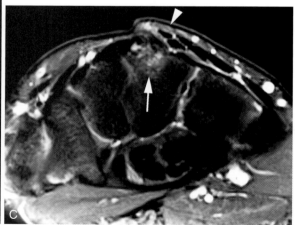

• 图 12.35　茎状副骨。 A，腕关节侧位 X 片，在腕掌关节（箭号）的平面上，沿腕背侧可见一个小的副骨，符合茎状副骨改变。B，腕关节矢状位脂肪饱和 T2W 图像，手腕背部可见茎状副骨（箭号），邻近的头状骨（箭头）有局灶性水肿。C，腕关节轴位脂肪饱和 T2W 图像，头状骨背侧同样显示水肿，可见指伸肌腱移位和肌腱周围水肿（箭头）

综合征。这种情况导致舟骨和月骨向背侧倾斜（旋转半脱位）：DISI 背伸型不稳定。舟月韧带断裂可在 MR 冠状位图像上诊断，DISI 畸形可在矢状位图像上诊断。这种病理改变可能最终导致 SLAC。在冠状位 MR 图像上可以诊断出月三角韧带撕裂，MR 矢状位图像则可以检测 VISI 掌屈型不稳定所致的月骨及三角骨之间的不稳。

尺月撞击综合征

尺月撞击综合征伴有疼痛，发生于尺骨远端和月骨近端的慢性磨损。由于腕部尺侧传递的力增加，尺骨正变异和尺月撞击综合征之间有很强的相关性。尺骨正变异可能是先天性变异，也可能是桡骨远端骨折阻生的结果。两块骨的长期反复撞击导致关节软骨退行性改变，经常可观察到中间的 TFC 撕裂。

当 X 线平片显示正常时，MR 可以显示月骨和 / 或尺骨远端的骨髓异常。通过 MR，在月骨近侧或尺骨头的软骨破坏、骨髓水肿、软骨下囊肿形成或硬化可以很容易识别（图 12.36）。相关的 TFC 撕裂也很容易识别。

茎突撞击

有时，尺骨茎突骨折畸形后，变形或伸长的茎突会影响三角骨，导致腕部尺侧疼痛。T2 加权（T2W）MR 图像可显示三角骨和细长的尺骨茎突内的骨髓水肿或囊性改变。

隐匿性骨折

创伤后持续的手腕疼痛可能是骨或软组织损伤的结果，MR 是识别这些异常的最佳成像技术。如果传统 X 线平片中隐匿性骨折是唯一的临床考虑，则可以进行局限性创伤 MR 筛查，因为 MR 是一种非常敏感和特异的诊断隐匿性创伤性骨损伤的方法。

舟骨是最常骨折的腕骨。骨折延迟愈合和近端骨折碎片的骨坏死是可以通过早期发现和适当治疗来预防的并发症。大约 16% 的舟骨骨折在最初的 X 线片上不明显，MR 是检测这些病变的一种很好的方法（图 12.37）。其他腕骨损伤在 X 线片上可能不明显，而在 MR 图像上以骨髓水肿形式显示，这主要与骨挫裂伤有关，可伴有或没有明显的骨折线（图 12.38）。没有骨折线的骨髓水肿并不表示损伤不那么严重，因为在这些情况下，真实的骨折线可能会在后续 X 线片上变得明显。

骨骺损伤

桡骨和尺骨远端的损伤可能是由急性或慢性创伤造成的。累及骺板的急性骨折（特别是 Salter Harris IV 型和 V 型）可能导致贯穿骨骺的纤维或骨桥形成，进而导致生长紊乱和骨骼畸形。MR 对于显示挫伤、骨折、骨损伤或骨桥形成非常有用。在 MR 上，骨桥为局灶性低信号，从干骺端穿过骺板纵向延伸到骨骺。梯度回波或短时反转恢复（STIR）序

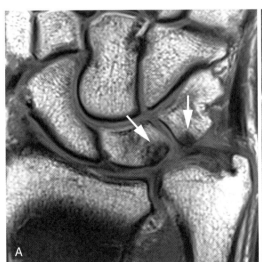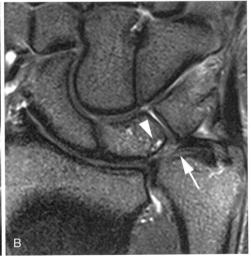

· **图 12.36 尺月撞击综合征**。A，腕关节的冠状位 T1 图像。图像上存在尺骨正变异。月骨近端和三角骨的局灶性信号异常（箭号）是尺月及尺骨三角骨撞击的结果。B，腕关节的冠状位脂肪抑制 T2W 图像。月骨近端在撞击部存在局灶性囊变（箭头）。还请注意相关的三角纤维软骨撕裂（箭号）

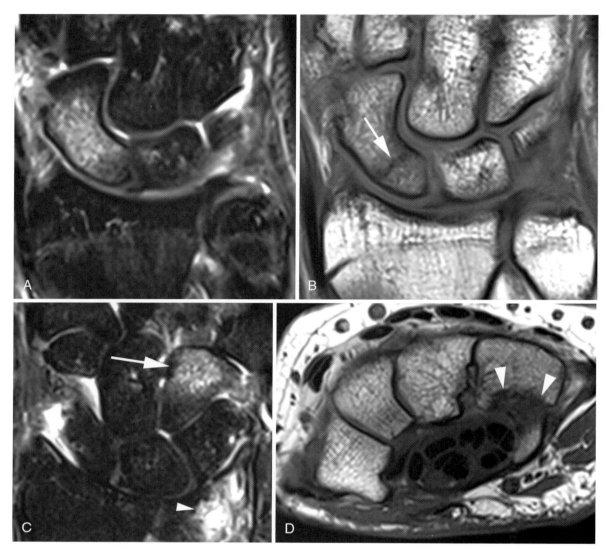

- 图 12.37　隐匿性腕骨骨折。A，腕关节冠状位 STIR 图像。舟骨弥漫性骨髓水肿。B，同一患者腕关节冠状位 T1W 图像显示舟骨近端的非移位骨折线（箭号）。C，腕关节冠状位 STIR 图像（与 A 和 B 不同患者）。钩骨远端可见弥漫性骨髓水肿（箭号），提示挫伤；然而，一张轴位 T1W 图像（D），提示该患者骨折位置在钩骨钩（箭头）

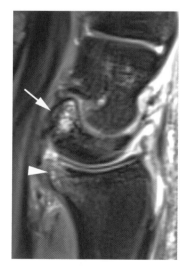

- 图 12.38　骨挫伤。腕关节矢状位脂肪饱和 T2W 图像。月骨（箭号）和桡骨远端（箭头）掌侧存在骨髓水肿，这是一名手腕受伤的大学橄榄球运动员，但未见骨折线

列非常适合显示这些异常。

桡骨远端骨骺的慢性损伤可能会发生于年轻的竞技体操运动员或拉拉队员，他们运动承重的一部分通常是在上肢。相关的压缩和剪切力破坏了骨骺（本质上是 Salter Ⅰ 型应力损伤），并导致与未分化的软骨组织形成相关的骨骺加宽，形态不规则。在许多情况下，可以在 X 线片上观察到该现象，但在 MR 中可以更早期检测到。MR 表现一般为骨骺异常伴有邻近骨髓水肿。

骨坏死（专栏12.8）

腕关节骨坏死的两个最常见部位是舟骨和月骨。舟骨的近端极易发生骨坏死，因为其大部分血供由远端进入舟骨并向近端流动，骨折可能会破坏这种

• 专栏 12.8　腕骨坏死

舟骨
- 近端骨折存在坏死风险
- MR
  - T1W 和 T2W 上的低信号 = 骨坏死
  - T1W 上的低信号、T2W 上的高信号 = 可能是存活骨，也可能是死骨 = 意义不大
  - T1W 上的高信号、T2W 上的中等信号（脂肪）= 正常

月骨（Kienböck 病）
- 与重复性创伤、骨折、尺骨负变异相关
- MR
  - 整个骨质 T1W 和 T2W 均呈现低信号 = 骨坏死
  - 如果只有一部分月骨 T1W 和 T2W 上呈低信号，或者 T1W 上呈低信号，T2W 上呈高信号，请考虑：
    骨坏死的早期
    骨内腱鞘囊肿
    尺月骨撞击综合征造成的骨髓水肿或软骨下囊肿（寻找尺骨疝）

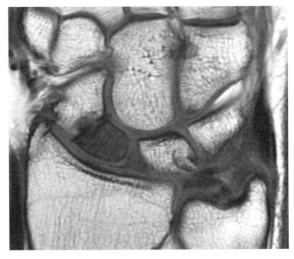

• 图 12.39　舟骨骨坏死。腕关节冠状位 T1W 图像。骨坏死表现为舟骨近端弥漫性低信号，无塌陷

逆行血流从而导致近端骨折碎片的缺血坏死和 / 或骨折愈合延迟或不愈合。对于不能痊愈的患者，评估近端碎片的稳定性对于患者管理和制订手术计划很重要。

T1 加权（T1W）图像上的正常黄骨髓信号表明该段具有活性。T1W 和 T2W 图像上均呈低信号表示坏死（图 12.39）。如果在 T1W 图像上信号低而在 T2W 图像上信号高，则意义不太明确，因为在活性骨或死骨中都可能出现水肿样信号，可能由骨髓水肿、骨折愈合或缺血性改变引起。尽管动态对比增强在这种情况下可能有用，但该过程有些麻烦，通常不在实践中使用。我们发现，如果近端骨质内的信号像皮质骨一样黑，或者比肌肉更黑，也可以很好地预测手术中可能会出现骨坏死。

月骨的 Kienböck 骨坏死可能是重复性创伤、急性骨折或尺骨负变异所造成的。男性比女性更常见，临床主要症状为随着活动而加重的手腕疼痛。大多数患有这种疾病的患者都从事体力劳动。月骨血供不丰富且大部分由末梢动脉供应。另外月骨在手腕的中心位置，承受着很大的压力。在尺骨负变异患者中，月骨的承压作用更大。

MR 可以根据成像时疾病所处的阶段显示几种异常模式。如果在累及整个月骨的 T1W 和 T2W 图像上信号都很低，则可诊断骨坏死（图 12.40）。如果仅涉及一部分月骨，或 T2W 图像上的信号增高，则诊断的不确定性增加，因为其他病理情况也可能会导致类似的表现。T2W 图像上的高信号一般提示早期病程阶段和较好的预后。

• 图 12.40　月骨骨坏死。A，腕关节冠状位 T1W 图像。Kienböck 骨坏死导致月骨的弥漫性低信号改变。B，腕关节矢状位脂肪饱和 T2W 图像。可见累及整个月骨的不均匀异常信号，这也显示了早期塌陷

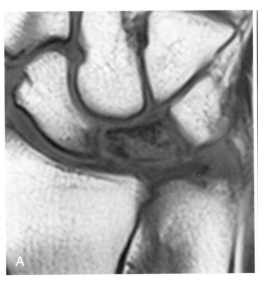
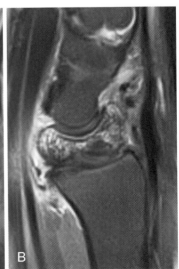

其他类似 Kienböck 骨坏死的病变包括骨内腱鞘囊肿、尺月骨撞击综合征引起的骨髓水肿或软骨下囊肿形成。这两种病变都是局灶性的，并且在 T2W 图像上具有很高的信号。当病灶涉及整个骨质或在 T1W 和 T2W 图像上呈现大量低信号时，Kienböck 骨坏死诊断更加明确。

先天性骨病变

除了茎状副骨之外，可能还存在其他具有重要意义的先天性异常，包括腕骨联合，其中最常见的发生在月骨和三角骨之间。月三角骨联合可能是骨性、纤维性或软骨性。纤维软骨联合通常伴有沿着纤维软骨联合边缘的骨髓水肿或囊性改变，类似关节退行性病变（图 12.41）。

Ⅱ型月骨有一个额外的小关节与钩骨近端相连，Ⅰ型月骨只与头状骨相连。Ⅱ型月骨中钩骨与月骨之间的关节可能会导致钩骨软骨的损伤，MR 可能会显示钩骨近端的骨髓水肿或者软骨下囊肿（图 12.41）。

肿瘤

手和腕关节的骨骼和软组织肿瘤以及肿瘤样病变很常见，并且有多种原因。这里只讨论非常常见或几乎只在手腕和手部出现的病变。

骨性病变

在手和腕关节的骨良性病变比恶性病变更为常见。这些病变中最常见的是内生软骨瘤、骨内腱鞘囊肿和表皮样囊肿。

内生软骨瘤

内生软骨瘤是骨内的软骨残余，具有分叶状边缘并经常侵蚀骨皮质内膜部分。它们位于手指的近中节指骨以及掌骨。常规 X 线片中它们通常包含钙化，但用 MR 可能难以识别。内生软骨瘤在 T1W 图像上的信号较低，而在 T2W 图像上的信号较高。MR 上其特定位置和分叶状外观可以进行诊断，通常是偶然发现的。内生软骨瘤在常规 X 线片上具有特征性的表现，当 MR 诊断困难时可协助诊断。

骨内腱鞘囊肿

骨内腱鞘囊肿常见于腕骨，尤其是在月骨桡侧。其由致密的纤维壁和壁内的黏液组成。囊肿通常位于骨骼的软骨下区域，可能局限于骨骼内，也有软组织腱鞘囊肿延伸进入邻近骨骼。这些病变可能引起疼痛。在舟月韧带中产生的小腱鞘囊肿通常会侵蚀月骨的桡侧，从而导致常见部位的骨内腱鞘囊肿发生（图 12.42）。

当 X 线片正常且放射性核素骨扫描无特异性时，MR 可显示骨内腱鞘囊肿。MR 还可以显示病变仅局限于骨骼还是由邻近软组织腱鞘囊肿侵蚀而成。该病变通常呈小的、圆形的、界限清楚的病灶，在 T1W 图像上为低信号，在 T2W 图像上为高信号。

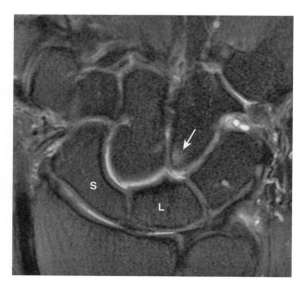

· 图 12.41　Ⅱ型月骨。腕关节冠状位 T1W 图像。由于Ⅱ型月骨存在，钩骨近端中有异常信号（箭号），该月骨具有与钩骨相连的小平面。由于部分骨联合，舟骨和月骨之间的间隙也变窄了。L，月骨；S，舟骨

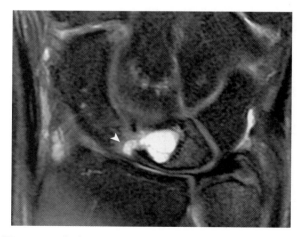

· 图 12.42　与舟月韧带退变相关的骨内腱鞘囊肿。腕关节冠状位脂肪饱和 T2W 图像。月骨桡侧面的骨内腱鞘囊肿与舟月韧带的腱鞘囊肿（箭头）相连

软组织病变

手和腕关节最常见的软组织肿块是腱鞘囊肿、腱鞘巨细胞瘤、神经鞘瘤、软组织软骨瘤、血管球瘤和异常肌肉。

腱鞘囊肿

引起腕部包块的最常见原因是腱鞘囊肿。其为纤维性囊壁包绕类似于凡士林黏稠液体的囊肿。有时可发现腱鞘囊肿通过蒂附着于腱鞘、关节囊、韧带或筋膜平面内。该病变可能伴有症状也可能无症状。它们通常发生在30多岁的女性中，其原因尚不确定，但可能与形成部位的慢性刺激有关。腱鞘囊肿可侵蚀邻近的骨结构。仔细检查舟月韧带背侧对于发现临床上不可触及但作为腕背部酸痛的常见病因的隐匿性小腱鞘囊肿非常重要（图12.43）。

腱鞘囊肿在MR T1W图像上显示为低信号肿块，有时会因为蛋白质浓度较高显示较高的信号。在T2W图像中，病变通常表现为弥漫性高信号。腱鞘囊肿的一个常见特征是肿块内有薄的分隔——在

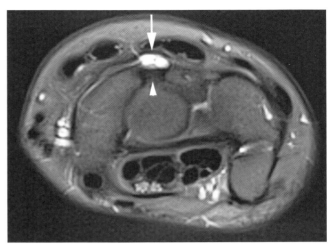

· 图12.43 舟月韧带背侧腱鞘囊肿。腕关节轴位脂肪饱和T2W图像。沿背侧舟月韧带（箭头）有一个小囊状高信号，其内可见分隔，为腱鞘囊肿（箭号）

T2W图像上表现为低信号线性结构。

钆剂可用于区分腱鞘囊肿与实性肿块，在腱鞘囊肿中，纤维壁和分隔膜会明显强化，而病变的其余部分无强化（图12.44）。

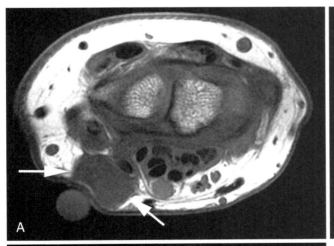

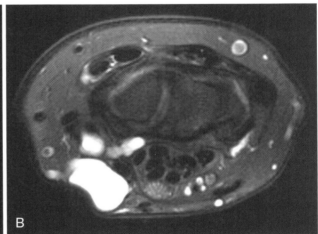

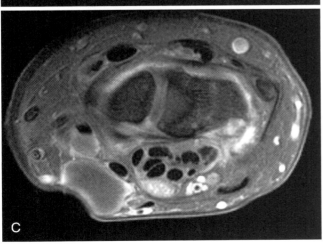

· 图12.44 掌侧腱鞘囊肿。A，腕关节轴位T1W图像。在手腕的掌侧、皮肤标记深部，显示出一个低至中等信号的肿块（箭号）。B，轴位脂肪饱和T2W图像。病变呈明显高信号，表明其最可能是腱鞘囊肿，这在C中得到证实，C为静脉钆剂注射后的轴位脂肪饱和T1W图像，囊壁强化，囊内无强化

腱鞘巨细胞瘤

腱鞘巨细胞肿瘤是手部和腕关节第二常见的软组织肿块。这种肿瘤是一种关节外、局灶性色素沉着绒毛结节性滑膜炎，属于一种特发的滑膜增生。肿瘤通常累及手指掌侧。

肿块在 T1W 和 T2W 图像上显示出较低的信号，鉴别诊断的可能性减少了很多（图 12.45）。淀粉样沉积和痛风石也可能表现为具有相同信号特征的软组织肿块，但通常还有其他影像学特征或临床病史帮助鉴别这些疾病。痛风通常有多个病变和关节受累，淀粉样变通常是由一个潜在的已知病变引发的系统性改变。

血管球瘤

血管球瘤是来源于神经 - 肌动脉血管球的良性肿瘤。这些血管球体存在于身体真皮的最深处，高度集中在指尖，特别是指甲下面。手指的血管球瘤通常沿着其手指远端的背侧出现，但偶尔可以沿着其掌面出现。血管球的功能是调节体温。这些病变可引起严重的疼痛、点压痛和对寒冷敏感。血管球瘤可能引起邻近骨的压力性侵蚀。

血管球瘤是边界清晰的小的软组织肿块，在T1W 图像上呈低信号，在 T2W 图像上则是高信号（图 12.46）。这些病变在静脉注射对比剂后表现出明显的强化。在所有序列中病变由一个薄的低信号无强化囊壁包绕。轴位和矢状位 MR 图像显示血管球瘤最佳，骨质侵蚀通常也很明显，而在传统的 X 线片上则无法显示。MR 对于血管球瘤的诊断、显示是否存在多个病变很有价值。另外，因为病变通常很小而且很难找到，MR 对指导手术找到病变的位置非常重要。

异常肌肉

异常肌肉在手和腕关节很常见。它们可能表现为软组织肿块或可能导致正中神经或尺神经受压，

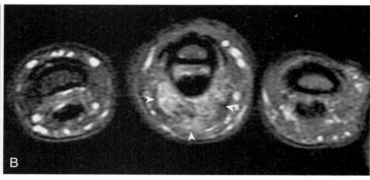

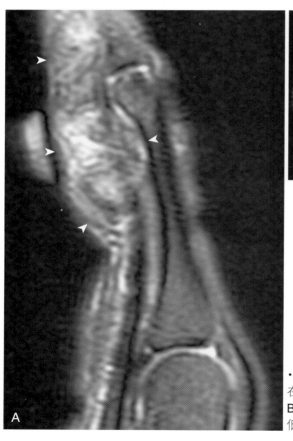

· **图 12.45　腱鞘巨细胞瘤。A，**手指的矢状位脂肪饱和 T2W 图像。在示指的屈肌腱的掌侧（箭头）有一个分叶状、中 - 低信号肿块。**B，**手指的轴位脂肪饱和 T2W 图像显示屈肌腱（箭头）表面的中 - 低信号肿块。信号特征是腱鞘巨细胞瘤的典型特征

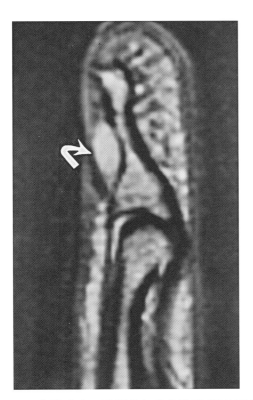

· **图 12.46**　血管球瘤。手指的矢状位快速 T2W 图像。指骨远端背侧有一个小的高信号肿块（弯曲箭号），导致骨侵蚀改变

具体取决于异常肌肉的位置。常见的异常肌肉是指短伸肌，它位于腕关节和手的背侧，沿伸肌腱的尺侧走行。临床上，这种异常肌肉很容易与腱鞘囊肿混淆。

对于异常肌肉，MR 通常表现为在可预测的位置与肌肉呈等信号的肿块（图 12.47）。

关节炎

炎性、退行性和代谢性关节炎通常会影响手和腕关节。MR 的断层成像性质和出色的分辨率可清晰、精细地显示侵蚀、软骨下囊肿、滑膜炎、腱鞘炎以及关节炎的其他表现，而其他影像学检查则表现为无异常或极少出现异常。第 6 章专门介绍了关节炎的表现以及 MR 在这些疾病中的作用。

滑膜囊肿

腕关节可能出现滑膜囊肿。这可能是类风湿关节炎的表现，但是起自豆三角关节的滑膜囊肿非常常见，且与炎性关节炎无关，因此值得关注。通常可以在豆三角关节的滑膜隐窝中看到少量的液体，但是较大量液体则会导致疼痛。这通常发生在患有豆三角骨退行性关节病的患者中，并且可能存在一种球阀机制，允许滑液进入囊肿但不能流出。液体被吸收，而滑膜囊肿中残留的物质非常黏稠，类似于膝关节的腘窝（Baker's）囊肿。当邻近关节出现异常，滑膜囊肿增大并进一步出现症状。在许多患者中，抽吸一些增大的豆三角滑膜囊肿并注射麻醉剂和类固醇，症状可得到缓解。如果注射不能缓解症状，可以通过手术切除豌豆骨来缓解疼痛。

豆三角关节滑膜囊肿的 MR 表现为腕关节掌侧圆形或细长的肿块，靠近豌豆骨，T1W 图像表现为低信号，T2W 图像表现为高信号（图 12.48）。当直径 ≥ 1 cm 时，我们报告滑膜囊肿而不是正常关节隐窝，其可能是疼痛产生的原因。

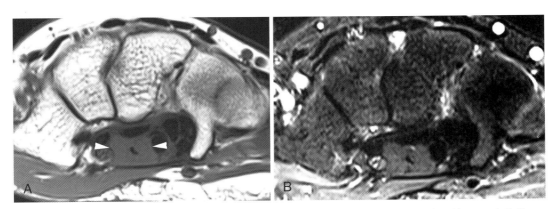

· **图 12.47**　异常肌肉。A，腕关节轴位 T1W 图像。可见中等信号的肿块（箭头）使腕管内的屈肌腱移位。B，腕关节轴位脂肪饱和 T2W 图像。肿块与肌肉信号相似，呈等 - 低信号，符合副指屈肌改变

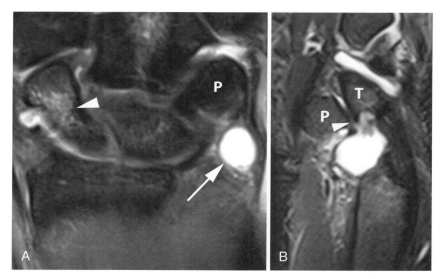

· **图 12.48　豆三角关节滑膜囊肿。A**，腕关节冠状位 STIR 图像。毗邻豌豆骨（P）的圆形高信号肿块（箭号）是起自豆三角关节的滑膜囊肿。还要注意由于最近损伤导致的舟骨骨髓水肿（箭头）。**B**，腕关节矢状位脂肪饱和 T2W 图像。滑膜囊肿可起自于关节近端（箭头）。P，豌豆骨；T，三角骨

感染

　　手和腕关节可能出现化脓性关节炎、脓肿、蜂窝织炎和骨髓炎。这些疾病在其他解剖部位更为常见，已在其他章节进行了详细讨论。手和腕关节感染的 MR 表现与其他解剖部位没有什么不同。要注意这个解剖区域的一个特征是感染可沿纤维间隔和腱鞘迅速扩散（图 12.49）。由于在手部可产生破坏性后果，任何疑似感染都需要积极地加以跟进及处理。腱鞘中的液体（腱鞘炎）可能是无菌的或感染性的，因此在鉴别腱鞘炎时应始终注意化脓性腱鞘炎的可能。

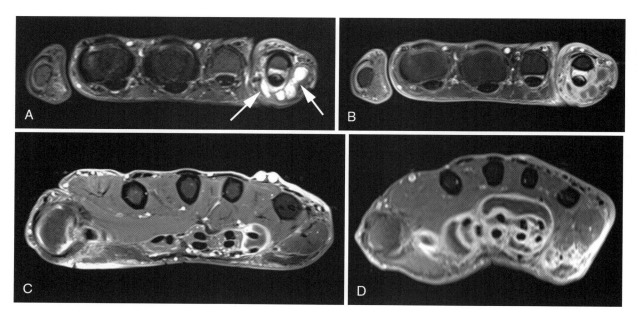

· **图 12.49　感染。A**，手的轴位脂肪饱和 T2W 图像。沿第五指屈肌腱鞘可见分叶状液体信号（箭号）。**B**，钆剂注射后的轴位脂肪饱和 T1W 图像。可见囊性灶边缘强化。**C**，在手掌中部平面注射钆剂后的轴位脂肪饱和 T1W 图像。增强的鞘膜和非强化的液体沿第五指屈肌腱鞘向近端平移。**D**，注射钆剂后在一个更近端水平，轴位脂肪饱和 T1W 图像显示其他屈肌腱鞘也增厚强化。随后的检查显示这是一个由鸟型分枝杆菌引起的脓毒性腱鞘炎

推荐阅读

韧带

Bateni CP, Bartolotta RJ, Richardson ML, Mulcahy H, Allan CH. Imaging key wrist ligaments: what the surgeon needs the radiologist to know. *AJR Am J Roentgenol*. 2013;200(5):1089–1095.

Brown RR, Fliszar E, Cotten A, Trudell D, Resnick D. Extrinsic ligaments of the wrist: normal and pathologic anatomy at MR arthrograhy with three-compartment enhancement. *Radiographics*. 1998;18(3):667–674.

Burns JE, Tanaka T, Ueno T, Nakamura T, Yoshioka H. Pitfalls that may mimic injuries of the triangular fibrocartilage and proximal intrinsic wrist ligaments at MR imaging. Radiographics. 2011;31(1):63–78.

Lee RK, Ng AW, Tong CS, Griffith JF, Tse WL, Wong C, Ho PC. Intrinsic ligament and triangular fibrocartilage complex tears of the wrist: comparison of MDCT arthrography, conventional 3-T MRI, and MR arthrography. *Skeletal Radiol*. 2013;42(9): 1277–1285.

LiMarzi GM, O'Dell MC, Scherer K, Pettis C, Wasyliw CW, Bancroft LW. Magnetic resonance arthrography of the wrist and elbow. *Magn Reson Imaging Clin N Am*. 2015;23(3): 441–455.

Ringler MD. Murthy NS. MR imaging of wrist ligaments. *Magn Reson Imaging Clin N Am*. 2015;23(3):367–391. Review.

Shahabpour M, Staelens B, Van Overstraeten L, De Maeseneer M, Boulet C, De Mey J, Scheerlinck T. Advanced imaging of the scapholunate ligamentous complex. *Skeletal Radiol*. 2015;44(12): 1709–1725.

Shahabpour M, Van Overstraeten L, Ceuterick P, Milants A, Goubau J, Boulet C, De Mey J, De Maeseneer M. Pathology of extrinsic ligaments: a pictorial essay. *Semin Musculoskelet Radiol*. 2012;16(2):115–128.

Taljanovic MS, Malan JJ, Sheppard JE. Normal anatomy of the extrinsic capsular wrist ligaments by 3-T MRI and high-resolution ultrasonography. *Semin Musculoskelet Radiol*. 2012;16(2):104–114.

Taneja AK, Bredella MA, Chang CY, Joseph Simeone F, Kattapuram SV, Torriani M. Extrinsic wrist ligaments: prevalence of injury by magnetic resonance imaging and association with intrinsic ligament tears. *J Comput Assist Tomogr*. 2013;37(5): 783–789.

肌腱

Cockenpot E, Lefebvre G, Demondion X, Chantelot C, Cotten A. Imaging of sports-related hand and wrist injuries: sports imaging series. *Radiology*. 2016;279(3):674–692.

Lee RP, Hatem SF, Recht MP. Extended MRI findings of intersection syndrome. *Skeletal Radiol*. 2009;38(2):157–163.

Meraj S, Gyftopoulos S, Nellans K, Walz D, Brown MS. MRI of the extensor tendons of the wrist. *AJR Am J Roentgenol*. 2017;209(5): 1093–1102.

Morris CJ, Younan Y, Singer AD, Johnson G, Chamieh J, Datir A. Masses of the hand and wrist, a pictorial review. *Clin Imaging*. 2016;40(4):650–665.

Plotkin B, Sampath SC, Sampath SC, Motamedi K. MR Imaging and US of the wrist tendons. *Radiographics*. 2016;36(6): 1688–1700. Review.

骨异常

Ersoy H, Pomeranz SJ. Palmer classification and magnetic resonance imaging findings of ulnocarpal impingement. *J Surg Orthop Adv*. 2015;24(4):257–262. Review.

Hayter CL, Gold SL, Potter HG. Magnetic resonance imaging of the wrist: bone and cartilage injury. *J Magn Reson Imaging*. 2013;37(5): 1005–1019.

Khalid M, Jummani ZR, Kanagaraj K, Hussain A, Robinson D, Walker R. Role of MRI in the diagnosis of clinically suspected scaphoid fracture analysis of 611 consecutive cases and literature review. *Emerg Med J*. 2010;27(4):266–269.

Little JT, Klionsky NB, Chaturvedi A, Soral A, Chaturvedi A. Pediatric distal forearm and wrist injury: an imaging review. *Radiographics*. 2014;34(2):472–490.

Patel NK, Davies N, Mirza Z, Watson M. Cost and clinical effectiveness of MRI in occult scaphoid fractures: a randomized controlled trial. *Emerg Med J*. 2013;30(3):202–207.

Stahl S, Hentschel P, Ketelsen D, Grosse U, Held M, Wahler T, Syha R, Schaller HE, Nikolaou K, Grözinger G. Results of a prospective clinical study on the diagnostic performance of standard magnetic resonance imaging in comparison to a combination of 3T MRI and additional CT imaging in Kienbock's disease. *Eur J Radiol*. 2017;90:212–219.

Zanetti M, Saupe N, Nagy L. Role of MR imaging in chronic wrist pain. *Eur Radiol*. 2007;17(4):927–938.

软组织肿块

Morris CJ, Younan Y, Singer AD, Johnson G, Chamieh J, Datir A. Masses of the hand and wrist, a pictorial review. *Clin Imaging*. 2016;40(4):650–665.

Sookur PA, Saifuddin A. Indeterminate soft tissue tumors of the hand and wrist: a review based on a clinical series of 39 cases. *Skeletal Radiol*. 2011;40(8):977–989.

Teh J, Whiteley G. MRI of soft tissue masses of the hand and wrist. *Br J Radiol*. 2007;80(949):47–63.

Vogel D, Righi A, Kreshak J, Dei Tos AP, Merlino B, Brunocilla E, Vanel D. Lipofibromatosis: magnetic resonance imaging features and pathological correlation in three cases. *Skeletal Radiol*. 2014;43(5):633–639.

拇指尺侧副韧带

Rawat U, Pierce JL, Evans S, Chhabra AB, Nacey NC. High-resolution MR imaging and US anatomy of the thumb. *Radiographics*. 2016;36(6):1701–1716. Review.

腕关节和手部扫描参数

这是一组建议的参数，有许多变量同样可以取得同等成像效果

腕关节：常规序列

序列号	1	2	3	4	5	6
序列类型	T1	T2*	Turbo T2	T2*	T1	T1
方位	冠状位	冠状位	冠状位	轴位	轴位	矢状位
FOV（cm）	8~10	8~10	8~10	8~10	8~10	8~10
层厚（mm）	3	1 或 2	3	3	3	3
增强	否	否	否	否	否	否

腕关节：肿块或感染

序列号	1	2	3	4	5	6
序列类型	T1	STIR	T1	STIR	T1 抑脂	T1 抑脂
方位	冠状位	冠状位	轴位	矢状位	冠状位	轴位
FOV（cm）	8~10	8~10	8~10	8~10	8~10	8~10
层厚（mm）	3	3	3	3	3	3
增强	否	否	否	否	是	是

腕关节：外伤筛查

序列号	1	2	3	4	5	6
序列类型	T1	T2 抑脂或 STIR				
方位	冠状位	冠状位				
FOV（cm）	8~10	8~10				
层厚（mm）	3	3				
增强	否	否				

拇指："猎场看守人拇指"扫描

序列号	1	2	3	4	5	6
序列类型	T1	T2*				
方位	冠状位	冠状位				
FOV（cm）	6~8	6~8				
层厚（mm）	3	2				
增强	否	否				

标准化报告

临床适应证

扫描参数

采用多序列、多平面成像的常规方案

讨论

1. 关节积液：无

2. 骨结构：无骨折或骨坏死迹象；无侵蚀或其他关节炎迹象

3. 骨间舟月韧带和月三角韧带：无撕裂迹象

4. 三角纤维软骨：无撕裂

5. 屈伸肌腱：正常位置、信号和形态

6. 腕管：正常，正中神经位置、形态、信号正常

7. Guyon's 管：正常，尺神经形态及信号正常

8. 其他异常：无

诊断

（右/左）腕关节 MR 正常

第 13 章　脊柱

目录

脊柱如何扫描
正常和异常
　退变
　　椎间盘老化和退化
　　骨退行性改变
　脊柱腔狭窄
　　椎管狭窄
　　椎间孔狭窄
　术后改变
　　无并发症的术后 MR
　　失败的腰椎手术
　炎性改变
　　椎间盘炎
　　硬膜外脓肿
　　蛛网膜炎
　　强直性脊柱炎
　创伤性改变
　　峡部裂与椎体滑脱
　　椎间盘骨内疝
　　严重创伤
　脊柱骨肿瘤
　　良性骨肿瘤
　　恶性骨肿瘤
　椎管内病变
　　硬膜外间隙
　　硬膜内间隙
　　脊髓病变
　　脊髓拴系
推荐阅读

脊柱如何扫描

可参考本章末的脊柱扫描方案。

- **线圈和患者位置**：所有脊柱成像均应使用相控阵脊柱线圈，患者取仰卧位。
- **图像定位**（专栏 13.1）：主要获取颈、胸、腰椎矢状位和轴位图像。在轴位成像平面上，得到覆

● 专栏 13.1 不同位置评估脊柱结构

矢状位
- 脊髓
- 椎间盘信号、高度
- 椎间盘轮廓（±）
- 椎体
- 棘突
- 神经根
- 椎间孔
- 椎管
- 韧带（前纵韧带、后纵韧带、棘间韧带、棘上韧带）
- 硬膜外腔

轴位
- 神经根
- 脊髓
- 椎间盘轮廓
- 椎体
- 椎间孔
- 椎管
- 侧隐窝
- 韧带（黄韧带）
- 硬膜外腔
- 关节面

盖整个脊柱的横断面。仅在椎间盘层面采集的图像（没有连续层面）信息不足，缺乏部分椎管的轴位图，且容易漏诊游离的椎间盘碎片和峡部裂。仅使用矢状位图像有时会漏诊游离的椎间盘碎片。同时，游离椎间盘碎片是导致腰椎手术失败和症状持续存在的原因之一，因此对于未手术的腰椎 MR 除采集矢状位图像以外，还应强调采集从 L1 椎体中部到 S1 椎体中部的连续轴位图像。对术后脊柱，应以术前病变椎体水平为中心采集轴位图像（对比治疗前后的图像）。相比于矢状位图像，轴位图像能更好地检测出椎间孔的病变。冠状位图像有助于更好地诊断脊柱侧弯。

- **序列及感兴趣区**：序列由临床检查适应证决定，主要分为以下几类：

  1. 退行性疾病（包括神经根症状）

2. 创伤

3. 脊髓压迫 / 骨转移

4. 感染（椎间盘或硬膜外 / 硬膜内病变）

T1 加权（T1W）和快速 T2 加权（T2W）图像是脊柱各节段矢状位成像的标准序列。推荐使用梯度回波序列矢状位图像在创伤后寻找脊髓出血位置，因为它利用了出血的晕染效应（blooming effect）。短时间反转恢复（STIR）矢状位序列在寻找创伤患者的韧带损伤、软组织出血和水肿中也具有优势。梯度回波序列轴位图像用于检测颈椎椎间盘病变，而快速 T2W 轴位图像用于胸椎和腰椎 [因为随着快速自旋回波（FSE）T2W 接近大脑搏动伪影会增加]。在矢状位和轴位选择 T1W 和某些类型的 T2W 图像适用于大多数情况。具体情况见脊柱扫描方案。层厚一般为 3 mm 或 4 mm，颈椎间盘梯度回波轴位图像层厚是 2 mm ；视野（fields of view, FOV）越小越好，矢状位图像序列需要比轴位图像序列的 FOV 要大一些，在颈、胸、腰椎，矢状位 FOV 分别为 14 cm、16 cm 和 16 cm ；轴位图像的推荐 FOV 分别为 11 cm、12 cm 和 14 cm。在采集矢状位脊柱图像时，应反转相位编码和频率编码，使椎间盘界面的化学位移伪影不会掩盖椎体终板或椎间盘的病变。

- **对比剂**：静脉对比剂用于术后脊柱成像、可能的感染或可疑的脊髓病变。如果评估骨转移或脊髓受压时，在硬膜外腔发现异常软组织时，进一步用钆对比剂可以更好地显示病变。

正常和异常

退变

脊柱最常见的异常是关节和骨结构的退行性改变。在脊柱中，主要关节有位于脊柱背面成对的、可自由活动的滑膜椎小关节和由椎间盘构成的可最低限度活动的软骨关节（微动关节）。脊柱 C2 平面以下的稳定性主要是由这三个关节复合体维持的，即椎间盘软骨关节、每个椎体成对的椎小关节。衰老可以引起这些关节的解剖和生化改变，这些变化可能会引起临床症状，也可能无症状。

近年来，脊柱影像的主要焦点是骨、椎间盘和

关节结构对邻近神经的机械效应。尽管影像学检测这种效应很重要，但大多数背痛症状与现存或下行神经的压迫或拉伸无关。疼痛可以由椎小关节或椎间盘引起，不管这些结构对邻近的脊神经根是否有影响。在影像学研究中，所有年龄段无症状的个体都可能存在椎间盘异常。患者颈部或背部疼痛的来源必须通过综合临床检查和 MR 结果来仔细确定，甚至时常需要对不同的脊柱结构进行麻醉注射来确诊。

椎间盘老化和退化（表 13.1）

这里讨论的正常椎间盘和异常椎间盘的特征适用于脊柱的任何层面，因为不论颈、胸或腰椎椎间盘，其表现是相似的。

正常椎间盘

椎间盘中央胶状髓核由水和蛋白多糖构成。髓核周围是纤维环，环的内层由纤维软骨构成，外层由胶原纤维呈同心圆围绕纤维软骨构成。纤维环通过夏佩纤维（Sharpey's fibers）固定在相邻椎体上。

在 MR 上，正常椎间盘在 T1W 图像上表现为低信号，略低于邻近的正常红骨髓，与肌肉信号非常相似（图 13.1）。T2W 图像除了最外层纤维环，椎间盘呈弥漫性高信号，最外层纤维环呈均匀的低信号（见图 13.1）。MR 无法区分髓核和内层纤维环。

正常的椎间盘一般不会超出相邻椎体的边缘；然而，在一些组织学正常的椎间盘中可以出现弥漫性超出边缘 1～2 mm。腰椎上段椎间盘的后缘呈轻度凹形，在腰 4/5 椎间盘后缘呈平直形，腰 5/ 骶 1 椎间盘后缘呈轻度凸形。

表 13.1 椎间盘退行性改变	
生化 / 解剖学	**MR**
水分 ↓	内核水平裂
蛋白聚糖 ↓	弥散信号 ↓，T2 ↓
胶原 ↑	椎间盘高度 ↓
纤维 ↑	
纤维环撕裂	局部 T2 信号 ↑，弥漫性椎间盘膨出
髓核通过纤维环疝出	局限性椎间盘外形异常
髓核裂隙内充满氮气（真空椎间盘）	T1 和 T2 见无信号气体，当仰卧或屈曲时，可能充满液体（↑ T2 信号）
椎间盘钙化	少量时 T1 信号 ↑ 大量时 T1 和 T2 信号 ↓

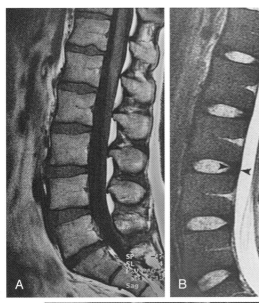

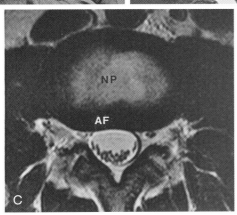

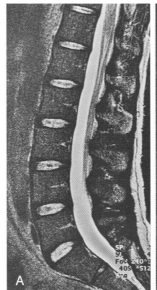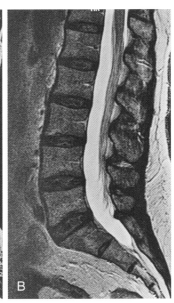

・图 13.2　椎间盘退变和老化。A，腰椎矢状位快速 T2W 图像。在每一层椎间盘的纤维性髓核内裂隙呈水平低信号，将椎间盘分成上下两部分，这是退变的早期表现（注：此图的髓核内裂隙低信号较正常椎间盘更明显一些）。B，腰椎矢状位快速 T2W 图像（与 A 患者不同）。弥漫性低信号贯穿整个椎间盘示明显的退行性改变和老化

・图 13.1　正常椎间盘。A，腰椎矢状位 T1W 图像，椎间盘为中等信号，低于骨髓的信号。B，腰椎矢状位快速 T2W 图像，髓核呈弥散性高信号，纤维环呈低信号（箭头，L3/4）。C，轴位快速 T2W 图像，L3/4 椎间盘。髓核（nucleus pulposus, NP）呈高信号，而周围纤维环（annulus fibrosus, AF）呈低信号

・专栏 13.2	纤维环放射状撕裂

- 也被称为高信号区
- 经常疼痛
- 贯穿纤维环全部或部分厚度的线性裂缝
- 垂直于长轴
- 通常位于下腰椎后部纤维环
- 从椎间盘表面内向生长的神经引起疼痛
- T2 和增强 T1 上，椎间盘中圆形或水平线状高信号

髓核内有水平方向的纤维性髓核内裂隙，在 T2W 矢状位图像上呈水平的低信号线，将椎间盘分成上下两部分（图 13.2）。

异常髓核

随着年龄的增长和退行性改变，椎间盘失去水分和蛋白多糖，胶原蛋白成分增加，从而纤维化更明显。最终，由于核内胶原含量的增加，T2W 图像上出现弥漫性信号降低（见图 13.2）。随着退变程度的增加，椎间盘高度逐渐减低。

异常纤维环（专栏13.2）

如前所述，椎间盘的老化和生化改变与多灶性纤维环撕裂的发生有关。纤维环撕裂有三种类型，但只有一种具有实际意义，即放射状撕裂。

放射状撕裂（裂缝）的厚度包括部分或整个纤维环（髓核到外部纤维环）。放射状撕裂垂直于纤维环长轴并多见于椎间盘的后半部分，通常在 L4/5 和 L5/S1 层面。放射状纤维环撕裂可导致疼痛，其原因是由于含有血管的肉芽组织生长到撕裂处，引起神经末梢的刺激性疼痛，这些神经末梢是从椎间盘表面延伸到撕裂处的。这些可能导致了椎间盘源性疼痛，但也可能是其他一些原因，包括伴随着这些裂缝产生的椎间盘不稳以及化学、机械因素刺激存在于纤维环中的痛觉神经。引起椎间盘源性疼痛的放射状撕裂可通过微创的椎间盘内治疗（热疗或化学治疗）或脊柱融合术来治疗。

纤维环撕裂在 T2W 或增强 T1W 图像上显示为局部高信号。T2W 矢状位图像显示放射状撕裂在后部纤维环上为球状或线状高信号（图 13.3）。在轴位图像中，放射状撕裂为局灶性高信号，与外侧纤维环边缘平行并有一小段距离。MR 上的放射状撕裂或裂缝以前也被称为高信号区，现在则被称为纤维环裂缝。

椎间盘形态异常（专栏13.3）

椎间盘异常的术语定义在文献中并不一致。许多医生将所有超出椎体边缘的椎间盘异常称为椎间盘突出或髓核突出。这种命名方法的问题是，大多数的异常对患者不造成后果，与症状无关；这也解释了在无症状人群中所谓的椎间盘突出的高发病率。类似于这种情况的有病因未明的硬化灶称为良性骨岛，以及肺部感染后的钙化性肉芽肿，这些说法虽然正确但对相关的临床医生或患者没有帮助，因为他们可能不会以正确的角度看待影像学检查中看到的异常，并且可能具有误导性。

大多数脊柱外科医师使用更标准化的命名法，这有助于区分哪些可能是与临床相关的病变。我们使用与外科医生相同的术语来描述椎间盘的形态异常：弥漫性椎间盘膨出、宽基底椎间盘突出、局限性椎间盘突出、椎间盘脱出和椎间盘游离（图 13.4）。局限性椎间盘异常主要是由于部分或全部髓核突出放射状纤维环撕裂处，局限性椎间盘异常一般发生于退变的椎间盘。"椎间盘疝出"一词可用于包括这里所列的所有其他更具体的术语，但不建议在脊柱 MR 检查报告中作为诊断性用语。

当确定椎间盘外形存在弥漫性或局限性异常时，

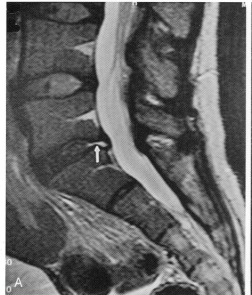
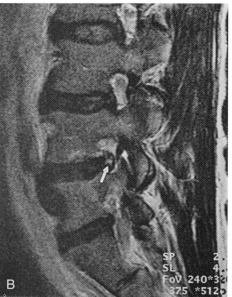
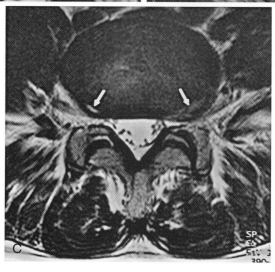

· 图 13.3　放射状撕裂。A，腰椎矢状位快速 T2W 图像。在 L5/S1 纤维环的后中线区（箭号）有一个局灶信号增高区，代表放射状撕裂 / 裂隙或高信号区。椎间盘稍向后突出。B，腰椎矢状位快速 T2W 图像（与 A 患者不同）。在 L4/5 左侧椎间孔区可见放射状撕裂所形成的高信号区（箭号）。C，L4/5 轴位快速 T2W 图像（与 B 患者相同）。L4/5 椎间盘后椎间孔外侧区出现放射状撕裂所形成短的、线状高信号（箭号）。椎间盘在撕裂处突出，导致双侧椎间孔轻度狭窄

椎间盘疝
- 包括所有的、非特异性的椎间盘以某种异常方式超出椎体边缘

椎间盘膨出
- 椎间盘弥漫性扩展超出椎体边缘 >2 mm

椎间盘突出
- 椎间盘超过椎缘的局部、小的延伸
- 前后径＜左右径（注：突出部分）
- 没有头尾侧（上下）延伸
- 通常无症状（注：如严格按照本章标准有症状的突出比例很低）
- T1 和 T2 呈低信号

椎间盘脱出
- 椎间盘局部、大的延伸，比突出更明显
- 常伴有症状表现
- 前后径 ≥ 左右径
- 可向头尾（上下）侧延伸，但保持与椎间盘主体的连接
- T1 呈低信号，T2 呈高或低信号

椎间盘游离
- 椎间盘碎片与主体之间的连续性消失
- 常伴有症状表现
- 碎片迁移
  - 头侧或尾侧（注：游离的碎片可以位于相应椎间盘层面的上方或下方）
  - 在后纵韧带前方或后方
  - 硬膜外、硬膜内、棘突旁
- 椎间盘手术禁忌证
- 未能识别，是腰椎手术失败的常见原因
- T1 低信号，T2 或增强 T1 信号可高可低

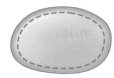

A　弥漫性椎间盘膨出

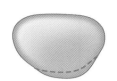

B　宽基底椎间盘突出（或局灶性膨出）

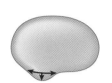

C　局灶性椎间盘突出　前后径＜左右径

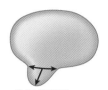

D　椎间盘脱出　前后径 ≥ 左右径

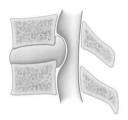

E　椎间盘脱出　椎间盘超出主体范围但仍与主体相连

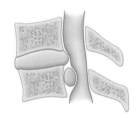

F　椎间盘游离　椎间盘碎片与主体分离

•图 13.4　椎间盘形态。图中显示椎间盘形态异常。A 和 B 中的虚线表示椎体，实线表示椎间盘

可将其量化为轻度、中度或重度。目前对这些不同类别的定义还没有达成一致。量化椎间盘疾病严重程度的建议是：如果前硬膜外脂肪没有消失，建议是轻度；如果硬膜外脂肪消失，硬膜囊移位，建议是中度；如果脊髓受压或神经根受累，建议是重度。

　　椎间盘膨出　弥漫性膨出的椎间盘对称地沿圆周方向延伸超过相邻椎体边缘 2 mm。诊断基于轴位和矢状位的图像，通过比较椎间盘的边缘与相邻椎体的边缘来判断是否膨出，并明确椎管和椎间孔是否因椎间盘而狭窄（图 13.5）。在轴位图像上较易评估椎间盘膨出。大范围的椎间盘组织超出椎体边缘但没有包括整个椎间盘周边，这种情况可以称为局限性膨出或宽基底突出（图 13.6）。

　　椎间盘突出　椎间盘突出是椎间盘组织在椎体边缘以外不对称的局限性突出，通常进入椎管或椎间孔，但不会引起症状（注：按作者的标准有症状的大部分达到了脱出标准）。基底（沿椎间盘后缘的突出的左右径）比其他任何径线（注：突出部分的上下径、前后径）宽（图 13.7）。

　　外纤维环保持完整（注：外层纤维环未破裂）的突出被一些临床医生称为"包含型椎间盘突出"，这种局部突出的椎间盘不向头尾侧延伸。MR 能够显示大部分椎间盘突出，椎间盘主体在 T1W 和 T2W 上呈低信号。

　　椎间盘脱出　椎间盘脱出是突出中的一种更明显的表现形式，常常是引起症状的原因（图 13.8）。由于外纤维环破裂，异常椎间盘通常前后径比基底处（左右径）更明显。脱出的椎间盘会向相邻椎体后方的头侧或尾侧延伸，但仍与椎间盘主体保持连续。这类情况可以称为"非包含型椎间盘突出"。这类椎间盘会有明显的炎症反应，导致椎间盘内或周围的 T2W 和增强 T1W 信号增高。更典型的表现是脱出的椎间盘在所有序列上保持与椎间盘主体相同的信号。

　　椎间盘脱出可引起神经根症状，但是通过非手术的治疗有 90% 表现良好。在影像学检查中，经保守处理的椎间盘脱出和椎间盘突出的程度可自发减轻（图 13.9）。需要注意的是椎间盘缩小可能不是疼

·图 13.5　弥漫性椎间盘膨出。A，椎体轴位快速 T2W 图像。显示了椎体的大小，与相邻椎间盘的大小关系（与 B 比较）。B，相邻椎间盘轴位快速 T2W 图像。椎间盘的椭圆形态略大于图 A 椎体，提示轻度弥漫性椎间盘膨出。此外，由于椎间盘膨出，椎间孔和硬膜囊比 A 图层面稍窄

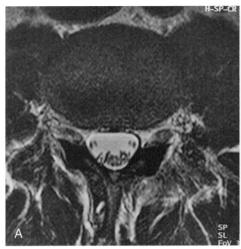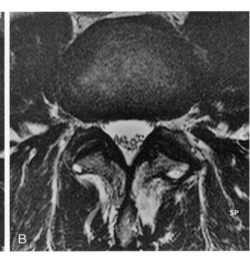

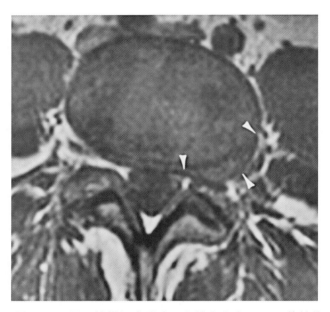

·图 13.6　局限性椎间盘膨出／宽基底突出。L4/5 的轴位 T1 图像。椎间盘的延伸超过了椎体边缘且范围较长（箭头之间），称为宽基底椎间盘突出或局限性椎间盘膨出

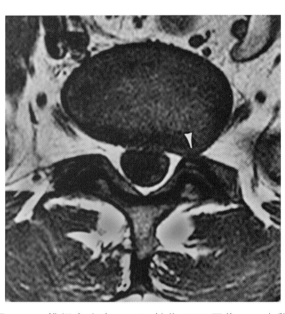

·图 13.7　椎间盘突出。L4/5 轴位 T1W 图像。一小段椎间盘突入左侧椎间孔（箭头）使之变窄。椎间盘异常的基底部大于其前后径，是局限性椎间盘突出的典型表现

痛减轻的原因，因为椎间盘脱出引起的疼痛还有可能是炎症反应引起的，而不是神经压迫所导致。

椎间盘游离　当脱出的椎间盘与椎间盘主体分离，称为椎间盘游离（图 13.10）。这些游离体可能以相同的概率沿着头侧或尾侧方向移动，通常停留在距离椎间盘主体约 5 mm 的范围内。它们可能位于后纵韧带和椎体后缘之间，也可能穿过后纵韧带进入硬膜外隙。这些游离体通常停留在硬膜外隙前部，但偶尔会游离到硬膜外隙后部。少数情况下，游离的碎片可能进入硬膜囊或进入棘突旁软组织，识别这些游离碎片是十分重要的，因为它们可能在手术中被遗漏。一些医生认为，遗漏游离椎间盘是椎间

盘手术失败的主要原因。游离椎间盘是经皮椎间盘切除术和部分其他椎间盘手术的禁忌证。

局限性椎间盘异常与位置（专栏13.4）

局限性椎间盘异常（注：这里不等于上述的局限性突出，按上下文意思，局限性椎间盘异常应该包括突出、脱出等）应明确大小、轮廓、位置以及与神经或其他重要结构的关系。局限性椎间盘异常的位置需要准确地描述，以便正确地规划手术入路，或者可以确定症状是否与 MR 上看到的解剖异常相关。局限性椎间盘异常在椎间盘主体水平的应被描述为中央型、左中央旁型或右中央旁型；左或右椎

· **图 13.8 椎间盘脱出**。A，L5/S1 轴位 T1W 图像。在右侧中央旁区有一大块椎间盘伸入椎管。它的基底短于它的前后径尺寸（箭头之间），使这成为一个脱出的椎间盘。由于椎间盘的移位，S1 下行神经显示不清。B，L5/S1 矢状位 T1W 图像。脱出的椎间盘延伸超过椎间盘主体的上下缘（箭头），这是椎间盘脱出的另一个标准。C，L5/S1 矢状位 T1W 增强图像。由于组织炎性反应的强化，脱出的椎间盘周围呈环形高信号

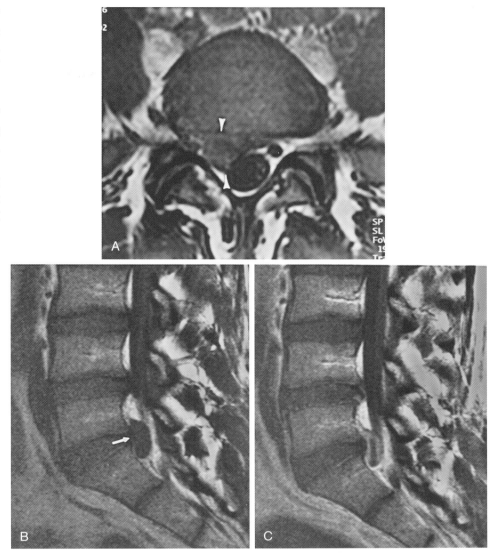

· **图 13.9 椎间盘脱出自发恢复**。A，L5/S1 矢状位 T1W 图像。较大范围的椎间盘脱出延伸到 S1 椎体的后下方（箭号）。B，L5/S1 矢状位 T1W 图像。该图像是在图 A 近 1 年后获取的。患者未接受手术或其他介入治疗，椎间盘脱出明显减少，现在更接近于椎间盘突出

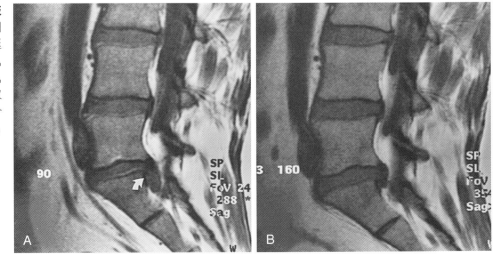

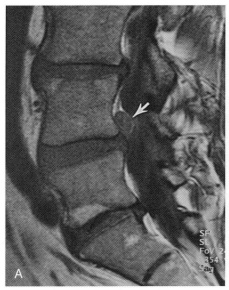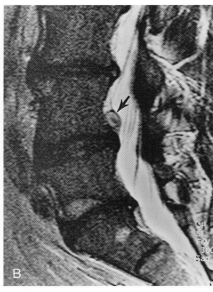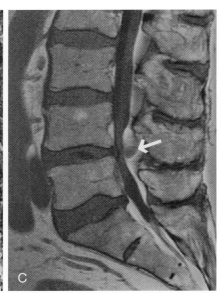

· **图 13.10　椎间盘游离。** A，腰椎矢状位 T1W 图像。L4 椎体后方有一小片椎间盘碎片（箭号），有一条线将它与 L4/5 椎间盘分离。由于这个碎片没有连接到椎间盘主体，所以它是一个游离椎间盘。它可能起源于 L3/4 椎间盘，因为可以观察到 L3/4 椎间盘缩小退化。B，腰椎矢状位快速 T2W 图像。游离椎间盘（箭号）比任何腰椎间盘信号高，主要是由于其内部和周围存在炎症反应。C，腰椎矢状位 T1W 图像（与 A、B 患者不同），在 L4/5 水平硬膜外间隙后部有一大片椎间盘（箭号）压迫硬膜囊。这是手术产生的游离碎片。2 周前的 MR 显示 L4/5 椎间盘脱出，但后方未见异常。由于急性发作的严重背痛和神经根症状复查 MR。另可观察到累及棘突的吻合棘改变（Baastrup's disease）（详见正文）

· **专栏 13.4　局限性椎间盘异常**

· 大约 1/3 的无症状个体在 MR 上表现为局限性腰椎间盘外形异常

· 在 MR 检查中只有 1% 的无症状患者发现椎间盘脱出

· 约 90% 的局限性椎间盘外形异常发生在 L4/5 和 L5/S1 平面，以及 C5/6 和 C6/7 平面

· >90% 的腰椎局限性椎间盘外形异常位于中央和中央旁区域

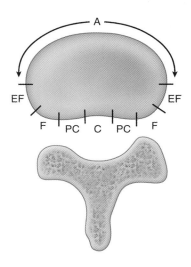

· **图 13.11　椎间盘异常的位置。** 图示如何描述椎间盘异常的位置。局限性椎间盘外形异常可能位于中央型（C）；左或右中央旁型（PC）；左或右侧椎间孔型（F）；左或右侧椎间孔外侧型（EF），也称为远外侧型椎间盘异常；以及前方（A）；在局限性椎间盘外形异常中，90% 影响中央和中央旁区域

间孔型；左或右椎间孔外侧型（也称为外侧或远外侧）（图 13.11）。

超过 90% 的局限性腰椎间盘异常影响椎管（中央和中央旁区域），大约 4% 发生在椎间孔，另外 4% 发生在椎间孔外区域。有 L5 神经异常症状的个体大部分存在 L4/5 椎间盘中央或中央旁型的椎间盘异常。然而，位于 L5/S1 的椎间孔外型（外侧型或远外侧型）椎间盘异常可能与 L4/5 椎间盘异常（注：L4/5 中央型或中央旁型）引起相同的症状，因为它会在 L5/S1 水平影响穿出椎间孔的 L5 神经。

大约 90% 的局限性椎间盘异常发生在 L4/5 或 L5/S1，颈椎则是 C5/6 和 C6/7，而胸椎则较少发生。描述哪些神经受椎间盘异常影响十分重要；颈神经位于各自的椎间盘平面以上，C8 神经根在 C7/T1 层

面（椎间孔）；其他胸、腰椎的神经根走行于相应椎间盘水平以下。例如，C4/5 椎间孔受压会影响 C5 神经，C4/5 椎间盘中央偏右突出会压迫到 C6 神经。而 T4/5 和 L4/5 椎间孔处的受压会影响 T4 和 L4 神经；T4/5 或 L4/5 椎间盘的中央右旁突出则分别影响

右侧下行的 T5 和 L5 神经根。

椎间盘形态异常的意义（专栏13.5）

椎间盘形态异常经常出现在无症状的个体中，20% 的 60 岁以下患者和 36% 的 60 岁以上患者存在一个或多个腰椎的局限性椎间盘异常，无相应临床症状。但是只是 1% 的无症状患者中存在椎间盘脱出，这说明椎间盘脱出在临床中具有重要意义。

局限性椎间盘异常导致的机械性压迫神经可引起感觉异常和肌肉无力，但不会引起疼痛症状。下腰痛的一种假说是身体对移位的髓核产生异物样的炎症反应所致。具体的表现是在异常的椎间盘没有延伸到椎管的情况下，也会发生相应的疼痛与神经根症状，这可能就是移位的髓核引发的严重炎症反应刺激周围的神经所致。同时研究还发现，在退化的椎间盘结构中有高水平的磷脂酶 A_2，这也是蛇毒和类风湿关节炎血管翳中产生炎症介质的活性酶，包括前列腺素、白三烯和血小板活化因子。

> • 专栏 13.5 椎间盘老化和退化：可能的结果
> - 神经受压
> - 神经的化学刺激
> - 骨性异常
> - 节段性不稳定
> - 椎管狭窄
> - 疼痛

椎间盘相关的压迫性脊髓病和硬膜外血肿

由椎间盘膨出及脱出所继发的椎管狭窄处的脊髓在 T2W 图像上可能会有高信号区域（图 13.12）。这种高信号可能是由于脊髓缺血引起的局灶性脊髓软化所致。这样的脊髓病变在减压手术后可能会有一定的改善，也可能没有改善。

椎间盘突出或脱出时会偶然发生硬膜外血管撕裂导致小的自发性硬膜外血肿，这种情况可能无法与位于椎体后方的游离（或脱出）的椎间盘鉴别（图13.13）。

当硬膜外血肿非常大时可引起明显的急性症状类似于急性椎间盘突出。它们通常会迅速消退，因此不需手术。这类硬膜外血肿在 MR 上有特征性表现（图 13.14），它们通常很大，位于椎体后方，常在 T1 序列上有一些高信号（血液成分）。当发现一

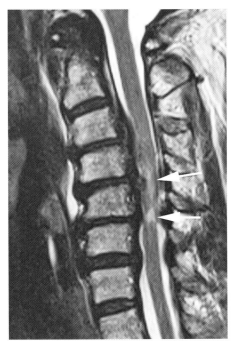

• 图 13.12 与椎间盘相关的脊髓病。颈椎矢状位快速 T2W 图像。后纵韧带增厚和钙化（CT 扫描证实）伴有多个椎间盘／骨赘隆起和挤压，导致多节段椎管狭窄。脊髓内 C4/5 和 C5/6 水平的高信号（箭号）是脊髓缺血和脊髓软化的结果

个大的游离体且与椎间盘的缺失不成比例时应考虑硬膜外血肿。此时应观察是否有 T1 高信号。椎间盘游离及硬膜外血肿的治疗方法截然不同，后者不需要手术治疗就能治愈。

椎间盘病变的鉴别诊断（专栏13.6）

异常情况和正常变异都可能在 MR 上表现类似于游离椎间盘的改变，如小关节的滑膜囊肿、联合神经根、蛛网膜憩室、神经根鞘囊肿和神经根起源的神经鞘肿瘤；甚至还可能在椎管内发现子弹碎片和来自椎体成形术的骨水泥（图 13.15）。放射科医生需要注意鉴别这些类似的改变。

神经根鞘扩张（Tarlov 囊肿或蛛网膜憩室）的信号强度与脑脊液（CSF）类似，需与游离椎间盘鉴别。

> • 专栏 13.6 椎间盘脱出及椎间盘游离的鉴别诊断
> - 滑膜囊肿
> - 联合神经根
> - 蛛网膜憩室
> - 神经根鞘囊肿（Tarlov 囊肿）
> - 神经鞘肿瘤
> - 小的硬膜外血肿

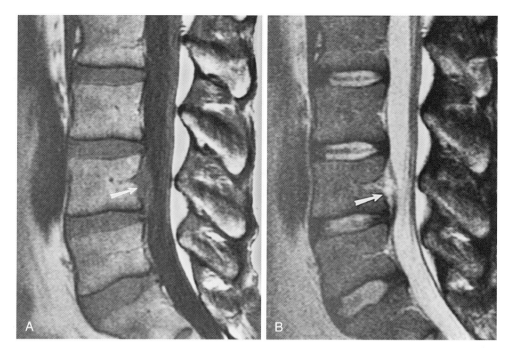

• **图 13.13　自发性硬膜外血肿**。A，腰椎矢状位 T1W 图像。在 L3（箭号）后方有一个突出后缘的等信号肿块，导致硬膜囊变窄。B，腰椎矢状位快速 T2W 图像。肿块变成高信号（箭号）。这与自发性硬膜外血肿是一致的。它需要与椎间盘脱出鉴别，但患者症状迅速缓解，也没有观察到由于椎间盘明显脱出所导致的椎间盘缩小改变

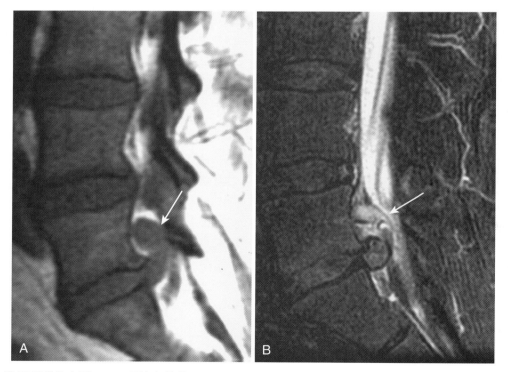

• **图 13.14　自发性硬膜外血肿**。A，腰椎矢状位 T1W 图像。在 L5 椎体后方有一个等信号肿块（箭号）。B，腰椎矢状位快速 T2W 图像。肿块呈等信号（箭号）。这与自发性硬膜外血肿是一致的。注意 L5/S1 椎间盘突出位于血肿的尾部，具有不同的信号特征

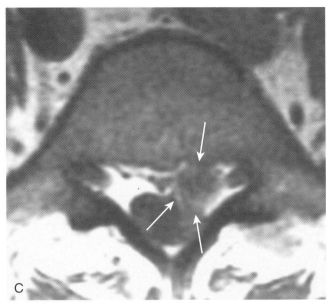

· 图 13.14　（续）C，腰椎轴位 T1W 图像。左侧中央旁可见低信号团块（箭号），周围信号增高，为硬膜外血肿。信号增高是由于血液成分导致

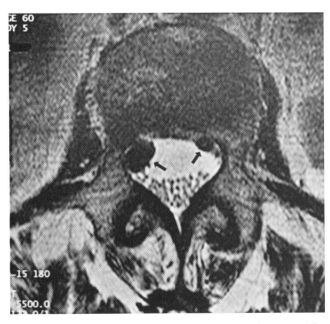

· 图 13.15　椎间盘相似结构。腰椎轴位快速 T2W 图像。患者的两侧侧隐窝处（箭号）有圆形、低信号的肿块并明显压迫神经根，但信号比游离的椎间盘的信号低很多。这是由椎体成形术中漏出的骨水泥，为类似于游离椎间盘的几种病变之一

当相邻的神经根在同一位置出硬膜囊时，就形成了联合神经根，可在 T2W 图像上表现为扩张的脑脊液间隙内见到神经根，联合神经根侧的侧隐窝增大，表明这是一个长期的过程。

真空椎间盘和椎体

椎间盘除了外形异常外，退变的另一种表现形式是椎间盘脱水，髓核出现裂纹或裂口，并充填了来自相邻细胞外液中的氮。当出现这种情况，基本上排除了累及椎间盘感染或肿瘤的可能性。真空椎间盘在 MR 所有的序列上是一个水平方向的线性流空信息（图 13.16）。

椎体终板的裂缝可使邻近的真空椎间盘中的氮渗入椎体，形成骨内真空裂隙。这种现象长期以来被认为是骨坏死引起的；在许多情况下，它只是退行性椎间盘疾病和骨质疏松性骨折结合的表现形式。骨内真空的表现类似于真空椎间盘，当气体聚积则在所有 MR 序列上都是线性流空信号；当液体聚积，则在 T1W 图像上呈等信号，在 T2W 图像上呈高信号（见后文）。

椎间盘或椎体内的真空裂隙往往随着脊柱的伸展而出现。当患者仰卧或屈曲时，裂口的内容物可能会改变。在 T2W 图像上，充满氮的裂隙可能会被高信号的液体代替（图 13.17；另见图 13.16）。这些不能与感染或其他疾病相混淆。

钙化椎间盘

虽然纤维环的最外层纤维是由供血血管供应的，但大部分椎间盘是通过邻近椎体终板的扩散来获得营养的，这需要运动和产生应力。各种病理过程可

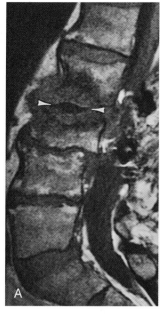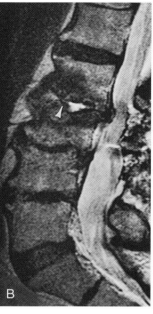

· 图 13.16　真空椎间盘。A，腰椎矢状位 T1W 图像。在 L2/3 椎间盘（箭头）中出现水平的、极低信号，代表由椎间盘退化引起的真空椎间盘中的氮。邻近的椎体在退化的椎间盘附近有大面积的低信号。B，腰椎矢状位快速 T2W 图像。这个序列获取的时间比 T1W 序列晚。高信号流体充满了椎间盘的大部分裂缝，但低信号氮仍然存在于椎间盘的前部（箭头）。骨髓改变仍为低信号，提示椎间盘源性骨硬化（3 型骨髓改变）。如果不仔细分析信号，这种外观可能与椎间盘感染混淆

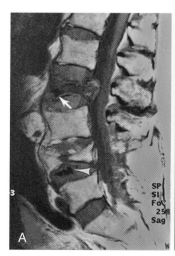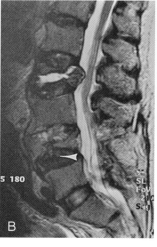

· 图 13.17　真空椎体和椎间盘钙化。A，腰椎矢状位 T1W 图像。L2 椎体骨折并向后突入椎管。椎体中央除前方可见由真空椎体内氮引起的极低信号（箭号）外，其余均为等信号。钙化的 L4/5 椎间盘（箭头）也呈线性低信号。这种低信号过厚且不规则，不属于真空椎间盘。B，腰椎矢状位快速 T2W 图像。L2 椎体的大部分缺损已成为高信号，只有残留的少量氮呈现的一小块低信号区，L4/5 处的低信号（箭头）来自于椎间盘钙化

导致椎间盘钙化，如退行性改变和老化、脊柱活动受限（强直性脊柱炎、弥漫性特发性骨质增生、手术融合、陈旧伤或感染）、二水焦磷酸钙结晶沉积症、褐黄病或血色素沉着病等。

　　MR 可以显示椎间盘中少量的钙，在 T1W 图像上呈高信号（图 13.18），但这在平片或 CT 上可能并不明显。钙在 T2W 图像上的表现具有多样性，但随着更多的钙沉积在椎间盘上，T1W 和 T2W 图像上均呈低信号（见图 13.17）。

骨退行性改变（专栏 13.7）

椎体

　　椎体对相邻椎间盘退变的反应主要有两种方式：①骨赘形成；②与终板平行的骨髓改变。骨赘是发生在椎体上缘或下缘的骨质增生。骨赘出现在椎间盘退化和疝出时，系在 Sharpey 纤维（使椎间盘附着在椎体上）上产生牵引力所致。骨赘常与椎间盘突出共存。

　　在颈椎，椎间盘异常通常伴有骨赘，称为椎间盘 - 骨赘复合体。骨赘通常表现为中心脂肪信号及周边皮质低信号，但在颈椎中可能表现为更弥漫性的硬化（主要是皮质骨而不是髓质骨），并且很难与变

· 专栏 13.7　椎间盘退化引起的骨质改变

椎体
- 骨赘
- 骨髓改变（Modic）
  - 平行于终板的局部或弥漫性改变
    - 1 型：T1 信号降低，T2 信号升高（炎性组织）
    - 2 型：T1 信号升高，T2 脂肪信号（局灶性转化为脂肪）
    - 3 型：T1、T2 信号降低（硬化）

椎小关节
- 退行性椎关节病
  - 软骨丢失、软骨下硬化或囊肿
  - 关节突过度增生——骨赘
  - 滑膜囊肿
  - 黄韧带褶皱（增厚）突入椎管
  - 邻近椎弓根的骨髓改变

棘突（Baastrup 病）注：吻合棘病
- 与脊柱前凸、退行性椎小关节病、椎间盘退变有关
- 棘间韧带断裂
  - 棘突之间形成囊状（T2 高信号）
  - 棘突之间的空间减少
- 棘突撞击
  - 皮质下硬化、囊变
  - 形成假关节面
  - 骨赘，边缘骨刺

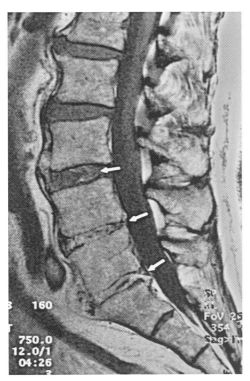

• 图 13.18 钙化椎间盘。腰椎的 T1 矢状面图像。下腰椎的 3 个椎间盘有大片不均匀高信号（箭头），这是由于钙化含量所决定（注：钙化含量不一样，磁共振信号会有变化）

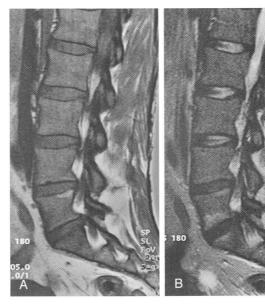

• 图 13.19 腰椎退行性骨改变（Modic 1 型和 2 型）。A，腰椎矢状位 T1W 图像。线性高信号脂肪平行于 L4 的下终板和 L5 的上终板，这与 2 型骨髓信号改变和椎间盘退变性疾病相关。B，腰椎矢状位快速 T2W 图像。由于在快速 T2 序列脂肪没有被抑制，脂肪在 L4 和 L5 终板仍然呈高信号。L5 下终板与 S1 上终板平行区域也存在线性高信号，T1 序列不明显，与椎间盘退变引起的 1 型骨髓信号改变一致

性的椎间盘区分。颈椎间盘在梯度回波轴向序列中呈高信号，但纤维环外层和后纵韧带的低信号可能难以与骨赘的皮质区分。有时很难确定是否只有椎间盘突出入椎管或同时伴有骨赘。在颈椎梯度回波轴位序列上，骨赘的信号强度非常低。骨赘的硬化部分可能会产生晕影，从而导致对骨赘大小的不准确评估以及对椎间孔或椎管的影响。T1W 图像可能有助于更准确地评估狭窄和区分骨赘与椎间盘。

退化椎间盘邻近的椎体骨髓可能因椎间盘疾病而发生改变。与终板平行的异常信号被称为 Modic 1 型、2 型或 3 型。这些骨髓改变可以是局灶性或弥漫性的，但往往是条带状的，且始终与终板平行。

1 型改变是最早的骨髓改变，主要是骨髓内的炎症和肉芽肿组织，在 T1W 图像上呈低信号和 T2W 图像上呈高信号（图 13.19）。这一表现需要鉴别椎间盘炎（注：椎间隙感染），但椎间盘感染在 T2W 图像上呈高信号，而在未感染的、退化的椎间盘中 T2W 图像高信号是不常见的，这通常便于鉴别诊断。完整的皮质终板、缺乏椎旁炎症改变、髓核内裂保留也是排除感染的诊断依据。

2 型改变包括由局灶性脂肪骨髓转换引起的所有序列上呈典型的脂肪信号（见图 13.19）。这些改变很常见。

3 型改变由纤维和硬化引起，在所有序列上均为低信号（见图 13.16）。

椎小关节

小关节是由上椎体的下关节突与下椎体的上关节突相连形成的。关节表面覆盖着透明软骨，骨性结构被包裹在关节囊内，囊壁为滑膜，是真正的滑膜关节。小关节和椎板的前部被黄韧带覆盖。

小关节常发生退行性改变，特别是在中下颈椎、下腰椎和腰骶交界处。小关节退行性改变表现为关节间隙变窄（软骨性纤维化）、软骨下硬化、软骨下囊肿和骨赘形成（部分关节突过度增生或肥大所致）。压力增加可能会导致与椎小关节退行性病相邻的椎弓根的骨髓发生变化，类似于在退化椎间盘附近的椎体终板所见的改变（Modic 改变）。滑膜囊肿可由椎小关节退变发展而来，并可向前突出（穿过黄韧带），导致椎管狭窄。退行性改变导致椎小关节的软骨缺失，以及退行性椎间盘疾病导致的椎间盘高度降低，会一起导致黄韧带褶皱向内突（注：正常黄

韧带具有弹性，各种因素导致黄韧带松弛且椎间盘高度降低后使黄韧带屈曲呈褶皱状凸向椎管及椎间孔），并最终导致椎间孔或椎管的狭窄。

　　椎小关节退行性改变的症状可能是由于骨过度生长、黄韧带褶皱向内突、滑膜囊肿向椎管内突入压迫邻近的神经结构（脊柱腔狭窄）所致，或者是小关节本身导致的疼痛。退变的小关节不仅会引起小关节的局部疼痛，而且还常常导致颈椎疾病并引起肩部或肩胛间区牵涉性疼痛。腰椎小关节退变则可能引起臀部、大腿和髋部的牵涉性疼痛。MR检查发现椎小关节存在异常并不能肯定相关的疼痛就是由此引起的，而在小关节内注射麻醉剂是唯一确定特定的小关节是否导致了部分或全部症状的方法。

　　退行性椎小关节病的MR表现（图13.20）跟其他骨关节的退行性改变类似（软骨下硬化在所有序列上均为低信号；囊肿在T1W上表现为低信号，在T2W上表现为高信号）。关节腔积液常见，在T2W图像上表现为高信号。骨赘和肥厚性骨改变在轴位图像上显示为圆形和增大的关节突外观。这些骨性改变会影响邻近椎管、侧隐窝或椎间孔的形态。

　　滑膜囊肿是圆形肿块，大小不一，可表现为不同的信号（图13.21）。它们在T1W图像上的信号一般较低，但由于囊肿内出血或蛋白含量较高，有时在T1W图像上可能会出现较高的信号。T2W图像一般表现高信号或混杂信号（混杂信号与钙化／真空现象有关）。增强图像显示周边强化类似游离椎间盘。与滑膜囊肿相比，大多数游离的椎间盘碎片不在椎管后方，且在T2W图像上不是弥漫性高信号。滑膜囊肿位于小关节附近，但并不总是容易诊断。

棘突

　　棘突和棘突间软组织的退行性改变（吻合棘或Baastrup病）可能是由于颈椎或腰椎过度前凸或相关的退行性椎间盘或小关节病引起的，这些疾病增加了后部结构的压力。相邻棘突的紧密连接会导致覆盖的棘上韧带松弛，并对中间的棘间韧带造成损伤。棘间韧带纤维化和撕裂，在韧带中产生空隙，可导致黏液囊的形成，或在棘突之间形成滑膜关节。棘间韧带的破坏会导致运动过度、棘突之间不稳定并直接接触，进一步会引起骨质硬化、假性关节面、骨赘、外膜囊或退行性骨刺。这些变化有时会引起疼痛症状。MR上主要表现为T2W图像上棘突间的高信号的囊液聚集（图13.22）。

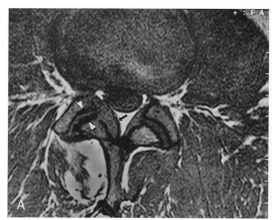
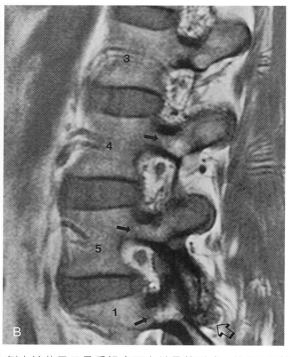

・ **图13.20**　退行性椎小关节病。**A**，腰椎轴位T1W图像。右侧小关节显示骨质轻度肥大并骨赘形成、软骨下硬化（箭头）、黄韧带增厚（箭号），外观与正常左侧不同。**B**，腰椎矢状位T1W图像。L5/S1小关节严重的退行性病（空心箭号），可见关节骨质肥大、褶皱（增厚）的黄韧带突入椎间孔。脂肪性的高信号（2型改变）见于L4、L5和S1的椎弓根（箭号），这些与邻近的椎小关节病相关。L3椎弓根信号正常，与相邻椎体信号相似

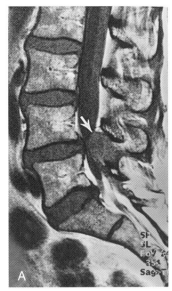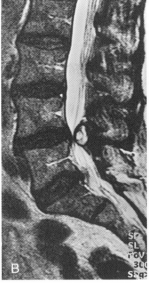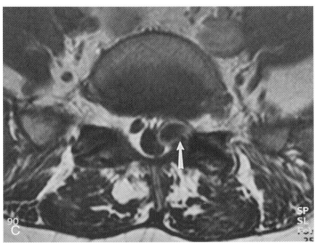

· 图 13.21 退行性椎小关节病引起的滑膜囊肿。A，腰椎矢状位 T1W 图像。在 L4/5 水平后部硬膜外间隙有一个等信号的肿块（箭号），压迫硬膜囊。B，腰椎矢状位快速 T2W 图像。肿块以高信号为主，伴有边缘低信号。C，腰椎轴位 T1W 增强图像。左侧肿块边缘强化（箭号），紧邻退变的左侧小关节，但未见交通，硬膜囊和神经均伴有受压移位

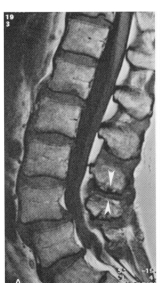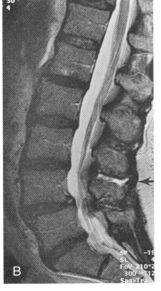

· 图 13.22 Baastrup 病（吻合棘）。A，腰椎矢状位 T1W 图像。L3 和 L4 的棘突比其他水平的棘突更接近。骨质在紧靠的一面存在骨质硬化（箭头），由于长期的互相碰撞使接触面骨质变平。B，腰椎矢状位快速 T2W 图像。在 L3 和 L4 棘突之间可见因棘间韧带破坏和滑囊形成所产生的高信号（箭号）

· 专栏 13.8 脊柱腔狭窄

参与的解剖结构
· 椎管
· 椎间孔
· 侧隐窝

原因
· 退行性
  · 椎间盘形态异常
  · 椎体骨赘
  · 退行性椎体滑脱
  · 小关节退变，骨赘，滑膜囊肿
  · 黄韧带褶皱（注：这里的褶皱在很多地方被描述为增厚，指的是黄韧带松弛、弹性下降，椎间隙变窄导致黄韧带屈曲形成褶皱状改变）
  · 先天性短椎弓根
    · 通常需要合并其他退行行改变才有症状
  · 任何来自骨、椎间盘或椎管内的肿块
    · 骨肿瘤、骨折碎片
    · 峡部裂，脊椎滑脱
    · 后纵韧带骨化
  · 硬膜外脂肪增多症、血肿、脓肿、肿瘤、瘢痕

并发症
· 疼痛症状
· 脊髓缺血软化
· 神经根水肿

脊柱腔狭窄（专栏13.8）

脊柱腔狭窄是指任何原因所导致的椎管狭窄、椎间孔狭窄、侧隐窝狭窄，可压迫神经根产生临床症状。狭窄的标准分类主要基于病因，包括先天性（如短椎弓根综合征、软骨发育不全）或后天性（通常为退行性）。先天性的脊柱畸形导致的脊柱腔狭窄一般很少有症状，除非合并有退行性改变（后天性椎

管狭窄）。脊柱腔狭窄的其他原因包括峡部裂（峡部缺损）伴脊柱滑脱（向前或后半脱位）、后纵韧带骨化、硬膜外脂肪增多症或骨质异常（如骨折或 Paget 病等）。

多节段脊柱腔狭窄的症状多为非特异性，包括背部疼痛、间歇性神经源性跛行、肢体神经根病变、屈曲过伸性疼痛、站立性疼痛（躺下缓解）等。脊柱腔狭窄的影像表现并不代表患者一定有狭窄的症状。因此 MR 检查必须与临床检查和其他检查相结合，以免在管理患者时出现错误。

脊柱腔狭窄可能发生在一个或多个脊柱水平，通常是多个退行性改变同时发生的结果。当椎间盘退变、椎体高度下降、小关节内关节软骨丢失时，会存在一个椎节相对于相邻椎节的运动；这种运动可引起退行性脊椎滑脱，从而导致脊柱腔狭窄。由于这些退行性改变可同样导致脊柱高度降低，使黄韧带褶皱向椎管和椎间孔内突，最终会引起脊柱腔狭窄。其他导致脊柱腔狭窄的退行性改变包括椎间盘形态的异常、椎体骨赘、小关节骨赘（肥大）和小关节滑膜囊肿。

椎管狭窄

椎管狭窄通常是由于小关节骨赘和黄韧带向内突，以及椎间盘突出压迫硬膜囊前部共同形成的。椎体骨赘（尤其是颈椎）以及术后瘢痕形成也会导致椎管狭窄。不建议通过测量来确定是否存在椎管狭窄，而应以椎管的形状（椎管和硬膜囊的形态）判断狭窄程度。正常情况下，在轴位图像上，椎管（椎管和硬膜囊）为圆形或接近圆形（一个饱满的椭圆形）结构（图 13.23）。如果它们变成扁平的椭圆形或三角形，则表明存在椎管狭窄（图 13.24~图

13.26）。狭窄程度在报告中可以描述为轻度、中度或重度，但是对于这些术语并没有普遍一致的客观标准。严重的椎管狭窄可导致相应神经根水肿，在颈椎水平甚至可能出现脊髓异常，在 T2W 图像上表现为高信号，可能由于狭窄部位局部缺血引起的脊髓软化所产生的（见图 13.24）。

侧隐窝狭窄

侧隐窝狭窄通常是由小关节退行性肥大引起的，也有少数是由椎间盘碎片或术后纤维化引起的。侧隐窝位于椎弓根的内侧，神经根在离开硬膜囊后进入椎间孔前就位于侧隐窝凹陷处。椎间孔与侧隐窝的上缘和下缘接壤。确定侧隐窝是否狭窄不需要测量，如果侧隐窝形状畸形，下行神经移位或受压，就可以诊断存在侧隐窝狭窄（图 13.27）。最好在轴位图像上评估。

椎间孔狭窄

椎间孔狭窄主要原因有椎小关节或颈椎钩椎关节退行性骨质增生、黄韧带褶皱内突（椎间孔后部）、椎间盘突出或游离碎片、弥漫性椎间盘膨出或术后纤维化。椎间孔的狭窄可以通过矢状位和轴位图像来评估。在矢状位图像上，正常的椎间孔表现为一个充满脂肪的椭圆形。如果椎间盘延伸至孔内，椭圆形变窄，形成锁孔形状（图 13.28）。轴位图像可以更准确地诊断，因为可以显示椎间孔更多的范围（图 13.29 和图 13.30）。

一个常见的误解是神经根只在椎间孔的上部分。椎间孔上部切面为背根神经节（膨大）和腹根，但随着神经向外下方延伸，它分成大约 15 束，组成了脊神经干（脊神经干很短）。MR 上不易看见这些神

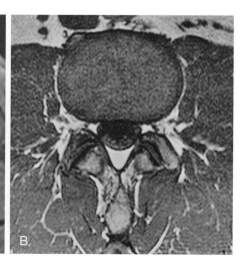

• 图 13.23　正常椎管（注：原注是中央椎管，为了方便整体理解延用椎管）。A，颈椎轴位 T2*W 图像。正常椎管，高信号的硬膜囊呈圆形或饱满的椭圆形。B，腰椎轴位 T1W 图像。正常椎管层面，可见低信号的硬膜囊呈圆形或饱满的椭圆形

·图 13.24 椎管狭窄：颈段（后天性）。A，颈椎 T2*W 轴位图像，弥漫性的椎间盘 - 骨赘突入椎管，使硬膜囊失去圆形外观。此为轻度压迫改变，因为骨赘和脊髓之间仍然存在脑脊液。椎间孔是正常的，不受退变进程的影响。B，颈椎轴位 T2*W 图像（为图 A 患者，但节段不同）。椎管明显变窄，基本看不到脑脊液，脊髓被弥漫的椎间盘 - 骨赘凸起压扁。两侧椎间孔因骨赘变窄，右边比左边更重。C，颈椎矢状位快速 T2W 图像（与 A、B 患者不是同一患者），可见脊髓脊髓软化（空心箭号）位于凸起的椎间盘、骨赘的同一水平上

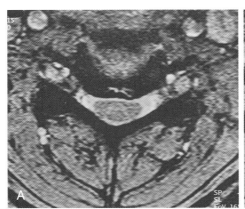
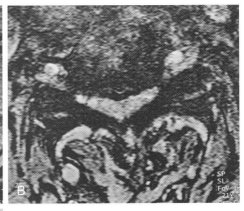
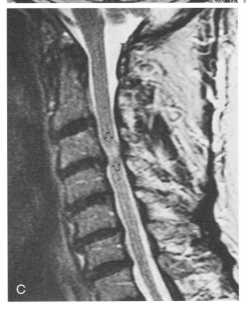

·图 13.25 椎管狭窄：腰椎（后天性）。A，腰椎矢状位快速 T2W 图像。椎间盘和黄韧带突入椎管，导致多个层面椎管狭窄，相应水平硬膜囊明显受压变形。B，腰椎轴位快速 T2W 图像。椎管明显变窄，呈三角形，而不是正常的饱满椭圆形。椎管狭窄是由于弥漫性的椎间盘膨出伴有双侧退行性椎小关节病所致

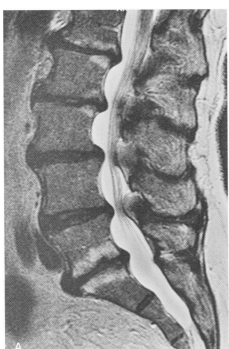
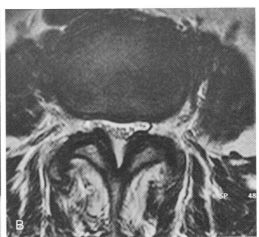

· **图 13.26　椎管狭窄：腰椎（先天性合并后天性）。A**，腰椎轴位T1W 图像。退行性疾病引起的左侧小关节轻度肥大改变，伴轻微的弥漫性椎间盘膨出。椎管严重狭窄，可见扁平的硬膜囊和三角形的椎管结构。**B**，腰椎轴位快速T2W 图像（同一个患者）。显示先天短椎弓根，即使不合并退行性变，椎管在该层面依然很小（扁平的椭圆形而不是丰满椭圆形）

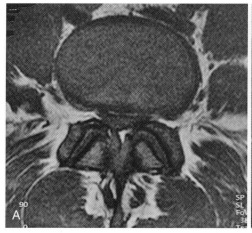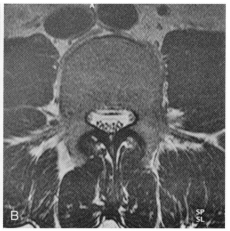

· **图 13.27　侧隐窝狭窄。A**，腰椎轴位快速 T2W 图像。由于退行性椎小关节病引起骨赘，造成双侧的侧隐窝变窄。左侧比右侧严重（箭号），侧隐窝内的神经受压于椎体与骨赘之间。**B**，腰椎轴位 T1W 图像（与 A 患者不同）。有一个大的游离的椎间盘碎片（箭头）压迫左侧侧隐窝（箭号），并压迫了其内神经

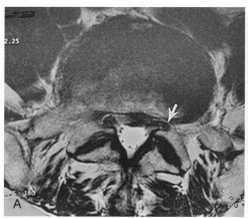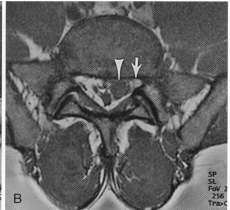

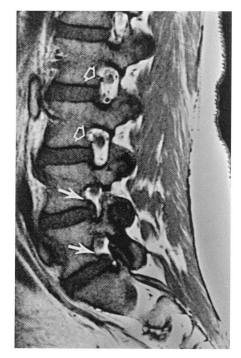

· **图 13.28　椎间孔狭窄。**正常的椎间孔在矢状面图像上应该有一个垂直的椭圆形外观（空心箭号）。由椎间盘异常导致椎间孔的下半部分变窄，从而出现锁孔外观（实心箭号）。背根神经节可见于腰椎间孔的上部分

经束，它们重新组合后形成前支和后支。背侧和腹侧神经根、脊神经、前后支从上到下、从内到外斜行穿过椎间孔；这可以在通过椎间孔层面的冠状位MR 图像上看到（图 13.31）。椎间盘或其他因素使椎间孔中下部分变窄可压迫、刺激脊神经或前、后支，而背根神经节在椎间孔的上部分被脂肪所包围而不受影响。此外，任何向椎间孔外侧突出的肿块都有可能压迫从上一层椎间孔走出的神经而引起症状。需要注意的是任何使椎间孔变窄的异常都可能影响神经，因为神经会穿过椎间孔所有层面且椎间孔外侧就有神经走行，只是由于背根神经节较大，所以神经在椎间孔的内上处最容易识别。

术后改变

无并发症的术后 MR（专栏 13.9）

　　手术后脊椎的骨质和软组织会发生许多变化，了解相应的 MR 表现非常重要，可以有效区分正常的术后变化和需要干预的病理情况。骨质异常包括切除部分脊椎（椎板、小关节）或向脊椎增加骨性移

· 图 13.29 椎间孔狭窄：腰椎。A，腰椎轴位快速 T2W 图像。L3/4 椎间孔内有一个大的椎间盘脱出，左侧椎间孔基本消失。B，腰椎矢状位 T1W 图像。轴位图像上能观察到的椎间盘脱出在矢状位图像上不明显。因此轴位和矢状位的图像结合来评价椎间孔和孔外区域是很有必要的，因为它们有时是相互补充的

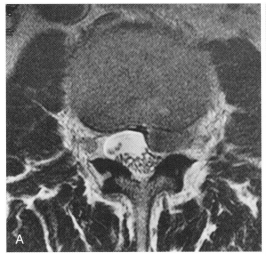
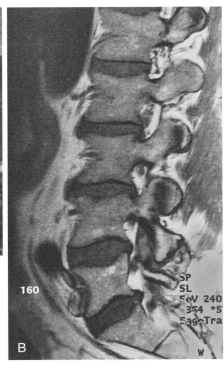

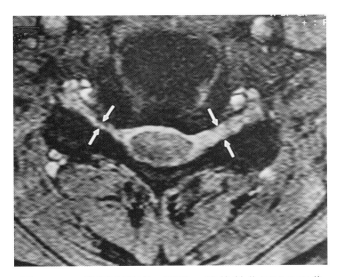

· 图 13.30 椎间孔狭窄：颈椎。颈椎轴位 T2*W 图像。与正常左侧椎间孔相比，右侧椎间孔有中度狭窄（箭号）。右侧椎间孔狭窄源于钩椎关节的骨赘

· 专栏 13.9 术后改变：无并发症

椎体骨髓
· 与术前无变化；无强化（除非有 Modic 1 型改变）
· 神经根
· 可以强化 6 个月
· 椎间盘
· 在数年内，纤维环后部可有强化、T2 信号增高

硬膜外
· 瘢痕 / 纤维化常见
· 纤维化强化可持续多年
· 纤维化常为结节状，类似持续性或复发性椎间盘突出
· 术前 6 个月周围强化与椎间盘突出相似
· 术后 6 个月后见弥漫性强化，可以与椎间盘形态进行区分（椎间盘仅周边增强化）

植物等。硬脊膜和脑脊液有时会通过片状缺损突出，导致术后脊膜膨出（图 13.32）。MR 通常无法区分脊膜膨出和假性脊膜膨出（硬脊膜缺损伴脑脊液渗漏）。与手术椎间盘相邻的椎体在术后通常保持不变（正常或显示与椎间盘相关的 Modic 骨髓异常），也不因注射对比剂而强化（除去 Modic 1 型增强改变）。

硬膜外瘢痕在骨减压或椎间盘手术后极为常见，

在不同的个体中其程度不同。纤维化在静脉注射钆剂后表现明显。增强程度在手术后的第一年是最明显的，且强化可能会持续数年。在手术处的硬膜外间隙前部的纤维化或瘢痕通常显示为不规则的硬膜外结节，类似于持续性或复发性椎间盘（图 13.33）。在手术椎间盘水平上的瘢痕的结节效应可能需要几个月的时间才能减退，甚至可能永远留存。鞘内神经根强化在术后 6 个月内常见，但在之后不会持续强化（图 13.34）。

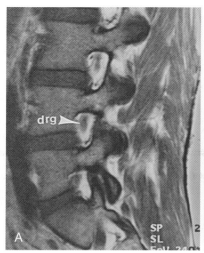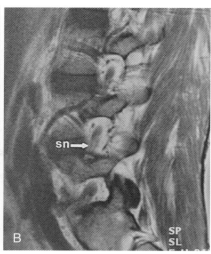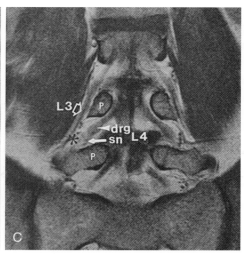

・图 13.31　椎间孔解剖：神经走行。A，腰椎矢状位 T1W 图像。在椭圆形椎间孔上部可见背根神经节截面（drg：箭头）。B，腰椎矢状位 T1W 图像。这是比 A 图更靠外侧的一个椎间孔切面。椎间孔下部可见脊神经（sn；箭号，脊神经有条纹束状改变）位于椎间盘水平。这里还显示了脊神经穿过椎间孔下部且位于椎间盘后方，如果此处的椎间盘突入椎间孔下部，则可能压迫脊神经或前／后支，因此尽管上方的背根神经节周围有脂肪环绕，未见明确受压征象，也不能排除脊神经无异常。C，腰椎冠状位 T1W 图像。椎间孔位于椎弓根之间（p），神经从椎弓根上内侧斜穿至下外侧。背根神经节（drg：箭头）位于椎间孔中间内侧，脊神经（sn；箭号）位于椎间孔的下外侧。该图也说明了为什么在星号（＊）标记的位置的远侧椎间盘会影响 L3、L4 神经

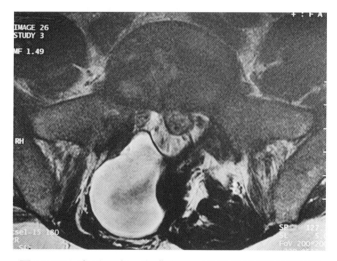

・图 13.32　术后改变：脊膜膨出。L5 轴位快速 T2W 图像。右侧椎板切除术的术后改变，一个大的、高信号的囊性占位突入后方软组织

椎间盘术后改变一般在静脉注射钆剂后明显强化，并可持续数年（图 13.35）。大多数患者在刮除术后出现术区纤维环后部强化，只有少数患者在椎间盘中心有强化。这些变化在 T2W 和增强 T1W 图像上表现为高信号。这种表现与椎间盘感染不难鉴别，因为相邻的椎体在术后保持正常外观。术后 6个月之后常规不需要进行增强扫描。

失败的腰椎手术

患者可能在脊椎手术后出现持续性、复发性症状或新的不同症状。造成这些问题的原因是多种多样的。最常见的原因是复发性或持续性的椎间盘突出、术后瘢痕形成、神经根损伤（神经炎）和手术不充分（游离碎片未取出、椎管狭窄减压不充分、治疗层面错误或治疗处非疼痛根源）。椎间盘炎（注：椎间隙感染）和硬膜外脓肿、硬膜外血肿（图 13.36）、植骨材料融合失败、蛛网膜炎、硬脊膜囊缺损导致的假性脊膜膨出都可能是脊柱手术的并发症。

鉴别椎间盘突出和术后瘢痕（硬膜外纤维化）是放射科医师评价术后椎体 MR 的重要任务之一。术后脊柱 MR 通过静脉注射对比剂（通常不超过术后 6个月）来区分这两种常见的术后并发症。静脉注射钆剂后，瘢痕组织呈弥漫性增强（T1W 图像上的高信号）（见图 13.33），椎间盘则没有强化，但周围可能增强，主要是由于术后炎症和瘢痕形成的改变而引起的（图 13.37）。其他有助于区分硬膜外纤维化和椎间盘异常的征象包括硬膜外纤维化边缘常不规则，前者可能与相邻椎间盘不连续；同时它对硬膜囊无占位效应，反而可能会引起硬膜囊牵拉改变；而相对的复发性椎间盘突出通常与椎间盘相连，边缘光滑，对硬膜囊有占位效应。

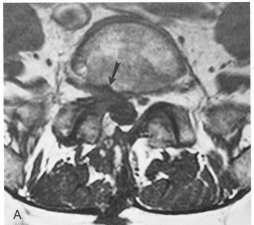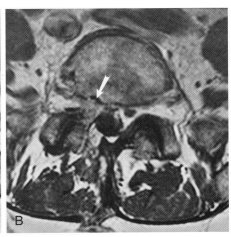

·图 13.33 术后改变：瘢痕/纤维化（信号相对于椎间盘）。A，L5 轴位 T1W 图像。右侧椎板切除术患者的右侧中央旁区域有一个等信号占位（箭号）。未见右侧下行的 L5 神经。所见可能是椎间盘碎片或瘢痕。B，轴位 T1W 增强图像（与 A 同层面）。右侧中央旁占位弥漫性增强，表明是瘢痕/纤维化，而不是椎间盘碎片

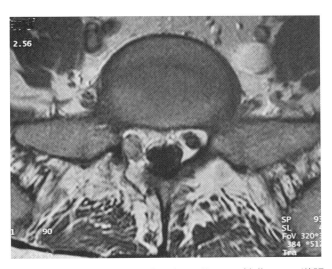

·图 13.34 术后改变：神经根强化。L5 轴位 T1W 增强图像。右椎板术后缺如。右侧下行 L5 神经较正常的左侧神经增粗、强化。这符合手术后 6 个月内的表现

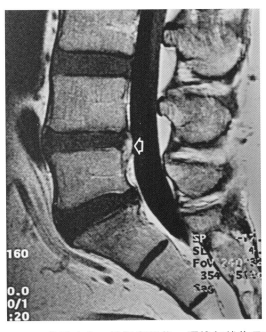

·图 13.35 术后改变：椎间盘强化。腰椎矢状位 T1W 增强图像。L4/5 椎间盘的纤维环后部显示以前手术刮除后产生的局灶性强化（空心箭号）。这一改变可能会在手术后长期存在

炎性改变

椎间盘炎（专栏 13.10）

脊柱感染通常由金黄色葡萄球菌血行播散引起。在成人中，椎体终板区域的骨髓通常先受到感染（骨髓炎或脊椎炎），然后感染迅速扩散到邻近的椎间盘（椎间盘炎）和椎体。当骨质和椎间盘受到感染时，称为椎间盘炎。与成人相比，儿童椎间盘的血管更多，因此最初的感染可能发生在椎间盘，然后再扩散到邻近的骨骼。

MR 表现取决于疾病的程度和身体的反应。患者通常在感染扩散至椎间盘并涉及至少两个相邻的椎体时才出现影像学表现。MR 表现包括以下三方面：

1. 相邻椎体 T1W 低信号

2. T1W 图像上骨髓强化，如果没有形成脓肿，

·专栏 13.10 椎间盘炎

典型的 MR 表现

- T1：椎体骨髓低信号
- T1 增强：骨髓强化（可能包括椎间盘）
- T2：椎间盘高信号（可能包括骨髓）

相关的异常

- 椎间盘高度减少
- 终板破坏
- 蜂窝织炎或脓肿
  - 硬膜外、韧带下、棘旁

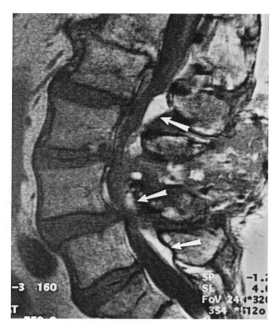

·图 13.36　术后并发症：硬膜外血肿。腰椎的矢状位 T1W 图像。L4 水平行后路减压手术。在住院期间，患者出现疼痛和乏力。MR 显示 L4 水平棘突后方混杂性血肿。此外，在硬膜外间隙后部可见不规则的中、高信号团块（箭号），此为亚急性血肿压迫硬膜囊和马尾

椎间盘也可强化

3. T2W 图像上椎间盘高信号改变（图 13.38）

T2W 图像上相邻终板骨髓中有时可见高信号，但如果存在反应性改变或硬化，骨髓可能呈低信号。与椎间盘炎相关的异常包括椎间盘高度下降、低信号的皮质终板被破坏以及韧带下、硬膜外、棘突旁炎性改变或脓肿。软组织炎性或炎性充血反应的 MR 表现为硬膜外或棘旁软组织肿胀或肿块，在 T2W 图像上呈高信号，或使用对比剂后 T1W 图像呈弥漫性

增强。若已形成脓肿，T1W 图像上软组织肿块呈低信号，T2W 图像上呈高信号，增强扫描可见边缘强化。对疑似感染的脊柱进行全面评估时，必须使用对比剂。

肉芽肿性感染，如结核分枝杆菌或真菌感染，在临床上可能比化脓性感染更难治疗。在影像中，不仅仅是骨髓水肿，骨破坏也很明显。当感染在脊柱前纵韧带或后纵韧带下播散到相邻椎体时，椎间盘可能不受影响。感染常累及后部，硬膜外和棘突旁脓肿常见，体积一般较大。

硬膜外脓肿

如前所述，椎间盘炎的直接扩展可导致硬膜外脓肿。其他病因包括远处感染引起的通过硬膜外腔血行播散或器械直接植入细菌（图 13.39）。80% 的硬膜外脓肿患者在影像学上表现为椎间盘炎。有两个明显阶段：蜂窝织炎（弥漫性软组织炎性改变），然后发展为脓肿（局部积液）。

蛛网膜炎

蛛网膜炎可能是术后的一种炎症反应，病因有蛛网膜下腔注射药物（如麻醉剂、对比剂或类固醇），以及感染或是鞘内出血。炎症反应发生后形成粘连，偶尔可见纤维性炎性包块。在 MR 上，T2W 图像显示最好（图 13.40 ~ 图 13.42）。神经根可能聚集在一起，而不是均匀地分布在硬膜囊；神经可能附着在硬脊膜上，因此出现无神经根的空硬膜囊改变。在矢状位图像中，马尾神经可能呈现不规则、成角或波浪状外观，而不是正常的平滑曲线。增强对蛛网膜炎的诊断没有任何用处。

·图 13.37　术后并发症：椎间盘病变复发（与瘢痕形成对比）。A，L5/S1 轴位 T1W 图像。患者行右椎板切除术，有复发症状，MR 显示在右侧中央旁区域有等信号，可能是瘢痕组织或复发性椎间盘突出。下行 S1 神经根无法识别。B，L5/S1 轴位 T1W 增强图像。在典型的椎间盘周围有一个薄的环形强化（箭头），因此这个不是瘢痕组织，瘢痕组织应呈现弥漫性强化

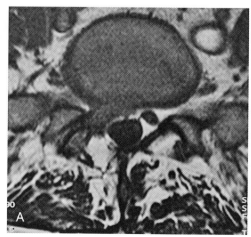
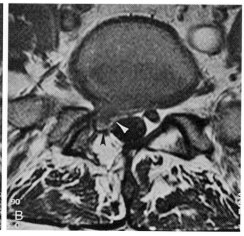

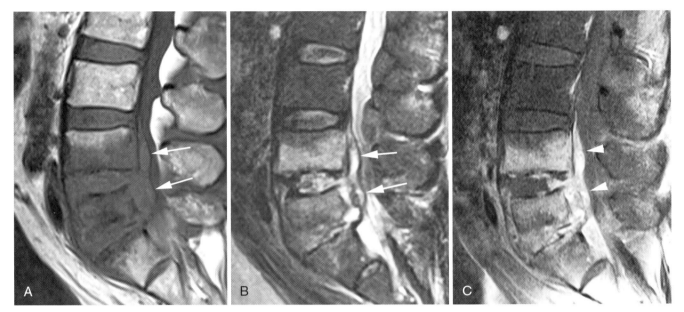

· 图 13.38 椎间盘炎。A，腰椎矢状位 T1W 图像。L4、L5、S1 椎体异常低信号，伴终板破坏。硬膜外间隙腹侧（箭头）内可见广泛的软组织压迫硬膜囊。B，腰椎矢状位 STIR 图像。骨髓内信号强度弥漫性增高，而硬膜外组织信号不均匀（箭号）。C，腰椎矢状位脂肪抑制 T1W 增强图像。受影响的椎体弥漫性强化。硬膜外腹侧组织（箭头）弥漫性强化与炎症性蜂窝织炎相一致，非脓肿改变

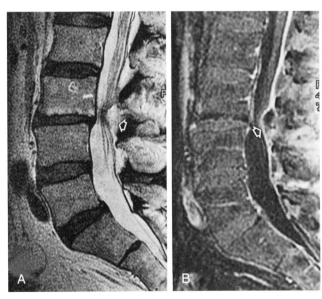

· 图 13.39 硬膜外脓肿。A，腰椎矢状位快速 T2W 图像。本例患者在放置硬膜外导管后出现发热和神经症状。可见一个高信号占位（箭号）压迫前面的硬脑膜和马尾。B，腰椎矢状位脂肪抑制 T1W 增强图像。占位周边环形强化（箭号），提示其为囊性的（脓肿）

强直性脊柱炎

　　许多不同的关节炎可能影响脊柱，但强直性脊柱炎具有独特意义。偶尔，年轻的背痛患者会被送去做 MR，因此我们能够首先通过 MR 结果来诊断强直性脊柱炎。虽然我们并不认为 MR 是诊断早期强直性脊柱炎的常规必要手段，但在某些情况下，事件的顺序会造成这种情况，因此有必要了解脊柱的 MR 特殊改变。

　　强直性脊柱炎的典型改变包括骶髂关节和脊柱的异常，临床上多见于十几岁或二十岁出头的患者。最早的改变是伴有软骨轻度侵蚀和软骨下区及相关骨髓水肿的骶髂关节炎。脊柱 MR 上骶髂关节的改变在 T2W 图像上表现为与关节平行的高信号，髂侧受累程度大于骶侧。这些需要与衰竭骨折鉴别，后者与骨质疏松相关且在年轻患者中比较少见；骶髂关节感染可以有类似改变，但通常累及单侧，而强直性脊柱炎一般影响双侧骶髂关节。

　　强直性脊柱炎累及脊柱早期改变为胸腰椎交界处椎体前角的骨髓水肿。这种水肿是由前纵韧带与脊柱的连接处以及椎间盘 Sharpey 纤维环与椎体连接处的炎症反应引起的。MR 在 T1W 图像上表现为局灶性低信号（或完全无异常），在 T2W 图像上表现为高信号（图 13.43）。随着时间的推移，这将导致椎体因侵蚀和骨赘形成而变方形，以及骨质在炎症愈合过程中导致的椎体边缘硬化（传统 X 线片上的"亮角征"）。骨硬化在 T1W 和 T2W 图像上均为低信号。

　　强直性脊柱炎晚期患者脊柱僵硬，可发生骨折，常见有经椎间盘的骨折（注：骨折线经过椎间盘）。

· 图 13.40　蛛网膜炎：正常和异常神经矢状位图像。A，腰椎矢状位快速 T2W 图像。这是一个正常的马尾神经在硬脊膜囊下行的形态，与 B 的蛛网膜炎相比，呈一个平缓的曲线。B，腰椎的矢状位快速 T2W 图像（与 A 不同的患者）。马尾神经矢状面呈波浪状、有角度的、不规则形状，这是蛛网膜炎的典型表现

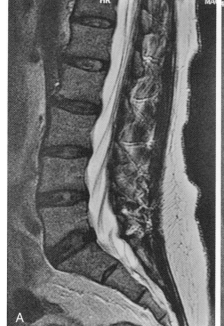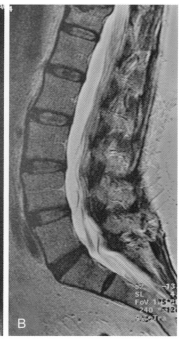

· 图 13.41　蛛网膜炎：轴位图像。A，腰椎轴位快速 T2W 图像。蛛网膜炎神经根呈簇状，在硬膜囊内分布不均匀。B，腰椎轴位快速 T2W 图像（与 A 患者不同），蛛网膜炎神经与硬脊膜粘连，形成空的硬膜囊表现

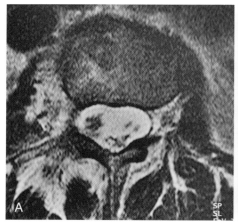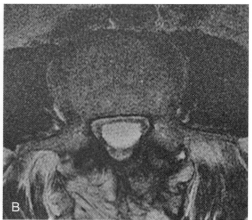

· 图 13.42　蛛网膜炎：纤维性肿块。A，腰椎矢状位 T1W 图像。硬膜囊内有不均匀的等信号，而不是正常的脑脊液低信号（箭号）。B，腰椎矢状位快速 T2W 图像。硬膜囊中有持续的非均匀的等信号（箭号）。这是由蛛网膜炎引起的纤维炎性肿块改变

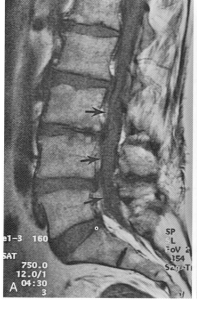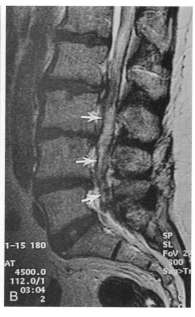

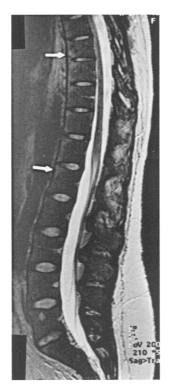

· 图 13.43　强直性脊柱炎：早期改变。胸腰椎矢状位快速 T2W 图像。MR 显示下胸椎椎体和上腰椎椎体前缘（箭号）异常高信号的骨髓水肿，椎体呈方形

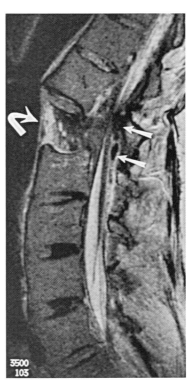

· 图 13.44　强直性脊柱炎：骨折。胸腰段交界处矢状位快速 T2W 图像。椎间盘有骨折（弯曲箭头），碎片移位明显。椎管内可见来自硬膜外的血肿呈低信号（箭号）。骨折下方的椎体的强直性脊柱炎改变明显，椎体前方融合，并局部椎间盘呈高信号，这是因为骨化、钙化所致

这些通常在传统 X 线片上难以识别，但 MR 可能有助于显示骨折和相应的硬膜外血肿（在本病患者中尤其常见）（图 13.44）。

创伤性改变

峡部裂与椎体滑脱（专栏 13.11）

　　峡部裂是一种脊柱关节间的骨缺损（骨折），通常发生在下腰椎，可能引起疼痛或不稳定，但也可能无症状。这些骨性异常可能是慢性重复性损伤的结果，导致峡部应力性骨折。大量的骨性、纤维性和软骨性物质可能在损伤周围堆积，导致脊柱腔狭窄，并可能形成假关节。受影响的椎体可能相对于下方椎体向前不同程度滑动（椎体滑脱），从而导致脊柱腔狭窄。

　　峡部裂在 MR 上可能很难被发现（图 13.45）。必须再次强调的是，连续轴位图像对这个诊断至关重要，可以直接观察到该病变，但不像在 X 线片或 CT 上那样容易识别。在矢状位 MR 图像上，断裂部可以为局灶低信号。有时在所有的序列上都呈低信号硬化，这可能类似于 MR 上的脊椎溶解，但实

· 专栏 13.11　峡部裂

直接证据
· 椎弓根峡部异常
　· MR 直接诊断峡部裂较困难
　· 硬化（低信号）改变可能类似于脊椎溶解

间接证据
· 椎间孔
　· 由于前倾椎间孔呈斜 "8" 字改变
· 邻近椎弓根的骨髓信号类似 Modic 改变
· 相应椎体后部高度降低
· 与 L1 水平相比，椎管增宽了 25%（甚至在没有椎体滑脱的情况下）

际上并不存在。轴位图像有助于直接识别峡部异常，即通过椎体中部（椎弓根的下缘层面）显示峡部中断，而在正常情况下由椎弓根和椎板应组成完整的骨环（图 13.46）。椎弓峡部中断的外观类似于关节，但是关节不应该出现在这个位置；另外，典型的峡部裂的 "关节" 方向是水平的，而小关节方向是倾斜的。

　　由于在 MR 上诊断峡部裂困难，特别是在没有椎体滑脱的情况下，一些间接征象可能有助于诊断

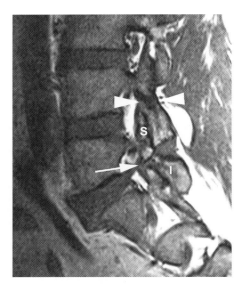

· 图 13.45　**峡部裂：矢状位图像**。腰椎的矢状位 T1W 图像。在 L5 峡部（箭号）的上、下关节突间存在峡部裂。L4 完整的峡部结构显示，供对比参考（箭头）

于椎弓狭部裂具有提示意义，即使在没有椎体向前滑脱的情况下，也可能在受累部位发生椎管 AP 径的增宽，这主要是由于后部结构可能会向后方轻微移位。相比于 MR，常规 X 线，尤其是脊柱 CT 检查更容易诊断峡部裂，需要定期复查。

椎间盘骨内疝

椎间盘不仅可以突入椎管，还可通过软骨终板直接疝入邻近的椎体，称为许莫氏（Schmorl）结节或软骨结节。这些可能是由于骨质疏松、肿瘤、代谢性疾病或终板的先天性薄弱造成的。尽管通常无症状，但许莫氏结节可与创伤并发，出现剧烈疼痛。

活跃的青少年可以因轴向压力使多个胸段椎体发生许莫氏结节，同时由环状骨骺的骨软骨病导致多个终板不规则、椎间盘高度减低、椎体前部因碎裂高度降低（注：楔形改变），最终形成驼背（休门氏病，Scheuermann 病）（图 13.48）。

椎间盘骨内疝可引起炎性（异物型）反应，在椎间盘周围形成血管，以及周围骨髓水肿，可引起剧烈疼痛（图 13.49）。MR 上伴有血管形成的许莫氏结节周围往往有大的、穹形的骨髓水肿信号。在 T1W 图像中除了周围的骨髓水肿外，还可见许莫氏结节周围有环形强化。这些可能具有一个侵袭性的表现，类似于肿瘤，应仔细的评估以做出适当的诊断。

（图 13.47）。受影响的椎间孔在方向上变得更水平，可能呈分叶状、斜行 8 字形外观。邻近峡部裂的椎弓根和关节突可能因异常应力而发生反应性骨髓改变（Modic 改变）。相应椎体后部高度降低（楔形改变）也是椎弓峡部裂的间接征象。相应椎体层面的椎管前后径（AP）增宽超过 L1 水平前后径的 25% 对

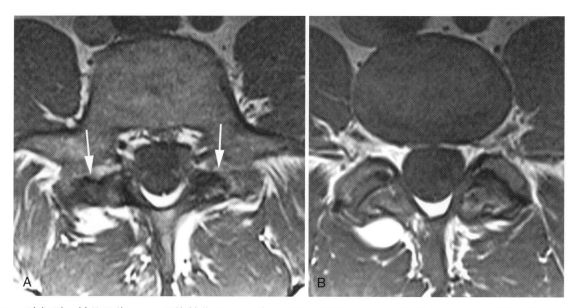

· 图 13.46　**峡部裂：轴位图像**。A，腰椎轴位 T1W 图像。腰椎峡部裂，L5 层面双侧水平方向不规则的骨质缺损（箭号）（图 13.45 相同患者）。正常情况下穿过椎体中部经椎弓根下缘的轴位切面应具有完整的骨环，不会有椎小关节、峡部裂或其他缺失。这幅图像还可见椎管的前后径因峡部裂导致的骨移位而被拉长。B，L4/5 椎间盘平面轴位 T1W 图像。注意邻近的 L4/5 斜行的椎小关节面。此层面在峡部裂的上方

· 图 13.47　峡部裂：间接征象。A，腰椎矢状位 T1W 图像。在 L5 平面的箭头间可见峡部裂。间接征象包括分叶状、斜行 8 字样的 L5/S1 神经孔（实心箭号）和 L5 椎弓根和上关节突类似 Modic 2 型的脂肪高信号改变（空心箭号）。B，腰椎矢状位 T1W 图像。L5 椎体后部楔形改变（后部上下径缩小）。L5 平面的椎管（5；箭号）与 L1 平面椎管（1；箭号）的前后径相比，增大了 25%

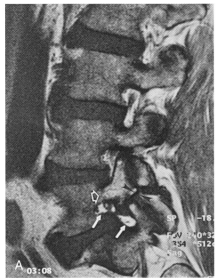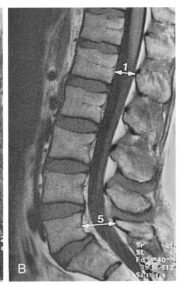

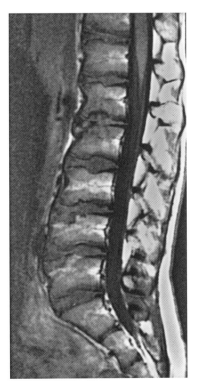

· 图 13.48　Scheuermann 病。腰椎矢状位 T1W 图像。由于椎间盘骨内疝出，下胸椎和整个腰椎的终板呈多节段不规则形态。同时正常的腰椎前凸消失，椎间盘和椎体高度降低

· **专栏 13.12** **严重脊柱创伤**

骨性
· 椎体后部（皮质）骨折，MR 容易漏诊
· 椎体（骨髓）骨折，容易发现

韧带
· T2 上出血 / 水肿信号增加，提示急性韧带损伤
· 韧带部分撕裂：组织增厚，信号增高
· 完全撕裂：韧带不连续

椎间盘
· 创伤挤压

硬膜外积液
· 血肿
· 假性硬脊膜膨出

血管
· 椎动脉闭塞

脊髓
· 早期
  · 横断
  · 出血
  · 出血伴水肿
  · 水肿（挫伤）
· 晚期
  · 脊髓软化
  · 髓内囊肿
  · 空洞
  · 梗死

神经
· 撕脱，挫伤

棘旁软组织
· 血肿，肌肉拉伤

严重创伤（专栏 13.12）

　　MR 用于评估脊柱的创伤性变化，通常是寻找软组织损伤；然而，MR 也能很好地显示脊柱的某些骨折。在常规影像检查后，MR 可在以下情况中适用于遭受严重脊柱损伤的患者：不完全性神经功

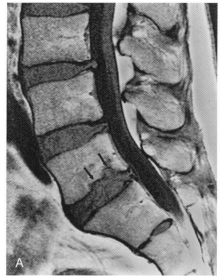
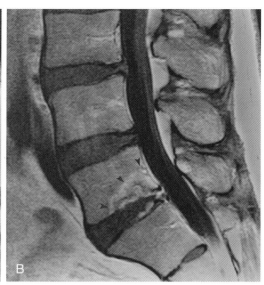

·图 13.49　血管化（伴有疼痛）的 Schmorl 结节。A，腰椎矢状位 T1W 图像。L5 的下终板因椎间盘骨内疝入而不规则（箭号）。B，腰椎矢状位 T1W 增强图像。在围绕 Schmorl 结节（箭头）的骨髓中可见强化边缘，本例患者曾做过椎间盘手术，这是 L5/S1 椎间盘后缘周强化的原因

能障碍时评估脊髓及韧带的情况，以进行术前规划和预后评估；无放射影像学异常（注：X 线片及 CT）的神经功能障碍（如中央索综合征。注：又称脊髓中央管周围综合征）或神经功能异常与放射影像学异常不匹配的情况；评估无放射影像学异常的钝挫伤患者的韧带或脊髓损伤情况；放射影像学提示韧带损伤的情况；颈椎小关节脱位，在进行闭合复位前评估是否有椎间盘突出或硬膜外血肿的情况；一些胸腰椎爆裂性骨折寻找相应韧带断裂的情况。

骨损伤

脊柱骨性损伤可以通过 X 线片和 CT 得到很好的诊断。与 CT 相比，经皮质骨骨折，尤其是后段骨折容易在 MR 上漏诊，因此 MR 不能代替 CT 诊断脊柱骨折。然而在某些情况下，如果怀疑有骨折，特别是小梁骨折，但在 CT 上无法显示，可以通过 MR 发现椎体内的骨髓水肿（图 13.50）。椎体骨折在 T2W 图像上表现为片状的高信号，在 T1W 图像上可能表现为等信号。

韧带

在创伤患者中必须仔细评估脊柱前后纵韧带、黄韧带、棘间韧带、棘上韧带和项韧带。脊柱的这些支撑韧带是由胶原蛋白构成的，在 MR 的所有序列上，它们通常表现为紧绷的低信号带（图 13.51）。正常的棘间韧带是一个例外，它垂直于相邻的棘突之间，可能有条纹状或斑片状的外观，T1W 图像上可以呈等信号及夹杂高信号的脂肪区域。另一个不太一样的情况是棘上韧带和项韧带，这些韧带并不

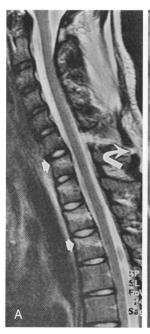
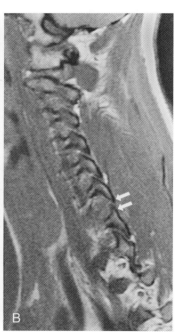

·图 13.50　骨损伤。A，颈椎矢状位快速 T2W 图像。C7 至 T3 骨折并骨髓水肿（白色实心箭号间）；X 线片和 CT 均正常。在 C6/7 处，棘上韧带撕裂并中断（弯曲箭号）。B，颈椎矢状位 T1W 图像（与 A 患者不同）。下颈椎的小关节错位（绞锁）在磁共振上能显示得很好

总是绷紧的，在短 TE 图像上因魔角效应，经常出现一些中到高信号的波形改变。

韧带损伤后可能会存在部分或完全撕裂。某些类型的 T2W 序列，特别是脂肪抑制（如 STIR）的 T2W 序列，对于显示损伤韧带及其周围的高信号水肿和出血非常重要（图 13.52）。韧带不连续提示完全断裂，部分撕带显示裂韧增厚，其内信号增高。

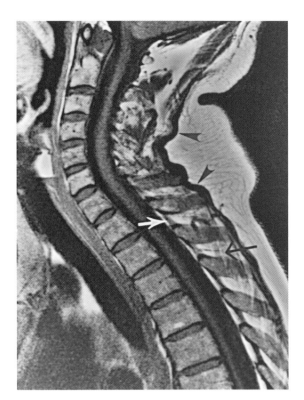

· 图 13.51　棘韧带：正常。颈椎矢状位 T1W 图像。显示棘上韧带（箭头）。黄韧带是垂直的低信号结构，位于棘突前方（白色箭号）。棘间韧带很难看到，棘突间存在脂肪是韧带正常的最佳标志（黑色箭号）。正常的前后纵韧带在此不能显示，因为它们与邻近的皮质骨和其他低信号结构混合在一起

棘间韧带损伤，在 T1W 图像上显示棘间脂肪消失同时 T2W 图像为高信号。识别代表水肿和出血的高信号区对于明确韧带损伤部位非常有用，否则在 MR 上可能很难发现，因此，建议在临床允许的情况下，创伤后在水肿消退前（最好在 3 天内）尽快进行 MR 检查。

椎间盘创伤

急性外伤性椎间盘突出在特殊情况下很重要。据报道，在麻醉下颈椎小关节脱位复位的患者由于观察到椎间盘脱出，有 11% 的患者神经损伤加重。如果 MR 显示有外伤性椎间盘脱出时，对脱位关节应慎重考虑切开复位，或至少不在全身麻醉下进行复位，以防止进行性神经功能损伤。当然在复位或手术之前，急性椎间盘脱出也可伴有创伤性的脊髓损伤（图 13.53）。

外伤性椎间盘脱出在 T2W 图像上表现为低信号或高信号。如果没有出血，突出物在 T2W 图像上表现出与相邻椎间盘相同的信号。在出血的情况下，

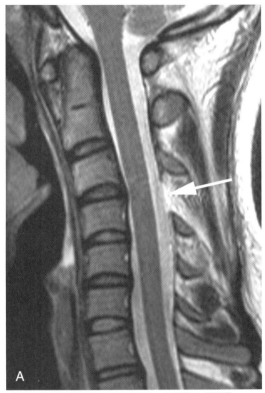

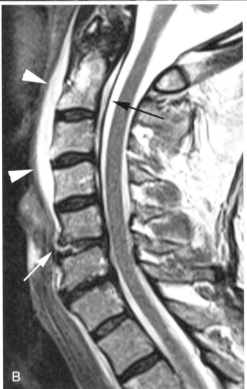

· 图 13.52　韧带创伤。A，颈椎矢状位 T2W 图像。C3/4 水平黄韧带撕裂（箭号）。B，颈椎矢状位 T2W 图像（与 A 患者不同）。有明显的椎前水肿 / 积液（箭头），与过伸性损伤相关的 C5/6 前纵韧带和纤维环前部断裂（白色箭号）。同时注意上颈部腹侧硬膜外积液（黑色箭号）

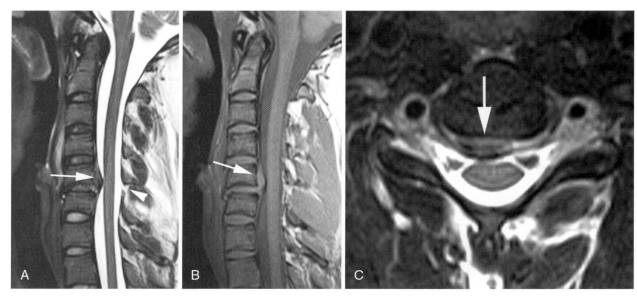

· 图13.53   椎间盘损伤。A，颈椎矢状位T2W图像。在C5/6水平存在黄韧带的破坏（箭头），以及外伤性椎间盘突出（箭号），如果不仔细观察，与C5椎体难以区分。B，矢状位T1W图像。在这张图上更好地显示了C5/6椎间盘突出（箭号），呈等信号。C，C5水平轴位脂肪抑制T2W图像。椎间盘突出（箭号）紧靠脊髓的腹侧

它可能比正常椎间盘表现出更高的信号，同时受累的椎间盘高度往往降低。

硬膜外积液

外伤可导致硬膜外血肿（图13.54）或假性脊膜膨出。假性脊膜膨出发生于硬脊膜的撕裂处（通常和神经根撕脱同时发生），脑脊液漏出硬膜外间隙。

血管异常

据报道，24%的颈椎外伤患者存在椎动脉损伤，并可能导致动脉剥离或闭塞。MR显示椎动脉不对称，患侧的椎动脉内缺乏正常的、低信号的流空血管（图13.55）。由于椎动脉的大小和血流不均匀，因此不均匀的信号也可能发生在无症状、未受伤的

· 图13.54   外伤：硬膜外血肿。A，腰椎矢状位T1W图像。L2椎体爆裂性骨折突入椎管。硬膜外间隙前部见结节状等信号（箭头），是小血肿。B，腰椎矢状位T2*W图像。硬膜外血肿信号极低（箭头），呈晕状。同时还可以观察到椎管狭窄继发于骨折和硬膜外血肿

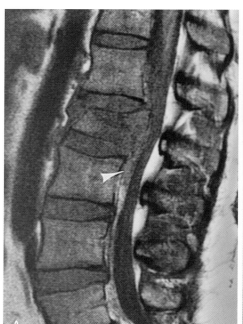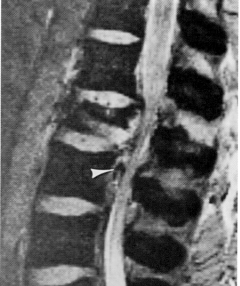

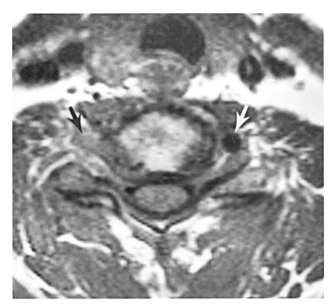

· 图 13.55　创伤：血管。颈椎轴位 T1W 图像。双侧椎动脉外观不对称。左侧为正常（白色箭号），血管流空效应呈低信号。右侧椎动脉信号异常增高（黑色箭号），原因是闭塞处血流减少

患者身上。虽然在矢状位图像上观察效果不错，但是通常在轴位图像上评估是最佳的。治疗手段包括抗凝治疗，但对伴有脊髓损伤的患者禁用。

脊髓损伤

外伤导致的脊髓损伤有以下三种异常模式：

1. 挫伤（水肿）
2. 出血

3. 中央出血合并周围水肿（图 13.56）

脊髓横断时，在截断的脊髓之间有出血。截断的脊髓可以增粗，也可以正常大小。

脊髓出血的表现与病变时间有关。表 13.2 中所列的信号特征是基于传统的自旋回波技术，但梯度回波序列与血液的磁化率效应相关的"开花"伪影对显示出血也有一定价值。第 3 章详细讨论了我们用来帮助记忆不同时期出血 MR 表现的顺口溜（It Be IdDy BiDdy BaBy Doo Doo；见表 13.2）。

不伴有出血及骨折的脊髓水肿是中央索综合征（注：又称脊髓中央管周围综合征）的一种常见表现，通常是由于颈部过伸运动引起，多见于颈椎退行性改变导致椎管狭窄的老年人，骨赘和突出的椎间盘在过伸过程中撞击脊髓，导致脊髓中央损伤。患者表现为上肢无力或麻痹，下肢不受累。水肿在 MR T1W 图像上表现为与脊髓等信号，T2W 图像上为高信号（图 13.57）。

脊髓出血的预后比脊髓水肿差很多，因为脊髓出血后神经功能不太可能完全恢复。其他可能的脊髓损伤后遗症包括脊髓软化、髓内囊肿、脊髓空洞和梗死。

其他软组织

创伤后肌肉、神经和椎前／椎旁软组织可能会在 MR 上显示损伤的痕迹。棘旁肌肉损伤后，可在 T2W 图像上表现出水肿的高信号。肌肉出血也可有类似水肿的高信号表现或根据损伤时间而表现出不

· 图 13.56　外伤：脊髓损伤。A，颈椎矢状位 T2W 图像。C5 屈曲型泪滴样骨折（大箭号）（teardrop fracture，指椎体前下方带有骨片的骨折），相应的脊髓内（箭头）存在广泛的异常高信号，注意硬膜外后部和椎前的小血肿（小箭号）。B，颈椎矢状位 T2*W 图像。在脊髓的这部分有一个线性的低信号区（箭号），提示出血

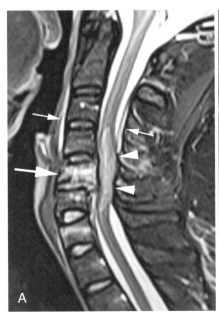
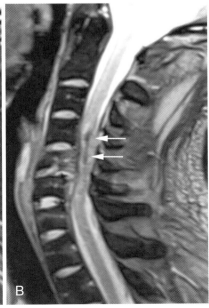

表 13.2 脊髓出血 *

时期	血液成分	T1 信号	T2 信号	顺口溜
超急性期（0~1天）	氧血红蛋白/血清	脊髓等信号（Isointense）	亮（Bright）	It Be（IB）
急性期（1~3天）	脱氧血红蛋白	脊髓等信号（Isointense）	黑（Dark）	IdDy（ID）
亚急性早期（4~7天）	细胞内高铁血红蛋白	亮（Bright）	黑（Dark）	BiDdy（BD）
亚急性晚期（>7天）	细胞外高铁血红蛋白	亮（Bright）	亮（Bright）	Baby（BB）
慢性期（>2周）	含铁血黄素	黑（Dark）	黑（Dark）	Doo Doo（DD）

* 出血进入脊髓和大脑以外的软组织具有相同的变化顺序，但由于较低的氧张力，出血速度往往较慢，一般较难预测

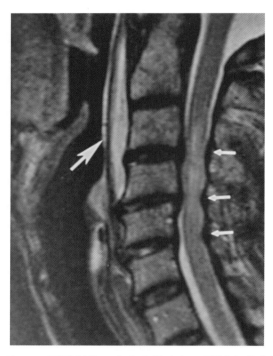

· **图 13.57　严重创伤：中央索综合征。** 颈椎矢状位快速 T2W 图像。中央椎管因椎间盘和黄韧带突入（小箭号）而狭窄。脊髓挫伤发生在狭窄处呈高信号，同时不伴有骨折及创伤性椎间盘突出。在椎前方软组织内有出血/水肿（大箭号）

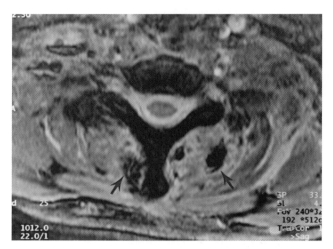

· **图 13.58　严重创伤：肌肉拉伤。** 颈椎轴位 T2*W 图像。本例患者有严重的颈部疼痛，但 X 线片和 CT 均为阴性。MR 显示棘突旁肌肉拉伤的高信号区和局部肌肉撕裂出血的低信号区（箭号）

同的信号（图 13.58）。创伤可能会发生神经撕脱或挫伤，神经撕脱后可出现脑脊液外漏并形成假性脊膜膨出（图 13.59）。神经挫伤在 T2W 图像上表现为高信号并伴有增粗。

脊柱骨肿瘤（专栏13.13）

良性骨肿瘤

　　最常见的脊柱良性骨肿瘤包括血管瘤、骨样骨瘤、成骨细胞瘤、骨巨细胞瘤、骨软骨瘤和动脉瘤样骨囊肿。

　　椎体血管瘤是非常常见的疾病，我们将单独讨论。

· **专栏 13.13** 脊柱骨肿瘤：发生率由高到低

良性
- 血管瘤（T1 和 T2 信号增高）
- 骨样骨瘤（附件）
- 成骨细胞瘤（附件）
- 骨巨细胞瘤（骶骨）
- 骨软骨瘤（从骨骼中突出）
- 动脉瘤样骨囊肿（附件）

恶性
- 转移（多发）
- 骨髓瘤（多发）
- 淋巴瘤（多发）
- 脊索瘤（骶骨）
- 肉瘤
  - 尤因肉瘤、骨肉瘤、软骨肉瘤
    30 岁之前发现的大多数肿瘤是良性的。
    30 岁以后发现的大多数肿瘤是恶性的。

注：尤因肉瘤和原发性骨肉瘤发生的年龄比其他恶性病变要小，通常发生在十多岁

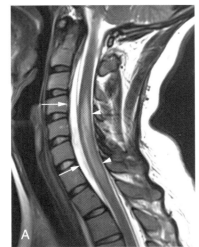

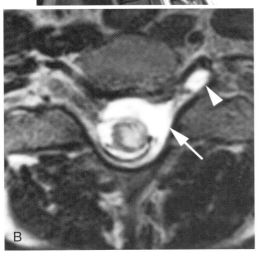

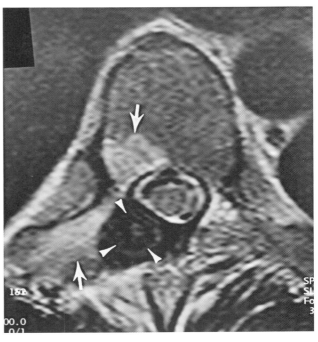

· 图 13.60　良性骨肿瘤：骨样骨瘤。T10 椎体的快速 T2 轴位图像。右侧椎板的靶病灶（大箭头表示病灶的内环）为骨样骨瘤，其周围环绕椎体后部、椎弓根、横突及软组织的高信号水肿（箭号）。病变处可见轻度椎管狭窄。围绕着脊髓的脑脊液中的低信号只是液体正常运动时产生的流动伪影

· 图 13.59　严重创伤：神经根撕脱伤。A，颈椎矢状位 T2W 图像。脊髓腹侧可见大量硬膜外积液（箭号），脊髓伴有广泛的水肿（箭头）。B，颈椎轴位 T2W 图像。左侧颈神经根在这一水平（箭号）缺失，并有假性脊膜膨出，表现为延伸至椎间孔的液体信号，这与神经根撕脱和脑脊液漏有关

　　此外，一些简单的规则，如脊柱病变的位置，有助于缩小 MR 的鉴别诊断范围。骨样骨瘤、成骨细胞瘤和动脉瘤样骨囊肿最有可能发生的位置是脊柱后部。此外，动脉瘤样骨囊肿呈膨胀性，内部常有液 - 液平面，而骨样骨瘤体积小，常因病灶中央钙化、附近骨髓水肿及软组织内的病灶而呈靶样（图 13.60）。脊柱骨巨细胞瘤罕见且无特异性表现，但当其发生于脊柱时，最常累及骶骨。

血管瘤

　　脊柱血管瘤极为常见，且常为多发性。椎体血管瘤比后部附件常见。

　　大多数血管瘤具有典型的外观（图 13.61），且没有症状。在 T1W 图像上，它们呈圆形，或多或少

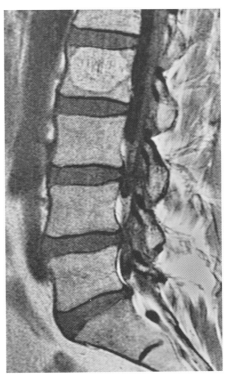

· 图 13.61　良性骨肿瘤：血管瘤。腰椎的矢状位 T1W 图像。L2 椎体有一个大而圆的高信号脂肪病变，其中心有粗的低信号的"栅栏状"改变，这是血管瘤的典型特征

会有些高信号区域，因为这些病变通常伴有脂肪；在T2W图像上，它们也表现出高信号（高于脂肪），主要是因为它们内部的血液流动缓慢。病变内可见低信号的、增粗的、栅栏状垂直的骨小梁。脂肪饱和T2W序列上血管瘤的高信号与局灶性骨髓转化明显不同，后者几乎完全由脂肪构成，其信号强度明显低于血管瘤，而快速非脂肪饱和T2W序列上两者都表现为高信号，这使血管瘤与骨髓脂肪转化难以区分。

侵袭性或非典型血管瘤，占椎体血管瘤的一小部分，它们的MR表现与上述含有脂肪病变的血管瘤完全不同。它们在T1W图像上呈弥漫的中到低信号，有强化，在T2W图像上呈高信号。侵袭性血管瘤主要由血管组成，而不是脂肪。这些病变因为相关的骨折和椎体塌陷可能产生症状。偶有血管瘤向椎管内硬膜外扩张，相应的占位效应可引起神经症状和疼痛。它们的MR表现与转移性肿瘤或其他侵袭性骨病变相似。

恶性骨肿瘤

脊柱恶性骨肿瘤通常发生在30岁以后，最常见的包括转移、多发性骨髓瘤、淋巴瘤、脊索瘤和肉瘤（尤因肉瘤、骨肉瘤和软骨肉瘤，其发生的频率由高到底排列）。尤因肉瘤和原发性骨肉瘤发生的年龄比其他恶性病变要小，通常发生在十多岁。

转移瘤和多发性骨髓瘤

转移瘤和多发性骨髓瘤很常见，在第2章有详细讨论。脊柱是大多数骨转移瘤和骨髓瘤发生的部位，主要是由于红骨髓含量高，特别是在胸腰椎。

在脊柱中，MR检查非常有用，它不仅可以显示病变的位置，而且可以显示硬膜外扩散情况以及脊髓或神经是否累及。钆剂常用于显示肿瘤在硬膜外的侵犯范围。转移病变表现多变，可能单发，也可累及多个椎体，或导致弥漫性骨髓浸润。溶骨性转移在T1W图像上通常信号较低，在T2W图像上变亮，尤其是未经治疗时。大多数成骨性转移在T1W和T2W图像上呈低信号。随着疾病严重程度的增加，骨髓瘤在MR上可能表现为以下任何一种模式：骨髓外观正常（肿瘤负荷较轻）；局灶性病变，可能与转移瘤难以区分，除非出现"小脑回"样貌（多发骨小梁增厚；注：类似栅栏状），但表现混杂；弥漫性骨髓受累。

在胸椎上有一个可能类似转移或骨髓瘤的陷阱需要注意。矢状位T1W图像经肋椎关节显示椎体后上并向椎弓根延伸的局灶性低信号（图13.62）。这种表现可以在多个层面上看到，类似于多发病变，这时椎体后上方向的定位具有特征性，其真实性质可通过参照轴位图像来确定。

骨质疏松导致的急性压缩性骨折可能具有与转移瘤病理性骨折相似的表现。区分两者是老年人脊柱MR检查的一个常见问题。该问题已在第2章中讨论，也将在这里简要回顾。倾向于肿瘤而非骨质疏松性压缩性骨折的诊断依据包括：

1. 整个椎体信号强度异常，无任何脂肪骨髓区。在骨髓中保留一些脂肪信号高度提示是骨质疏松性塌陷。
2. 椎体后壁呈凸面而非凹面。
3. 不存在线性骨折线。
4. 其他骨骼有多发病变，尤其是圆形、局灶性病变。

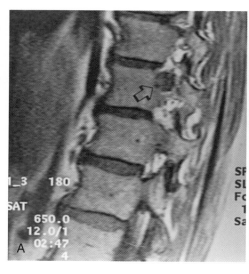
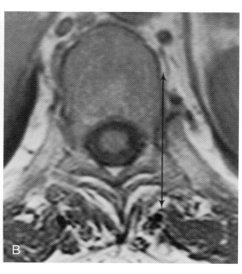

·图13.62　恶性骨肿瘤：陷阱（假象）。A，胸椎矢状位T1W图像。可见累及椎体后上部和椎弓根的局灶性低信号圆形病灶（空心箭号）类似于转移病灶。B，胸椎轴位T1W图像。提示矢状位获得的局灶性"病灶"（A）为肋椎关节面（双向箭头），这是容积效应所致

5. 有一个相关的软组织肿块。

6. 椎弓根及附件信号异常。

如果 MR 特征不确定，一般需要随访 MR（6~8周）或活检来明确区分急性骨质疏松性骨折和转移性病理性骨折。

脊索瘤

脊索瘤和其他可能发生在脊柱的原发性恶性骨肿瘤很罕见。脊索瘤起源于脊索残余，大多数脊索瘤位于骶骨或尾骨（鉴别诊断包括转移瘤、浆细胞瘤或骨巨细胞瘤）。脊索瘤很少出现在脊柱其他部位的椎体中。该肿瘤通常可累及一个以上相邻的椎节。MR 表现具有非特异性，显示为异质性肿块样改变，在 T1W 图像上表现为低信号，T2W 图像上表现为高信号，可能累及多个平面（图 13.63）。

原发性恶性骨肿瘤

发生于脊柱的骨肉瘤与发生在其他部位的骨肉瘤有相同特征。

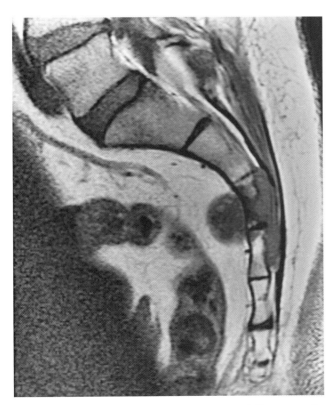

• **图 13.63 恶性骨肿瘤：脊索瘤**。骶骨矢状位 T1W 图像。S3 和 S4 椎体骨质破坏，肿瘤向椎管和骶前间隙延伸。发生于骶骨和邻近节段受累是脊索瘤的典型特征

椎管内病变

大多数导致脊柱异常的结构在前面的章节中都有描述。骨结构和关节是脊柱大部分异常的根源。这些病理改变会导致椎管内的异常。

这里不采用传统的将脊柱结构分为髓内、髓外硬膜内和硬膜外的命名方法，而使用脊髓、硬膜内间隙、硬膜外间隙这三个术语来确定椎管内病变的位置，这样会更精准、更有帮助，因为 MR 可以精确定位椎管内病变。

硬膜外间隙（专栏 13.14）

硬膜外间隙从枕骨大孔延伸至骶管裂孔；它位于硬膜囊外，在椎管内的脊柱骨结构和韧带的深处。它主要由脂肪和血管组成。MR 示正常硬膜外间隙在所有序列均具有脂肪信号特征。

发生于硬膜外间隙的病变包括硬膜外脂肪增多症、硬膜外血肿、硬膜外脓肿和某些类型的囊肿。邻近的骨骼、椎间盘和韧带的许多病变可能会继发性侵犯硬膜外间隙。硬膜外的脂肪层有助于病变的解剖定位，通常它包绕病变位于硬膜外间隙内。

硬膜外脓肿

硬膜外脓肿在感染部分已讨论过。它是一种边缘强化的局限性积液，通常与邻近的椎间盘炎有关（见图 13.38 和图 13.39）。

硬膜外血肿

硬膜外局限性积血一般发生于急性创伤（见图 13.54）、手术并发症（见图 13.36）、抗凝或自发性（见图 13.13 和图 13.14）出血。血肿的 MR 表现与出血时间有关；这在之前的创伤部分已描述。自发性硬膜外血肿也在之前椎间盘疾病中讨论过。

硬膜外脂肪增多症

正在服用皮质类固醇的患者或内源性肾上腺皮质亢进的患者可能在硬膜外腔沉积过多的脂肪，也可能发生在肥胖个体，也可能是特发性的。这种情况下可能是 MR 偶然发现的，没有任何症状（图 13.64），但是部分患者也会存在椎管狭窄的症状。MR 显示大量硬膜外脂肪，在各个序列上呈现脂肪信号，脂肪压迫造成硬膜囊减小。颈椎不发生硬膜外增多症。

• 专栏 13.14 硬膜外间隙异常

脓肿
- 通常与椎间盘炎有关

血肿
- 外伤、手术、抗凝或自发性
  - 自发性，可能继发于椎间盘突出

脂肪增多症
- 胸/腰椎脂肪增多可能导致狭窄症状

囊肿
- 滑膜囊肿
  - 小关节退变
- 蛛网膜囊肿（包括骶骨脊膜膨出）
  - 硬脑膜缺损导致蛛网膜和脑脊液膨出
  - 可压迫神经或脊髓
  - 可有骨骼受压吸收改变
  - 通常有静止液体（注：囊内液体流动相对正常的 CSF 缓慢或无流动），相对 CSF T2 信号增高
- 蛛网膜憩室
  - 神经根袖扩张
  - 常见、多发，可导致骨质吸收改变

- 发生在骶骨水平以上
- 无症状或类似椎间盘突出表现
- 信号与 CSF 相似，与神经鞘瘤相比无强化
- 神经周围囊肿（Tarlov 囊肿）
  - 累及背根神经的囊肿
  - 通常影响骶神经根
  - 无症状或可能导致神经压迫症状
  - 可有骨质吸收，囊肿出现在骶管中央或骶孔
    - T2 信号与 CSF 相同或稍高于 CSF（静止液体）
- 假性囊肿
  - 创伤性，常与有神经根撕脱有关
  - 硬脊膜及蛛网膜破裂，CSF 聚集在硬膜外间隙，甚至以远
  - 胸椎两侧脊膜膨出（注：椎间孔脊膜膨出）
    - 与神经纤维瘤病相关，通常会伴有其他表现（硬膜囊扩张）

其他
- 任何延伸至硬膜外间隙的骨性或椎间盘异常
- 后纵韧带骨化

CSF，脑脊液

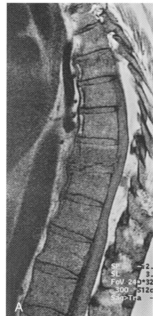
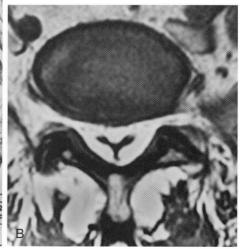

• 图 13.64 硬膜外间隙：硬膜外脂肪增多症。 A，胸椎矢状位 T1W 图像。胸椎硬膜外间隙后部存在大量高信号脂肪，向前压迫硬膜囊。囊的上部变宽，脂肪变薄。B，腰椎轴位 T1（与 A 患者不同），高信号脂肪充满椎管，硬膜囊被压缩成一个小的三角形结构

硬膜外囊肿

　　硬膜外腔内可见多种不同的囊性结构。退行性椎小关节病引起的滑膜囊肿可能会压迫硬膜外间隙（见图 13.21），位于黄韧带的深处或穿过韧带，直接进入硬膜外间隙，压迫神经。MR 的表现在退行性改变一节中已讨论过。

　　蛛网膜通过硬脑膜的先天性或外伤性缺损处突入硬膜外间隙，其内充满脑脊液，形成蛛网膜囊肿。蛛网膜囊肿具有占位效应，压迫邻近椎管内的脊髓、神经而引起神经症状，并对相邻骨结构（椎体后部或椎弓根内侧）产生压力性骨质吸收改变。MR 显示为一个脑脊液样信号的硬膜外肿物，T1W 低信号，T2W 高信号（图 13.65）。

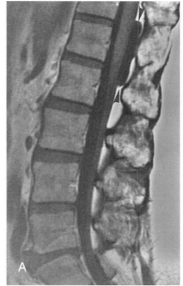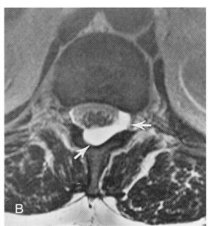

• 图 13.65　硬膜外间隙：蛛网膜囊肿。A，腰椎矢状位 T1W 图像。可见低信号团块（箭头）取代 L1 后方的硬膜外脂肪。B，L1 轴位自旋回波 T2W 图像。硬膜外间隙后部见高信号囊性肿块（箭号）压迫硬膜囊

　　骶部脊膜膨出是发生在特定部位的蛛网膜囊肿，主要是由于先天性的硬脊膜局部缺损导致，并侵蚀骶骨（骨内或骶管内脊膜膨出）；这些有可能产生症状，也可能没有症状。囊肿大小与是否存在症状无明显相关，但与蛛网膜下腔相通的囊肿通常是无症状的，而不相通的囊肿则是有症状的。囊性占位效应压迫神经可引起症状。囊肿的信号与脑脊液相似，但由于缺乏脑脊液流动，T2W 图像上的信号往往略高于脑脊液（图 13.66）。

　　蛛网膜憩室是由神经根袖扩张形成（图 13.67）（注：脊神经在椎间孔处被蛛网膜和硬脊膜包裹形成脊神经根的鞘膜，即根袖，译者认为其实也算特殊部位的蛛网膜囊肿，原著可能把脑脊液不太流动的认为是囊肿，把脑脊液流动较好的称为憩室），由硬脊膜和蛛网膜包绕的多个球形扩张组成，其内充满脑脊液，临床表现类似于椎间盘突出或其他占位，同时可侵蚀邻近骨质。蛛网膜憩室通常累及骶骨水平以上的神经根袖。与肿瘤不同的是没有强化，而且所有序列的信号都与蛛网膜下腔的液体信号一致，这一点可以与大多数椎间盘突出鉴别。

　　神经周围囊肿，或 Tarlov 囊肿，发生于骶部，并有神经纤维紧贴囊壁或穿行于囊内（图 13.68）。它们可以引起神经压迫或骨质吸收改变，但通常无症状。Tarlov 囊肿与神经根鞘无直接关联（注：或神经根袖，此处的根鞘组织为硬脊膜及蛛网膜，Tarlov 囊肿位于神经内外膜之间），但它与骶骨区域腹根神经的鞘膜组织连续（注：有学者认为 Tarlov 囊肿与蛛网膜下腔的脑脊液有潜在的相通关系，但非自由

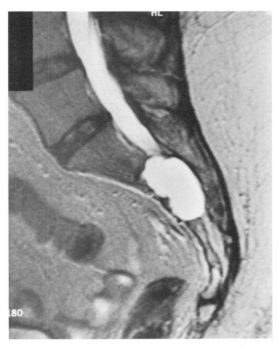

• 图 13.66　硬膜外间隙：骶骨脊膜膨出。腰椎矢状位快速 T2W 图像。在骶管中可见一个大的、高信号的、囊性肿块压迫着骶骨。骶骨脊膜膨出具有比脑脊液更高的信号，因为它的液体流动相对较慢

地相通）。其与脑脊液的信号相同，或者由于蛋白质含量增加或缺乏流动，在 T2W 图像上的信号往往高于脑脊液。

　　其他可能发生于硬膜外间隙的囊性病变是胸椎两侧的脊膜膨出（通常发生于神经纤维瘤病和其他脊柱疾病，如硬膜囊膨大，可帮助诊断）和外伤性假性脊膜膨出（往往通过椎间孔延伸出硬膜外间隙）。椎

・图 13.67　硬膜外间隙：蛛网膜憩室。A，胸腰椎矢状位 T1W 图像。T8/9 右侧椎间孔有一个圆形低信号肿块（箭号）。在 T9 平面以下的几个椎间孔中可见相似的低信号团块，但相对较小，T10 和 L3 椎体可见血管瘤（椎体内的局灶性脂肪信号）。B，T8/9 轴位椎间孔快速 T2W 图像。右侧椎间孔可见高信号的蛛网膜憩室与硬膜囊分界清楚（箭号），横突前部和椎体后部有骨质受压吸收改变

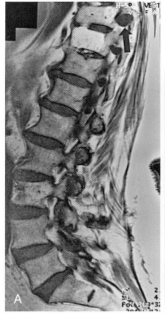
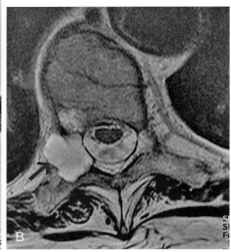

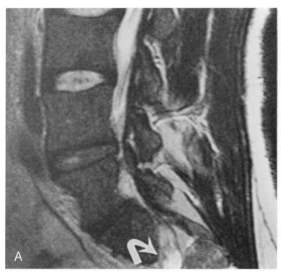
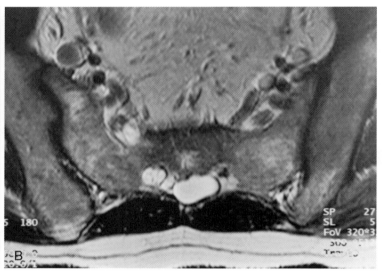

・图 13.68　硬膜外间隙：神经周围囊肿（Tarlov 囊肿）。A，腰椎矢状位快速 T2W 图像。一个高信号囊肿在右侧椎间孔包绕 S2 神经（弯曲箭号）。B，S2 轴位快速 T2W 图像。在右侧骶孔和椎管中央可见神经周围囊肿，呈高信号

体后部的扇状改变可能发生于前面描述的各种硬膜外囊肿，也可能发生于神经纤维瘤病、马方综合征、埃勒斯 - 丹洛斯综合征、肢端肥大症和软骨发育不全症中所见的硬膜囊膨大，以及任何软组织肿瘤的压迫侵蚀。

其他

　　许多相邻韧带、骨骼和关节不同的异常可继发影响硬膜外间隙。大多数已经在其他章节讨论过（例如椎间盘突出、骨赘、骨肿瘤）。这些异常在 MR 上可以直接看到，所以起源很明确。颈椎后纵韧带骨化常累及颈椎，导致后纵韧带增厚，挤压硬膜外间隙，可引起椎管狭窄相关症状（图 13.69）。患有弥漫性特发性骨质增生的患者常见这种改变，但由于韧带钙化和正常韧带在所有序列上都是低信号，MR 可能难以辨别，因此这种疾病应仔细检查（注：结合 CT）。

硬膜内间隙（专栏 13.15）

　　硬膜内间隙是脑脊液填充的蛛网膜下腔，位于硬脑膜和脊髓之间；神经根包括在内。良性硬膜内病变包括神经鞘膜肿瘤、脊膜瘤、副神经节瘤和各

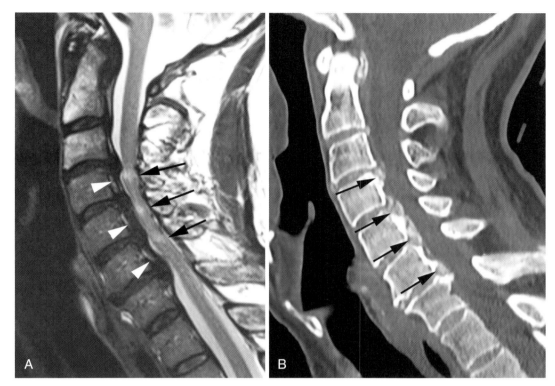

· **图 13.69** 后纵韧带骨化。A，颈椎矢状位 T2W 图像。后纵韧带从 C3/4 到 C6/7 呈弥漫性增厚，并伴有椎间盘突出，形成明显的椎管狭窄。脊髓内信号增高（箭号）符合脊髓软化。B，CT 重建颈椎矢状位。韧带增厚是由于广泛的骨化（箭号）。由于骨化和韧带均为低信号强度，MR 很难区分

· **专栏 13.15　硬膜内间隙异常**

- 神经鞘膜肿瘤 *
  - 神经纤维瘤或神经鞘瘤
  - 大多数在硬膜内；哑铃状病变位于硬膜内、外
- 脊膜瘤 *
  - 女性常见
  - 胸段 > 颈段
- 室管膜瘤 †
- 副神经节瘤 †
- 囊肿
  - 表皮样囊肿（腰椎常见）
  - 皮样囊肿（腰椎常见，信号与脂肪相似）
  - 蛛网膜囊肿（胸椎后部常见）
- 转移瘤
  - 圆锥 / 马尾区累及软脑膜的多发结节状或片状
  - 增强扫描对诊断至关重要
- 脂肪瘤

* 神经鞘膜肿瘤和脊膜瘤占硬膜内病变的 90%

† 圆锥 / 终丝 / 马尾区（该区域还包括神经鞘膜肿瘤和转移瘤）

种囊肿。神经鞘瘤和脊膜瘤约占所有硬膜内良性和恶性肿瘤的 90%。转移瘤是这个部位最常见的恶性病变。硬膜内的一个常见的 MR 伪影来自于脑脊液

的湍流，不应把它误认为是肿块。在所有的序列上，典型的流动伪影表现为脊髓内细长的、椭圆形的低信号，在 FSE T2W 图像上最明显（图 13.70）。

神经鞘膜肿瘤

第 4 章详细讨论了神经鞘膜肿瘤。神经鞘膜肿瘤由神经纤维瘤和神经鞘瘤组成。大多数神经鞘膜肿瘤（75%）发生在硬膜内，少数位于硬膜内、外腔（"哑铃状"）或棘突旁（图 13.71），可单发或多发。

脊膜瘤

大多数脊膜瘤是良性的，通常发生在胸椎，很少发生在颈椎。通常发生在女性。它们与硬脑膜有广基底连接，在 MR 所有序列上显示与脊髓相似的信号，增强扫描呈弥漫性均匀强化（图 13.72）。一些脊膜瘤可能显示致密的钙化区，在所有序列上显示低信号。

其他肿瘤

副神经节瘤是一种罕见的病变，可发生在身体的不同部位。肾上腺嗜铬细胞瘤是最常见的副神经

·图13.70　硬膜内间隙：伪影。
A，颈椎轴位脂肪抑制 T2W 图像。在脊髓前的脑脊液中有肿块样的低信号影（箭头）。这是典型的与脑脊液有关的流动伪影。B，同一水平颈椎轴位 T2*W 图像证实此为伪影

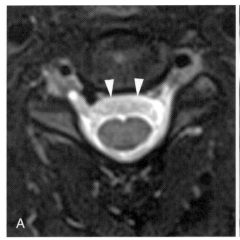
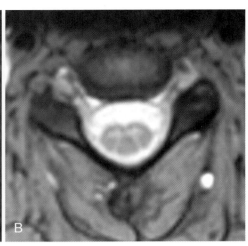

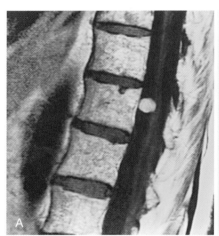
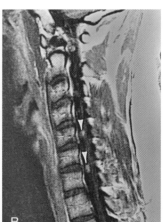
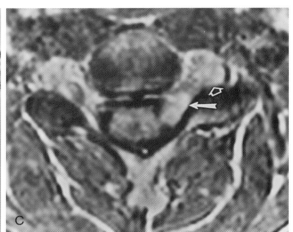

·图13.71　硬膜内间隙：神经鞘膜肿瘤。A，腰椎矢状位 T1W 增强图像。上腰椎椎体后方硬膜囊内有一个圆形强化肿块，手术证实为神经鞘瘤。B，颈椎矢状位 T1W 增强图像（与 A 患者不同）。在硬膜囊前部（箭头）有两个强化病灶被脑脊液包绕，这些均是神经纤维瘤。C，颈椎轴位（与 B 患者相同）T1W 增强图像。硬膜囊内可见神经纤维瘤（实心箭号），并通过椎间孔延伸至硬膜外间隙（空心箭号）。此为涉及硬膜内和硬膜外的哑铃状神经纤维瘤

节瘤。在脊柱，副神经节瘤发生在终丝和马尾。MR 显示肿块在 T1W 图像上与脊髓相比呈等信号，T2W 图像上与脊髓相比呈稍高信号（图13.73）。副神经节瘤血运丰富，并有明显强化；它们可能因出血而呈现异质性表现。室管膜瘤常起源于终丝或圆锥，应与副神经节瘤以及在这个解剖区更常见的神经鞘瘤或转移瘤鉴别。

脂肪瘤

　　脂肪肿块可以出现在脊柱的不同位置，包括硬膜内（图13.74），所有序列上呈现典型的脂肪信号特征。硬膜内脂肪瘤最常见于脊髓背侧表面，这是一种与隐性脊柱裂相关的先天性异常。比硬膜内脂肪瘤更常见的是与脊髓脊膜膨出（脂肪瘤型脊膜膨出）和脊髓拴系相关的脂肪瘤。另一种脂肪病变是终丝纤维脂肪瘤，或称"终丝脂肪沉积"。终丝脂肪沉积是一种常见的 MR 发现，没有临床意义。它由大小和形状正常但被脂肪浸润的终丝组成，并在所有序列上与脂肪信号相同（图13.75）。

硬膜内囊性病变

　　硬膜内囊性病变包括表皮样囊肿、皮样囊肿和蛛网膜囊肿。表皮样囊肿可能是先天性的，发生于马尾或圆锥，也可能是腰椎穿刺形成的，发生于下腰椎区域。MR 的表现不一，无特异性，但一般在 T1W 上表现为低信号，T2W 上表现为高信号（高于脑脊液）。

　　皮样囊肿是一种先天性肿瘤，由发育过程中神

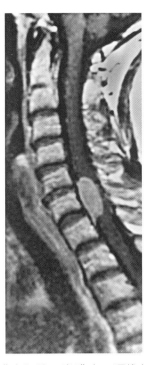

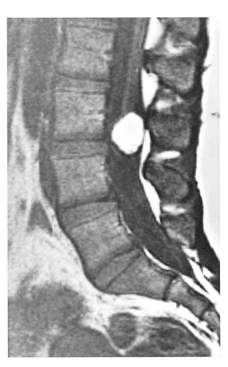

・图 13.72　**硬膜内间隙：脊膜瘤**。颈椎矢状位 T1W 增强图像。硬膜内间隙前部有一个强化肿块，与硬脊膜前部呈宽基底相连，这是脊膜瘤的典型表现

・图 13.74　**硬膜内间隙：脂肪瘤**。腰椎矢状位 T1W 图像。硬膜囊内脂肪瘤呈高信号。患者因神经压迫导致下肢萎缩

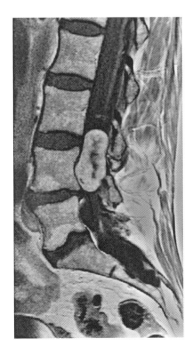

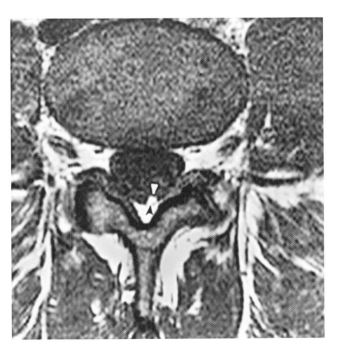

・图 13.73　**硬膜内间隙：副神经节瘤**。腰椎矢状位 T1W 增强图像。可见一个充满硬膜囊的大肿块累及马尾，L4 椎体后缘有压迫性改变，提示这是一个长期存在的病变。肿块的中心是坏死或出血引起的低信号。手术证实是副神经节瘤；鉴别诊断应包括室管膜瘤、转移瘤和神经鞘瘤

・图 13.75　**硬膜内间隙：终丝脂肪沉积**。腰椎轴位 T1W 图像。当脂肪沉积于正常大小的终丝时，一般无临床表现，称为终丝脂肪沉积，或简单地称为脂肪终丝（箭头）

经沟内的上皮包涵体形成。它们可能发生在脊髓内或硬膜内，比例相等。通常出现在腰椎，MR上的信号特征与脂肪相似。

　　蛛网膜囊肿是一种少见的病变，通常发生在胸椎后方。它们的原因尚不明确。这些囊肿的形成可能与先前外伤和出血引起的蛛网膜下腔粘连有关。它们与蛛网膜下腔相通，在MR检查中具有脑脊液的信号特征，因此它们难以发现，除非对脊髓有占位效应。

转移瘤

　　转移到蛛网膜下腔的肿瘤通常累及腰骶椎，沉积在蛛网膜和软脊膜上且具有多灶性，圆锥和马尾可弥漫性受累，呈片状浸润或多发结节。柔脊膜（包括蛛网膜与软脊膜）可与中枢神经系统原发肿瘤或任何其他癌症、淋巴瘤或白血病的转移有关。转移瘤的明确需要使用增强扫描，否则MR平扫容易漏诊。T1W增强图像表现为有增粗的神经根或多个小的高信号强化的硬膜内结节。柔脑膜强化还可见于各种脑膜炎。

脊髓病变（专栏13.16和表13.3）

　　脊髓内病变种类繁多，但MR表现与肌腱异常一样表现有限。在脊髓异常的情况下可能发生的主要是信号不同于正常的脊髓（通常在T2W或T1W增强图像上表现为高信号），脊髓口径可能增加、减少或正常。在脊髓中最常见的病变通常包括脱髓鞘疾病、囊肿、梗死或肿瘤，因此编顺口溜：DCIT（damn cord is trouble）。以下并没有包括所有的脊髓病变，但它涵盖了大多数异常和最常见的病变。

脱髓鞘病变

　　脱髓鞘异常包括脊髓软化、多发性硬化、横贯性脊髓炎（通常由感染或接种疫苗引起）、压迫性脊髓病（如椎间盘突出或椎管狭窄）和放射性脊髓病。这些病变通常在T1W图像上难以识别，T2W图像呈高信号，T1W增强上可能有弥漫性或斑片状强化或无强化。这些病变的边缘不像脊髓空洞那样清晰。脊髓口径通常正常，但也可以扩大或萎缩。多发性硬化症的斑块通常位于脊髓的后外侧，创伤后脊髓软化症发生在之前脊髓损伤的部位；其他脱髓鞘病变没有特定部位。脊髓软化症在下面的脊髓囊肿部分讨论，因为创伤后脊髓软化症可导致囊肿或空洞形成。仅凭MR是难以完全区分这些病变的。

• 专栏 13.16　脊髓异常：顺口溜 -Damn Cord Is Trouble

脱髓鞘（Demyelination）
- 脊髓软化
- 多发性硬化症
- 横贯性脊髓炎
- 压迫性脊髓病（椎间盘、骨赘）
- 放射性脊髓病

囊肿（Cysts）
- 脊髓出血
  - 信号随病变时间变化
- 外伤性脊髓软化后形成的脊髓内囊肿
  - 圆形，可以进展成典型的脊髓空洞
- 空洞
  - 与创伤和先天性病变（Chiari 畸形）相关
  - 在 T1 和质子密度信号减低，T2 信号增高

梗死（Infarction）
- 原因
  - 动脉硬化性疾病
  - 动静脉畸形
  - 主动脉夹层

肿瘤（Tumors）
- 室管膜瘤
  - 圆锥或终丝，最常见
- 星形细胞瘤
  - 常伴有囊肿
- 血管网状细胞瘤
- 转移

表 13.3　脊髓病变 MR 表现

	脊髓形态	T2 信号	T1 增强
脱髓鞘	↑，正常，↓	↑（或正常伴脊髓萎缩）	↑（弥散性或片状）或无强化
囊肿	一般↑	↑	无
梗死	↑，正常，↓	↑灰质H形	↑（片状或弥散性）或无强化
肿瘤	一般↑	↑	↑（片状或弥散性）或无强化

囊肿

　　脊髓血肿和脊髓积水空洞症可导致脊髓囊肿，与肿瘤无关。血肿在之前创伤部分已描述，并且随时期不同磁共振表现也不同。外伤后，在外伤处可发生脊髓软化并在软化区域可形成圆形的、创伤后的髓内囊肿，称为创伤后进行性脊髓软化性脊髓病（图 13.76）。在脊髓软化区形成的空洞可进展为典型的长条形脊髓空洞。

脊髓空洞可能是创伤的后遗症，发生在创伤事件之后的几个月到几年，发生在创伤部位。创伤后的脊髓空洞症可能是由出血引起，而出血导致蛛网膜粘连，最终使得脊髓与硬脊膜（通常是背侧，因为仰卧使出血聚在背侧）拴在一起，导致了脑脊液湍流的产生，并在此基础上引发了脊髓空洞。脊髓空洞症也与一些先天性异常有关，特别是 Chiari 畸形。

脊髓空洞边界清晰，所有序列上信号通常与脑脊液相同（图 13.77）。这些相关的脊髓内囊性灶无强化。同时由于髓内囊肿或脊髓空洞导致脊髓局部性增粗，脊髓口径看似增加，实则脊髓组织因萎缩而减少。脊髓软化灶、创伤后囊肿或空洞的 MR 表现相似（图 13.78）。通常，脊髓空洞的信号与脑脊液相一致，而脊髓软化即使在标准的 T1W 和 T2W 图像上，信号表现也与脑脊液略有不同。无信号异常的脊髓萎缩是脊髓软化症的另一种表现，因此它显然不能与空洞相混淆。

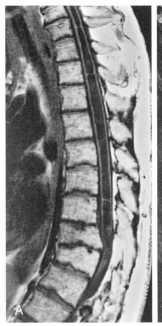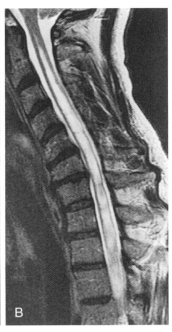

· 图 13.77　脊髓：脊髓空洞。A，胸椎矢状位 T1W 图像。下胸椎的陈旧性骨折并向后凸入椎管。在胸髓近端有一个非常低的信号，是脊髓空洞的表现。B，矢状位快速 T2W 图像，颈胸段脊柱（同 A 患者）。脊髓内的长节段病变和脑脊液信号相同，并从创伤部位向近端进展，这是典型的脊髓空洞。脊髓明显萎缩，但脊髓的整体轮廓因空洞增大而增粗

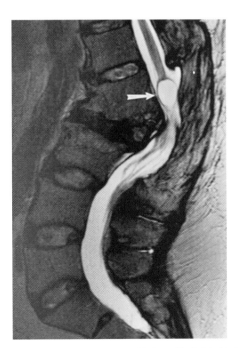

· 图 13.76　脊髓：创伤后进行性脊髓软化性脊髓病。胸腰椎矢状位快速 T2W 图像。上腰椎有一愈合的陈旧性骨折，继发锐角后凸。在骨折的后方可见圆形高信号囊性脊髓病变（箭号），与之前脊髓中的软化区是同一位置，这称为进行性创伤后脊髓软化性脊髓病。最终可能进展成一个典型的细长的脊髓空洞

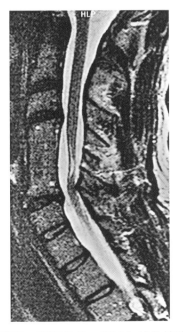

· 图 13.78　脊髓：脊髓软化。颈椎矢状位快速 T2W 图像。既往有颈椎中段创伤并椎体融合。创伤和融合部位的后方脊髓萎缩，其内并有条状的高信号。萎缩的脊髓符合脊髓软化的诊断，同时脊髓内的高信号可以是脊髓空洞或软化灶（注：这里原著可能想提示脊髓内的高信号不一定是脊髓软化，而萎缩在诊断上更具有价值）

梗死

　　动脉硬化性疾病、动静脉畸形、主动脉夹层、椎间盘突出或其他占位均可引起脊髓梗死。MR 表现为 T2W 图像上的高信号，伴或不伴有斑片状或弥漫性强化。由于灰质首先受到脊髓血供的影响（图 13.79），使得脊髓内的高信号呈 "H" 形。脊髓最初扩大，但后来可能萎缩。动静脉畸形可以在 MR 上看到点状或蛇形低信号，这些低信号来自脊髓内或脊髓表面的流空血管，这种表现不应与更常见的由湍流引起的脑脊液信号缺失伪影相混淆。

肿瘤

　　室管膜瘤和星形细胞瘤约占所有脊髓胶质瘤的 95%。血管网状细胞瘤和转移瘤（特别是来自肺或乳腺）也是脊髓常见肿瘤。室管膜瘤比星形细胞瘤更常见，常累及圆锥或终丝。室管膜瘤常伴有坏死或出血。星形细胞瘤常伴有囊变，是长条状的病变。在室管膜瘤中也可以看到囊变（图 13.80），而在血管网状细胞瘤中囊性灶更常见。转移瘤病灶周围常有水肿，且水肿与病灶大小不成比例。肿瘤通常导致脊髓口径增粗。肿瘤病灶在 T1W 图像上表现为低信号，T2W 和 T1W 增强图像上呈弥漫性或斑片状高信号，如有出血则表现为不均匀改变。

脊髓拴系（专栏 13.17）

　　许多先天性异常可以影响脊柱，但在本章只讨论少数。许多骨性异常最好用 CT 或常规 X 线检查来评估。先天性病变，如脊髓膨出、脊膜膨出、脊

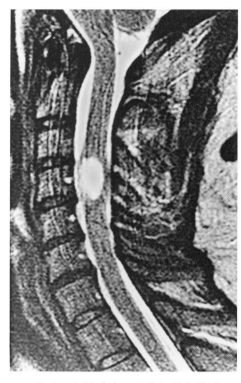

· **图 13.80　脊髓：室管膜瘤**。颈椎矢状位快速 T2W 图像。颈髓内可见囊性肿块，颈髓局限性增宽。这一发现对神经胶质瘤诊断很有帮助，但对于哪种类型的神经胶质瘤并不具有特异性。此例是室管膜瘤，尽管室管膜瘤通常在圆锥中更常见且没有囊性成分

髓脊膜膨出和脂肪性脊髓脊膜膨出（在其他先天性病变）不在这里描述。有一种先天性脊柱异常可能要到成年后才会表现出来，那就是脊髓拴系。

　　脊髓圆锥的末端通常在 L1/2 椎间盘水平或以上；如果它位于这个水平以下，就被称为脊髓拴系。

· **图 13.79　脊髓：梗死。A，**腰椎矢状位快速 T2W 图像。患有严重动脉粥样硬化疾病的糖尿病患者远端脊髓信号增高。**B，**胸椎轴位快速 T2W 图像（与 A 患者相同），脊髓中心高信号呈 "H" 形，为典型的脊髓梗死

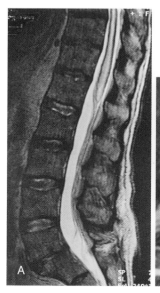
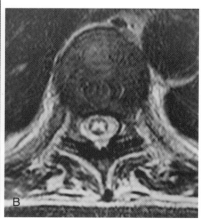

专栏 13.17 脊髓拴系

临床
- 发生于儿童或成人
- 疼痛、感觉异常、痉挛、大小便失禁

相关的异常
- 脊柱侧弯
- 脊柱神经管闭合不全
- 终丝增厚
- 脂肪瘤
- 脊髓纵裂
- 脊髓脊膜膨出

MR 表现
- 圆锥低于 L1-2 椎体
- 圆锥和终丝之间没有明显的过渡（圆锥似乎被拉长了）
- 注意：马尾的分层可能类似低位脊髓；需要依据轴位图像进行诊断
- 可能会看到之前提过的表现（如脂肪瘤）

异常低（拴系）的脊髓是许多先天性脊柱畸形的共同特征，而终丝增厚通常与此有关。症状可能在童年或成年时出现，包括疼痛、感觉障碍、痉挛或大小便失禁。与脊髓拴系相关的异常包括脂肪瘤（拴系脊髓常中止于背部的脂肪瘤）（图 13.81）、终丝牵拉、脊髓纵裂（图 13.82）和脊髓脊膜膨出。

脊髓拴系 MR 显示圆锥位于 L1/2 水平以下，圆锥与终丝之间没有明显的过渡（圆锥呈拉长状）。当怀疑有脊髓拴系时，轴位图像评估是非常重要的。在影像学中可能还会发现脊柱侧弯、神经管闭合不全、脂肪瘤、脊髓纵裂或脊髓脊膜膨出。脊髓拴系还可表现马尾神经根聚集在硬膜囊后部，在 MR 矢状位图像上这种改变会误认为是低位的脊髓。

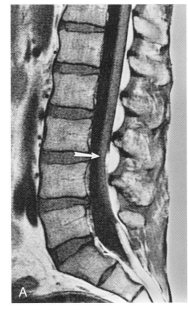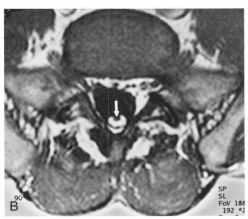

图 13.81 脊髓拴系：伴有背侧脂肪瘤。 A，腰椎矢状位 T1W 图像。脊髓低位，至少延伸到 L4 椎体（箭号）。B，L5 的轴位 T1W 图像（与 A 患者相同）。下腰椎背侧可见高信号硬膜内脂肪瘤，周围有增厚的终丝（箭号）

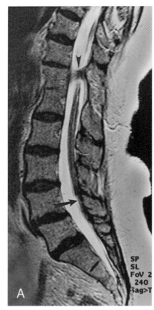
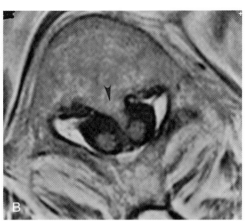

• **图 13.82   脊髓拴系：合并脊髓纵裂。A，**腰椎矢状位快速 T2W 图像。脊髓末端大约在 L4 水平（箭号）。T12/L1 椎体有先天性融合，在这一水平（箭头）有一个骨棘穿过椎管。**B，**T12 椎体的轴位 T1W 图像。骨棘（箭头）将椎管和脊髓分成两半

推荐阅读

技术

Singh K, Helms CA, Fiorella D, Major NM. Disc space-targeted angled axial MR images of the lumbar spine: a potential source of diagnostic error. *Skeletal Radiol.* 2007;36:1147–1153.

退行性变

Alonso F, Bryant E, Iwanaga J, Chapman JR, Oskouian RJ, Tubbs RS. Baastrup's Disease: A Comprehensive Review of the Extant Literature. *World Neurosurg.* 2017;101:331–334.

Bae WC, Statum S, Zhang Z, Yamaguchi T, Wolfson T, Gamst AC, Du J, Bydder GM, Masuda K, Chung CB. Morphology of the cartilaginous endplates in human intervertebral disks with ultrashort echo time MR imaging. *Radiology.* 2013;266(2):564–574.

Chaput C, Padon D, Rush J, Lenehan E, Rahm M. The significance of increased fluid signal on magnetic resonance imaging in lumbar facets in relationship to degenerative spondylolisthesis. *Spine (Phila Pa 1976).* 2007;32(17):1883–1887.

Clarençon F, Law-Ye B, Bienvenot P, Cormier É, Chiras J. The Degenerative Spine. *Magn Reson Imaging Clin N Am.* 2016;24(3):495–513.

Dorsay TA, Helms CA. MR imaging of epidural hematoma in the lumbar spine. *Skeletal Radiol.* 2003;31:677–685.

Engar C, Wadhwa V, Weinberg B, Chhabra A. Conjoined lumbosacral nerve roots: direct demonstration on MR neurography. *Clin Imaging.* 2014;38(6):892–894.

Ening G, Kowoll A, Stricker I, Schmieder K, Brenke C. Lumbar juxta-facet joint cysts in association with facet joint orientation, -tropism and -arthritis: A case-control study. *Clin Neurol Neurosurg.* 2015;139:278–281.

Fardon DF, Williams AL, Dohring EJ, Murtagh FR, Gabriel Rothman SL, Sze GK. Lumbar disc nomenclature: version 2.0: Recommendations of the combined task forces of the North American Spine Society, the American Society of Spine Radiology and the American Society of Neuroradiology. *Spine J.* 2014;14(11):2525–2545.

Filippiadis DK, Mazioti A, Argentos S, Anselmetti G, Papakonstantinou O, Kelekis N, Kelekis A. Baastrup's disease (kissing spines syndrome): a pictorial review. *Insights Imaging.* 2015;6(1):123–128.

Hoch B, Hermann G. Migrated herniated disc mimicking a neoplasm. *Skeletal Radiol.* 2010;39(12):1245–1249.

Ishimoto Y, Yoshimura N, Muraki S, Yamada H, Nagata K, Hashizume H, Takiguchi N, Minamide A, Oka H, Tanaka S, Kawaguchi H, Nakamura K, Akune T, Yoshida M. Association of Lumbar Spondylolisthesis With Low Back Pain and Symptomatic Lumbar Spinal Stenosis in a Population-based Cohort: The Wakayama Spine Study. *Spine (Phila Pa 1976).* 2017;42(11): E666–E671. https://www.ncbi.nlm.nih.gov/pubmed/27417397.

Jensen M, Brant-Zawadzki M, Obuchowski N, et al. Magnetic resonance imaging of the lumbar spine in people without back pain. *N Engl J Med.* 1995;331:69–73.

Kim ES, Oladunjoye AO, Li JA, Kim KD. Spontaneous regression of herniated lumbar discs. *J Clin Neurosci.* 2014;21(6):909–913.

Macki M, Hernandez-Hermann M, Bydon M, Gokaslan A, McGovern K, Bydon A. Spontaneous regression of sequestrated lumbar disc herniations: Literature review. *Clin Neurol Neurosurg.* 2014;120:136–141.

Major NM, Helms CA, Genant HK. Calcification demonstrated as high signal intensity on T1-weighted MR images of the disks of the lumbar spine. *Radiology.* 1993;189:494–496.

Malghem J, Lecouvet FE, François R, Vande Berg BC, Duprez T, Cosnard G, Maldague BE. High signal intensity of intervertebral calcified disks on T1-weighted MR images resulting from fat content. *Skeletal Radiol.* 2005;34(2):80–86.

Modic M. Degenerative disorders of the spine. In: Modic M, Masaryk T, Ross J, eds. *Magnetic Resonance Imaging of the Spine.* Chicago: Year Book; 1989.

Modic MT, Steinberg PM, Ross JS, et al. Degenerative disk disease: assessment of changes in vertebral body marrow with MR imaging. *Radiology.* 1988;166:193–199.

Netzer C, Urech K, Hügle T, Benz RM, Geurts J, Schären S. Characterization of subchondral bone histopathology of facet joint osteoarthritis in lumbar spinal stenosis. *J Orthop Res.* 2016;34(8): 1475–1480.

Nevalainen MT, Foran PJ, Roedl JB, Zoga AC, Morrison WB. Cervical facet oedema: prevalence, correlation to symptoms, and follow-up imaging. *Clin Radiol.* 2016;71(6):570–575.

Park MS, Moon SH, Kim TH, Lee SY, Jo YG, Riew KD. Relationship between modic changes and facet joint degeneration in the cervical spine. *Eur Spine J.* 2015;24(12):2999–3004.

Radcliff K, Morrison WB, Kepler C, Moore J, Sidhu GS, Gendelberg D, Miller L, Sonagli MA, Vaccaro AR. Distinguishing Pseudomeningocele, Epidural Hematoma, and Postoperative Infection on Postoperative MRI. *Clin Spine Surg.* 2016;29(9): E471–E474.

Scheer JK, Dahdaleh NS, Smith ZA. Exertional ventral epidural hematoma in the lumbar spine. *Spine J.* 2015;15(2):373–374.

Seo JS, Lee SH, Keum HJ, Eun SS. Three cases of L4-5 Baastrup's disease due to L5-S1 spondylolytic spondylolisthesis. *Eur Spine J.* 2017;26(suppl 1):186–191.

Spinner RJ, Hébert-Blouin MN, Maus TP, Atkinson JL, Desy NM, Amrami KK. Evidence that atypical juxtafacet cysts are joint derived. *J Neurosurg Spine.* 2010;12(1):96–102.

Song SJ, Lee JW, Choi JY, Hong SH, Kim NR, Kim KJ, Chung SK, Kim HJ, Kang HS. Imaging features suggestive of a conjoined nerve root on routine axial MRI. *Skeletal Radiol.* 2008;37(2): 133–138.

Xu N, Wei F, Liu X, Jiang L, Liu Z. Calcific discitis with giant thoracic disc herniations in adults. *Eur Spine J.* 2016;25(suppl 1):204–208.

脊柱狭窄

Cowley P. Neuroimaging of Spinal Canal Stenosis. *Magn Reson Imaging Clin N Am.* 2016;24(3):523–539.

Finkenstaedt T, Del Grande F, Bolog N, Ulrich NH, Tok S, Burgstaller JM, Steurer J, Chung CB, Andreisek G, Winklhofer S. LSOS working group. Correlation of listhesis on upright radiographs and central lumbar spinal canal stenosis on supine MRI: is it possible to predict lumbar spinal canal stenosis? *Skeletal Radiol.* 2018; 47(9):1269–1275. https://doi.org/10.1007/s00256-018-2935-3. [Epub 2018 Apr 13].

Splettstößer A, Khan MF, Zimmermann B, Vogl TJ, Ackermann H, Middendorp M, Maataoui A. Correlation of lumbar lateral recess stenosis in magnetic resonance imaging and clinical symptoms. *World J Radiol.* 2017;9(5):223–229.

Wang TY, Nayar G, Brown CR, Pimenta L, Karikari IO, Isaacs RE. Bony Lateral Recess Stenosis and Other Radiographic Predictors of Failed Indirect Decompression via Extreme Lateral Interbody Fusion: Multi-Institutional Analysis of 101 Consecutive Spinal Levels. *World Neurosurg.* 2017;106:819–826.

Winklhofer S, Held U, Burgstaller JM, Finkenstaedt T, Bolog N, Ulrich N, Steurer J, Andreisek G, Del Grande F. Degenerative lumbar spinal canal stenosis: intra- and inter-reader agreement for magnetic resonance imaging parameters. *Eur Spine J.* 2017;26(2): 353–361.

术后改变

Bharath A, Uhiara O, Botchu R, Davies AM, James SL. The rising root sign: the magnetic resonance appearances of post-operative spinal subdural extra-arachnoid collections. *Skeletal Radiol.* 2017;46 (9):1225–1231.

Butt WP. Use of gadolinium enhancement MRI in postoperative lumbar spine assessment. *Clin Radiol.* 1997;52(12):964.

Deutsch A, Howard M, Dawson E, et al. Lumbar spine following successful surgical discectomy: magnetic resonance imaging features and implications. *Spine.* 1993;18:1054–1060.

Dhagat PK, Jain M, Singh SN, Arora S, Leelakanth K. Failed Back Surgery Syndrome: Evaluation with Magnetic Resonance Imaging. *J Clin Diagn Res.* 2017;11(5):TC06–TC09.

Wilkinson LS, Elson E, Saifuddin A, Ransford AO. Defining the use of gadolinium enhanced MRI in the assessment of the postoperative lumbar spine. *Clin Radiol.* 1997;52(7):530–534.

炎性改变

Agten CA, Zubler V, Rosskopf AB, Weiss B, Pfirrmann CW. Enthesitis of lumbar spinal ligaments in clinically suspected spondyloarthritis: value of gadolinium-enhanced MR images in comparison to STIR. *Skeletal Radiol.* 2016;45(2):187–195.

Colip CG, Lotfi M, Buch K, Holalkere N, Setty BN. Emergent spinal MRI in IVDU patients presenting with back pain: do we need an MRI in every case? *Emerg Radiol.* 2018;25(3):247–258. https://doi.org/10.1007/s10140-017-1572-9.

Cox M, Curtis B, Patel M, Babatunde V, Flanders AE. Utility of sagittal MR imaging of the whole spine in cases of known or suspected single-level spinal infection: Overkill or good clinical practice? *Clin Imaging.* 2018;51:98–103.

Diehn FE. Imaging of spine infection. *Radiol Clin North Am.* 2012;50 (4):777–798.

Ez-Zaitouni Z, Bakker PA, van Lunteren M, de Hooge M, van den Berg R, Reijnierse M, Fagerli KM, Landewé RB, Ramonda R, Jacobsson LT, Saraux A, Lenczner G, Feydy A, Pialat JB, Thévenin F, van Gaalen FA, van der Heijde D. The yield of a positive MRI of the spine as imaging criterion in the ASAS classification criteria for axial spondyloarthritis: results from the SPACE and DESIR cohorts. *Ann Rheum Dis.* 2017;76(10): 1731–1736.

Flipo RM, Cotten A, Chastanet P, Ardaens Y, Foissac-Gegoux P, Duquesnoy B, Delcambre B. Evaluation of destructive spondyloarthropathies in hemodialysis by computerized tomographic scan and magnetic resonance imaging. *J Rheumatol.* 1996;23 (5):869–873 Review.

Leone A, Cassar-Pullicino VN, D'Aprile P, Nasuto M, Guglielmi G. Computed Tomography and MR Imaging in Spondyloarthritis. *Radiol Clin North Am.* 2017;55(5):1009–1021.

Shikhare SN, Singh DR, Shimpi TR, Peh WC. Tuberculous osteomyelitis and spondylodiscitis. *Semin Musculoskelet Radiol.* 2011;15 (5):446–458.

Tali ET, Oner AY, Koc AM. Pyogenic spinal infections. *Neuroimaging Clin N Am.* 2015;25(2):193–208.

Tyrrell PN, Davies AM, Evans N, Jubb RW. Signal changes in the intervertebral discs on MRI of the thoracolumbar spine in ankylosing spondylitis. *Clin Radiol.* 1995;50(6):377–383.

创伤性改变

Borg B, Modic MT, Obuchowski N, Cheah G. Pedicle marrow signal hyperintensity on short tau inversion recovery- and t2-weighted images: prevalence and relationship to clinical symptoms. *AJNR Am J Neuroradiol.* 2011;32(9):1624–1631.

Bradley Jr WG. MR appearance of hemorrhage in the brain. *Radiology.* 1993;189:15–26.

De Smet E, Vanhoenacker FM, Parizel PM. Traumatic myelopathy: current concepts in imaging. *Semin Musculoskelet Radiol.* 2014;18(3):318–331.

Goda Y, Sakai T, Sakamaki T, Takata Y, Higashino K, Sairyo K. Analysis of MRI signal changes in the adjacent pedicle of adolescent patients with fresh lumbar spondylolysis. *Eur Spine J.* 2014;23 (9):1892–1895.

Gokce E, Beyhan M. Radiological imaging findings of scheuermann disease. *World J Radiol.* 2016;8(11):895–901.

Lawrence DA, Trotta B, Shen FH, Druzgal JT, Fox MG. Imaging characteristics of cervical spine extra-arachnoid fluid collections managed conservatively. *Skeletal Radiol.* 2016;45(9):1285–1289.

Major NM, Helms CA, Richardson WJ. MR imaging of fibrocartilaginous masses arising on the margins of spondylolysis defects. *AJR Am J Roentgenol.* 1999;173:673–676.

Malhotra A, Durand D, Wu X, Geng B, Abbed K, Nunez DB, Sanelli P. *Utility of MRI for cervical spine clearance in blunt trauma patients after a negative CT. Eur Radiol;* 2018.

Mascarenhas D, Dreizin D, Bodanapally UK, Stein DM. Parsing the Utility of CT and MRI in the Subaxial Cervical Spine Injury Classification (SLIC) System: Is CT SLIC Enough? *AJR Am J Roentgenol.* 2016;206(6):1292–1297.

Maung AA, Johnson DC, Barre K, Peponis T, Mesar T, Velmahos GC, McGrail D, Kasotakis G, Gross RI, Rosenblatt MS, Sihler KC, Winchell RJ, Cholewczynski W, Butler KL, Odom SR, Davis KA. ReCONECT MRI C-SPINE Study Group. Cervical spine MRI in patients with negative CT: A prospective, multicenter study of the Research Consortium of New England Centers for Trauma (ReCONECT). *J Trauma Acute Care Surg.* 2017;82 (2):263–269.

Nitta A, Sakai T, Goda Y, Takata Y, Higashino K, Sakamaki T, Sairyo K. Prevalence of Symptomatic Lumbar Spondylolysis in Pediatric Patients. *Orthopedics.* 2016;39(3):e434–e437.

Rush JK, Astur N, Scott S, Kelly DM, Sawyer JR, Warner Jr WC. Use of magnetic resonance imaging in the evaluation of spondylolysis. *J Pediatr Orthop.* 2015;35(3):271–275.

Tezuka F, Sairyo K, Sakai T, Dezawa A. Etiology of Adult-onset Stress Fracture in the Lumbar Spine. *Clin Spine Surg.* 2017;30(3): E233–E238.

Wolf M, Weber MA. Neuroimaging of the Traumatic Spine. *Magn Reson Imaging Clin N Am.* 2016;24(3):541–561.

骨肿瘤

Major NM, Helms CA, Richardson WJ. The "mini brain": plasmacytoma in a vertebral body on MR imaging. *AJR Am J Roentgenol.* 2000;175:261–263.

Orguc S, Arkun R. Primary tumors of the spine. *Semin Musculoskelet Radiol.* 2014;18(3):280–299.

Thawait SK, Marcus MA, Morrison WB, Klufas RA, Eng J, Carrino JA. Research synthesis: what is the diagnostic performance of magnetic resonance imaging to discriminate benign from malignant vertebral compression fractures? Systematic review and meta-analysis. *Spine (Phila Pa 1976).* 2012;37(12):E736–E744.

Urrutia J, Postigo R, Larrondo R, Martin AS. Clinical and imaging findings in patients with aggressive spinal hemangioma requiring surgical treatment. *J Clin Neurosci.* 2011;18(2):209–212.

脊柱内容物

Geers C, Lecouvet FE, Behets C, Malghem J, Cosnard G, Lengelé BG. Polygonal deformation of the dural sac in lumbar epidural lipomatosis: anatomic explanation by the presence of meningovertebral ligaments. *AJNR Am J Neuroradiol.* 2003;24(7):1276–1282.

Gold M. Magnetic Resonance Imaging of Spinal Emergencies. *Top Magn Reson Imaging.* 2015;24(6):325–330.

Gu R, Liu JB, Zhang Q, Liu GY, Zhu QS. MRI diagnosis of intradural extramedullary tumors. *J Cancer Res Ther.* 2014;10(4):927–931.

Haber MD, Nguyen DD, Li S. Differentiation of idiopathic spinal cord herniation from CSF-isointense intraspinal extramedullary lesions displacing the cord. *Radiographics.* 2014;34(2):313–329.

Khalatbari K, Ansari H. MRI of degenerative cysts of the lumbar spine. *Clin Radiol.* 2008;63(3):322–328.

Raghavan N, Barkovich AJ, Edwards M, Norman D. MR imaging in the tethered spinal cord syndrome. *AJR Am J Roentgenol.* 1989;152:843–852.

Tali ET, Oner AY, Koc AM. Pyogenic spinal infections. *Neuroimaging Clin N Am.* 2015;25(2):193–208.

脊柱的扫描方案

这是一套建议方案；有许多不同的方法也可以实现很好的诊断工作。

颈椎：退变

序列顺序	1	2	3	4	5	6
序列类型	T1	快速 T2	T1	T2*		
方位	矢状位	矢状位	轴位	轴位		
FOV（cm）	14	14	11	11		
层厚（mm）	4	4	4	2		
增强扫描	无	无	无	无		

胸椎：退变

序列顺序	1	2	3	4	5	6
序列类型	T1	快速 T2	T1	T2*		
方位	矢状位	矢状位	轴位	轴位		
FOV（cm）	16	16	12	12		
层厚（mm）	3	3	9	4		
增强扫描	无	无	无	无		

腰椎：退变

序列顺序	1	2	3	4	5	6
序列类型	T1	快速 T2	T1	快速 T2		
方位	矢状位	矢状位	轴位	轴位		
FOV（cm）	16	16	14	14		
层厚（mm）	4	4	4	4		
增强扫描	无	无	无	无 L3 到 S1		

脊柱：术后

序列顺序	1	2	3	4	5	6
序列类型	T1	快速 T2	T1	T1	T1	
方位	矢状位	轴位	轴位	轴位	矢状位	
FOV（cm）	取决于部位（与退变相同协议）					
层厚（mm）						
增强扫描	无	无	无	有	有	

注：如果扫描有足够的时间，也可以常规做一个矢状位快速 T2 扫描

脊柱：外伤

序列顺序	1	2	3	4	5	6
序列类型	T1	快速 T2*	T2*	T2*	T1	快速 STIR
方位	矢状位	矢状位	矢状位	轴位	轴位	矢状位
FOV（cm）	取决于部位（与退变扫描方案相同）					
层厚（mm）	4	4	4	4	4	4
增强扫描	无	无	无	无	无	无

骨性脊柱：转移 / 脊髓压迫

序列顺序	1	2	3	4	5	6
序列类型	T1	STIR	T1	快速 T2	*	
方位	矢状位	矢状位	轴位	轴位		
FOV	取决于部位（与退变扫描方案相同）					
层厚	4	4	8	8		
增强扫描	无	无	无	无		

*注：如果在硬膜外腔或脊髓内见到肿块，可给予静脉注射对比剂，重复异常区域矢状位和轴位 T1 序列扫描。

脊髓：感染 / 硬膜内病变

序列顺序	1	2	3	4	5	6
序列类型	T1	快速 T2	T1	快速 T2	T1	T1
方位	矢状位	矢状位	轴位	轴位	矢状位	轴位
FOV（cm）	取决于部位（与退变扫描方案相同）					
层厚（mm）	4	4	4	4	4	4
增强扫描	无	无	无	无	有	有

标准报告

颈椎 MR

临床适应证

方案

采用多序列、多平面成像的常规方案。

讨论

1. **颅颈交界**：未见异常
2. **颈髓**：脊髓的大小、信号和形态均正常
3. **骨结构**：骨髓正常；解剖正常
4. **椎间盘间隙**：C2/3、C3/4、C4/5、C5/6、C6/7、C7/T1 正常，未见退行性改变、椎间盘突出或其他异常；无脊柱或椎间孔狭窄

意见

颈椎 MR 正常

胸椎 MR

临床适应证

方案

采用多序列、多平面成像的常规方案。

讨论

1. **胸髓**：正常信号和形态
2. **骨结构**：骨髓正常；解剖正常
3. **椎间盘间隙**：表现正常，无退行性改变或椎间盘突出的迹象；无中央管或椎间孔狭窄

意见

胸椎 MR 正常。

腰椎 MR

临床适应证

方案

采用多序列、多平面成像的常规方案。

讨论

1. **腰髓**在 _____ 平面终止
2. **腰髓 / 圆锥**：正常大小、信号和形态
3. **骨结构**：骨髓正常；解剖正常；未见峡部裂
4. **椎间盘间隙、椎间孔、椎管和关节突关节**：L1/2、L2/3、L3/4、L4/5 和 L5/S1 椎间盘水平正常，无退行性改变、椎间盘突出、椎管或椎间孔狭窄或小关节病变

意见

腰椎 MR 正常

定位像 扫描图

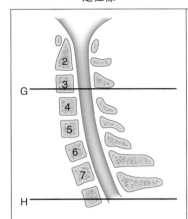

矢位定位像

从 G 线到 H 线获得一段无角度的轴位图

扫描图应该按照所需范围扫描，而不是包括整个颈部

轴位（无角度）

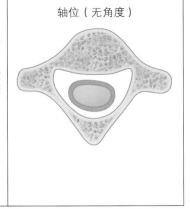

定位像 扫描图

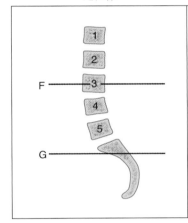

矢位定位像

从腰3椎体中部（F线）到腰1椎体中部（G线）获得一段无角度的轴位图

如果是术后，扫描中心定位在术区

轴位（无角度）

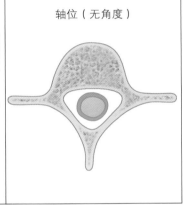

定位像 扫描图

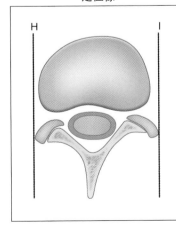

轴位或冠状位定位像

从 H 线到 I 线，扫描范围包括整个脊柱的骨性部分
从胸12到骶骨中部或更低

矢位图

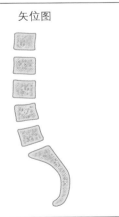

第14章 髋关节与骨盆

目录

髋关节与骨盆如何扫描
正常和异常
　骨性结构
　　正常骨性结构
　　骨的血管异常
　　骨折
　　滑膜疝凹
　　骨肿瘤
　软组织
　　肌肉和肌腱异常
　　神经
　　滑囊
　　软组织肿瘤
　关节
　　正常圆韧带
　　髋臼盂唇
　　正常关节软骨
　　异常关节软骨
　　股骨髋臼撞击
　　炎症性关节炎
　　退行性关节病
　　发育性髋关节发育不良
　　关节内"肿瘤"（滑膜病变）
髋关节置换术影像评价
推荐阅读

髋关节与骨盆如何扫描

请参阅本章末的髋关节与骨盆扫描方案。

- **线圈和患者体位**：髋关节疾病如缺血坏死（avascular necrosis, AVN）或骨折的检查，对于大多数的患者通常可采用体部相控阵线圈。特别是体型较大的患者，使用体部线圈是必要的。患者体位采取仰卧位，扫描范围包括双侧髋关节和整个骨盆。如果需要显示髋关节内较细微的结构（如髋臼盂唇或关节软骨），建议使用表面线圈

（如柔性包裹线圈）对有症状侧的髋关节采用薄层、小层间距扫描。在关节腔内注入稀释的钆对比剂，可更精细地评估髋臼盂唇和关节软骨。对比剂充盈可以使关节腔扩张，高信号的关节腔内对比剂与分别呈低、等信号的盂唇、软骨形成良好的对比，有利于更加准确地识别盂唇和软骨的正常结构和病变。对比剂充填于软骨缺损处，呈现异常的软骨形态，从而提示软骨损伤。盂唇撕裂表现为盂唇异常的形态和／或信号改变。

- 3.0 T 磁共振具有更高的信噪比和空间分辨率，通过提高信噪比和空间分辨率的技术相结合，能更好地显示髋臼盂唇、关节软骨和其他关节内结构，从而可以不使用对比剂。

- **扫描定位**（专栏 14.1）：通常进行 4 个方位成像以评估关节结构（包括髋臼盂唇和软骨）。包括标准的横轴位、冠状位和矢状位。斜横轴位可以很好地显示盂唇撕裂，尤其是前上 1/4 的撕裂，也可显示易发生股骨髋臼撞击的一些征象，特别是发现股骨颈前部或侧面的骨性肿块或突起（凸轮畸形）。

- **脉冲序列和感兴趣区**：如果要同时显示双侧髋关节和骨盆，需采用大的扫描野（24～30 cm）。如怀疑缺血坏死或外伤，尤其是外伤患者，扫描范围要包括整个骨盆。常规扫描范围从髂嵴至股骨小转子，层厚 6 mm 或 7 mm，层间距 3 mm。如果需要观察关节病变，比如盂唇等细小结构时，建议使用较小的视野（14～24 cm）和更薄的层厚，3 mm 的层厚和 10 % 的层间距（即层间距 0.3 mm）可获得令人满意的图像。髋关节磁共振检查的扫描范围应从髋臼上缘至股骨小转子下缘。T1 加权序列（T1W）是显示解剖细节必需的序列。T2 加权序列（T2W）联合脂肪饱和技术可以更好地显示同层面 T1W 图像上不能清晰显示的水肿或积液。此外，与其他类型的 T2W 序列（非脂肪抑制或梯度回波）相比，快速自旋回波 T2W 序列联合脂肪抑制或短时反转恢复序列（short tau inversion recovery, STIR）图像能更清晰地显示积

冠状位
- 骨性结构
  - 髋臼
  - 股骨头、股骨颈
  - 大、小转子
  - 骶骨
  - 髂骨
  - 骶髂关节
- 肌肉
  - 臀肌
  - 内收肌
  - 外展肌
  - 腘绳肌
  - 股四头肌
- 髋臼盂唇
- 纤维脂肪垫

轴位
- 骨性结构
  - 髋臼
  - 股骨头、股骨颈
  - 大、小转子
  - 骶骨
  - 髂骨
  - 骶髂关节
- 肌肉
  - 臀大肌、臀中肌和臀小肌
  - 缝匠肌、股直肌
  - 股薄肌、耻骨肌、长收肌、短收肌和大收肌
  - 阔筋膜张肌
  - 梨状肌
  - 闭孔内、外肌
  - 上孖肌、下孖肌
  - 股方肌
- 髋臼盂唇
- 纤维脂肪垫

矢状位
- 非标准或必需扫描方位

液和水肿。

- **增强**：除需要鉴别无强化的囊性病变和强化的实性肿块，或者在怀疑感染或炎性关节病的情况下以外，静脉注射对比剂增强检查通常不是必须的。我们也在儿科患者中使用增强检查，因为增强 T1W 脂肪抑制序列可能是目前唯一能显示早期股骨头骨骺缺血坏死的序列。关节腔内注射稀释的钆对比剂，有利于评估盂唇病变。这种技术同样适用于肩关节或其他关节。首先用少量不透 X 线的对比剂注入关节腔确认后，再将用生理盐水

按 1：200 稀释后的钆对比剂注射到关节内。高信号对比剂（钆）与低信号盂唇之间的良好对比使盂唇撕裂更易清晰显示。另外，我们推荐在关节内注射对比剂后使用 T1W 脂肪抑制成像序列，以使钆剂显示更清晰。T2W 脂肪抑制序列用于显示在 T1W 序列上呈低信号的积液或没有强化的肿块。

正常和异常

骨性结构

骨和软组织结构共同维系着髋关节的稳定。髋关节在四肢与中轴骨之间的重量和力量传递过程中非常重要，下肢运动如行走、跑步、跳跃和踢腿等均需要髋关节参与。尽管我们对髋关节的功能和病理有了进一步的认识，尤其是与之相关的解剖，但是与其他关节相比，就髋关节在日常生活中的重要性而言，我们对它的认识还是相对较少。识别异常或正常解剖对于诊断髋关节病变至关重要。

正常骨性结构

髋关节是一个球窝关节，允许相当大的运动，包括屈曲和伸展，内旋和外旋，以及外展和内收。髋臼覆盖 40% 的股骨头，由髂骨、坐骨和耻骨共同组成。出生时，这三块骨由三棱状软骨、Y 形骺板隔开。髋臼窝朝向前倾斜，这种解剖结构使髋关节屈曲运动幅度比伸展运动更大。髋臼下缘的关节面不完整，形成髋臼切迹。髋臼周围致密的纤维软骨增加了髋臼的深度，从而增强了髋关节的稳定性。关节盂唇环绕整个髋臼，髋臼横韧带跨过下方的髋臼切迹，类似一悬索桥样结构。

股骨是人体中最长、最粗的管状骨。股骨近端由头、颈、大转子和小转子组成。股骨头呈球形，前后略扁平，除股骨头凹外，均有关节软骨覆盖，关节软骨延伸至近股骨头 - 颈部交界处的骺板水平。股骨头凹是股骨头内侧正常的圆形凹陷，是圆韧带附着处。

粗隆是骨性突起，臀中肌、臀小肌、闭孔内外肌及梨状肌肌腱止于股骨大粗隆，髂腰肌肌腱止于股骨小粗隆（图 14.1）。

红骨髓可以持续存在于髋部，特别是股骨的干骺端和股骨头软骨下骨骺区，在 T1W 序列上其信号高于肌肉。黄骨髓（脂肪）占大部分，位于骨骺、股

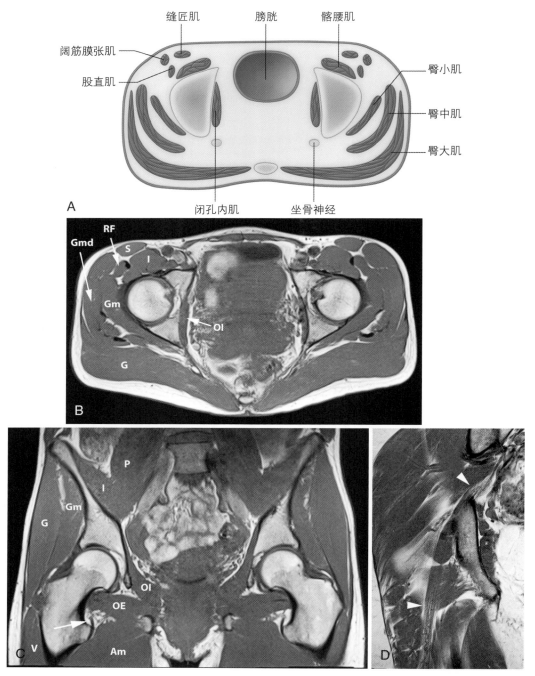

• **图 14.1　骨盆正常解剖。** 横轴位示意图（A）；横轴位（B）；冠状位（C 和 D）T1W 正常骨盆解剖图。G：臀大肌；Gm：臀小肌；Gmd：臀中肌；I：髂肌；OE：闭孔外肌；OI：闭孔内肌；P：腰大肌；RF：股直肌；S：缝匠肌；V：股外侧肌；箭号：腰大肌远端肌腱；箭头：坐骨神经

骨粗隆和股骨颈。股骨距是位于小粗隆深面股骨颈、干交界部内后方的一垂直致密骨板，向髓腔延伸并放射状向外侧走行至大粗隆，在磁共振图像上呈线状低信号。这种骨支柱提供机械支撑，有助于股骨近端的重力负荷分配。了解股骨距的位置和缺乏骨髓水肿的特征，以避免把它误诊为应力性骨折。股骨头颈交界处的骨骺瘢痕也常呈低信号。

骨的血管异常
骨坏死（缺血性坏死AVN）（专栏14.2）

股骨头坏死是髋关节 MR 的主要适应证之一。股骨头缺血坏死的机制可能是慢性应力性骨折形成的坏死骨小梁未能修复的结果。MR 能够发现早期缺血性坏死，这一点在临床上非常重要，如果能在

• 专栏 14.2 缺血性坏死

病因

- 创伤
- 类固醇
- 血红蛋白病
- 酗酒
- 胰腺炎
- 戈谢病
- 放射治疗
- 特发性

MR

- 早期弥漫性水肿（T1 低信号、T2 高信号）
- 局限性匍行性线样低信号包绕脂肪中心（最常见表现）
- 双线征
- 软骨下局灶性 T1 低信号，T2 信号多变

位置

- 冠状图像上 10 点钟至 2 点钟方向
- 股骨头前部首先受累

约有 40% 的患者会发生双侧股骨头缺血坏死，因此需同时对两侧髋关节进行扫描成像。股骨头缺血坏死的 X 线分期不适用于 MR。推荐使用结合 X 线平片、MR 和临床特征的分期系统，主要有 Ficat-Arlet 和 Steinberg 分期系统。

Ficat-Arlet 分期包括四个阶段（0 期正常）：

1	X 线片显示正常，腹股沟疼痛，MR 显示股骨头水肿
2	X 线片显示弥漫性骨质疏松，有或无骨质硬化和软骨下囊变，临床以疼痛和活动受限为主要症状，MR 显示地图样水肿
3	X 线片和 MR 均显示新月征和皮质塌陷，临床上有疼痛和活动受限，伴或不伴放射至膝关节和跛行
4	X 线片和 MR 显示继发性退行性改变，疼痛和跛行为主要临床症状

MR 对普通 X 线片表现为阴性的病例最有价值。Steinberg 分期量化了股骨头的受累程度，不同于其他分期系统。分为七个阶段。Ⅳ期量化了股骨头的扁平程度（A 期，股骨头塌陷 <2 mm，轻度；B 期，股骨头塌陷 2～4 mm，中度；C 期，股骨头塌陷 >4 mm，重度）。

股骨头缺血坏死在 MR 上的表现多种多样。早期可以观察到弥漫性骨髓水肿，范围可能从股骨头的软骨下延伸到粗隆间区域（类似于一过性骨髓水肿），随后局限在股骨头，在冠状位图像 10 点钟到 2 点钟位置之间（通常在股骨头的前上象限）可见边缘呈波浪状的低信号包绕脂肪信号或呈更不均匀的信号，此表现具有特征性（图 14.2 和图 14.3）。地图样改变是股骨头缺血坏死常见的典型表现。常规 X 线片显示的骨质塌陷和硬化，在 T1W 图像上为局灶性低信号，T2W 图像上则可显示不同的信号。T1W 低、T2W 低信号提示骨质坏死，T1W 低、T2W 高信号

股骨头发生塌陷、碎裂、退行性变之前就开始治疗，如采用髓芯减压术、旋转截骨术或带血管蒂的游离腓骨移植术等关节保留技术，就可以避免在晚期进行髋关节置换。

股骨头缺血坏死的原因有很多，包括创伤、类固醇增多（合成和分解代谢异常）、血红蛋白病、嗜酒、胰腺炎、戈谢病和辐射等，还有一部分原因不明，归为特发性股骨头缺血坏死。

X 线片对发现股骨头缺血坏死敏感性低，特别是在疾病的早期阶段。MR 对该疾病的检测敏感性高，也优于计算机断层扫描（CT）或放射性核素骨显像。此外，MR 还可以提供关节软骨、骨髓转化、关节液和相关的不全性骨折的信息，这些异常在服用激素的患者中也很常见。

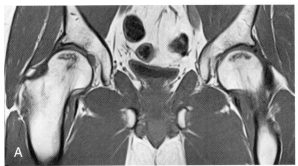
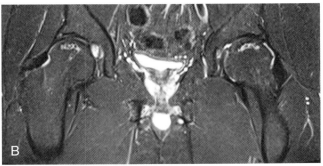

• 图 14.2 股骨头缺血性坏死。 38 岁男性，左髋部疼痛，冠状位 T1W（A）和 STIR（B）图像，双侧股骨头软骨下异常信号的小病灶，边缘呈波浪状低信号

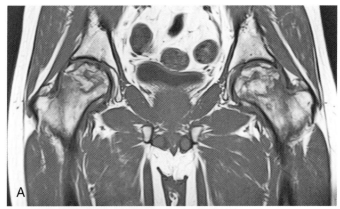
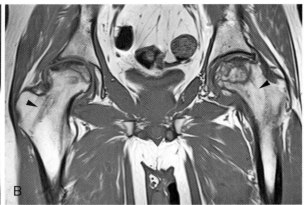
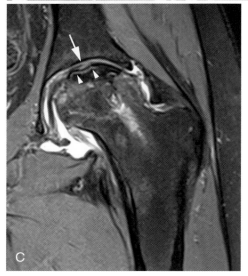

· 图 14.3 股骨头缺血坏死，22 岁男性。A，冠状位 T1W 图像，显示双侧股骨头广泛的波浪状低信号区，符合缺血性坏死表现。B，6 个月后同一患者冠状位 T1W 图像，双侧股骨头关节面塌陷并伴有软骨下硬化。还需注意箭头所示双侧股骨颈髓腔内线状低信号，此与髓芯减压治疗相关。C，冠状位脂肪抑制质子密度加权图像，关节塌陷区域显示良好（箭号），与该部位软骨下骨折相关的高信号"新月征"（箭头）

提示坏死骨吸收和肉芽组织增生。

报告中还需体现的其他重要征象：股骨头缺血坏死的体积、关节塌陷程度以及退行性改变的表现，如关节间隙狭窄和骨赘形成。关节积液和积液量常常与临床症状的严重程度有关，也应该在报告中加以描述。

如果对一些正常解剖结构不熟悉，则可能将其误诊为股骨头缺血坏死（专栏 14.3）。偶尔可以在软骨下高信号的股骨头中发现正常的呈低信号的红骨髓，但红骨髓没有股骨头缺血坏死典型的不规则低信号边缘。滑膜疝凹是指位于骨内的有关节液充填的小凹陷，可能被误诊为缺血性坏死（图 14.4）。中央凹是正常的解剖结构，不注意可被误诊为伴有软骨下塌陷的股骨头缺血坏死（图 14.5）。了解中央凹及其位置可避免误诊。髋关节退行性疾病引起的软骨下囊变类似于股骨头缺血坏死的表现，但囊变的低信号边缘光滑且规则，而不是像股骨头缺血坏死那样呈波浪状。此外，髋关节退行性变通常双侧髋

● 专栏 14.3 易误诊为局灶性缺血性坏死

· 造血骨髓
· 滑膜疝凹
· 中央凹

关节受累，有退行性囊变、软骨缺失和骨赘形成。转移瘤有时可能在 T1W 图像上表现为类似于缺血坏死的弥漫性低信号，但 T2W 图像上则可显示呈肿块样病变。

Legg-Calve-Perthes 病是指生长中的股骨骨骺的特发性缺血坏死，可导致股骨头发育畸形和外移，见于 4 ~ 10 岁的儿童（专栏 14.4）。MR 适用于 Legg-Calve-Perthes 病的诊断（图 14.6）。在 T1W 和 T2W 序列股骨头呈弥漫性低信号是最常见的表现，股骨头骺也可能发生塌陷。Jaramillo 和他的团队研究显示，骺板骨桥形成和呈异常低信号的畸形股骨头为生长停滞的有统计学意义的预测因子。单独的

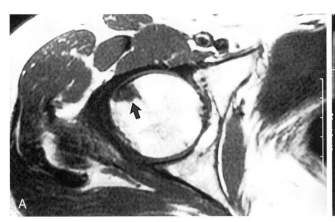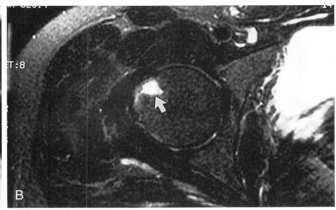

· **图 14.4** 易误诊为股骨头缺血坏死：滑膜疝凹。A，轴位 T1W 图像显示 10 点钟位置的低信号楔形区域（箭号）。B，轴位 T2W 脂肪抑制图像显示高信号（箭号）（与膀胱内液体信号相似）。这是滑膜疝凹的特征性表现

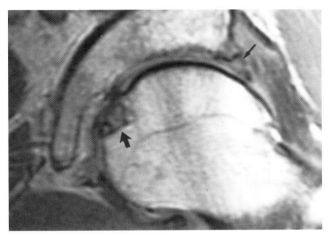

· **图 14.5** 易误诊为股骨头缺血坏死：中央凹。冠状位 T1W 像显示股骨头内侧的低信号区（大箭号）。这是一个明显的中央凹（正常结构）。另外，可见偶然发现的上唇撕裂（小箭号）

● 专栏 14.4　Legg-Calvé-Perthes 病

- 特发性股骨头缺血性坏死
- 年龄 4 ~ 10 岁
- 可能导致生长停滞
- MR 表现：T1W 和 T2W 呈弥漫性低信号伴或不伴股骨头塌陷
- MR 预测生长停滞的指标
  - 骺板骨桥
  - 骨骺 / 干骺端的信号异常

骨骺异常与生长停滞无相关性，但 MR 上骺板骨桥形成是生长停滞的最佳预测因子。MR 可以早期诊断该疾病，同时判断对侧是否患病，并监测治疗情况。

特发性髋关节一过性骨质疏松症（一过性痛性骨髓水肿）（专栏14.5）

特发性髋关节一过性骨质疏松症（Idiopathic Transient Osteoporosis of the Hip, ITOH）也被称为一过性痛性骨髓水肿。该病第一次被详细描述是发生在怀孕最后三个月的 3 名妇女。ITOH 是一种不常见的、具有自限性的不明原因的临床疾病，好发于中年男性（40 ~ 55 岁），尽管它也可能见于女性和其他年龄段男性。男女发病率比为 3 : 1。虽然其病因目前尚不清楚，但几乎可以肯定存在基础血管病变。如前所述，怀孕妇女多在妊娠最后三个月发生髋部疼痛。有报道显示，ITOH 发生在怀孕早期，在自然流产或人工流产后髋部疼痛症状得以缓解。ITOH 在儿童中很少见，除了怀孕之外，此病没有发现已知的发病诱因。尽管 ITOH 可能发生在双侧，但通常一次只有单侧髋关节发病，也可能会在同侧复发。当迁移到其他关节时，被称为局限性游走性骨质疏松症。

临床上，患者无外伤史，但却出现致残性疼痛。常规 X 线片可见患侧髋关节骨质疏松，但常常也无异常表现。ITOH 一般在限制性负重和对症支持治疗后 6 ~ 8 个月内自然缓解。对于存在严重的髋关节局限性骨质疏松的患者，如果没有采取限制负重措施，则可能会发生髋关节的衰竭骨折。ITOH 的 MR 表现为从股骨头延伸至股骨粗隆间的弥漫性 T1W 低信号，T2W 高信号（图 14.7）。这些异常表现是由于骨髓水肿所致，并在 ITOH 症状出现后 48 小时内即可观察到，但髋臼信号正常。

该病与早期缺血坏死的影像学表现相似，但治

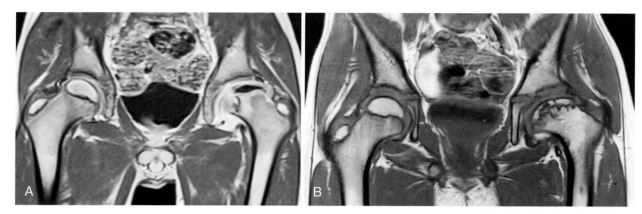

• 图 14.6 Legg-Calve-Perths 病。A，7 岁男性，静脉注射钆对比剂后冠状面 T1W 图像显示左侧股骨头骨骺变扁，呈弥漫性低信号，增强后无强化，双侧髋臼发育不良。B，另一位患者（8 岁男性），冠状位 T1W 图像显示左侧股骨头扁平、宽大畸形和股骨头骨骺碎裂

• 专栏 14.5 特发性髋关节一过性骨质疏松症

• 中年男子
• 孕妇
• 男女比例为 3∶1
• 无外伤史
• 6～8 个月后可自愈
• MR：股骨头至粗隆间 T1W 呈低信号，T2W 呈高信号
• 鉴别诊断：化脓性髋关节炎、股骨头缺血性坏死（早期）、骨样骨瘤（低龄组）

疗方法不同，因此鉴别 ITOH 和 AVN 非常重要。对于 ITOH 是否为 AVN 的一个非常早期的可逆阶段，尚有争议。VandeBerg 和其团队制定了一个诊断标准，在 T2W 或增强后 T1W 图像上出现厚度大于 4 mm、长度大于 12.5 mm 的软骨下异常信号区提示不可逆性病变（AVN），以期提高对演变为 AVN 的 ITOH 诊断的敏感性和特异性。

　　髋关节内骨样骨瘤可引起与 ITOH 相似分布的骨髓水肿，应仔细寻找有无以皮质为中心的小而圆的瘤巢。当然，这两种疾病有不同的好发年龄段。累及股骨头的化脓性髋关节炎也会出现骨髓水肿和关节积液，此时临床病史对于鉴别诊断非常重要。

骨折（专栏 14.6）

疲劳骨折

　　骨折通常发生在骨盆与髋关节周围。疲劳骨折是长期或反复的机械应力引起的骨结构损伤。常规 X 线检查常为阴性，MR 是评估这类骨折的最佳影像学方法。骨显像对应力性骨折或应力性反应的显示具有高的敏感性，但特异性不足。MR 则具有高的敏

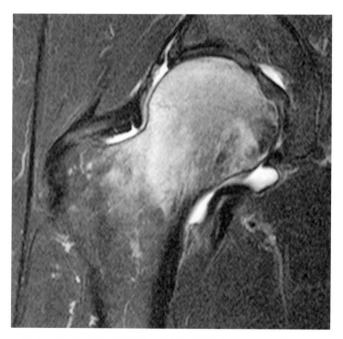

• 图 14.7 特发性髋关节一过性骨质疏松。冠状位脂肪抑制 T2W 序列显示股骨头及股骨颈信号增高，提示骨髓水肿，并关节腔积液

• 专栏 14.6 骨折

• 应力性骨折——异常应力作用于正常骨骼
• 衰竭性骨折——正常应力作用于异常骨骼
  • 股骨颈
  • 骶骨
  • 髋臼上缘
  • 耻骨、耻骨上支和耻骨下支
• MR 表现
  • T1W 低信号骨折线伴低信号水肿
  • T2W 高信号水肿内伴低信号骨折线
• 髋部 Salter 骨折——股骨头内、下、后滑脱
  • 骺板增宽伴水肿

感性和特异性，应力性骨折表现为线性低信号骨折线周围环绕骨髓水肿，而应力性反应仅见骨髓水肿，没有可见的骨折线（图 14.8～图 14.10）。由于 MR 具有良好的对比度和空间分辨率，使应力性骨折得以早期诊断、早期治疗。

在股骨颈，应力性骨折最常累及的部位在内侧份（压力侧），但也可累及其上外侧份（张力侧）。由于该区域的张力可能导致骨折移位，所以这种侧方的股骨颈应力性骨折被认为是"高风险"骨折。早期诊断任何类型的股骨颈应力性骨折可以避免骨折进一步发展和进行外科干预。

骨盆应力性骨折的其他部位包括骶骨、髋臼上

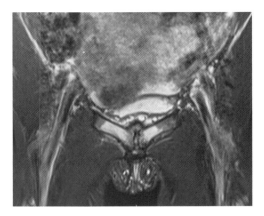

· 图 14.8 **应力性反应：耻骨联合**。29 岁女性，在进行奥运会马拉松训练，可见冠状位脂肪抑制 T2W 图像显示双侧耻骨高信号，符合应力性反应

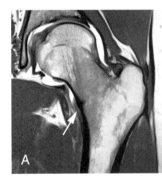
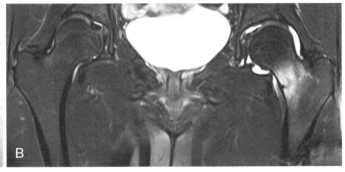

· 图 14.9 **应力（疲劳）骨折**。A，21 岁女性，在公路赛训练中出现腹股沟区疼痛，临床怀疑有关节盂唇撕裂，冠状位 T1W 图像（MR 关节造影）显示左侧股骨颈内侧低信号的骨膜增生和早期骨折线（箭号）。B，同一患者冠状位 STIR 图像显示高信号骨髓水肿使早期骨折线更加明显，即使在图示更大的 FOV 图像上也是如此

· 图 14.10 **股骨颈（疲劳）骨折**。A，冠状位 T1W 图像显示股骨颈低信号，伴有局灶性线状更低信号（骨折）。B，冠状位脂肪抑制 T2W 显示骨髓水肿伴低信号骨折线

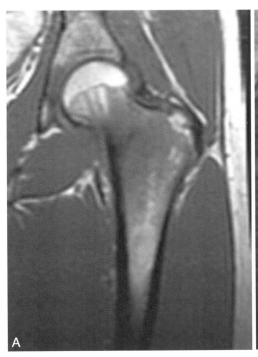
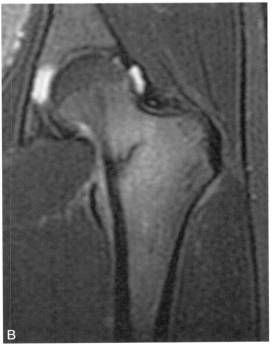

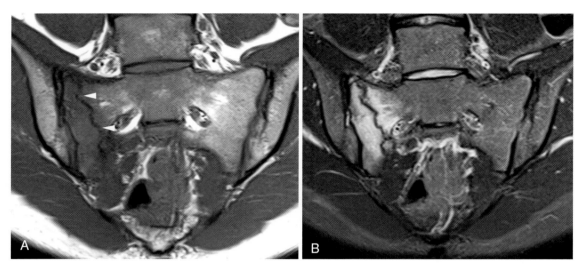

· 图 14.11　骶骨应力性骨折。A，19 岁跑步爱好者，斜冠状 T1W 图像显示右侧骶骨翼曲线状骨折线（箭头）伴周围低信号的骨髓水肿。B，斜冠状 STIR 图像，骨髓水肿呈高信号，低信号骨折线显示更加明显

缘和耻骨支（上、下）。骶骨应力性骨折最常见于运动员，尤其是跑步者。患者经常表现为下腰痛，需要行腰椎 MR 检查。观察骶骨是否存在异常需要采集 T1W 和脂肪抑制序列图像，特别是对于运动员患者（图 14.11）。骨髓水肿在非脂肪抑制的 T2W 序列上显示不明显，可能导致漏诊。

衰竭性骨折

衰竭性骨折发生于正常压力作用下的异常骨骼，常由骨质疏松、放射治疗或其他因素导致。临床上常见于骨质疏松伴有髋部疼痛的患者（没有明确的外伤史，并且患者可能还能够负重），放射学检查可能表现为隐匿性骨折。对于这种患者，MR 是最便捷、经济和具有高敏感性、特异性的诊断方法。可以使用磁共振的 T1W 和 T2W 脂肪抑制序列对整个骨盆进行冠状位和横轴位扫描。T2W 脂肪抑制序列对骨髓病变敏感，是必选序列。但由于一些病例的骨折线在 T1W 图像上显示更明显，也有些病例在对液体敏感的脂肪抑制序列显示更好，因此推荐联合使用这两种序列进行诊断。

衰竭性骨折在 T1W 图像上呈线状低信号伴周围骨髓水肿（图 14.12），在 T2W 图像上骨折线仍为低信号，但周围骨髓水肿呈高信号。推荐使用大视野（field of view, FOV）对骨盆进行扫描，因为髋关节疼痛也可能由髋关节外的病变所致，如骶骨和耻骨的衰竭性骨折，并且多处骨折常常并存。骨盆衰竭性骨折最常见的部位是股骨头下、粗隆间、骶骨、髋臼上缘、耻骨体和耻骨上支或下支。在 X 线片上

显示无移位的大粗隆骨折，推荐使用 MR 检查，因为大粗隆骨折常伴随延伸到粗隆间的骨折，而 X 线片常常不能显示。

骶骨衰竭性骨折在 MR 上具有典型表现。T1W 表现为线状低信号（代表骨折线），通常平行于骶髂关节走向，伴周围骨髓水肿。通常情况下，除非骨折是双侧的，否则骨髓水肿仅局限于骨折侧的骶骨翼，不会跨越中线。如果骨折线不明显，骶骨骨髓水肿可能被误诊为骶骨转移瘤，肿块侵犯骶孔和骶骨膨胀性破坏可有助于鉴别骶骨肿瘤和衰竭性骨折所致的骨髓水肿。

MR 能准确诊断髋臼上缘衰竭性骨折，表现为与髋臼顶部平行的曲线状（眉形征）低信号骨折线，伴有周围骨髓水肿（T1W 低信号，T2W 高信号）（图 14.13）。这种类型的骨折也见于易患骶骨衰竭性骨折的同一类患者群体（即骨质疏松症患者，特别是以前接受过骨盆放射治疗，导致骨量显著降低）。在骨髓水肿区域内出现曲线状低信号骨折线可以准确地区分衰竭性骨折和与肿瘤相关的水肿，肿瘤还有相应的软组织肿块和骨质破坏。

Salter骨折（专栏14.7）

创伤性骨骺滑脱（Salter Harris Ⅰ型）发生在骨骼发育未成熟的患者，可以是产伤、意外或非意外伤害。如果股骨头骨化中心尚未矿化，常规 X 线片显示股骨干向侧方移位，可能提示发育性髋关节发育不良（DDH）。T2W 序列，特别是快速自旋回波脂肪抑制或 STIR 序列，可以显示累及骺板的水肿

· **图 14.12** 放疗后骨盆衰竭性骨折。A 和 B，57 岁女性，盆腔恶性肿瘤放射治疗后，冠状位 T1W 图像显示骶骨翼和左侧耻骨支异常低信号。C 和 D，冠状位 STIR 图像显示相应部位的低信号骨折线（箭号）

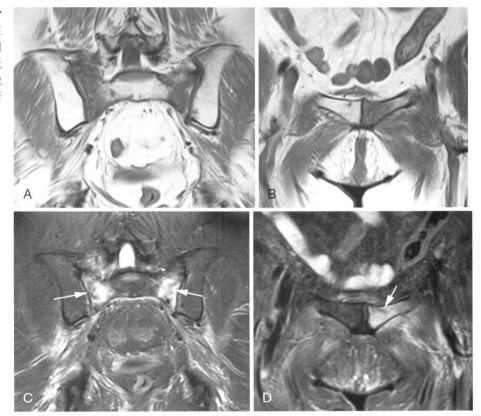

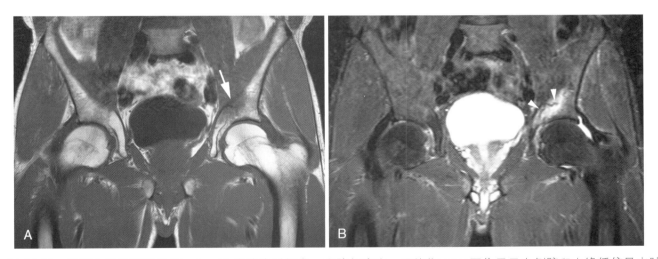

· **图 14.13** 髋臼上缘衰竭性骨折。A，48 岁跑步爱好者，左髋部疼痛。冠状位 T1W 图像显示左侧髋臼上缘低信号水肿（箭号）。B，冠状位 STIR 图像显示水肿内曲线状骨折线，诊断为髋臼上缘衰竭性骨折（箭头）。虽然该患者无已知的危险因素，但随后的双能 X 线吸收法扫描发现该患者骨密度较低

· **专栏 14.7** 股骨头骨骺滑脱

· 10 ~ 17 岁（男性），8 ~ 15 岁（女性）
· 男性 > 女性
· 超重儿童发病率增加
· MR：骺板增宽伴 T2W 信号增高
· 骨骺滑脱

和出血，是剪切损伤所致 I 型骨折的重要诊断依据。MR 也可比普通 X 线片更容易识别骺板增宽。

股骨头骨骺滑脱主要发生在青少年，通常发生在 10 ~ 17 岁的男性和 8 ~ 15 岁的女性。男性发病率高于女性，黑人发病率高于白人。超重儿童的发病率尤其高。可能的原因包括青春期生长迅速、激素影响、体重和活动量增加，导致的应力反复作用于

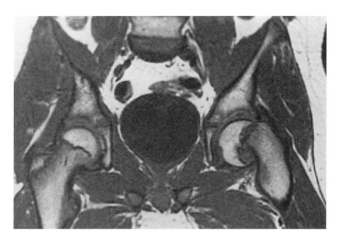

· **图 14.14　股骨头骨骺滑脱**。冠状位 T1W 显示左侧股骨头骨骺明显从骺板向下滑脱。注意观察右侧股骨头和股骨颈的正常关系

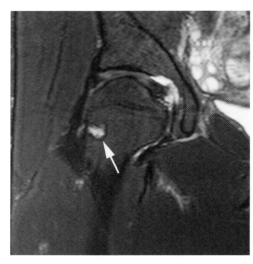

· **图 14.15　滑膜疝凹**。冠状位脂肪抑制快速自旋回波 T2W 序列显示在典型部位呈边界清晰高信号的滑膜疝凹（箭号）

股骨近端骺板，从而致使其发生 Salter I 型骨折。

　　如果常规 X 线片诊断不明确，MR 可用于评价股骨头和股骨颈的关系。MR T2W 图像显示骺板增宽伴累及骺板和股骨头骨骺内、后侧方的异常高信号。在冠状面 T1W 图像上表现为低信号骺板的宽度增加（图 14.14）。这些发现可以帮助外科医生制订手术方案。MR 的另一个重要优势是能够识别早期骨骺缺血坏死，由于骨骺血液供应的中断，15% 的股骨头骨骺滑脱患者可能发生缺血坏死。

滑膜疝凹

　　股骨颈前份皮质区常见一凹陷，即股骨颈滑膜疝凹，是由于纤维和软骨成分通过皮质上的孔道向内生长，在常规 X 线片上表现为单侧或双侧股骨颈前外侧（冠状面股骨颈外上象限）小而圆的透光区。一般说来，滑膜疝凹不会发生进展，也无症状。但部分滑膜疝凹也可能随着患者年龄增长而增大，这可能与力学变化有关，如周围的髋关节囊和前群肌肉的压力以及磨损刺激效应。滑膜疝凹也可能是慢性反复的压力所致股骨髋臼撞击的一种表现。MR 通常在 T1W 图像上显示边界清晰的局限性低信号病灶，T2W 图像上呈与液体信号一致的高信号（图14.15），或在典型部位出现与纤维组织信号一致的中等信号。

骨肿瘤
良性骨肿瘤（专栏14.8）

　　髋部并不是骨肿瘤的少见部位。本节将介绍髋部较常见且有特征性表现的骨肿瘤。内生软骨瘤是

一种偶尔可见的良性骨肿瘤，与发生在长骨的表现相似，T1W 图像上呈边界清晰的分叶状、低至中等信号（取决于钙化成分的多少）肿块，T2W 图像上呈较高信号，其内可见曲线状和点状低信号灶的钙化成分（图 14.16），无瘤周骨髓水肿。

　　另一种肿瘤是发生在骨骺、粗隆（隆起）或骨盆扁骨的骨巨细胞瘤。普通 X 线片常具有特征性表现。如果普通 X 线不能明确诊断，MR 是有效的补充。骨巨细胞瘤 T1W 图像呈低信号，T2W 图像呈中等信号。骨巨细胞瘤在 T2W 图像上通常信号不是很高。MR 对确定病变范围也很有价值，可以显示皮质破坏区和骨外软组织成分。病灶内出现在 T1W 和 T2W 图像上均为低信号的含铁血黄素是特征性影像表现。

　　髋部软骨母细胞瘤见于儿童和青年人，发病部位与骨巨细胞瘤相似，好发于骨骺或粗隆。MR 表现为圆形病灶，T1W 呈低信号，T2W 呈低至中等信号，一般周围有大片骨髓水肿，可延伸至干骺端。钙化

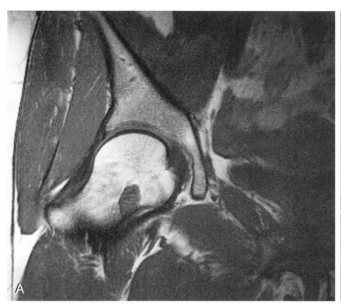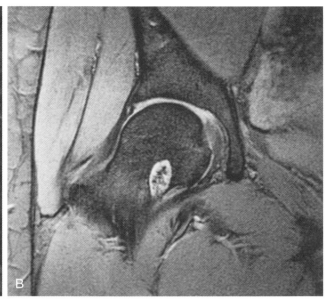

· 图 14.16 内生软骨瘤。A，冠状位 T1W 图像显示股骨颈分叶状低信号病灶。B，冠状位 T2W 图像表现为高信号的软骨样病灶，其内部分区域呈点状低信号，与普通 X 线片所见钙化相一致

的软骨基质表现为病变内的点状低信号，但 CT 或普通 X 线片比 MR 能更好地显示钙化的软骨基质。软骨母细胞瘤偶尔也可以出现骨膜反应。病灶内出现少量软组织成分也并不少见。常可见明显的骨髓水肿，并可延伸至干骺端（图 14.17）。

股骨头或髋臼的软骨下囊肿（T1W 上呈低信号，T2W 上呈液体样高信号）偶尔可以变得非常大，类似于侵袭性病变或股骨头缺血坏死。软骨下囊肿可能随着时间的推移而增大，见于骨关节病、类风湿关节炎，也与股骨头缺血坏死相关。注意观察相关的异常征象，如软骨丢失、关节间隙变窄、骨赘形成（提示骨关节病）、滑膜血管翳形成（提示类风湿关节炎）或软骨下双线征（提示缺血坏死）可以帮助确定软骨下囊肿的诊断。

恶性骨肿瘤

髋部或骨盆并非原发恶性骨肿瘤的特定发生部位。软骨肉瘤在这个部位比其他恶性骨肿瘤相对常见。如第 7 章所述，有时很难区分内生软骨瘤和软骨肉瘤。软组织肿块、骨髓水肿和骨膜反应是提示软骨肉瘤的重要征象。转移瘤和骨髓瘤（浆细胞瘤）是髋部和骨盆最常见的恶性肿瘤，详细内容见第 2 章。

· 图 14.17 软骨母细胞瘤。A，冠状位 T1W 图像显示该患儿股骨头骨骺内圆形异常低信号病灶，周围有骨髓水肿。B，冠状位 STIR 图像显示股骨头骨骺内病变，部分区域呈低信号区。这种表现是典型的软骨样基质，如果没有 T2W 病灶内的低信号，很容易被误诊为化脓性关节炎所致的骨髓炎。病变周围和股骨颈可见骨髓水肿

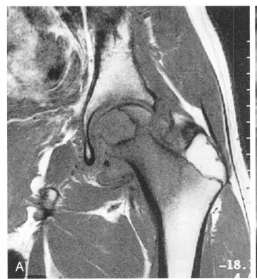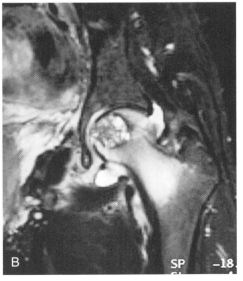

软组织

肌肉和肌腱异常

正常关节囊和韧带

髋关节囊附着于髋臼边缘，向远侧延伸覆盖股骨颈，前方止于转子间嵴，后方止于股骨颈中间往下。大粗隆和小粗隆是囊外结构。关节囊内衬滑膜，正常时在MR上不明显。关节囊由3条外部韧带加固：髂股韧带（最强）、耻股韧带和坐股韧带。髂股韧带止于转子间嵴，这也解释了几乎整个股骨颈是位于关节囊内。在大约15%的人群中，髂股韧带和耻股韧带之间存在一个间隙，这个间隙连接髋关节腔和相邻的髂腰肌囊。当髋关节腔肿胀充盈（如关节腔积液或关节内注射对比剂）时，关节囊更易被识别，表现为一层薄的低信号结构。反复发生的关节积液可引起关节囊粘连和纤维化，导致关节囊增厚。

正常肌肉（专栏14.9）

髋关节由4组肌群参与其运动。前部肌群包括缝匠肌和股直肌，使大腿屈曲、外展和向外旋转。髂腰肌（由髂肌、腰大肌和腰小肌组成）也位于前方，是最强的屈髋肌群。内侧肌群包括股薄肌、耻骨肌、长收肌、短收肌和大收肌，它们既起内收的作用，又能内旋和屈髋。外侧肌群包括阔筋膜张肌、

专栏 14.9　骨盆与髋部的正常软组织结构

肌肉
- 前（屈曲、外展）
  - 缝匠肌
  - 股直肌
- 内（内收、内旋、屈曲）
  - 股薄肌
  - 耻骨肌
  - 长收肌、短收肌、大收肌
- 外（伸展、外展）
  - 阔筋膜张肌
  - 臀大肌、臀中肌、臀小肌
- 外旋转肌
  - 梨状肌
  - 闭孔内肌、闭孔外肌
  - 上孖肌、下孖肌
  - 股方肌
- 后：伸髋、屈膝（腘绳肌）
  - 股二头肌
  - 半膜肌
  - 半腱肌
- 髂腰肌：屈髋、外旋大腿

臀大肌、臀中肌和臀小肌，它们能伸展并外展髋关节；梨状肌、闭孔内肌、闭孔外肌、上孖肌、下孖肌、股方肌使髋关节外旋。后部肌群（腘绳肌）包括股二头肌、半膜肌和半腱肌，使髋关节伸展和膝关节屈曲。

肌肉拉伤（专栏14.10）

大腿肌肉及其骨盆附着处的损伤在运动员或非运动员中都很常见。损伤类型已在第3章中详细讨论。当患者跌倒后持续疼痛，常规X线片显示没有骨折时，可以进行MR检查以显示肌肉异常，寻找产生疼痛症状的原因，同时排除隐匿性骨折。临床上腘绳肌肌腱损伤最多见，股四头肌和内收肌损伤也时有发生（图14.18）。

专栏 14.10　肌肉异常

- 肌肉拉伤
  - 腘绳肌拉伤、撕裂
  - 臀中肌和臀小肌肌腱撕裂（大转子疼痛综合征）
- MR表现
  - T1W图像上与肌肉一致的等信号
  - T2W图像上显示肌腱内高信号
  - 肌腱纤维断裂（可能引起邻近骨骼和肌肉水肿）

臀中肌和臀小肌肌腱撕裂

臀中肌和臀小肌肌腱撕裂也被称为大转子疼痛综合征和髋关节旋转袖撕裂。患者出现髋部或腹股沟区慢性、钝性的酸痛，负重和对抗髋部外展动作会加剧这种疼痛。这些症状与关节内病变表现相似，疼痛与肌腱病或臀中肌、臀小肌肌腱和肌肉的撕裂有关。中老年女性的发病率大约是男性的4倍，目前的观点认为这是一个渐进性的退变过程。

臀中肌肌腱附着于大粗隆后上部，臀小肌肌腱附着于粗隆前上部。MR可显示肌腱增厚呈中等信号（肌腱变性）以及肌腱内部分或全部撕裂（图14.19和图14.20）。T2W图像上异常高信号可能延伸至臀中肌或臀小肌。冠状位和轴位像对诊断最有帮助。

运动性耻骨疼痛

竞技运动员的腹股沟疼痛是一种常见的、但诊断上却具有挑战性的疾病。最常发生在参加涉及扭曲和旋转动作的运动员中，如橄榄球、冰球、足球和曲棍球。在4块内收肌中，长收肌与运动员腹股沟区疼痛关系最大，通常与长收肌耻骨附着处的微

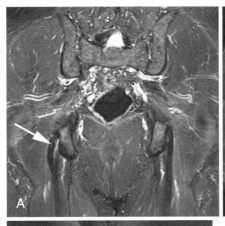

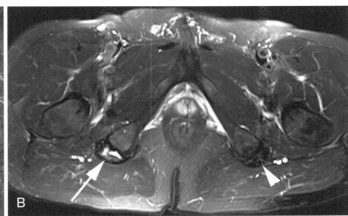

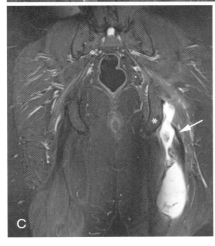

·图 14.18　腘绳肌撕裂。A，冠状位 STIR 图像显示右侧腘绳肌肌腱近端线状液体样高信号，提示部分撕裂。B，轴位脂肪抑制 T2W 序列显示部分撕裂（箭号）。左侧正常的腘绳肌肌腱（箭头）。C，另一位患者的冠状位 STIR 图像显示左侧腘绳肌肌腱（箭号）从坐骨结节（星号）完全撕脱，并伴有一个大血肿

·图 14.19　臀中肌和臀小肌肌腱撕裂伴粗隆滑囊炎。A，轴位 STIR 图像（MR 关节造影）示臀小肌肌腱部分撕裂（箭号），粗隆滑囊内有少量液体（箭头）。B，同一患者冠状位 STIR 图像显示臀中肌肌腱部分撕裂（箭号），伴少量滑囊内积液（箭头）

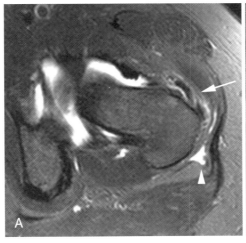

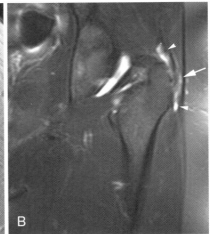

小撕裂有关（图 14.21）。MR 发现撕裂征象（内收肌起点和止点之间的高信号）或止点处骨髓水肿应高度怀疑腹股沟区疼痛由其所致。采用小视野和表面线圈扫描能更好地显示这些表现。

腘绳肌肌腱损伤

单侧臀部疼痛可以见于任何年龄。病因较为复杂，但一个常被忽略的病因是腘绳肌损伤。腘绳肌肌腱包括股二头肌、半腱肌和半膜肌肌腱。这些肌腱可能发生一系列的病理变化，从肌腱变性，到部分或全部撕裂，再到撕脱，从而导致臀部疼痛（图 14.22）。

患者常被误认为是坐骨神经痛，进行腰椎检查，而忽略了腘绳肌的病变。在骨盆和髋部的 MR 检查

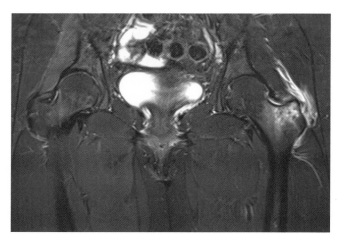

· 图 14.20　**臀中肌肌腱撕裂**。34 岁女性，左髋关节疼痛，冠状位 STIR 图像显示臀中肌和肌腱明显撕裂以及大粗隆骨髓水肿

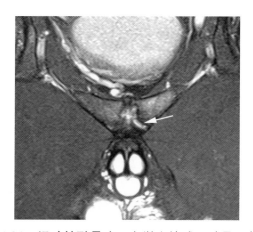

· 图 14.21　**运动性耻骨痛**。大学生棒球运动员，斜轴位脂肪抑制 T2W 序列显示耻骨联合、左侧内收肌肌腱附着处（箭号）少量液体信号。同时注意耻骨联合周围骨髓水肿，左侧较右侧明显，提示骨应力性损伤

中都应观察坐骨结节处腘绳肌起点的情况。

梨状肌综合征

坐骨神经在坐骨大切迹处跨出骨盆，与梨状肌关系密切。坐骨神经通常位于梨状肌的下方，尽管有时两者之间的位置关系可能有变异。坐骨神经分为胫神经和腓总神经两支，腓总神经可以穿过梨状肌，胫神经可在梨状肌下方通过（注：穿梨状肌下孔出骨盆），或胫神经和腓总神经都穿过梨状肌走行，或腓总神经沿梨状肌上面走行（注：自梨状肌上孔走行）。坐骨神经位置变异、梨状肌增生肥大或损伤都可压迫刺激坐骨神经，产生类似于椎间盘疾病引起的神经根症状。

MR 可显示两侧梨状肌的大小和形态的不对称。

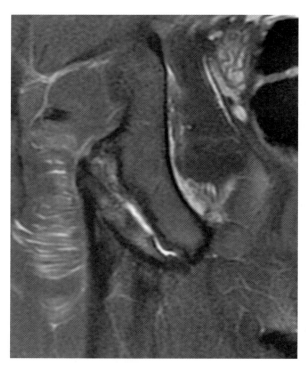

· 图 14.22　**腘绳肌撕脱**。冠状位脂肪抑制 T2W 序列显示腘绳肌肌腱附着处和骨内异常信号

在梨状肌综合征患者中，除非有直接的创伤，通常梨状肌没有信号或大小的异常。在梨状肌发生创伤时，T2W 图像上可观察到高信号的水肿和 / 或血肿。

其他肌肉和肌腱

髋关节周围的其他肌群也可发生损伤。任何部位肌肉、肌腱损伤的 MR 表现相同。由于 T2W 脂肪抑制或 STIR 序列可以清晰显示异常的液体 / 水肿，推荐用于评估肌肉、肌腱病变。肌腱损伤可能导致肌腱变薄或增厚，T2W 内部有异常中等信号（肌腱变性）或液体信号（部分撕裂），也可以不连续或从其骨附着处撕脱（完全撕裂）。在髋关节疼痛和隐匿性骨折的评估中，如果未发现骨折，则肌肉拉伤或血肿可能是引起疼痛的原因。

神经

正常的神经

坐骨神经是与髋关节相邻的最粗的神经，位于髋臼后柱的正后方，坐骨结节的外侧。通常起始于 L4-S3 神经根腹侧，穿过坐骨大孔的梨状肌下部，越过坐骨结节和股骨大转子之间，在前方的股方肌和后方的臀大肌之间走行，周围被脂肪组织包绕。在 MR 轴位图像上，位于腘绳肌肌腱起始部（坐骨结节）外侧的圆点状、中等信号的坐骨神经容易被识

别，周围有脂肪组织包绕（见图 14.1）。

坐骨神经异常

坐骨神经可被邻近的肿块压迫，或直接撞击而导致损伤，从而引起神经肿胀。由于坐骨神经邻近髋关节，因而髋关节创伤容易损伤坐骨神经。损伤的神经可呈局灶性或弥漫性增粗，在 T2W 图像上呈高信号。第 4 章有对神经病变更全面的论述。纤维脂肪瘤性错构瘤是另一种累及坐骨神经的疾病（图 14.23）。

滑囊（专栏 14.11）

髂腰肌滑囊

髂腰肌滑囊是人体最大的滑囊，肿胀扩张会引起腹股沟疼痛。15% 的人群中髂腰肌滑囊与髋关节相通，髋关节大量积液可能引起髂腰肌滑囊的扩张。在类风湿关节炎或骨关节病的患者中，也常出现髂腰肌滑囊扩张积液（图 14.24）。髂腰肌滑囊的扩张积液可以引起患者腹股沟 / 髋关节的疼痛。

髂腰肌滑囊位于髋关节正前方，紧邻股血管、股神经和髂腰肌。在没有扩张积液的情况下，磁共振不能显示。如果静脉注射对比剂，因滑囊边缘强化，而滑囊内液体无强化，易于与腹股沟前软组织肿块相鉴别（图 14.25）。单纯的滑囊炎可以通过抽吸和囊内注射类固醇药物进行治疗，但若髂腰肌滑囊炎是由髋关节内病变通过交通引流而形成，如未同时处理关节内的病变，则髂腰肌滑囊炎可能会复发。

• 专栏 14.11 滑囊

髂腰肌滑囊
- 人体最大的滑囊
- 15% 与髋关节相通
- 在炎症、感染、退行性病变时可扩张
- 可引起腹股沟疼痛，可触及包块
- 位于髋关节前方

大粗隆滑囊炎
- 反复屈髋
- 髋关节外侧方疼痛
- 大粗隆外侧

MR 表现
- T1W 与肌肉信号相当
- T2W 高信号，与关节积液信号相当

大粗隆滑囊炎

大粗隆滑囊炎是髋关节疼痛的另一原因，常因反复的屈髋动作引发。患者的疼痛定位常在髋关节外侧方。在出现类似症状的中老年患者中，临床上通常难以与臀中肌肌腱、臀小肌肌腱或肌肉病变相鉴别。常使用抗炎药物治疗，但若是抗炎药物治疗

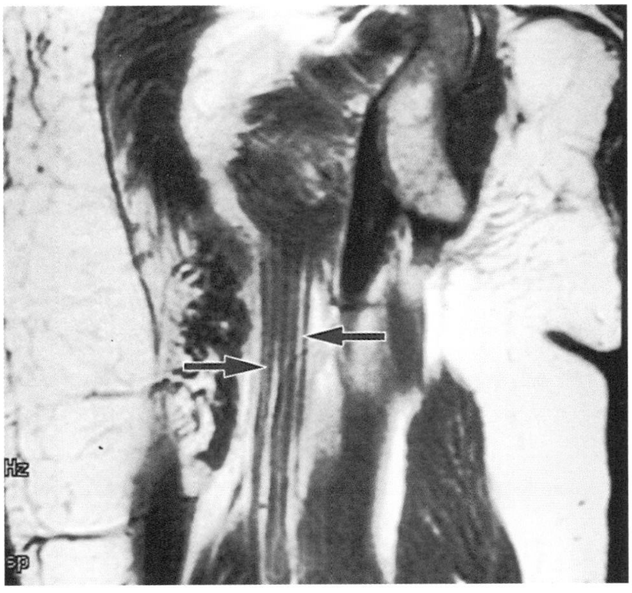

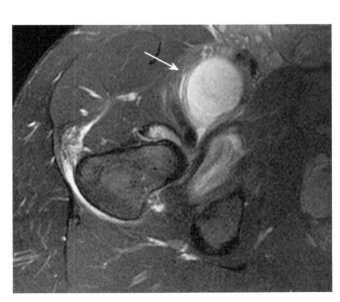

• 图 14.23 坐骨神经纤维脂肪瘤性错构瘤。坐骨神经疼痛患者，冠状位 T1W 显示坐骨神经的多条神经纤维束被脂肪组织（箭号）包绕

• 图 14.24 髂腰肌滑囊炎。轴位 T2W 图像。30 岁男性，类风湿关节炎伴右侧髋关节疼痛。髂腰肌肌腱旁可见团块状高信号（箭号），符合髂腰肌滑囊炎，连接髋关节的滑囊颈部显示清晰

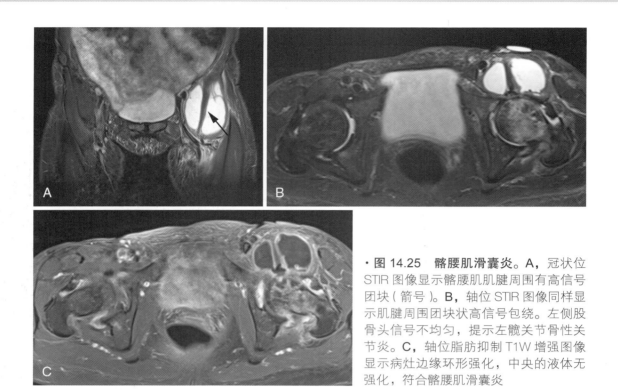

·图 14.25　**髂腰肌滑囊炎**。**A**，冠状位 STIR 图像显示髂腰肌肌腱周围有高信号团块（箭号）。**B**，轴位 STIR 图像同样显示肌腱周围团块状高信号包绕。左侧股骨头信号不均匀，提示左髋关节骨性关节炎。**C**，轴位脂肪抑制 T1W 增强图像显示病灶边缘环形强化，中央的液体无强化，符合髂腰肌滑囊炎

无效，类固醇药物滑囊内注射是有效的。

　　大粗隆滑囊炎的主要 MR 表现为液体敏感序列上靠近大粗隆附近区域出现液体样高信号并常交错包绕其周围肌腱（图 14.26）。双侧滑囊少量积液常见于无临床症状的滑囊炎患者。如滑囊积液量不对称或单侧明显，可提示滑囊炎。

·图 14.26　**大粗隆滑囊炎和臀中肌肌腱撕裂**。**A**，冠状位 STIR 图像显示大粗隆（gt）周围局限性高信号病灶（大箭号），臀中肌肌腱撕裂并回缩（小箭号）。**B**，轴位图像显示边界清楚的滑囊积液，符合大粗隆（gt）滑囊炎，臀中肌肌腱撕裂（箭号）。大粗隆滑囊炎常合并臀中肌肌腱撕裂

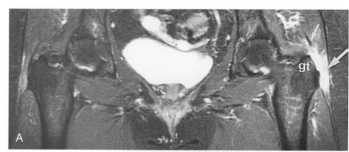

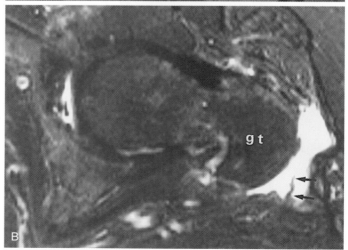

软组织肿瘤（专栏 14.12）

良性软组织肿瘤

髋部没有特有的软组织肿瘤。脂肪瘤是一种较常见于该部位皮下或肌肉内的病变。脂肪瘤因其信号强度与所有序列上的脂肪信号一致，故 MR 容易识别：T1W 高信号可被脂肪抑制序列所抑制。软组织硬纤维瘤是一种具有局部浸润性的良性纤维性肿瘤，MR 表现呈非特异性，T1W 呈低信号，T2W 信号增高。但由于该肿瘤以纤维成分为主，故 T2W 可呈等信号，对诊断此病具有提示作用。

恶性软组织肿瘤（专栏14.12）

最常见的恶性软组织肿瘤是恶性纤维组织细胞瘤。恶性纤维组织细胞瘤也并不是髋部和骨盆特有的肿瘤，但对于无特异性 MR 信号特征的软组织肿块，在鉴别诊断中需要考虑到恶性纤维组织细胞瘤。

其他软组织肉瘤，如脂肪肉瘤和滑膜肉瘤，也具有非特异性影像学特征（T1W 低信号，T2W 高信号）。然而，滑膜肉瘤偶尔可见 T2W 液体样信号（即非常高的信号），可形成类似充满液体的肿块。钆剂对比增强有助于与囊肿的鉴别。此外，因 T1W 图像上滑膜肉瘤信号常略高于肌肉，而囊肿内液体信号与肌肉组织等同或更低，这种 T1W 信号的差别有助于鉴别诊断。脂肪肉瘤可含有数量不等的脂肪或在高级别脂肪肉瘤中根本就无脂肪成分，因而在 T1W 可无高信号表现。

• 专栏 14.12 髋部和骨盆软组织肿瘤

良性
- 脂肪瘤（MR 上同脂肪信号）
- 硬纤维瘤：局部浸润（T1W 低信号，T2W 常低至等信号）
- 髋部 / 骨盆无特有的肿瘤

恶性
- 恶性纤维组织细胞瘤
  - MR 特征
    T1W 低信号
    T2W 低到中等信号
- 脂肪肉瘤：可含脂肪成分
  - MR 特征
    T1W 可出现高信号（脂肪组织）
    否则，T1W 低信号，T2W 高信号
- 滑膜肉瘤
  - MR 特征
    偶尔在 T2W 上信号非常高（类似液体）
    否则，T1W 低信号，T2W 高信号

关节

正常圆韧带

圆韧带和纤维脂肪垫（滑囊外纤维脂肪组织）位于髋臼窝内（髋臼内侧的非关节部分）。圆韧带由两束纤维构成（一束附着于髋臼坐骨部，另一束附着于髋臼耻骨部），在髋臼窝内走行至股骨头中央凹。最近的研究证实，圆韧带是保持蹲姿（髋关节屈曲和外旋）的重要稳定结构，尤其是对于髋关节骨性结构不稳定者至关重要。圆韧带异常（撕裂或扭伤）的临床表现是非特异性的，类似于大多数的髋关节疾病，包括髋关节撞击和不稳。MR 可以显示韧带增粗，信号增高。但是这些改变可能很轻微且容易被忽视。关节镜检查可以明确诊断。在儿童期，圆韧带承载着向股骨头供血的动脉。在成人期，与圆韧带相关的血液供应趋于消失。

髋臼盂唇（专栏 14.13）

髋臼盂唇是围绕在髋臼周边的纤维软骨组织，加深了髋臼窝并更多地覆盖了股骨头。髋臼盂唇有神经支配，这些神经在本体感觉和疼痛产生中起作用。盂唇附着在髋臼边缘，轴位、矢状位和冠状位图像均呈三角形结构。正常的盂唇在所有的成像序列上都是低信号（图 14.27）。

盂唇撕裂

盂唇撕裂的症状包括持续疼痛、关节弹响、关节活动受限。盂唇撕裂可由急性损伤、慢性应力（股骨髋臼撞击）或髋关节发育不良所致。如果临床考虑盂唇异常，需要调整扫描方案，推荐使用表面线圈并采用小视野、薄层、更小的层间距，而非对整个骨盆扫描。关节造影或关节积液可以勾勒显示盂唇边缘，进而提高对盂唇病变的诊断信心。

• 专栏 14.13 髋臼盂唇

正常
- 使用表面线圈和关节内注射对比剂可以获得最佳图像
- 所有序列上均呈三角形低信号

异常
- 关节弹响、疼痛，有或无活动受限
- MR 表现
  - 盂唇内或贯穿盂唇的高信号（弥漫或线状高信号）
  - 轮廓变形
  - 髋臼盂唇分离
  - 股骨髋臼撞击

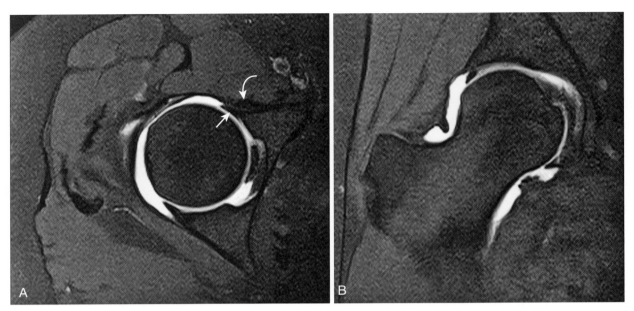

· **图 14.27　正常盂唇**。A，轴位脂肪抑制 T1W 和关节造影图像显示正常盂唇呈三角形低信号（小箭号）。盂唇旁的条形低信号是髂腰肌肌腱（弯曲箭号）。应了解盂唇和髂腰肌肌腱之间的正常关系，以免误诊盂唇撕裂。B，冠状位 T1W 图像显示正常的盂唇呈三角形低信号

　　对于斜方向上的盂唇成像，曾经认为沿其径向方向成像可以更有助于盂唇病变显示。但随后的研究表明，其他任何标准成像平面未显示的盂唇撕裂，径向方向成像也未显示。

　　一种既能对盂唇又能对同时发生的股骨髋臼撞击进行评估的扫描方案是沿平行于股骨颈的斜轴面方向成像。这个方向成像特别有助于识别前上盂唇的撕裂（最常见的位置），也能识别股骨髋臼撞击可见的凸轮型轮廓畸形。

　　异常盂唇的 MR 表现为盂唇内线状或弥漫性高信号，盂唇轮廓畸形（正常三角形结构缺失）（图14.28），或与髋臼分离（图 14.23、14.29 和 14.30）。盂唇内无定形的、圆形高信号是盂唇变性的结果，临床上无意义。使用时钟方位对盂唇撕裂进行定位，同时描述其信号改变被认为是判断其病变范围的一种有效方法。使用象限来描述盂唇撕裂也是可行的。按照习惯，时钟表面左侧代表前盂唇，3 点钟方向代表前盂唇中部，9 点钟方向代表后盂唇中部（上盂唇是 12 点钟方向，下盂唇是 6 点钟方向）。同肩关节一样，髋臼盂唇撕裂可以形成盂唇旁囊肿（图14.31），盂唇旁囊肿是判断盂唇撕裂的有力依据。

　　需要注意的是，影像上髋臼软骨在盂唇内侧面的延伸不要误认为是盂唇撕裂或撕脱。另一个需要引起注意的可能是走行于盂唇前方的髂腰肌肌腱。了解这两者之间的关系非常重要，因为这两个低信

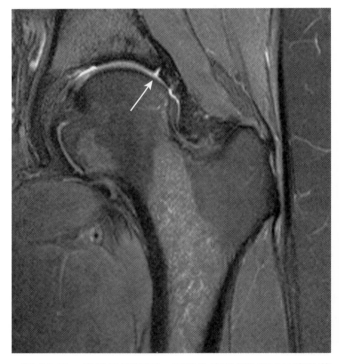

· **图 14.28　线状盂唇撕裂**。冠状位脂肪抑制 T1W 髋关节造影图像示穿过盂唇关节面的线状高信号（箭号）。盂唇其余部分三角形正常轮廓消失

号结构之间的高信号类似盂唇撕裂（见图 14.29）。在美国，大多数髋臼盂唇撕裂发生在前、上部，而在亚洲国家，后盂唇撕裂则更为常见。这种差异的

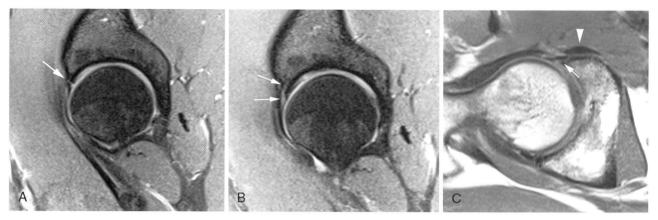

• 图 14.29 前上唇撕裂。A 和 B，矢状位脂肪抑制质子密度图像示前上唇撕裂（箭号）。C，斜轴位质子密度图像证实前上盂唇撕裂（箭号），注意邻近的髂腰肌肌腱（箭头）

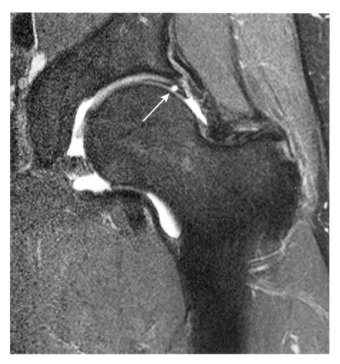

• 图 14.30 髋臼上盂唇撕裂。冠状位脂肪抑制 T2W 关节造影图像示盂唇 - 软骨交界处的液体样高信号（箭号）

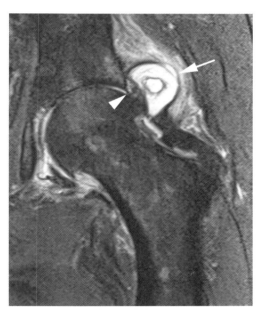

• 图 14.31 盂唇撕裂伴盂唇旁囊肿。冠状面脂肪抑制 FSE-T2W 图像显示一类圆形液体信号（箭号）毗连撕裂和退变的盂唇（箭头），符合盂唇旁囊肿。注：此晚期骨关节炎患者伴有严重的软骨缺损和骨赘形成

可能解释是许多亚洲人认为下蹲的体位更放松。外科手术可修复盂唇的损伤。然而，关节镜所示单纯的盂唇撕裂，并不像由关节内病变如软骨和骨的病变所导致的盂唇撕裂那样常见。

正常关节软骨

髋臼并不是完全由关节软骨覆盖。被关节软骨覆盖的是髋臼的关节部分，其环绕位于中央的非关节部分（髋臼窝）。髋臼软骨很薄，厚度不超过 3 mm。

异常关节软骨

评价髋关节软骨最好是使用表面线圈提高信噪比和小视野成像。正常关节软骨在所有序列图像上均呈中等信号［长 TE 不抑脂的质子密度（PD）图像显示最好］。需注意在质子密度成像时，如果 TE 时间太短（最佳 30 ~ 50 ms），液体和软骨可能呈相似的信号强度。30% 的盂唇病变患者存在软骨的异常，在股骨髋臼撞击患者中也经常可见软骨异常。正常中等信号的软骨内发现延伸进去的液体样高信号提

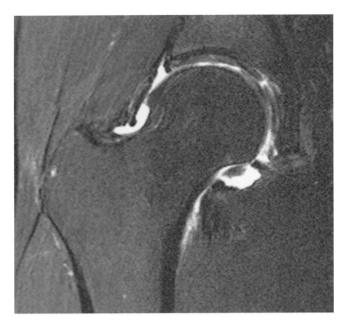

· 图 14.32 **软骨缺损。**冠状位脂肪抑制 T2W 关节造影图像显示沿股骨头方向有不规则及重度软骨缺损

示软骨缺损（图 14.32）。软骨分层常见，特别是在凸轮型股骨髋臼撞击患者沿着髋臼走行（见下一节）。软骨和软骨下骨之间出现液体样高信号是非常有特征但相对少见的征象。尽管有些不同寻常，但是 T1 或脂肪饱和质子密度成像中软骨内的低信号带被认为是识别此类病理改变更有用的征象（注：在 MR 关节造影中观察）（图 14.33）。

股骨髋臼撞击（专栏 14.14 ）

股骨髋臼撞击是髋关节早期骨关节病的主要原因之一，常见于髋关节活动量大的年轻（20 ～ 40 岁）患者。通常患者自述在髋关节旋转运动时或活动结束后立即出现腹股沟区疼痛。由于髋臼、股骨颈或两者都存在的骨性突起限制了髋关节的活动范围，在髋关节运动过程中发生早期病理性挤压。这种病理性挤压在髋关节屈曲和内旋时最为明显，使得股骨头沿髋臼的滑移范围受限。

股骨髋臼撞击分为两种类型，即凸轮型和钳夹型，然而大多数患者表现为两者均有。凸轮型在年轻男性运动员中更常见，这种类型的股骨头呈异常的形状（非球形），有异常突起与髋臼缘相接触，特别是在髋关节屈曲时明显。这种突起可使股骨头滑移范围减小并产生剪切力，从而导致软骨和盂唇的损伤（图 14.34）。

盂唇信号异常、畸形或缺损，紧邻盂唇的髋臼软骨面可能存在部分、全层缺损或分层的异常信号。

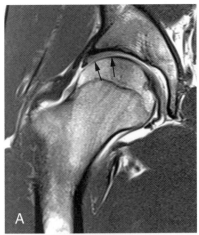

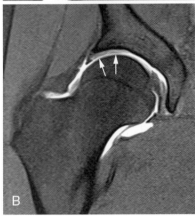

· 图 14.33 **软骨分层。A，**冠状位 T1W 图像（MR 关节造影）。沿髋臼外上侧关节软骨内弧线状低信号（箭号）。**B，**冠状位脂肪抑制质子密度加权像也有类似的发现（箭号）。关节镜下可见明显的软骨分层

· 专栏 14.14 ｜ 股骨髋臼撞击

凸轮型
· 年轻、运动量大者
· 股骨头颈交界处异常突起（股骨头颈枪柄样畸形）
· 髋关节内旋和屈曲受限
· 盂唇磨损或撕裂，或两者兼有
· 相邻上方和前方软骨病变
· 滑膜疝凹
· 髋臼唇骨化

钳夹型
· 女性更常见
· 髋臼过度覆盖
· 滑膜疝凹
· 髋臼磨损 / 撕裂
· 髋臼后缘软骨不规则 / 缺损

其他相关的征象还包括滑膜疝凹、股骨头颈交界处骨性突起（股骨头颈枪柄样畸形）和髋臼唇骨化。

钳夹型多见于中年妇女，因髋臼过度覆盖股骨

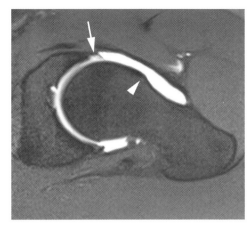

· 图 14.34　股骨髋臼撞击（凸轮型）。斜轴位脂肪抑制 T1W 关节造影图像示股骨头颈交界处骨性突起（箭头）以及前上盂唇撕裂（箭号）

头而导致髋臼缘与股骨头 - 颈交界处接触而导致撞击。髋臼前缘过度覆盖（髋臼后倾）、髋臼前倾和髋臼过深被认为是撞击的原因。MR 显示前上盂唇异常，伴随的软骨异常多发生在髋臼后侧。需要指出的是，与凸轮型或钳夹型股骨髋臼撞击相关的骨质

异常常见于无症状者，因此仅靠影像学表现不能诊断临床综合征。

炎症性关节炎

多种病因可以导致髋关节关节炎。对于疑似关节炎的患者来说，常规 X 线对于疑诊关节炎患者是不可或缺的检查手段，通常足以满足诊断。类风湿关节炎可以累及髋关节，通常是双侧对称性分布，伴有中轴关节间隙狭窄。当病变仅累及单关节时，常不能区分炎症性关节病和化脓性关节炎。在这种情况下，临床病史非常重要。

骶髂关节由真实的关节和骶髂骨之间牢固的韧带连接两部分组成（图 14.35）。真实的关节是滑膜关节，由关节的前下 1/2 ~ 2/3 所构成。关节面覆盖有软骨，两关节面被关节腔所分隔。骶骨表面的软骨仅由透明软骨组成，髂骨表面的软骨由更薄的透明软骨和纤维软骨混合而成。这种分布差异可能是炎症首先沿髂骨面开始的原因。

骶髂关节炎是非特异性术语，指累及骶髂关节的炎症（图 14.36）。多种疾病可以累及骶髂关节，

· 图 14.35　正常骶髂关节。轴位（A）和冠状位（B）T1W 骶髂关节图像。真正的滑膜关节部分（箭号）

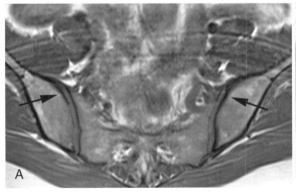
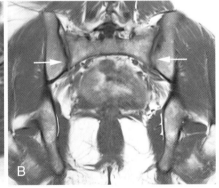

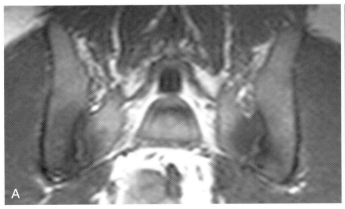
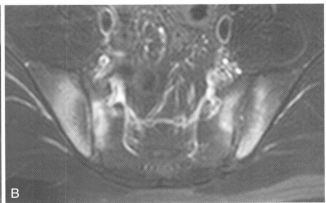

· 图 14.36　骶髂关节炎。A，冠状位 T1W 图像显示双侧髂骨和骶骨低信号。B，轴位脂肪抑制快速 T2W 图像显示骨质内异常信号，符合骶髂关节炎

最常见的是骨关节炎。其他疾病包括人类白细胞抗原（HLA）B-27脊柱关节炎（强直性脊柱炎、炎性肠病、银屑病和Reiter综合征），以及痛风、类风湿关节炎和感染，上述疾病的磁共振表现都很相似。骶髂关节两侧的髂骨和骶骨翼骨髓水肿是最早出现的征象，可以在出现侵蚀性病变之前即被发现。在T2W或T1W对比增强图像上，侵蚀性病变表现为沿关节间隙走行的高信号。受累关节病变的分布特点有助于鉴别诊断：强直性脊柱炎和炎性肠病几乎都是双侧对称性分布；银屑病和Reiter综合征通常是双侧但不对称性分布，仅约40%的病例是对称性分布。任何单关节受累的病变均应怀疑化脓性关节炎。

　　骶髂关节感染在T2W图像上可以显示为关节间隙内液体样高信号，增强后无强化。关节间隙两侧的骨髓水肿会明显增强。从磁共振表现上不能鉴别化脓性和非感染性骶髂关节炎（血清阴性脊柱关节病或类风湿关节炎），但是如果病变发生于双侧，则几乎不考虑是感染性关节炎。

退行性关节病

　　骨关节病也可累及髋关节，比任何炎性关节病更常见。髋关节间隙变窄（上外侧和前侧）、骨赘形成和软骨下囊肿这些征象在常规X线片上也易显示，在MR上也更加明显。通常早期表现是非特异性关节积液或软骨下骨髓水肿（图14.37）。对于疑似髋关节炎的患者，在进行MR诊断时，常规髋关节X线片也是有价值的，二者可以互为有益的补充。

发育性髋关节发育不良（专栏14.15）

　　发育性髋关节发育不良（developmental dys-

专栏14.15　发育性髋关节发育不良

- 新生儿中发生率约1%
- 女性略多于男性
- 左髋关节>右髋关节
- 95%早期干预后发育正常
- 如果未发现，早期出现髋关节退变（患者约30岁）
- MR有助于难治性复位
  - 可能的病因：盂唇过大增厚，纤维脂肪垫增厚，髋臼横韧带肥大、关节囊肥厚、髂腰肌肌腱收缩、髋臼或股骨头畸形
  - 股骨头位于髋臼上方，髋臼顶外侧上翘，髋臼窝变浅/髋臼缘陡直增宽
- 在成人中常见的相关发现征象
  - 盂唇撕裂
  - 退行性关节疾病

plasia of the hip, DDH），以前称为先天性髋关节脱位，在新生儿中的发病率约1%。DDH在新生儿中女孩更为常见，通常有家族遗传史，好发于左侧髋关节。早期治疗可使95%的DDH患者髋部发育正常。根据髋臼和盂唇的形态可以分为：I型，股骨头位置不稳定；II型，股骨头半脱位和盂唇外翻；III型，股骨头向后上方脱位。

　　理论上DDH可以在出生时通过体格检查得以诊断，然而也可能漏诊而延误治疗。漏诊的患儿通常是在数月到数年后才得到诊断和治疗。超声仍应作为新生儿筛查DDH的主要检查方法。当DDH尝试复位不成功时，应考虑行MR检查。因为MR能够分辨出导致股骨头复位失败的组织类型、结构，其中包括盂唇、纤维脂肪垫、髋臼横韧带（跨过髋臼切迹连接前、后唇）的异常、关节囊肥厚、髂腰肌肌腱收缩、髋臼或股骨头畸形。MR的另一优势是对

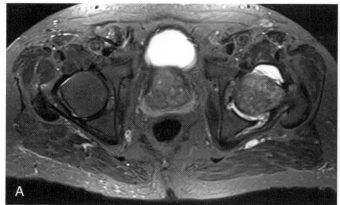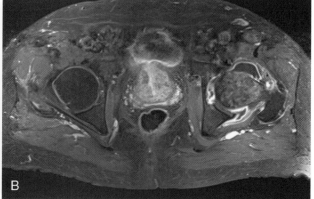

· 图14.37　髋关节积液。A，轴位脂肪抑制T2W图像，84岁、严重骨关节炎和可能合并化脓性关节炎患者，左髋关节高信号积液。B，轴位脂肪抑制T1W图像显示无强化的积液周围滑膜明显强化。髋关节穿刺抽吸术未查及感染

有塑型固定材料的儿童也可以进行成像。对于大多数患儿来说，需要在行磁共振扫描前镇静。

由于 DDH 进展缓慢，髋臼发育异常可能要到成年后才会被发现。通常在 30 多岁的年轻成人，可能会因为儿童时期未被诊断的 DDH 而出现严重的髋关节疼痛。DDH 会导致早期退行性关节病变和盂唇撕裂，两者都会引起疼痛。无论是否由 DDH 引起，髋关节退行性关节病通常始于髋关节的最前部。MR 显示早期髋臼和/或股骨头软骨下骨髓水肿，相同位置的这种病变可进展为软骨下囊肿。当年轻患者出现髋关节退行性改变时，要仔细观察 MR 和 X 线片上髋关节骨质结构的典型异常。相较 DDH 而言，髋关节退行性改变在 MR 上更易识别。MR 显示髋臼变浅、形状不规则（图 14.38）。髋臼顶侧缘不像正常那样朝向下方，而像扬起的眉毛那样向上翘，常合并盂唇增厚伴其内部信号异常。

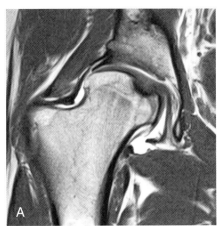
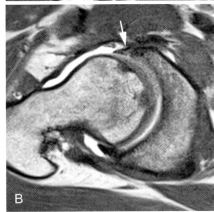

• 图 14.38　发育性髋关节发育不良。A，16 岁男性，冠状位 T1W 图像（MR 关节造影）显示髋臼变浅，股骨头、颈宽大畸形，髋关节发育不良。B，斜轴位质子密度图像显示伴随的前上盂唇撕裂（箭号）

关节内"肿瘤"（滑膜病变）（专栏 14.16）
色素沉着绒毛结节性滑膜炎

色素沉着绒毛结节性滑膜炎（pigmented villo-nodular synovitis, PVNS）是一种少见的特发性疾病，以受累滑膜增生伴含铁血黄素沉积为特征。滑膜肿块可以造成骨的压迫吸收。PVNS 发病年龄常见于 20～50 岁，通常为单关节受累。髋关节是该病最好发的关节之一。约 75% 的病例为弥漫性滑膜受侵，也可局限性累及滑膜。由于 PVNS 的不完全切除会导致病变复发，因此必须在 MR 上仔细评估整个关节。治疗成功的必要条件是滑膜完整切除。

T1W 和 T2W 图像是评价含铁血黄素沉积的必需序列，其在所有序列上均表现为大的结节状低信号区。梯度回波序列显示含铁血黄素沉积呈"开花样"，使其更加明显。MR 发现含铁血黄素沉积是诊断 PVNS 的特异性征象。

> **• 专栏 14.16　关节内肿瘤**
> - 色素沉着绒毛结节性滑膜炎：由于含铁血黄素沉积，T1、T2 均为低信号
> - 滑膜软骨瘤病：T1 低信号，T2 高信号，同软骨信号
> - 滑膜骨软骨瘤病：T1 低信号，T2 高信号或 T2 低信号，取决于骨髓脂肪或硬化小体
> - 淀粉样关节病：T1 低信号，T2 低到中等信号

原发性滑膜软骨瘤病

原发性滑膜软骨瘤病是滑膜化生、增殖的结果，形成关节内多发软骨或骨性游离体（图 14.39）。继发性骨软骨瘤病由于关节退行性疾病引起关节内软骨碎裂，游离后形成游离体，故也称为退行性变。原发性滑膜软骨瘤病直到病程的晚期才与退行性改变相关。普通 X 线片无法区分 PVNS 与滑膜软骨瘤病（非骨化）。MR 使这两种疾病的鉴别成为可能。如前所述，PVNS 特征性的含铁血黄素沉积在所有 MR 序列上都呈低信号，而滑膜软骨瘤病则呈现软骨或骨的信号特征，软骨小体与关节软骨的信号一致。普通 X 线片发现骨化的关节游离体时，应考虑滑膜骨软骨病的诊断。骨化小体 MR 可以表现为低信号的骨皮质边缘包绕各序列与脂肪信号一致的中心（软牛轧糖征）。有些均匀致密、硬化的骨化小体也可在所有序列上均呈低信号。软骨和骨化小体通常混合分布。

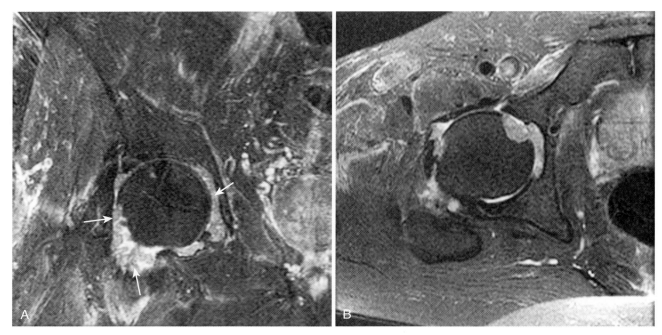

· 图 14.39　滑膜软骨瘤病。A，冠状位脂肪抑制 T2W 图像显示髋关节内多个大小和信号强度相似的关节内游离体（箭号）。B，轴位脂肪抑制 T2W 图像，原发性滑膜软骨瘤病，多发游离体融合呈团块样中等信号

淀粉样关节病

髋关节淀粉样关节病罕见。常见于肾衰竭患者，临床上表现为与类风湿关节炎相似的髋关节疼痛症状。常规 X 线片可显示病变对髋臼、股骨头、股骨颈的侵蚀。这种侵蚀性改变常表现为该区域肿块样病变并累及关节间隙，T1W 呈低信号、T2W 呈低至中等信号。影像特征上易与 PVNS 混淆，应仔细寻找 PVNS 含铁血黄素沉积的特征以对两者进行鉴别（图 14.40）。

髋关节置换术影像评价（专栏14.17）

MR 常用于评价与髋关节假体相关的并发症。为更好地评价假体周围软组织，需采用特殊的扫描方案清楚显示假体周围组织。包括使用较低的磁场强度（1.5 T 而不是 3.0 T），增加带宽、成像矩阵（512）和激励次数。其他因素包括使用快速自旋回波序列、反转恢复脂肪抑制序列，而不是频率选择性脂肪饱和序列，以及更薄的层厚（图 14.41）。

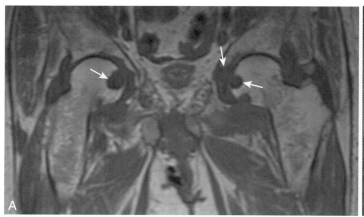
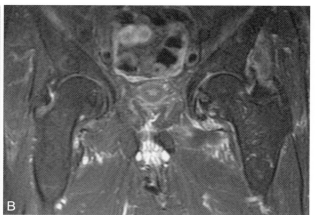

· 图 14.40　淀粉样关节病。A，冠状位 T1W 图像，双侧股骨头和左侧髋臼多发低信号侵蚀性病灶（箭号）。B，冠状位脂肪抑制 T2W 图像，病灶呈低至中等信号。影像表现符合淀粉样关节病

• 专栏 14.17　金属抑制

- 较低的磁场强度：(1.5 T 优于 3.0 T)
- 增加带宽
- 增加矩阵：512 像素
- 通过增加激励次数来保持良好的信噪比
- 快速自旋回波
- 短时反转恢复序列用于脂肪抑制 (场强不均匀)
- 更短的回波间隔
- 更薄的层厚

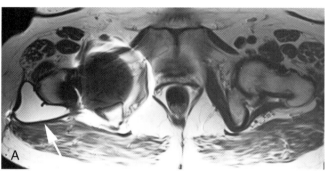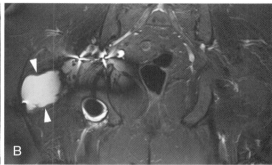

• 图 14.41　髋关节置换术。 A，轴位 FSE-T2W 图像，73 岁老年女性，右侧髋关节全髋置换术后，右侧髋关节大粗隆后方液体聚集，边界清楚（箭号）。B，冠状位 STIR 图像再次证实液体聚集（箭头）（注：两幅图像都有少量金属伪影，使用 STIR 技术可以使关节周围软组织中的脂肪信号得到均匀抑制）

推荐阅读

Bancroft LW, Peterson JJ, Kransdorf MJ. MR imaging of tumors and tumor-like lesions of the hip. *Magn Reson Imaging Clin N Am.* 2005;13(4):757–774. Review.

Beaule PE, Speirs AD, Anwander H, et al. Surgical correction of cam deformity in association with femoracetabular impingement and its impact on the degenerative process within the hip joint. *J Bone Joint Surg Am.* 2017;99(16):1373–1381.

Blankenbaker DG, De Smet AA, Keene JS, et al. Classification and localization of acetabular labral tears. *Skeletal Radiol.* 2007;36:391–397.

Chi AS, Long SS, Zoga AC, et al. Prevalence and pattern of gluteus medius and minimus tendon pathology and muscle atrophy in older individuals using MRI. *Skeletal Radiol.* 2015;44(12):1727–1733.

Feldman F, Staron RB. MRI of seemingly isolated greater trochanteric fractures. *Eur Radiol.* 2016;26(6):1929–1941.

Froberg PK, Braunstein EM, Buckwalter KA. Osteonecrosis, transient osteoporosis, and transient bone marrow edema: current concepts. *Radiol CLin North AM.* 1996;34(2):273–291.

Ganz R, Parvizi J, Beck M, et al. Femoroacetabular impingement: a cause for osteoarthritis of the hip. *Clin Orthop Relat Res.* 2003;417:112–120.

Hackney LA, Lee MH, Joseph GB, et al. Subchondral insufficiency fractures of the femoral head: associated imaging findings and predictors of clinical progression. *AJR Am J Roentgenol.* 2004;183(2):323–329.

Hegazi TM, Belair JA, McCarthy EJ, et al. Sports injuries about the hip: What the radiologist should know. *Radiographics.* 2016;36(6):1717–1745.

Jaimes C, Chauvin NA, Delgado J, Jaramillo D. MR imaging of normal epiphyseal development and common epiphyseal disorders. *Radiographics.* 2014;34(2):449–471. https://doi.org/10.1148/rg.342135070.

Jennings JM, Martin JR, Kim RH, et al. Metal artifact reduction sequence MRI abnormalities in asymptomatic patients with a ceramic-on-polyethylene total hip replacement. *J Bone Joint Surg Am.* 2017;99(7):593–598.

Klontzas ME, Vassalou EE, Zibis AH, et al. MR imaging of transient osteoporosis of the hip: an update on 155 hip joints. *Eur J Radiol.* 2015;84(3):431–436.

Lee GC, Khoury V, Steinberg D, et al. How do Radiologists evaluate osteonecrosis? *Skeletal Radiol.* 2014;43(5):607–614.

Linda DD, Naraghi A, Murnaghan L, et al. Accuracy of non-arthrographic 3T MR imaging in evaluation of intra-articular pathology of the hip in femoroacetabular impingement. *Skeletal Radiol.* 2017;46(3):299–308.

Magee T. Comparison of 3.0T MR vs 3.0T MR arthrography of the hip for detection of acetabular labral tears and chondral defects in the same patient population. *Br J Radiol.* 2015;88(1053):1201.

Murphy G, Foran P, Murphy D, et al. "Superior cleft sign" as a marker of rectus abdominus/adductor longus tear in patients with suspected sportsman's hernia. *Skeletal Radiol.* 2013;42(6):819–825.

Naraghi A, White LM. MRI of labral and chondral lesions of the hip. *AJR Am J Roentgenol.* 2015;205(3):479–490.

Nokes SR, Vogler JB, Spritzer CE, et al. Herniation pits of the femoral neck appearance at MR imaging. *Radiology.* 1989;172:231–234.

Otte MT, Helms CA, Fritz RC. MR imaging of supra-acetabular insufficiency fractures. *Skeletal Radiol.* 1997;26(5):279–283.

Shirai Y, Wakabayashi K, Wada I, et al. MRI appearance in the early stage of Legg-Calve-Perthes disease to predict lateral pillar classification: A retrospective analysis of the labral horizontalization. *J Orthop Sci.* 2018;23(1):161–167.

Sietenrock KA, Schoeniger R, Ganz R. Anterior femoroacetabular impingement due to acetabular retroversion: treatment with periace-tabular osteotomy. *J Bone Joint Surg [Am].* 2003; 85:278–286.

Silvis ML, Mosher TJ, Smetana BS, et al. High prevalence of pelvic and hip magnetic resonance imaging findings in asymptomatic collegiate and professional hockey players. *Am J Sports Med.* 2011;39(4):715–721.

Tannast M, Siebenrock KA, Anderson SE. Femoroacetabular impingement: radiographic diagnosis—what the radiologist should know. *AJR Am J Roentgenol.* 2007;188:1540–1552.

Tresch F, Dietrich TJ, Pfirrmann CWA, et al. Hip MRI: Prevalence of articular cartilage defects and labral tears in asymptomatic volunteers. A comparison with a matched population of patients with femoroacetabular impingement. *J Magn Reson Imaging.* 2017;46 (2):440–451.

Vande Berg BC, Malghem JJ, Lecouvet FE, Jamart J, Maldague BE. Idiopathic bone marrow edema lesions of the femoral head: predictive value of MR imaging findings. *Radiology.* 1999;212 (2):527–535.

Vande Berg B, Lecouvet F, Koutaïssoff S, Simoni P, Maldague B, Malghem J. Transient bone marrow edema of the hip. *Radiology.* 2011;92(6):557–566.

Whiting DR, Moya-Angeler J, Sierra RJ. Iliopsoas bursa-hip capsule connection leading to intra-abdominal fluid extravasation. *Orthopedics.* 2015;38(11):e1055–e1058.

Wyles CC, Norambuena GA, Howe BM, et al. Cam deformities and limited hip range of motion are associated with early osteoarthritic changes in adolescent athletes: A prospective matched cohort study. *Am J Sports Med.* 2017;45(13):3036–3043.

Zoland MP, Maeder ME, Iraci JC, Klein DA. Referral patterns for chronic groin pain and athletic pubalgia/sports hernia: Magnetic resonance imaging findings, treatment, and outcomes. *Am J Orthop.* 2017;46(4):E251–E256.

髋关节 / 骨盆扫描方案

这是一套推荐的扫描方案，有些不同的方案也同样可行

专用髋关节 MR（非关节造影）

序列号	1	2	3	4
序列类型	T1	FSE T2 脂肪饱和	T1	FSE T2 脂肪饱和
方向	轴位	轴位	冠状位	冠状位
FOV（cm）	14	14	14	14
层厚（mm）	4	4	4	4
增强	无	无	无	无

专用髋关节 MR（关节造影）

序列号	1	2	3	4
序列类型	T1 脂肪饱和	FSE T2 脂肪饱和	T1 脂肪饱和	FSE T2 脂肪饱和
方向	冠状位	冠状位	轴位	轴位
FOV（cm）	14	14	14	14
层厚（mm）	4	4	4	4
增强	（透视引导下关节内注射）*			

序列 5. 斜轴位 T1W（参数与其他序列相同）
序列 6. 矢状位 T2W 脂肪饱和（参数与其他序列相同）

* 与肩关节造影相同的稀释度（参见第 10 章）。注射≈12～15 ml

骨盆 MR（骨折 / 缺血坏死）

序列号	1	2	3	4
序列类型	T1	FSE T2 脂肪饱和	T1	FSE T2 脂肪饱和
方向	冠状位	冠状位	轴位	轴位
FOV（cm）	32	32	32	32
层厚（mm）	7	7	7	7
增强	无	无	无	无

标准报告模板
髋关节 MR 关节造影
临床资料
扫描方案
关节内注射对比剂后，按常规扫描方案进行 MR 检查。
讨论
1. **髋臼盂唇**：正常；未见撕裂、分离或退变表现
2. **髋关节**：未见滑膜炎、骨关节炎、游离体或其他异常
3. **骨性结构**：正常；未见缺血性坏死、骨折或其他异常
4. **滑囊**：未见粗隆或髂腰肌滑囊炎
5. **软组织**：髋关节周围的肌肉、肌腱和所有其他关节外软组织均正常
6. **其他异常**：无
意见
左 / 右髋关节 MR 关节造影未见异常。

骨盆和双髋关节 MR
临床资料
扫描方案
采用常规扫描方案，多序列、多平面成像。
讨论
1. **骨性结构**：正常；未见骨折、缺血性坏死或其他病变
2. **髋关节和骶髂关节**：正常，未见关节积液或其他异常表现；髋臼盂唇未见明显异常，但若有临床指征，则需要 MR 关节造影来全面评估髋臼盂唇
3. **滑囊**：未见粗隆或髂腰肌滑囊炎
4. **软组织**：骨盆和双髋关节的肌肉、肌腱未见萎缩、水肿、肿块、撕裂或其他异常
5. **其他异常**：无
意见
骨盆和双髋关节 MR 未见异常。

第 15 章 膝关节

目录

膝关节如何扫描
正常和异常
　半月板
　　正常表现
　　异常表现
　　撕裂
　　囊肿
　　盘状半月板
　　不足
　韧带
　　前交叉韧带
　　后交叉韧带
　　内侧副韧带
　　外侧副韧带复合体
　髌骨
　滑膜皱襞
　髌腱
　　脂肪垫撞击
　滑囊
　　腘窝囊肿（Baker 囊肿）
　　髌前滑囊
　　鹅足滑囊（Pes anserinus 滑囊）
　　半膜肌 - 胫侧副韧带滑囊
　　内侧副韧带（MCL）滑囊
　骨
　软组织
　软骨
推荐阅读

膝关节如何扫描

参见本章末的膝关节磁共振检查方案。

膝关节磁共振成像（MRI）是骨骼肌肉放射学中最常用的关节 MR 检查。原因很简单：它有效，所以医生需要。膝关节磁共振检查能为外科医生提供无法从临床和其他无创检查中获得的全面信息，也为外科医生进行关节镜或开放手术提供了手术指导，

并且其准确性也得到了证实，对半月板病变诊断的灵敏度和特异度为 90%～95%，对交叉韧带病变诊断的灵敏度和特异度接近 100%。本章将介绍如何获得这种高准确度的图像。

- **线圈及扫描体位**：膝关节的成像方法有很多，不同的影像中心根据自身偏好有不同的成像方案。我们希望不仅能提供哪些技术可行，更重要的是强调哪些技术不应被使用。与所有关节成像一样，膝关节成像必须使用专用表面线圈。应使用小的 FOV 来提高分辨率。一般情况下，根据患者的实际尺寸，选择使用 14～16 cm 的 FOV。层厚 3～4 mm，大多数影像研究中心的标准层厚是 4 mm。除非采用容积成像，否则一般采用较小层间距（0.3 mm 或 0.4 mm）来减少层间串扰。如果层厚小于 4 mm，不仅不会提高图像的准确度，反而会影响图像判断。标准矩阵 256×256 或 512×512。膝关节外旋约 5° 可使前交叉韧带（ACL）与扫描的矢状面平行，这个角度时关节通常也处于放松状态，所以在实际操作中，大多数患者不需要特意外旋膝关节。

- **脉冲序列**：短 TE 序列是观察半月板信号并有效评估半月板撕裂所必需的，可以是 T1 加权（T1WI）、质子密度加权或梯度回波序列（图 15.1）。长 TE（＞30 ms）图像会导致半月板内信号丢失，这可能会遗漏一些半月板撕裂，因此在评估半月板时，脂肪抑制的短 TE 图像能提供最合适的图像（图 15.2）。该技术可提高半月板的对比度，使半月板撕裂显示得更清晰。4 mm 层厚的矢状位快速自旋回波 T2W（FSE-T2W）脂肪抑制序列也需要扫描，这是观察交叉韧带、软骨和骨骼细节的最佳方法。STIR 序列也同样适用。矢状位梯度回波序列可较好地显示软骨和半月板，但对于骨骼显示不佳，因为在高场强下这种序列对骨髓组织的显示较差。FSE-T2W 脂肪抑制或STIR 序列为骨髓敏感序列，通常是识别骨髓信号异常所必要的。冠状位可用来观察侧副韧带和交叉韧带，应采用液体敏感序列。如果采用 FSE 序

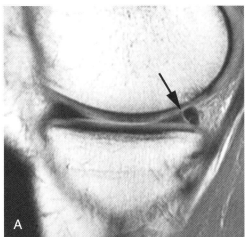

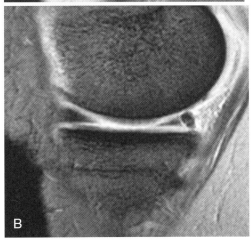

· **图 15.1　半月板撕裂：短 TE 序列。A，** 矢状位质子密度图（TR/TE：2410/27）显示内侧半月板后角斜行撕裂（箭号）。**B，** 矢状位梯度回波图像（TR/TE: 510/14）

列，建议添加脂肪抑制，因为很难在没有脂肪抑制的 FSE-T2W 序列上区分脂肪和液体。

- T1WI 可用于评估骨髓。在这一序列上，正常的红骨髓（造血骨髓）信号比肌肉信号高。如果骨髓信号比肌肉低，则可能和肿瘤或感染等病理过程有关。

- 轴位应采用液体敏感序列。这是检查髌软骨的最佳平面。股骨滑车软骨也可以在这个平面上观察，但通常在矢状位图像上评估效果更好。临床上也需要在轴位图像上再次观察交叉韧带及侧副韧带。关节软骨在 FSE-T2W 图像的三个平面均可观察。40 ~ 60 ef（effective echo，有效回波）的 TE 时间是评估关节软骨的理想范围。

- **增强扫描：** 膝关节 MR 的常规检查一般不做静脉注射钆的增强扫描，但可以用来评估滑膜病变或感染，或用来鉴别囊性和囊实性肿块。MR 关节造影可用于区分膝关节手术后修复的半月板和撕裂的半月板，因为对比剂会流入撕裂的半月板内，而修复的半月板信号强度增加，无对比剂流入。

正常和异常

半月板

正常表现

膝关节半月板呈 C 形，为外周厚、中心薄的

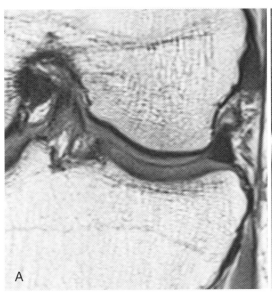

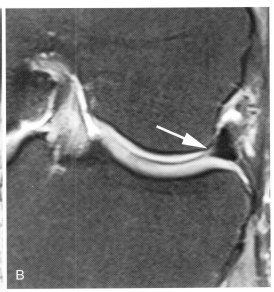

· **图 15.2　使用脂肪抑制序列观察半月板。A，** 未添加脂肪抑制的冠状位质子密度加权图像，可见大部分的信号来自于股骨和胫骨的骨髓。**B，** 相同序列合并脂肪抑制，由于骨髓的信号被抑制，对半月板及其游离缘极小的不规则改变（箭号）显示得更清晰

纤维软骨结构。矢状位半月板穿过体部的层面呈一个细长的矩形，这取决于矢状位的切面的位置（图15.3）。内侧和外侧半月板体部在4 mm层厚的图像上能连续显示2～3层，半月板的前角和后角在矢状位图像可以看到3～4层（图15.4），呈三角形，内侧半月板的后角大于前角。外侧半月板的前角和后角大小相等。内外侧半月板的后角都不能小于前角，否则可能提示半月板撕裂或半月板部分切除术后。

正常的半月板在所有成像序列上都表现为低信号，儿童和青少年除外，他们通常在靠近关节囊的半月板后角可见一些中等到高信号。这个信号可能是正常分布的血管，不应误认为半月板变性。半月板周边的血供最丰富，而在游离缘附近几乎没有血供。因此外周撕裂可以修复，而中心的撕裂通常是无法修复的。

异常表现

目前有数种关于半月板异常信号的分级方法，均未被广泛应用，因为唯一具有实际意义的是累及半月板关节面的异常信号，代表半月板撕裂。除下面将详细描述的一种情况外，任何不破坏关节面的异常信号均为退变或黏液样变性（图15.5）。据推测，黏液样变性是退变或磨损的结果，但其原因尚不清楚。黏液样变性通常无临床症状，也不是引起半月板撕裂的常见原因，一般不需要临床干预或手术治疗。当黏液样变性显著时，放射科医生需要在报告中提及，以便其他阅片的人知道这种异常信号已被注意到并且判断为非半月板撕裂，而不是认为被简单忽略了。此外，如果信号显著异常，可能代表半月板囊肿。半月板囊肿将在后面详细讨论。

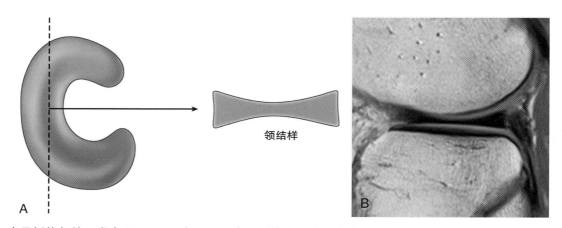

· 图15.3　**半月板体部的正常表现。A**，示意图显示半月板体部矢状位成像切面，类似于领结样的外观。**B**，矢状位质子加权图像，显示外侧半月板经体部层面的正常领结样外观

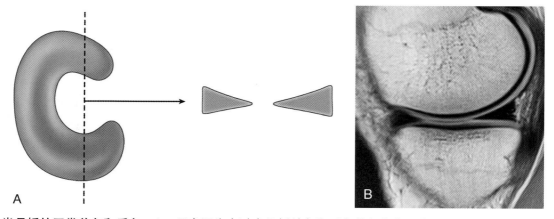

· 图15.4　**半月板的正常前角和后角。A**，示意图为穿过半月板前角和后角的矢状位图像。**B**，图为矢状位质子密度加权图像，显示正常的内侧半月板的形态，后角较大，前角较小

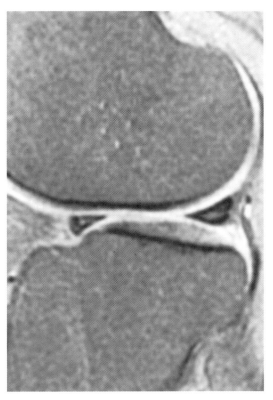

· 图 15.5 **黏液样变性或退变**。经外侧半月板层面的矢状位质子加权脂肪抑制图像显示半月板的前角和后角有一些高信号，未达到半月板关节面。此为黏液样变性

撕裂

如果看到有高信号清楚地累及半月板关节面，即为半月板撕裂；然而，如果高信号靠近关节面但没有完全达到关节面，此为退变，而不是撕裂，但这种情况并不总是那么明确。有时候两者很难区分。在这种情况下，放射科医生可以不作出明确诊断。放射科医生一般能对 90% 左右的病例做出明确诊断，其余大约 10% 很难明确辨别半月板是否撕裂。这种情况下，描述影像学表现即可，此时临床检查尤为重要。如果患者保守治疗好转，则很可能不是半月板撕裂。如果患者没有好转，外科医生则可以决定是否进行关节镜手术，此时影像描述异常信号的位置有助于关节镜识别潜在的半月板撕裂。

研究表明，如果存在相关的前交叉韧带（ACL）撕裂，半月板撕裂的敏感性会显著降低。其中一个原因是当 ACL 断裂时常伴有半月板两处位置的撕裂：外侧半月板后角和内侧 / 外侧半月板的外缘（注：可能是因为这类撕裂不容易被识别，导致敏感性降低）。Ramp 损伤是指内侧半月板后缘与关节囊附着区的纵向撕裂，多为 ACL 损伤伴发，通常表现

隐匿，容易遗漏。此外，外侧半月板后角会出现一些影像陷阱（注：易误诊的情况）可能与半月板撕裂相混淆，这些都将会在本章后面提到。总而言之，当 ACL 撕裂时，应仔细观察是否合并半月板外缘的撕裂或外侧半月板后角撕裂。

斜行或水平状撕裂

半月板撕裂有多种类型（专栏 15.1）。最常见的是累及内侧半月板后角下表面的斜行或水平状撕裂（这些是同义词表达，不同的外科医生使用术语时有不同偏好，有的外科医生也会互换使用）（图 15.6）。这些实际上通常是退行性的，而不是创伤所致。

桶柄样撕裂

垂直纵向撕裂（图 15.7）的半月板中约 10% 可能发生桶柄样撕裂。由于这种撕裂的半月板内侧部分会移位到髁间窝，因此，可以通过观察矢状位图像上正常半月板体部层面数量的减少来诊断桶柄样撕裂（图 15.8）。当矢状位图像上只看到一个体部层

· **专栏 15.1** 半月板撕裂的类型

· 斜行或水平撕裂
· 纵向撕裂
  · 瓣状撕裂
  · 桶柄样撕裂
· 外缘撕裂
· 内侧翻转皮瓣撕裂
· 放射状撕裂（鹦鹉嘴征）
· 半月板关节囊分离

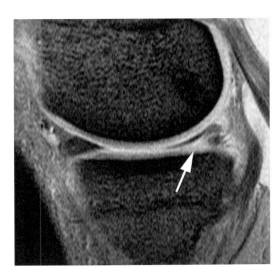

· 图 15.6 **半月板撕裂**。经内侧半月板层面的矢状位梯度回波加权图像显示半月板后角延伸到下表面的斜行撕裂（箭号）

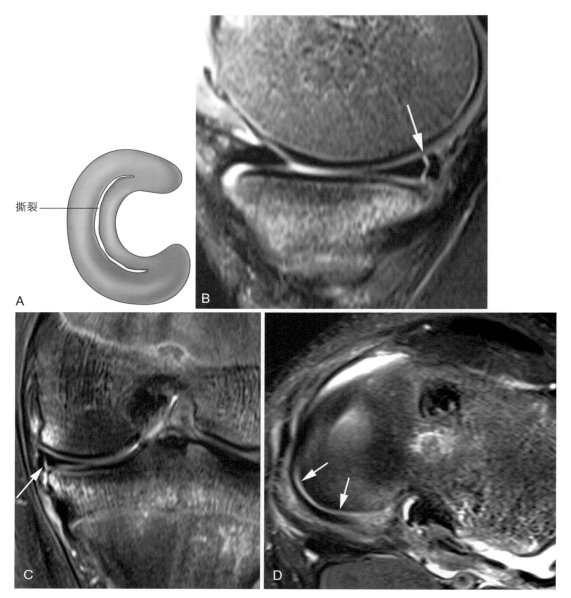

· 图 15.7　半月板垂直纵向撕裂。A，图示为半月板垂直纵向撕裂。如果内缘移位，则称为桶柄样撕裂。B，矢状位 STIR 序列显示内侧半月板后角垂直撕裂（箭号）。C，同一患者的冠状位脂肪抑制 T2W 图像显示撕裂延伸至半月板的体部（箭号）。D，轴位脂肪抑制 T2W 图像能更好地显示纵向撕裂的范围（箭号）

面时，应仔细寻找移位的碎片，通常在冠状位图像上能得到证实（图 15.8E）。移位的半月板碎片通常位于后交叉韧带（PCL）下方，导致"双后交叉韧带征"（图 15.9）。

放射状或游离缘撕裂

　　放射状撕裂方向垂直于半月板的长轴。小的游离缘放射状撕裂较为常见（图 15.10），通常无症状。较大的放射状撕裂破坏了半月板的纵向胶原纤维，导致半月板的"环向强度"丧失，而环向强度在分散压力和保护关节软骨中至关重要。

　　放射状撕裂有三种基本表现：①鬼影征，②裂隙征，③截断三角形（注：钝圆征）。当放射状撕裂穿透半月板，且 MR 切面与撕裂的方向平行时，正常的半月板低信号缺失（鬼影征）（图 15.11），而由于相邻层面半月板的部分容积效应，可呈现中等或灰色信号。放射状撕裂是一种严重的撕裂类型，导致半月板的"环向强度"或弹性阻力严重丧失。半月板通常会被挤出胫骨边缘（图 15.12），由于缺乏半月板在轴向负荷下的缓冲或保护作用，继而发生骨关节炎。当半月板的根部附着处存在放射状撕裂时，需注意半月板脱出。如果发现半月板脱出，应仔细

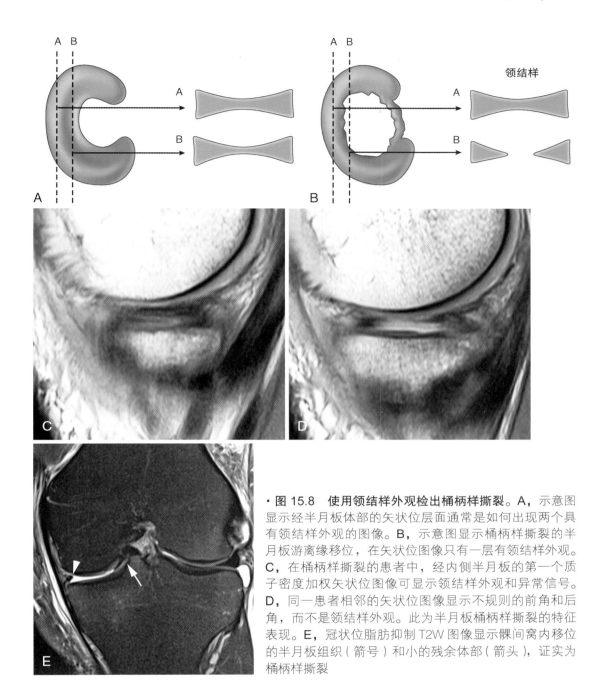

· 图 15.8 使用领结样外观检出桶柄样撕裂。A，示意图显示经半月板体部的矢状位层面通常是如何出现两个具有领结样外观的图像。B，示意图显示桶柄样撕裂的半月板游离缘移位，在矢状位图像只有一层有领结样外观。C，在桶柄样撕裂的患者中，经内侧半月板的第一个质子密度加权矢状位图像可显示领结样外观和异常信号。D，同一患者相邻的矢状位图像显示不规则的前角和后角，而不是领结样外观。此为半月板桶柄样撕裂的特征表现。E，冠状位脂肪抑制 T2W 图像显示髁间窝内移位的半月板组织（箭号）和小的残余体部（箭头），证实为桶柄样撕裂

检查半月板后角与髁突切口处的附着情况，附着处出现裂隙可诊断根部撕裂。

裂隙征是诊断放射状撕裂最可靠的征象（见图 15.10），可见于 MR 扫描切面与撕裂方向垂直时。当 MR 切面与撕裂的方向平行时（注：未穿透半月板），会产生一个截断的三角形（图 15.13）。放射状撕裂通常（但不总是）会有这两个征象，这取决于撕裂方向与成像平面间的方位关系。放射状撕裂的半月板游离缘采用手术清创及修复术。

半月板内侧翻转

有一种可以通过 MR 观察到但关节镜可能忽略的撕裂类型，即半月板内侧翻转皮瓣撕裂，表现为撕裂皮瓣（注：向内侧）翻转到半月板下方的内侧沟。外科医生可能会因术中无法探查到内侧沟并发现翻转的碎片而造成漏诊。当半月板体部比正常情况下的矩形结构看起来薄时应该考虑到这些常见的撕裂，这是由于体部撕裂的皮瓣向内折导致了这种表现（图 15.14）。在冠状位图像上可以看到向内翻转的碎片位于内侧半月板下缘、内侧副韧带深部的内侧关节

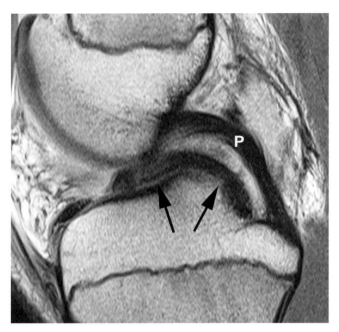

· **图 15.9** 双后交叉韧带征。桶柄样撕裂患者，经髁间窝层面的矢状位质子密度加权图像显示在后交叉韧带（P）下方移位的半月板（箭号），即双后交叉韧带征

线上。

半月板撕裂描述

当半月板撕裂被确定为某种类型时（见专栏15.1），应该附加描述其位置（前角、后角、体部），撕裂范围（哪个半月板、表面受累和长度）和其他相关发现，如半月板囊肿、盘状半月板或移位的碎片及皮瓣。

囊肿

毗邻半月板表面的囊肿可能与关节面下的撕裂有关，也可能与之无关，但常与水平撕裂有关。普遍认为在承重情况下，液体通过"球阀"机制从撕裂处挤出并积聚在半月板关节囊结合部，形成半月板旁型囊肿（图 15.15）。在这种情况下，应提醒外科医生存在关节面下的撕裂十分重要，因为撕裂得不到解决，囊肿可能会复发（图 15.16）。

如果囊肿发生不伴有半月板关节面下撕裂，有必要提醒外科医生注意这点，因为在关节镜检查时可能会漏掉囊肿，需要经关节外入路进行减压，而不是行关节镜检查。大多数半月板内囊肿在T2W图像中不显示液体信号，但半月板旁囊肿通常会显示。当囊肿局限于半月板内时，信号类似于退变，但当半月板肿胀并表现出一定的占位效应时也要考虑

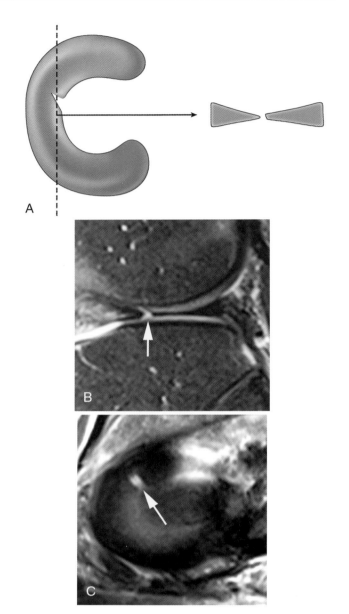

· **图 15.10** 放射状撕裂。A，放射状撕裂的游离缘示意图，显示矢状位图像上本该完整的领结样外观中出现一个小缺口。B，矢状位 STIR 图像显示外侧半月板的领结部分有一个小的垂直裂隙（箭号）。C，同一患者轴位脂肪饱和T2W 图像显示前角和体部交界处放射状的撕裂（箭号）

到囊肿的可能（图 15.17）。在某些情况下，半月板内囊肿可能会塌陷成类似于水平状撕裂的水平条纹结构。

盘状半月板

如果矢状位图像上存在两个以上的体部层面（注：按上文标准，≥4 mm 层厚时，出现 3 层以上时诊断更可靠），应考虑盘状半月板（图 15.18）。盘状半月板很可能是先天性畸形，在极端情况下半月板呈盘状而非 C 形。大多数盘状半月板并不是呈完

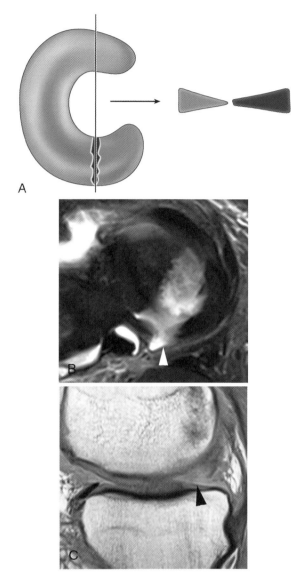

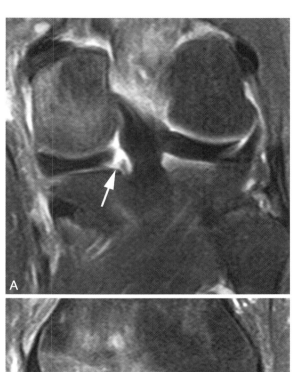

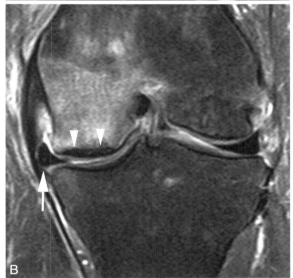

· 图 15.11 放射状撕裂伴半月板鬼影征。A，示意图显示与贯穿整个半月板后角的放射状撕裂平行的图像是如何产生鬼影征的。B，轴位脂肪抑制 T2W 图像显示一个靠近内侧半月板根部的大的、累及全层的放射状撕裂（箭头）。C，矢状位质子密度加权图像显示在撕裂层面半月板组织信号缺失（箭头），即"鬼影征"

· 图 15.12 放射状撕裂导致半月板被挤出。A，经内侧半月板后角的冠状位脂肪抑制 T2W 图像显示其后根有一处大的放射状撕裂（箭号）。B，同样序列的图像显示关节中部平面内侧半月板沿关节线挤出（箭号）。还要注意半月板异常导致的内侧关节面软骨缺失、软骨下骨折（箭头）和股骨髁广泛的骨髓水肿

全的盘状，但其体部比正常情况下要宽。外侧半月板最常见，据报道发病率约为 3%，内侧半月板并不常见。盘状半月板通常增大并不对称地累及前角或后角。在这种情况下，前角或后角比正常情况大得多。盘状半月板偶然能遇到，且比正常半月板更容易发生囊性退变继而发生撕裂。即使没有囊变或撕裂，盘状半月板也可引起症状并需要手术。

外侧盘状半月板的 Wrisberg 变异型可引起症状但不伴撕裂。这种类型的半月板缺乏与关节囊相连的正常束状结构，也缺乏与胫骨相连的冠状韧带或

半月板后角相连的板股韧带（图 15.19）。使得半月板后角可以在屈膝的情况下向下弯曲或折叠到关节中，类似于没有固定的地毯在光滑的地板上滑动或折叠。

盘状外侧半月板的 Wrisberg 变异型，仅通过 Wrisberg 韧带连接后角，因此得名 Wrisberg 变异。仔细观察每个盘状外侧半月板是否有正常的纤维束带结构围绕着腘肌腱并将半月板固定到关节囊十分重要。如果发现这种变异，外科医生可以将半月板重新连接到关节囊和胫骨上，而非进行半月板切除

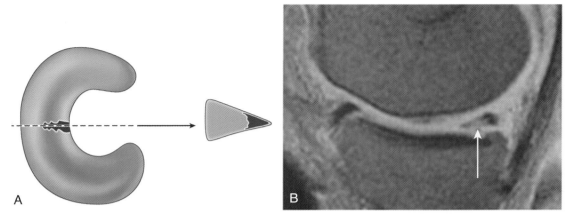

· **图 15.13 放射状撕裂表现为截断三角征。A，**示意图显示平行于放射状撕裂的图像是如何产生一个截断三角征的。**B，**经后角的矢状位图像显示放射状撕裂表现为截断的三角形（箭号）

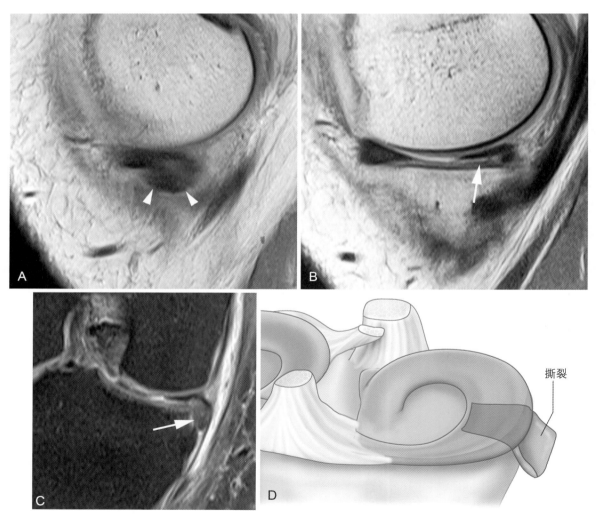

· **图 15.14 内侧翻转的半月板。A，**皮瓣内侧移位撕裂的患者。经内侧半月板体部的矢状位图像显示一个内侧移位的半月板碎片（箭头）。**B，**相邻的矢状位图像显示半月板下表面有缺损（箭号）。此缺损是 A 图所示的移位半月板皮瓣的来源部位。**C，**冠状位图像显示内侧移位的皮瓣位于半月板体部下方（箭号）。**D，**内侧翻转皮瓣撕裂的示意图

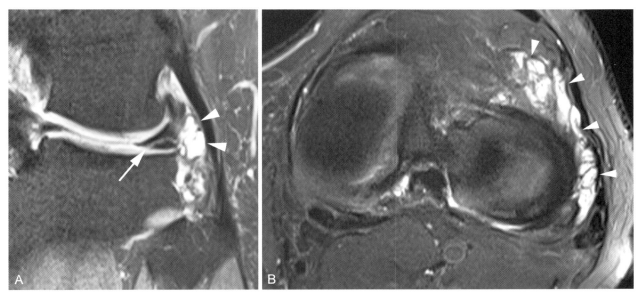

· 图 15.15 半月板旁型囊肿。A，冠状位脂肪抑制质子密度加权图像，显示与外侧半月板的累及下关节面的水平 / 斜行撕裂（箭号）相关的一个小半月板旁型囊肿（箭头）。B，轴位脂肪抑制 T2W 图像，显示囊肿的真实范围（箭头）

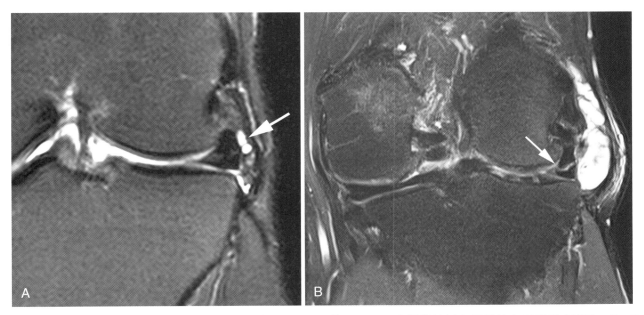

· 图 15.16 半月板旁囊肿增大。A，冠状位脂肪抑制 T2W 图像，可见一个沿着外侧半月板的小半月板旁囊肿。B，5 年后复查，冠状位脂肪抑制 T2W 图像显示囊肿明显增大，并伴有累及半月板下表面的水平撕裂

术。这种病变通常见于儿童，而幼年进行半月板切除术会导致过早出现骨关节炎。

　　每次检查时，在矢状位图像上观察到内侧半月板和外侧半月板体部的正常矩形外观是非常有价值的。如果正常体部形态缺失，可以很容易地识别出诸多上述异常。例如桶柄样撕裂、放射状撕裂、内侧翻转皮瓣撕裂和半月板囊肿（专栏 15.2）。盘状半月板（矢状位）显示两个以上的体部层面。矢状位常

专栏 15.2　空领结征的半月板异常

· 桶柄样撕裂
· 放射状撕裂
· 内侧翻转皮瓣撕裂
· 半月板囊肿

规的阅片要点应包括仔细观察半月板体部并确定其出现的层数和没有任何变形。体部与前角和后角的

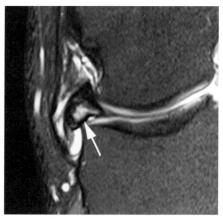

· 图 15.17　半月板囊肿。冠状位脂肪抑制 T2W 图像可见外侧半月板囊肿（箭号），导致半月板略显肿胀

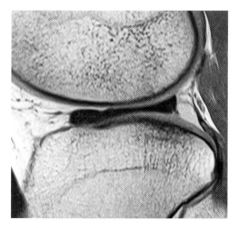

· 图 15.19　盘状外侧半月板的 Wrisberg 变异。31 岁，盘状外侧半月板的男性患者，矢状位图像显示外侧半月板未附着于后关节囊，且可见该区域半月板前部的半脱位。这是 Wrisberg 变异的表现

比例是确定半月板体部是否异常的一个好方法。增大的前角和后角提示体部较小（桶柄样撕裂、半月板翻转、放射状撕裂），而体部层面的增加则表示盘状半月板。体部与前角和后角的合理比例应该是 1：2 或 1：3。这个比例也需要进一步考虑在小儿患者的小半月板或高个子患者的半月板中的适用性（Lebron James 无疑会有 3~4 个领结样外观）（专栏 15.3）。

· 专栏 15.3　空领结征的陷阱（易误诊）人群
· 儿童或体型小的成年人
· 术后
· 严重的骨关节炎
· 老年患者（＞65 岁）

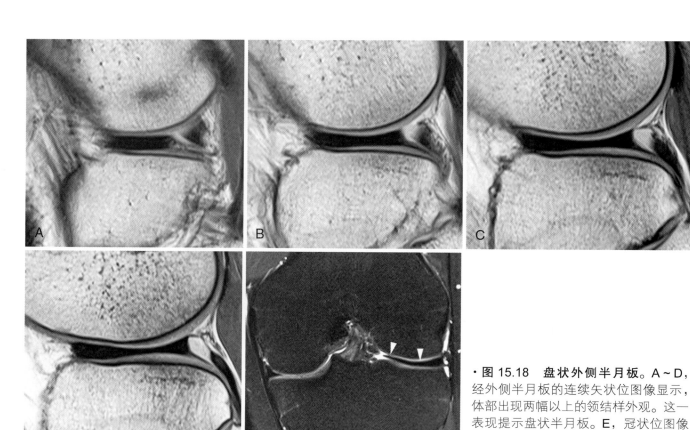

· 图 15.18　盘状外侧半月板。A~D，经外侧半月板的连续矢状位图像显示，体部出现两幅以上的领结样外观。这一表现提示盘状半月板。E，冠状位图像显示外侧半月板几乎延伸到髁间窝（箭头），符合盘状半月板表现

在严重的骨关节炎患者或年龄较大的患者（＞65岁）中，由于半月板的游离缘磨损，体部节段变得非常薄且层面数量可能会减少，易混淆为桶柄样撕裂。

不足

涉及半月板的几种易混淆情况需要注意。

横韧带

横韧带插入半月板前角处很容易被识别出来。横韧带从内侧半月板的前角延伸到外侧半月板的前角，在 Hoffa 脂肪垫中横跨膝关节前部。它的功能尚不清楚，也不是每个膝关节都有。当它插入半月板前角时，通常会出现半月板撕裂的假象（图 15.20），这在外侧半月板中十分常见。在连续的矢状位图像上，通过追踪其在 Hoffa 脂肪垫中穿行能可靠地将其与撕裂区分开。

外侧半月板前角斑点

外侧半月板的前角偶尔会出现斑点或条纹状外观，类似于浸渍或撕裂的前角（图 15.21）。这种现象是 ACL 的纤维插入半月板造成的。据报道，60% 的正常人可出现此征象。

板股韧带插入

外侧半月板后角有几个类似撕裂的成像误区。约 75% 的膝关节存在板股韧带。它起自股骨内侧髁后方，在髁间窝处斜穿过后交叉韧带（PCL）前方（Humphrey 韧带）或后方（Wrisberg 韧带）（图 15.22）并止于外侧半月板后角。两个韧带（Humphrey 韧带和 Wrisberg 韧带）可同时存在于 2%～3% 的膝关节中。板股韧带的功能尚未明确，也没有针对其损伤的描述。

板股韧带（Humphrey 韧带或 Wrisberg 韧带）的插入会使半月板出现撕裂样外观（图 15.23）。当考虑半月板外周撕裂样的异常信号是由板股韧带插入造成的假性撕裂时，应在连续矢状位图像上沿髁间窝的 PCL 追踪该韧带。

腘动脉搏动

腘动脉位于外侧半月板后角的后方，其搏动伪

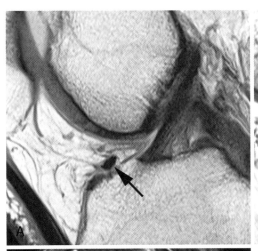
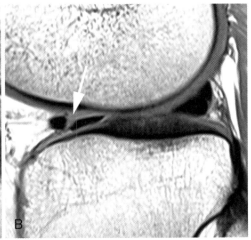
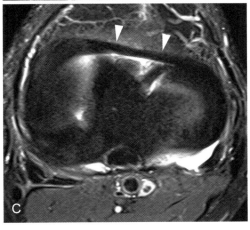

· 图 15.20 横韧带。A，矢状位质子密度加权图像。显示横韧带的横断面（箭号）。B，矢状位质子密度加权图像。显示横韧带插入外侧半月板前角处构成类似撕裂的假象（箭号）。C，轴位脂肪抑制 T2W 图像。显示横韧带从一个前角到另一个前角的完整走行（箭头）

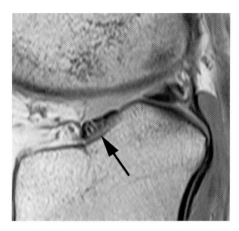

影可以穿过半月板，有时候会呈现出半月板撕裂样外观（图 15.24）。通过在扫描前变换相位和频率编码方向，从而使血管搏动从前后改为上下方向延伸，可以很容易纠正。

魔角效应

外侧半月板后角有时在短 TE 图像上会因魔角效应导致模糊的弥漫中等信号（图 15.25）。外侧半月板的后角在接近其后根附着处时向上（头侧）倾斜，因此在该区域可能会出现信号增高。这种异常信号可能会与矢状位短 TE 图像上的复杂撕裂相混淆，但在 T2W 图像上会消失，因此通常不易误诊。

· 图 15.21　**外侧半月板前角斑点。**矢状位质子密度加权图像显示靠近前根附着处的外侧半月板前角呈斑点状（箭号）。这是该区域的正常变异，部分原因是由前交叉韧带的纤维插入半月板所造成的

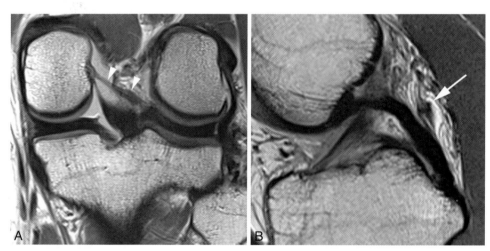

· 图 15.22　**板股韧带。**A，冠状位质子密度加权图像显示 Wrisberg 板股韧带（箭头）斜穿过后髁间窝。B，矢状位质子密度加权图像显示韧带（箭号）在后交叉韧带后方走行

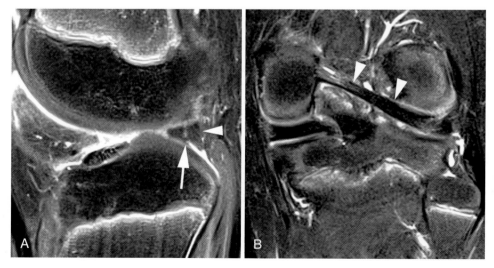

· 图 15.23　**板股韧带产生的假性撕裂。**A，静脉注射钆对比剂后，经外侧半月板层面的矢状位脂肪抑制 T1W 图像显示由 Wrisberg 板股韧带（箭号）插入后角所致的假性撕裂（箭号）。B，同一患者冠状面脂肪抑制 T2W 图像显示粗大的 Wrisberg 韧带（箭头）

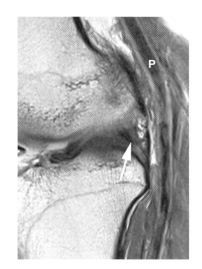

· 图 15.24 腘动脉搏动伪影。矢状位质子密度加权图像显示外侧半月板内由腘动脉（P）引起的斜线状搏动伪影，这易被误认为是半月板后角撕裂（箭号）

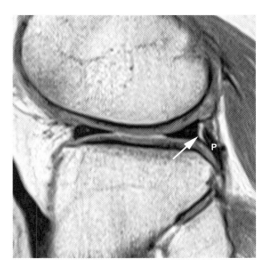

· 图 15.26 腘肌肌腱假性撕裂。经外侧半月板的矢状位图像显示腘肌腱（P）靠近半月板的后角，形成撕裂假象（箭号）

腘肌腱假性撕裂

腘肌腱起始于股骨外侧髁，在外侧半月板后角与关节囊之间斜向下延伸。腘肌位于胫骨近端后方。当肌腱穿过半月板和关节囊之间时，可能会出现半月板撕裂的假象（图 15.26），应避免与撕裂相混淆。相反，常与 ACL 撕裂伴发的外侧半月板后角的纵向撕裂不应该与腘肌腱相混淆（图 15.27）。

由于 ACL 撕裂时诊断半月板撕裂的敏感性会降低，而且许多漏诊的撕裂发生在外侧半月板的后角，所以当 ACL 撕裂时应密切注意这一区域。了解涉及半月板后角的成像误区对于提高半月板撕裂的诊断准确率至关重要（专栏 15.4）。

> · 专栏 15.4 涉及外侧半月板后角的成像提示
> - 板股韧带插入
> - 腘动脉搏动伪影
> - 魔角效应
> - 腘肌腱

韧 带

前交叉韧带（ACL）

正常的 ACL 纤维平直、紧绷，方向平行于髁间窝的顶部（图 15.28）。通常因内部有一些高信号而呈条纹状外观，特别是在胫骨的附着处。推荐用矢

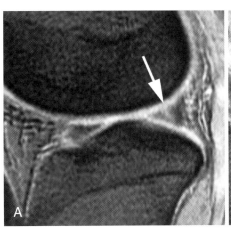
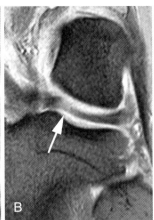
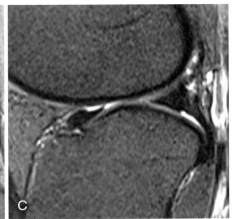

· 图 15.25 魔角效应。A，矢状位梯度回波序列显示外侧半月板后角（箭号）边界不清，呈中等信号。B，冠状位梯度回波序列显示外侧半月板后角根部向上倾斜，导致这部分半月板经常出现魔角伪影（箭号）。C，矢状位 STIR 序列，注意此序列中半月板后角的正常外观（注：同一个患者）

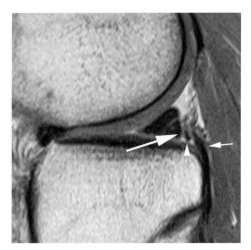

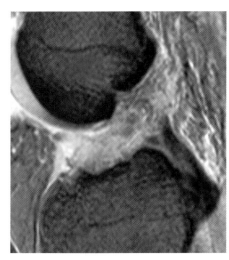

· 图 15.27　外侧半月板撕裂 vs 腘肌腱假性撕裂。经外侧半月板的矢状位质子密度加权图像显示半月板后角边缘的垂直撕裂（白色箭号），撕裂周围有少量半月板组织（箭头），可能会被误认为是图 15.26 所示的腘肌腱引起的假性撕裂（小箭号）

· 图 15.29　前交叉韧带撕裂。经髁间窝的矢状位梯度回波序列显示前交叉韧带完全撕裂，正常的纤维结构显示不清

状位 T2W 图像评估 ACL，但同时也应在三平面上进行常规评估。几乎所有的报道中 MR 对前交叉韧带病变的诊断准确率都很高，接近 95% ~ 100%。

ACL 撕裂通常无法显示正常纤维结构，容易诊断（图 15.29）。肌腱移植（通常来自髌腱或腘绳肌腱）可用于重建 ACL。有时撕裂的 ACL 纤维看上去似乎完好无损，但角度比正常 ACL 平坦（与髁间窝顶部不平行；注：更贴近胫骨平台）（图 15.30）。此时应在轴位和冠状位图像上仔细检查前交叉韧带的起止点，正常情况下应看到完整的椭圆形低信号

ACL 附着在髁间窝的外侧面。

ACL 部分撕裂的临床诊断较为困难，因为大多数病例查体中膝关节是稳定的。因此，MR 在准确诊断 ACL 部分撕裂中发挥着重要作用。当韧带内的任何区域出现比平时更多的高信号时，即使存在一些完整的纤维结构，也提示 ACL 扭伤或部分撕裂。

ACL 囊肿可与 ACL 撕裂有相类似的表现。这些位于韧带内的囊肿病因不明，其内含黏液使韧带膨大（图 15.31）。由于囊肿的占位效应，ACL 内正常的纤维可见但较薄。这些患者查体膝关节是稳定的，

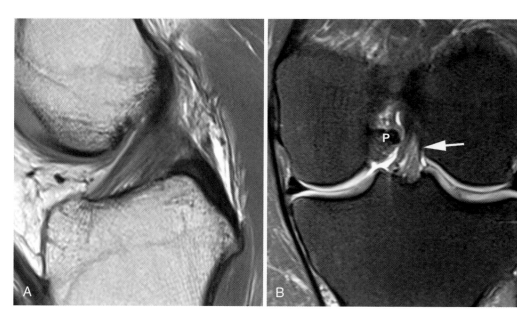

· 图 15.28　正常的前交叉韧带。A，矢状位质子密度加权序列显示正常 ACL 与髁间窝顶部平行。B，冠状位质子密度加权脂肪抑制序列。可以看到韧带占据了髁间窝外侧（箭号）。注意髁间窝内侧的正常后交叉韧带（P）

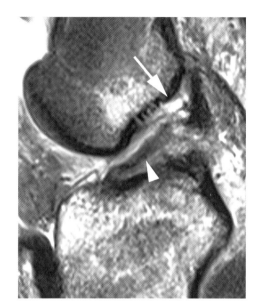

· 图 15.30 **前交叉韧带撕裂。**经髁间窝的矢状位 STIR 序列显示前交叉韧带呈波浪状改变，方向比正常稍平坦，其位于股骨起点处也无法识别（箭号），此表现就是前交叉韧带撕裂

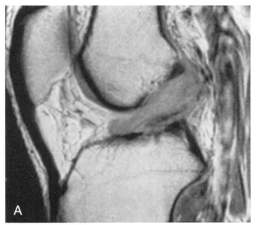

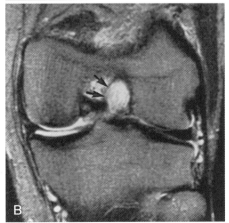

· 图 15.31 **前交叉韧带囊肿。**A，经髁间窝的矢状位质子密度加权序列显示前交叉韧带为囊状、鼓槌状结构，无清晰可辨的纤维组织。B，冠状位 FSE-T2WI 序列显示前交叉韧带呈囊状（箭号）。这是前交叉韧带囊肿的特征性表现

通常无症状。患者最多可能会感觉膝关节肿胀或饱满，且由于囊肿的占位效应，膝关节不能完全屈曲。前交叉韧带囊肿在矢状位图像上呈鼓槌状，在冠状位或轴位图像上韧带内见液体信号，注意不能将其误认为 ACL 撕裂或任何类型的肿瘤。

ACL 重建术后，患者经常因为疼痛或关节不稳定而重新检查。ACL 移植物应该是一个紧绷的结构，通常在矢状位 T2W 图像上呈高信号（图 15.32），特别是在重建后的 18 个月内。如果移植物破坏或缺失，则表示移植失败（图 15.33）。胫骨隧道应该与股骨髁间窝的顶部平行并与之在一条直线上，因为如果太陡或太靠前，移植物在穿过隧道口时可能会受到股骨的撞击；如果通道太平则可能会太松弛，从而无法保证膝关节的稳定性。

膝关节镜检查后疼痛最常见的原因之一是 Hoffa 脂肪垫和移植物前缘存在关节纤维化（瘢痕）。一些有症状的患者通常会出现伸膝功能进行性丧失。沿着移植物的前缘和 / 或 Hoffa 脂肪垫通常可以看到一团圆形的、小叶状、肿块状的瘢痕组织，称为"独眼征"（图 15.34），通常需要切除。延伸至髌骨下缘的带状瘢痕组织会限制髌骨的运动而引起疼痛（图 15.35）。

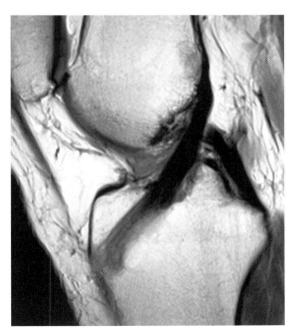

· 图 15.32 **完整的前交叉韧带移植物。**前交叉韧带重建患者，经髁间窝的矢状位质子密度加权图显示前交叉韧带移植物完好无损

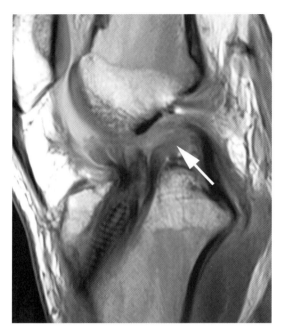

• 图 15.33　前交叉韧带移植物撕裂。前交叉韧带重建患者的矢状位质子密度加权图像显示移植物完全断裂（箭号）

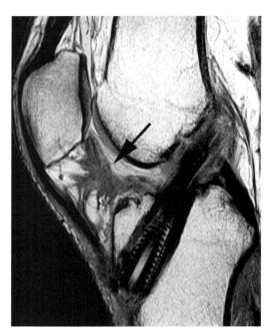

• 图 15.35　关节纤维化。ACL 重建患者。矢状位质子密度加权图像显示 Hoffa 脂肪垫中的瘢痕组织延伸至髌骨下缘（箭号）。这种形式的关节纤维化可导致髌骨疼痛和髌骨运动异常

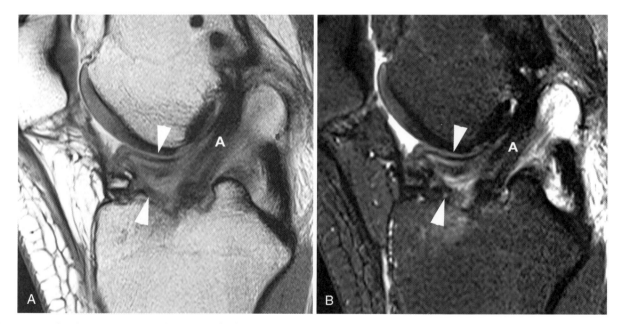

• 图 15.34　独眼征。A，ACL 重建（A）患者的矢状位质子密度加权图像显示，ACL 移植物前方髁间窝内的瘢痕组织（箭头）。B，矢状位 STIR 图像，瘢痕主要呈低信号，这是手术后继发的关节纤维化，被称为独眼征

后交叉韧带（PCL）

PCL 通常在矢状位图像上表现为髁间窝内侧的低信号结构，在股骨后部和胫骨之间轻微弯曲（图 15.36）。后交叉韧带撕裂少见，手术重建更不常见。当其撕裂时，可能不会像其他韧带一样造成纤维真正断裂，但是会拉伸使其功能丧失，就像过度拉伸松紧带一样。短 TE 序列上这类损伤表现为韧带增粗，呈灰色信号（图 15.37），而在 T2W 图像上也可能表现为典型高信号（图 15.38）。慢性撕裂很难与没有临床病史或不伴有近期损伤相关的其他 MR 征象的急性撕裂区分开。PCL 从胫骨附着处撕脱很容

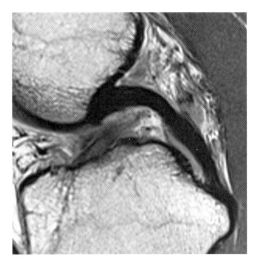

· 图 15.36 **正常后交叉韧带**。经髁间窝的矢状位质子密度加权图像显示正常的后交叉韧带，呈均匀低信号

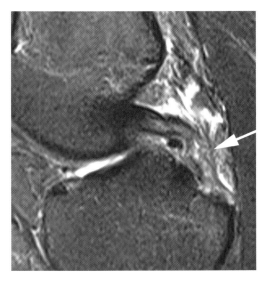

· 图 15.38 **后交叉韧带撕裂**。经髁间窝的矢状位 STIR 序列显示后交叉韧带撕裂，信号增高，中远端纤维重度断裂（箭号）

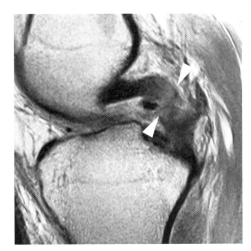

· 图 15.37 **后交叉韧带撕裂**。经髁间窝的矢状位质子密度加权图像显示后交叉韧带增粗，在撕裂的中间部位呈弥漫中等信号（箭头）

易诊断，但比撕裂少见。PCL 重建手术比过去增多，但多数情况下 PCL 撕裂不进行修复。虽然在多数情况下我们觉得 PCL 并不重要，外科医生甚至可能在关节镜检查中不会对 PCL 进行检查，但是我们仍然应该准确地报告 PCL 是否撕裂。

内侧副韧带（MCL）

　　MCL 起始于股骨远端内侧，在止于距关节线下数厘米的胫骨近端内侧，其深层纤维与关节囊紧密交织，内侧半月板直接与其相连。它不属于滑膜内结构；不能在关节镜下看到或修复。普遍认为 MR 对描述 MCL 具有很高的准确性。

　　临床上描述韧带损伤的三个等级与液体敏感序

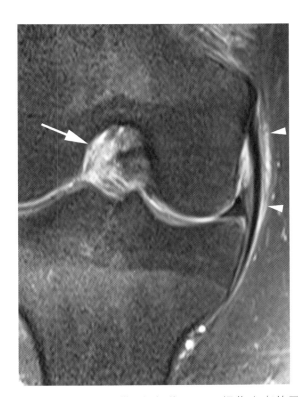

· 图 15.39 **内侧副韧带 I 级损伤**。MCL 损伤患者的冠状位质子密度加权脂肪抑制图像。可见沿 MCL（箭头）走行的高信号水肿，其余结构完整。这是 MCL I 级扭伤。同时还需注意撕裂的前交叉韧带（箭号）

列的冠状位图像所见的 MCL 的三种表现相对应。I级：扭伤，MCL 旁软组织呈高信号（图 15.39）。II级：严重扭伤或部分撕裂，MCL 内及邻近软组织可见高信号，纤维部分断裂（图 15.40）。III 级：完全撕裂，显示 MCL 连续性中断（图 15.41）。MCL 即

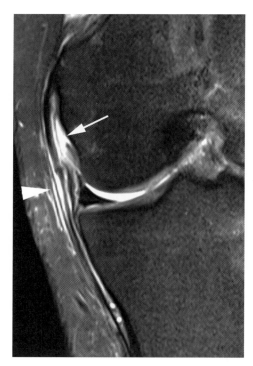

· 图 15.40　内侧副韧带（MCL）Ⅱ 级扭伤（部分撕裂）。冠状位脂肪抑制 T2W 图像显示 MCL 信号增高、变薄但结构仍完整（箭头）——此为部分撕裂（Ⅱ级扭伤）。同时还需注意半月板股骨间深层纤维的损伤（箭号）

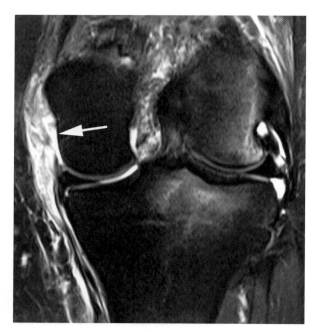

· 图 15.41　内侧副韧带（MCL）撕裂。冠状位脂肪饱和 T2W 图像显示 MCL 完全撕裂（箭号）

使完全撕裂也很少修复，除非合并多个其他韧带撕裂。Ⅰ级和Ⅱ级损伤通常在疼痛允许的情况下通过支撑和持续的运动进行保守治疗。其他导致 MCL 内侧高信号的原因可能是与 MCL 损伤无关的异常，如

半月板撕裂或内侧关节的骨性关节炎。

通过观察 MCL 和内侧半月板之间的液体信号，在冠状位的液体敏感序列上很容易诊断半月板关节囊分离（图 15.42）。这种分离改变在非液体敏感序列中可能会被忽略。因为这类患者与 MCL 损伤的患者有着相同的临床表现，所以通常允许他们使用支架继续活动，然而这种针对半月板关节囊分离的治疗是不合理的。持续活动可使 MCL 和半月板的富血管交界处变成无血管组织，导致半月板和关节囊不能愈合。因此半月板关节囊分离的患者需要固定或手术修复。如果半月板关节囊分离仅限于 MCL 区域，可以认为部分撕裂累及到 MCL 的深层纤维。如果分离仅仅是半月板附着处的一小部分，则可能意义不大。如果分离向后延伸并累及后斜韧带（MCL 后方关节线处的关节囊增厚），其对内侧关节稳定性的影响比单纯内侧或前侧半月板关节囊分离更显著。

外侧副韧带复合体

外侧副韧带（LCL）复合体由许多结构组成，但仅有三个结构容易通过 MR 评估，从后到前分别为股二头肌肌腱、LCL（图 15.43A）和髂胫束。股二头肌肌腱和 LCL 附着于腓骨近端，而髂胫束止于胫骨前外侧的 Gerdy 结节。LCL 的撕裂（图 15.43B）远不如 MCL 常见。然而，LCL 撕裂往往与其他韧带以及膝关节后外侧角其他结构的损伤有关（注：这一区域被称为膝关节后外侧角）。

在大多数 MR 检查中可以看到构成膝关节后外侧角的其他重要结构，包括弓状韧带和腘腓韧带。

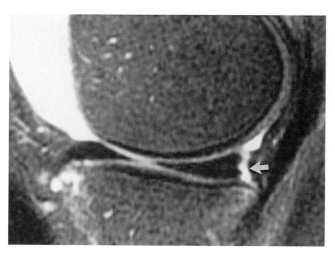

· 图 15.42　半月板关节囊分离。经内侧半月板的矢状位脂肪抑制 T2W 图像显示，后角和关节囊附着处之间见液体信号（箭号），提示半月板关节囊分离

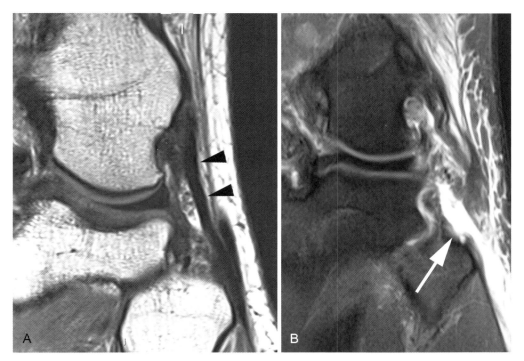

· 图 15.43 正常及撕裂的外侧副韧带（LCL）。A，冠状位质子密度加权图像显示正常 LCL（箭头）。B，冠状位 T2W 脂肪抑制图像显示 LCL（L）从腓骨附着处撕裂并轻微回缩（箭号）

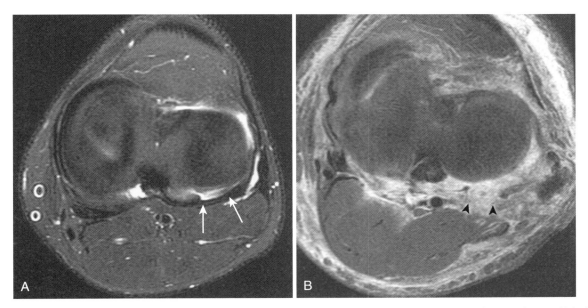

· 图 15.44 正常弓状韧带及弓状韧带撕裂。A，关节线层面的轴位图像显示正常的后关节囊（箭号），表明弓状韧带完好。B，另一例患者关节线层面轴位图像显示后关节囊（箭头）有较大的缺口，提示弓状韧带撕裂

弓状韧带呈 Y 形，从腓骨茎突延伸至股骨外侧髁，部分止于外侧关节囊。关节线处的外侧关节囊破裂是弓状韧带撕裂的可靠征象（图 15.44）。

胫腓韧带被认为是膝关节最强的外侧稳定结构之一。大多数 MR 研究指出可以通过冠状位图像发现膝外侧动脉，胫腓韧带位于其下方（图 15.45A）。

矢状位图像可见胫腓韧带位于胫肌腱的表面，止于腓骨（图 15.45B）。

LCL 的部分损伤伴胫肌腱、弓状韧带、胫腓韧带、前交叉韧带或后交叉韧带撕裂，称为膝关节后外侧角损伤。如果不进行手术矫正，这种损伤会导致膝关节过伸时疼痛和不稳定。这是为数不多的被

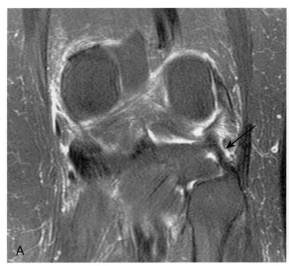
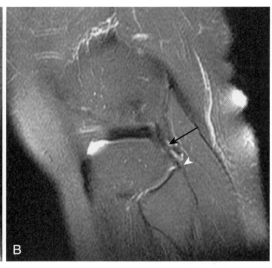

· 图 15.45　正常腘腓韧带。A，冠状位 T2W 脂肪抑制图像显示完整的腘腓韧带（箭号），从腘肌腱延伸到腓骨茎突。膝外侧动脉在箭头尖端的下方。B，矢状位 T2W 脂肪抑制图像显示腘腓韧带（箭号）止于腓骨茎突（箭头）

外科医生认为是急症的膝关节损伤之一。如果后外侧角损伤不能在 10 ~ 14 天内进行手术治疗，常导致预后不良。在观察到包括后外侧角损伤的复合体结构异常时，应及时告知临床医生以便及时进行适当的手术干预。

　　腘肌腱撕裂虽然可作为一种单独的损伤，但常合并其他结构撕裂，如后外侧角损伤或完全性膝关节脱位。腘肌腱撕裂通常发生在肌腱末端，导致腱鞘内大量积液、肌腱松弛以及腘肌内或周围显示 T2W 高信号（图 15.46）。

　　跑步者经常会发生膝关节前外侧疼痛，是因为髂胫束摩擦股骨外侧髁所致。这一病变称为髂胫束摩擦综合征或髂胫束综合征，通过观察髂胫束两侧的液体，在 MR 上很容易诊断（图 15.47）。早期，可能仅仅表现为髂胫束深面的积液或水肿，这很难与向后延伸的关节内液体区分开。如果无关节积液，髂胫束和股骨之间的水肿是髂胫束综合征的可靠征象（图 15.48），在轴位图像上最容易观察到。髂胫束可能稍增粗或纤维内呈高信号，周围也常表现高信号。髂胫束综合征在临床上可能与外侧半月板撕裂相混淆，影像学检查在避免不必要的手术治疗中起着至关重要的作用。

髌骨

　　髌骨脱位经常可以通过 MR 诊断出来，这让接诊医生感到惊讶。由于髌骨脱位常会自发复位，因此仅约一半的髌骨脱位患者能够察觉。医生会以"排

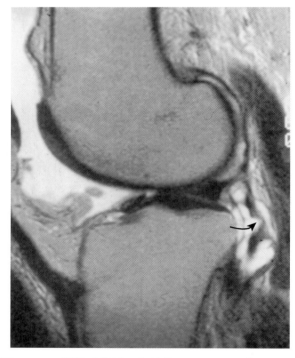

· 图 15.46　腘肌腱撕裂。矢状位 FSE-T2W 图像显示肌腱周围大量积液。肌腱松弛呈波浪形，失去正常的紧张形态（箭号）。这些都是腘肌腱撕裂的典型表现

除内部结构紊乱"的病史建议患者进行影像学检查。髌骨脱位发病的诱因包括浅滑车沟和髌骨高位。髌骨脱位常由于合并骨挫伤而容易被 MR 诊断。典型的挫伤累及股骨前外侧髁（图 15.49A）。挫伤是由于髌骨脱位或复位时碰撞造成的。髌骨内侧也可出现轻微挫伤，尽管髌内侧支持带撕裂很难观察到。重要的是需要确定是否有髌骨或股骨外侧髁软骨相关

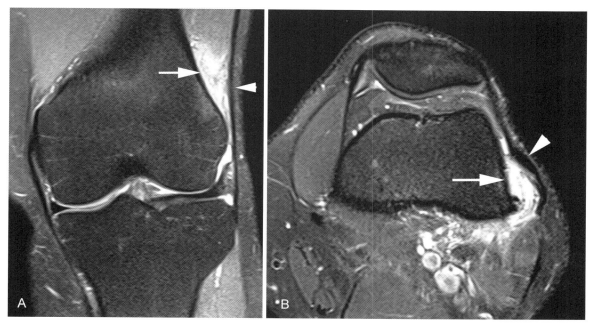

· 图 15.47 髂胫束综合征。A，冠状位质子密度加权脂肪抑制图像显示髂胫束（箭头）和股骨外侧髁之间的水肿（箭号）。B，轴位脂肪抑制 T2W 图像显示髂胫束综合征（箭头所指为髂胫束）的特征性水肿表现（箭号）

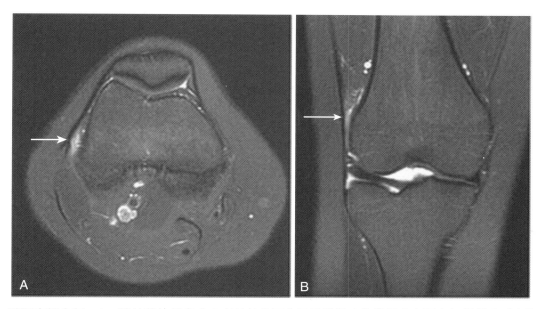

· 图 15.48 髂胫束综合征。A，膝关节外侧疼痛患者的轴位图像显示髂胫束和股骨外侧髁之间轻微水肿（箭号）。B，冠状位图像可显示上述水肿（箭号）

的损伤。如果一块软骨缺失，则有必要进行关节镜检查（图 15.49B），如果软骨正常则通常采取非手术治疗，因此放射科医生的主要任务之一是仔细检查关节软骨。

滑膜皱襞

在胎儿发育过程中，膝关节被解剖褶皱分成 3 个区。如果不能完全退化，这些褶皱就会以滑膜褶皱的形式存在于关节，称为皱襞。3 种常见的滑膜皱襞包括髌上、髌下和髌内侧滑膜皱襞。半数以上的正常膝关节在 MR 上显示一个或多个滑膜皱襞。

髌内侧皱襞在轴位和矢状位图像上常为一条薄的纤维带，从内侧关节囊延伸至髌骨内侧面（图 15.50）。髌内侧皱襞可出现变厚、僵硬，夹在髌骨和股骨之间，导致疼痛、咔嗒声和交锁症状，类似

・图 15.49　髌骨脱位。A，轴位脂肪抑制 T2W 图像显示股骨外侧髁和髌骨内侧挫伤（箭头），伴髌骨脱位。B，不同患者的髌骨轴位脂肪抑制 T2W 图像显示相似的挫伤以及髌软骨的大的缺损（箭号），这通常是手术指征

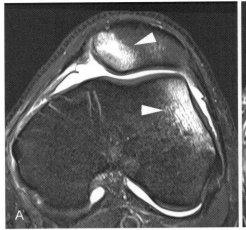
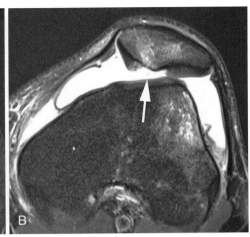

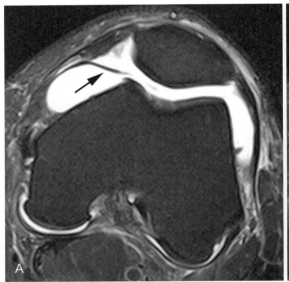
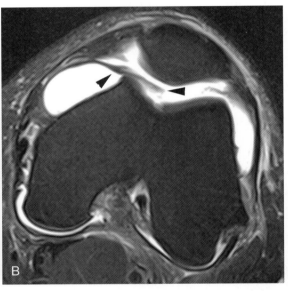

・图 15.50　髌内侧皱襞。A，轴位脂肪抑制 T2W 图像显示一细的纤维带从内侧关节囊（箭号）延伸出来，即髌内侧皱襞。B，在同一患者中，A 图下方层面的图像显示皱襞跨过股骨内侧髁时增厚（箭头）

于半月板撕裂的临床表现。无需通过测量来诊断髌内侧滑膜皱襞增厚，根据经验，当皱襞看起来太厚时会变得很明显（图 15.50）。但即便如此，大量研究表明，皱襞的出现与临床症状之间无关。炎性皱襞在关节镜下很容易切除，但皱襞综合征是一种不常用的诊断。当患者有内侧关节面的病变但不伴有半月板的损伤时，需留意这些表现。

髌上皱襞在切到髌上隐窝的矢状位图像层面显示最佳（图 15.51）。髌上皱襞可能是封闭的并将髌上囊隔成一个单独的腔室，这种情况下，髌上囊内的色素沉着绒毛结节性滑膜炎、滑膜软骨瘤病，甚至局部积液都可能表现为（很少）容易误诊成肿瘤的髌上肿块。

髌下皱襞起源于髌骨的下极，穿过 Hoffa 脂肪垫延伸至横韧带，并止于髁间窝的顶端，位于 ACL 的前方（图 15.51）。由于慢性应力，某些运动员的髌下皱襞可能会增厚、刺激而导致膝前疼痛。MRI 上表现为 Hoffa 脂肪垫中沿髌下皱襞走行的 T2W 信号增高（图 15.52），关节镜可轻松切除、减轻疼痛。

髌腱

运动员髌下区域疼痛，称为"跳跃者膝"，MR 通常表现为髌腱近端增厚，其内及周围可见 T2W 高信号（图 15.53）。"跳跃者膝"会使运动员处于衰弱状态，可能需要手术清除肌腱中黏液样变性的病灶。

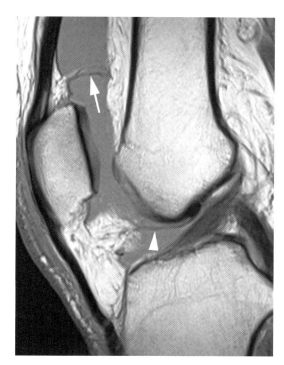

· 图 15.51　髌上皱襞和髌下皱襞。矢状位质子密度加权图像显示髌上皱襞（箭号）和细小的髌下皱襞（箭头），后者延伸到 Hoffa 脂肪垫中，且位于 ACL 前方

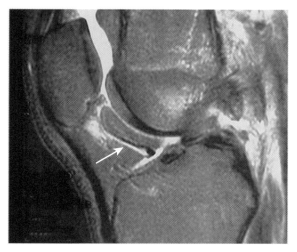

· 图 15.52　异常髌下皱襞。矢状位图像显示 Hoffa 脂肪垫内沿髌下皱襞走行的高信号（箭号）。这是位前膝疼痛的运动员，关节镜下切除了皱襞，症状得到缓解

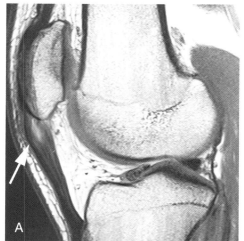

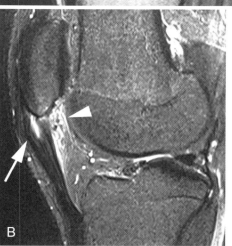

· 图 15.53　跳跃者膝。A，通过髌腱的矢状位质子密度加权图像显示肌腱近端增厚并其内可见高信号（箭号），即跳跃者膝。B，矢状位 STIR 序列显示肌腱异常（箭号），以及邻近 Hoffa 脂肪垫内水肿（箭头）

脂肪垫撞击

髌股关节疼痛的一个常见原因是脂肪垫撞击。MR 可见髌骨正下方 Hoffa 脂肪垫（图 15.54）或髌上脂肪垫（图 15.55）的 T2W 信号增加。它是屈膝时通过髌腱或股四头肌腱使脂肪垫与股骨髁撞击的继发性疾病，据报道在 12% 的病例中出现。

滑囊

膝关节周围存在几个滑囊，可发生炎症并导致症状。在某些情况下，可类似关节内病变，可能会误诊并采取不适当的治疗，比如手术。放射科医生仔细辨认这些病变并给出正确的诊断很重要，以便骨科医生能够制订适当的治疗方案。

腘窝囊肿（Baker 囊肿）

最常见的膝关节囊肿是腘窝囊肿或 Baker 囊肿，它实际上是一个关节隐窝，从膝关节后方延伸至腓肠肌内侧头和半膜肌的肌腱之间（图 15.56）。正常人可以含有少量的液体，与关节液体成比例。当出现肿胀时应该在报告中提到，因为它可能是引发症状的原因。这些滑囊可以变得很大，可能合并出血，

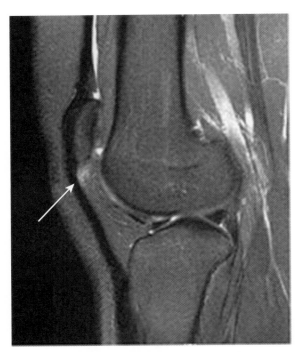

· **图 15.54　Hoffa 脂肪垫撞击。**膝前部疼痛患者，在 Hoffa 脂肪垫的上部出现水肿，恰好在髌骨下方，这是由于脂肪垫受撞击造成的

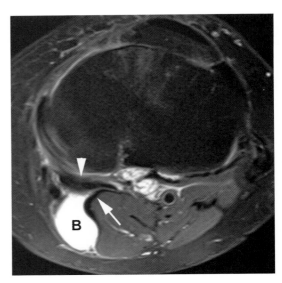

· **图 15.56　腘窝（Baker）囊肿。**轴位脂肪抑制 T2W 图像显示典型的腘窝（Baker）囊肿（B），其颈部从半膜肌（箭头）和腓肠肌内侧头（箭号）的肌腱之间发出

髌前滑囊

　　髌前滑囊炎是膝前疼痛的常见原因。是由于过度屈膝引起反复创伤导致，在较早的文学作品中，它被称为"女仆的膝关节"。髌前滑囊炎很容易诊断，它通常不会作为一个单独的病变出现，而是常伴随其他异常。在 MR 表现为髌骨前方的积液（图15.57）。

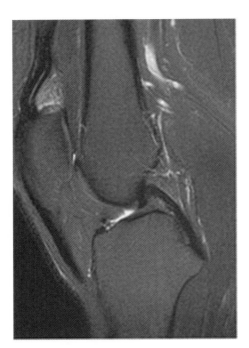

· **图 15.55　髌上脂肪垫撞击。**该患者继发于脂肪垫撞击引起的膝前疼痛，髌上脂肪垫出现水肿

也可能导致骨筋膜室综合征。在一些患者中，囊肿可以延伸至下肢远端，如果破裂会导致周围组织炎症，临床上类似深静脉血栓形成。

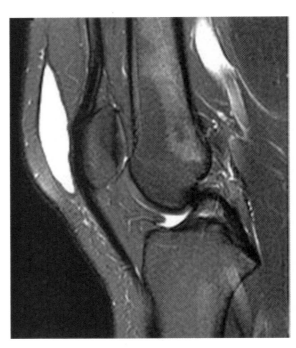

· **图 15.57　髌前滑囊炎。**矢状位 FSE-T2W 图像显示髌骨前方积液。此为髌前滑囊炎

鹅足滑囊（Pes anserinus 滑囊）

Pes anserinus 滑囊位于胫骨前内侧关节线下方。Pes anserinus 在拉丁语中的意思是"鹅足"，指的是 PES 肌腱（股薄肌、缝匠肌和半腱肌）止于胫骨的形状——具有鹅足的外观（需要一点想象力）。PES 滑囊位于肌腱下方、内侧副韧带（MCL）的表面，当其发生炎症时，会向近端关节延伸（图 15.58）。

半膜肌 - 胫侧副韧带滑囊

另一个可引起膝关节内部紊乱的滑囊是半膜肌 - 胫侧副韧带滑囊。这种常见的滑囊炎症具有特征性表现，很容易在 MR 识别。它沿着后内侧关节线呈马蹄形覆盖在半膜肌腱上（图 15.59）。在冠状位和矢状位图像上，它似乎起源于半月板并向下延伸，可能类似半月板旁囊肿。

内侧副韧带（MCL）滑囊

MCL 滑囊较为少见。它位于 MCL 的深处，垂直延伸至关节线的上方和下方（图 15.60）。它可能和半月板关节囊分离相混淆，但与创伤性的半月板关节囊分离不同的是，MCL 滑囊的液体是完全包含

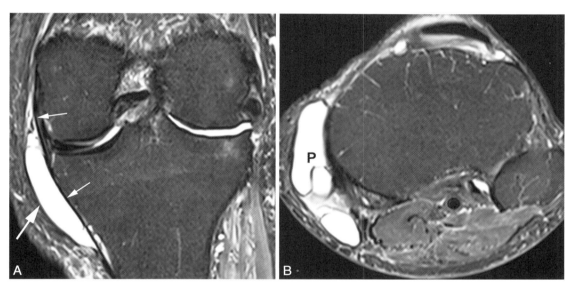

· **图 15.58** Pes anserinus 滑囊炎（鹅足滑囊炎）。A，冠状位脂肪抑制 T2W 图像显示内侧副韧带（小箭号）表面的积液（箭号）。B，轴位 STIR 图像显示 Pes anserinus 肌腱区域的积液，内见细小分隔（P）。此为 Pes anserinus 滑囊炎

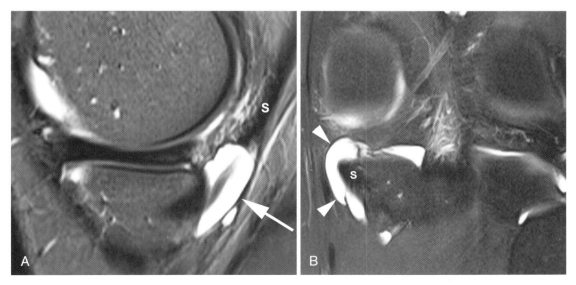

· **图 15.59** 半膜肌滑囊炎。A，矢状位 STIR 图像显示远端半膜肌肌腱（S）周围积液信号（箭号）。B，冠状位脂肪抑制 T2W 图像显示关节远端围绕肌腱（S）的积液信号（箭头），此为半膜肌滑囊炎特征性的位置和影像表现

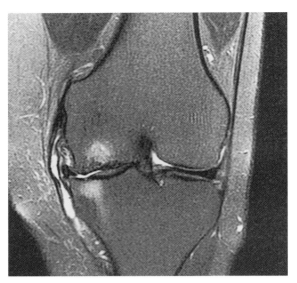

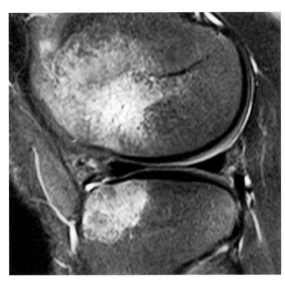

· 图 15.60 　内侧副韧带滑囊炎。FSE-T2W 图像显示内侧副韧带深处积液，为内侧副韧带滑囊炎

· 图 15.62 　骨挫伤。经膝关节外侧的矢状位 STIR 图像显示股骨外侧髁和胫骨平台前部有明显的网状挫伤，这种挫伤模式是典型的过伸性损伤

在韧带内且呈囊状，而不是弥漫分布。

　　以上描述的四个滑囊都出现在内侧，并且位于截然不同的位置（图 15.61）。有时，一个滑囊膨胀到与另一个滑囊重叠，很难确定为哪个滑囊，这时轴位图像通常很容易区分。滑囊的实际名称并不重要，重要的是识别出滑囊并告知临床医生。

骨

　　骨挫伤在膝关节 MR 中常见，表现为关节面下无定形的 T2W 高信号（图 15.62）。骨挫伤可能是引起疼痛的唯一原因，具有临床意义。骨挫伤可以出现在局灶性的骨坏死之前（剥脱性骨软骨炎），当它表现为特定的模式时（注：具有一定特征性的分布），可以提示更多的关节内部结构紊乱信息。骨挫伤基本上是微骨折，和其他骨折一样可通过休息痊愈。

　　然而，如果骨挫伤得不到保护（注：有效干预），则存在进展为关节面塌陷或碎裂的可能，特别是当其在外观上更具有区域性，而不是多数挫伤表现的网状外观时。

　　ACL 撕裂特有的挫伤模式常涉及胫骨平台后外侧（图 15.63）。当 ACL 撕裂时，胫骨向股骨内旋，

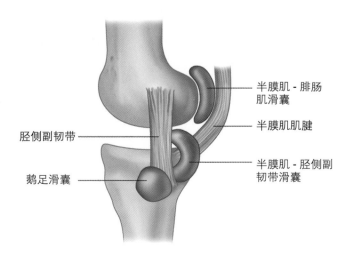

· 图 15.61 　膝关节滑囊。示意图显示膝关节内侧的常见滑囊的位置。半膜肌 - 腓肠肌滑囊也称为 Baker 囊肿

图中标注：
- 半膜肌 - 腓肠肌滑囊
- 半膜肌肌腱
- 半膜肌 - 胫侧副韧带滑囊
- 胫侧副韧带
- 鹅足滑囊

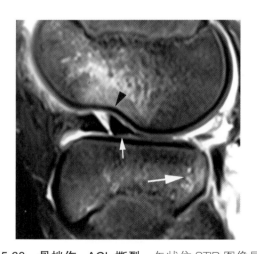

· 图 15.63 　骨挫伤：ACL 撕裂。矢状位 STIR 图像显示股骨髁切迹（箭头）和胫骨后外侧平台（大箭号）见网状高信号。这是 ACL 撕裂所引起的典型的骨挫伤表现。同时注意外侧半月板后角撕裂的碎片向前移位（注：小箭号），与正常前角相邻，即"双前角"征。这种类型的撕裂最常累及外侧半月板

使股骨外侧髁撞击胫骨平台后外侧，这称为轴移现象。在外侧半月板前角的上方，常有股骨外侧髁中央至前部的轻微对吻性挫伤。这种挫伤模式偶尔会出现在没有 ACL 撕裂的儿童中，因为虽然挫伤时 ACL 被拉长，但增加的弹性可防止撕裂发生。

对冲性挫伤模式是由于 ACL 撕裂后的不稳定导致股骨内侧髁撞击胫骨平台后内侧造成的，常与半月板外周撕裂或半月板关节囊损伤 / 分离同时出现。

第 8 章详细讨论了 ACL 和髌骨脱位的骨挫伤类型。

软组织

小腿急性运动相关的疼痛称为网球腿，因为它经常由这种活动引发。患者表现为急性小腿疼痛，偶尔出现因出血引起的肿胀伴皮肤变紫。通常被归因于跖肌腱撕裂，但更常见的原因是腓肠肌内侧头部分撕裂。临床上类似于深静脉血栓形成。通过小腿的 MR 显示腓肠肌内侧有异常信号，在腓肠肌和比目鱼肌之间有局灶性积液（图 15.64）。真正的跖肌腱撕裂，除了常见的管状积液外，有时还可见肌腱回缩。

沿着膝关节前部的皮下脂肪 - 筋膜交界处的积液可能是由剪切伤所致（图 15.65），这种力量导致的脱套损伤称为 Morel-Lavallee 损伤。皮下脂肪从筋膜的连接处剪切分离，液体积聚在损伤的组织中。这种类型的损伤最常见于臀部，由于复发率高，通常很难治疗。虽然这种损伤可能类似于髌前滑囊肿胀，但液体常比正常的滑囊蔓延得更广（内侧、外侧或近端）。

软骨

有关关节软骨的内容已在第 6 章中详细讨论，有关软骨成像和解释的详细内容请参考该章节。

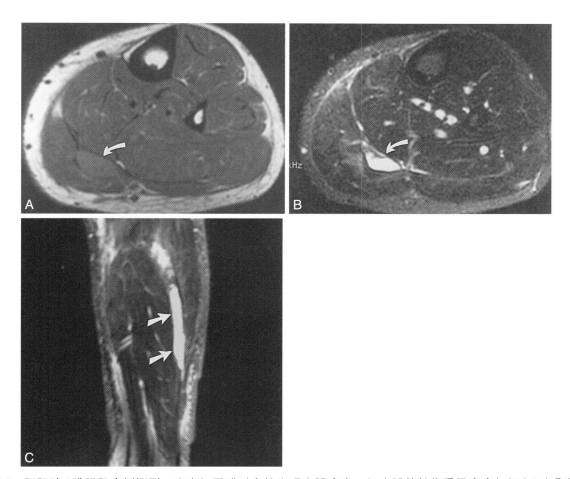

• 图 15.64 **跖肌腱 / 腓肠肌内侧撕裂**。患者打网球时突然出现小腿疼痛，经小腿的轴位质子密度加权（A）和脂肪抑制 T2W 图像（B）显示比目鱼肌和腓肠肌内侧头之间积液（箭号），并见轻度水肿

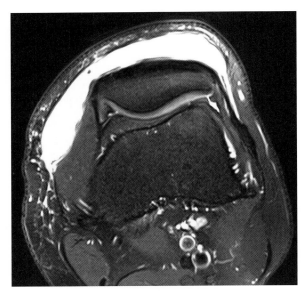

• 图 15.65　**Morel-Lavallee 损伤**。该患者在垒球比赛中滑入本垒时膝关节发生剪切损伤，皮下脂肪 - 筋膜交界面可见积液，注意积液向内侧延伸情况比髌前滑囊炎更明显

推荐阅读

技术

Nacey NC, Geeslin MG, Miller GW, Pierce JL. Magnetic resonance imaging of the knee: An overview and update of conventional and state of the art imaging. *J Magn ResonImaging.* 2017;45(5): 1257–1275.

Subhas N, Kao A, Freire M, Polster JM, Obuchowski NA, Winalski CS. MRI of the knee ligaments and menisci: comparison of isotropic-resolution 3D and conventional 2D fast spin-echo sequences at 3 T. *AJR Am J Roentgenol.* 2011;197(2):442–450.

半月板

Ahn JH, Jeong SH, Kang HW. Risk Factors of False-Negative Magnetic Resonance Imaging Diagnosis for Meniscal Tear Associated With Anterior Cruciate Ligament Tear. *Arthroscopy.* 2016;32(6): 1147–1154.

Ahn JH, Yim SJ, Seo YS, Ko TS, Lee JH. The double flipped meniscus sign: unusual MRI findings in bucket-handle tear of the lateral meniscus. *Knee.* 2014;21(1):129–132.

Boody BS, Omar IM, Hill JA. Displaced Medial and Lateral Bucket Handle Meniscal Tears With Intact ACL and PCL. *Orthopedics.* 2015;38(8):e738–e741.

Choi JY, Chang EY, Cunha GM, Tafur M, Statum S, Chung CB. Posterior medial meniscus root ligament lesions: MRI classification and associated findings. *AJR Am J Roentgenol.* 2014;203(6): 1286–1292.

De Smet AA, Blankenbaker DG, Kijowski R, Graf BK, Shinki K. MR diagnosis of posterior root tears of the lateral meniscus using arthroscopy as the reference standard. *AJR Am J Roentgenol.* 2009;192(2):480–486.

De Smet A, Graf B. Meniscal tears missed on MR imaging: relationship to meniscal tear patterns and anterior cruciate ligament tears. *AJR Am J Roentgenol.* 1994;162:905–911.

England E, Wissman RD, Mehta K, Burch M, Kaiser A, Li T. Cysts of the anterior horn lateral meniscus and the ACL: is there a relationship? *Skeletal Radiol.* 2015;44(3):369–373.

Harper KW, Helms CA, Lambert S, Higgins LD. Radial meniscal tears: significance, incidence, and MR appearance. *AJR Am J Roentgenol.* 2005;185:1429–1434.

Hatayama K, Terauchi M, Saito K, Aoki J, Nonaka S, Higuchi H. Magnetic Resonance Imaging Diagnosis of Medial Meniscal Ramp Lesions in Patients With Anterior Cruciate Ligament Injuries. *Arthroscopy.* 2018.

Kumm J, Roemer FW, Guermazi A, Turkiewicz A, Englund M. Natural History of Intrameniscal Signal Intensity on Knee MR Images: Six Years of Data from the Osteoarthritis Initiative. *Radiology.* 2016;278(1):164–171.

Lance V, Heilmeier UR, Joseph GB, Steinbach L, Ma B, Link TM. MR imaging characteristics and clinical symptoms related to displaced meniscal flap tears. *Skeletal Radiol.* 2015;44(3): 375–384.

Laundre BJ, Collins MS, Bond JR, Dahm DL, Stuart MJ, Mandrekar JN. MRI accuracy for tears of the posterior horn of the lateral meniscus in patients with acute anterior cruciate ligament injury and the clinical relevance of missed tears. *AJR Am J Roentgenol.* 2009;193(2):515–523.

Lecas L, Helms C, Kosarek F, Garrett W. Inferiorly displaced flap tears of the medial meniscus: MR appearance and clinical significance. *AJR Am J Roentgenol.* 2000;174:161–164.

Lee YG, Shim JC, Choi YS, Kim JG, Lee GJ, Kim HK. Magnetic resonance imaging findings of surgically proven medial meniscus root tear: tear configuration and associated knee abnormalities. *J Comput Assist Tomogr.* 2008;32(3):452–457.

Nam TS, Kim MK, Ahn JH. Efficacy of magnetic resonance imaging evaluation for meniscal tear in acute anterior cruciate ligament injuries. *Arthroscopy.* 2014;30(4):475–482.

Nguyen JC, De Smet AA, Graf BK, Rosas HG. MR imaging-based diagnosis and classification of meniscal tears. *Radiographics.* 2014;34(4):981–999.

Peterfy C, Janzen D, Tirman P, et al. "Magic-angle" phenomenon: a cause of increased signal in the normal lateral meniscus on short-TE MR images of the knee. *Radiology.* 1994;163:149–154.

Rao N, Patel Y, Opsha O, Chen Q, Owen J, Eisemon E, Fogel J, Beltran J. Use of the V-sign in the diagnosis of bucket-handle meniscal tear of the knee. *Skeletal Radiol.* 2012;41(3):293–297.

Singh K, Helms CA, Jacobs MT, Higgins LD. MRI appearance of Wrisberg variant of discoid lateral meniscus. *AJR Am J Roentgenol.* 2006;187(2):384–387.

Stark JE, Siegel MJ, Weinberger E, Shaw DW. Discoid menisci in children: MR features. *J Comput Assist Tomogr.* 1995;19(4):608–611.

von Engelhardt LV, Schmitz A, Pennekamp PH, Schild HH, Wirtz DC, von Falkenhausen F. Diagnostics of degenerative meniscal tears at 3-Tesla MRI compared to arthroscopy as reference standard. *Arch Orthop Trauma Surg.* 2008;128(5):451–456.

Wong KP, Han AX, Wong JL, Lee DY. Reliability of magnetic resonance imaging in evaluating meniscal and cartilage injuries in anterior cruciate ligament-deficient knees. *Knee Surg Sports Traumatol Arthrosc.* 2017;25(2):411–417.

Yue BW, Gupta AK. Moorman CT 3rd, Garrett WE, Helms CA. Wrisberg variant of the discoid lateral meniscus with flipped meniscal fragments simulating bucket-handle tear: MRI and arthroscopic correlation. *Skeletal Radiol.* 2011;40(8):1089–1094.

韧带

Bergin D, Morrison WB, Carrino JA, Nallamshetty SN, Bartolozzi AR. Anterior cruciate ligament ganglia and mucoid degeneration: coexistence and clinical correlation. *AJR Am J Roentgenol.* 2004;182(5):1283–1287.

Gaetke-Udager K, Yablon CM. Imaging of Ligamentous Structures within the Knee Includes Much More Than the ACL. *J Knee Surg.* 2018;31(2):130–140.

Hansford BG, Yablon CM. Multiligamentous Injury of the Knee: MRI Diagnosis and Injury Patterns. *Semin Musculoskelet Radiol.* 2017;21(2):63–74.

Makino A, Pascual-Garrido C, Rolón A, Isola M, Muscolo DL. Mucoid degeneration of the anterior cruciate ligament: MRI, clinical, intraoperative, and histological findings. *Knee Surg Sports Traumatol Arthrosc.* 2011;19(3):408–411.

McMonagle JS, Helms CA, Garrett Jr WE, Vinson EN. Tram-track appearance of the posterior cruciate ligament(PCL): correlations with mucoid degeneration, ligamentous stability, and differentiation from PCL tears. *AJR Am J Roentgenol.* 2013;201(2):394–399.

Nacey NC, Geeslin MG, Miller GW, Pierce JL. Magnetic resonance imaging of the knee: An overview and update of conventional and state of the art imaging. *J Magn ResonImaging.* 2017;45(5): 1257–1275.

Rodriguez Jr W, Vinson EN, Helms CA, Toth AP. MRI appearance of posterior cruciate ligament tears. *AJR Am J Roentgenol.* 2008;191 (4):1031.

Rosas HG. Unraveling the Posterolateral Corner of the Knee. *Radiographics.* 2016;36(6):1776–1791. Review.

Temponi EF, de Carvalho Júnior LH, Saithna A, Thaunat M, Sonnery-Cottet B. Incidence and MRI characterization of the spectrum of posterolateral corner injuries occurring in association with ACL rupture. *Skeletal Radiol.* 2017;46(8):1063–1070.

Van Dyck P, Lambrecht V, De Smet E, Parkar AP, Heusdens CH, Boomsma MF, Vanhoenacker FM, Gielen JL, Parizel PM. *Semin Musculoskelet Radiol.* 2016;20(1):33–42.

Vasilevska Nikodinovska V, Gimber LH, Hardy JC, Taljanovic MS. The Collateral Ligaments and Posterolateral Corner: What Radiologists Should Know. *Semin Musculoskelet Radiol.* 2016;20(1): 52–64.

Walz DM. Postoperative Imaging of the Knee: Meniscus, Cartilage, and Ligaments. *Radiol Clin North Am.* 2016;54(5):931–950.

Zeiss J, Paley K, Murray K, Saddemi SR. Comparison of bone contusion seen by MRI in partial and complete tears of the anterior cruciate ligament. *J Comput Assist Tomogr.* 1995;19(5):773–776.

髌骨

Kirsch MD, Fitzgerald SW, Friedman H, Rogers LF. Transient lateral patellar dislocation: diagnosis with MR imaging. *AJR Am J Roentgenol.* 1993;161(1):109–113.

Sanders TG, Paruchuri NB, Zlatkin MB. MRI of osteochondral defects of the lateral femoral condyle: incidence and pattern of injury after transient lateral dislocation of the patella. *AJR Am J Roentgenol.* 2006;187(5):1332–1337.

滑膜皱襞

Boles CA, Butler J, Lee JA, Reedy ML, Martin DF. Magnetic resonance characteristics of medial plica of the knee: correlation with arthroscopic resection. *J Comput Assist Tomogr.* 2004;28(3): 397–401.

Boyd CR, Eakin C, Matheson GO. Infrapatellar plica as a cause of anterior knee pain. *Clin J Sport Med.* 2005;15(2):98–103.

Cothran RL, McGuire PM, Helms CA, et al. MR imaging of infrapatellar plica injury. *AJR Am J Roentgenol.* 2003;180:1443–1447.

De Mot P, Brys P, Samson I. Non perforated septum supra-patellaris mimicking a soft tissue tumour. *JBR-BTR.* 2003;(5):262–264.

Kosarek FJ, Helms CA. The MR appearance of the infrapatellar plica. *AJR Am J Roentgenol.* 1999;172(2):481–484.

Stubbings N, Smith T. Diagnostic test accuracy of clinical and radiological assessments for medial patella plica syndrome: a systematic review and meta-analysis. *Knee.* 2014;21(2):486–490.

髌腱

Campagna R, Pessis E, Biau DJ, Guerini H, Feydy A, Thevenin FS, Pluot E, Rousseau J, Drapé JL. Is superolateral Hoffa fat pad edema a consequence of impingement between lateral femoral condyle and patellar ligament? *Radiology.* 2012;263(2):469–474.

Crema MD, Cortinas LG, Lima GBP, Abdalla RJ, Ingham SJM, Skaf AY. Magnetic resonance imaging-based morphological and alignment assessment of the patellofemoral joint and its relationship to proximal patellar tendinopathy. *Skeletal Radiol.* 2018;47 (3):341–349.

De Smet AA, Davis KW, Dahab KS, Blankenbaker DG, del Rio AM, Bernhardt DT. Is there an association between superolateral Hoffa fat pad edema on MRI and clinical evidence of fat pad impingement? *AJR Am J Roentgenol.* 2012;199(5):1099–1104.

Grando H, Chang EY, Chen KC, Chung CB. MR imaging of extrasynovial inflammation and impingement about the knee. *Magn ResonImagingClin N Am.* 2014;22(4):725–741.

Jibri ZA, Kamath S. Maltracking and impingement of superolateral Hoffa's fat pad. *AJR Am J Roentgenol.* 2011;197(6):W1164; author reply W1165.

O'Keeffe SA, Hogan BA, Eustace SJ, Kavanagh EC. Overuse injuries of the knee. *Magn Reason Imaging Clin N Am.* 2009;17(4): 725–739.

滑囊

De Maeseneer M, Shahabpour M, Van Roy F, Goossens A, De Ridder F, Clarijs J, Osteaux M. MR imaging of the medial collateral ligament bursa: findings in patients and anatomic data derived from cadavers. *AJR Am J Roentgenol.* 2001;177 (4):911–917.

Forbes JR, Helms CA, Janzen DL. Acute pes anserine bursitis: MR imaging. *Radiology.* 1995;194(2):525–527.

Hennigan SP, Schneck CD, Mesgarzadeh M, Clancy M. The semimembranosus-tibial collateral ligament bursas. Anatomical study and magnetic resonance imaging. *J Bone Joint Surg Am.* 1994;76(9):1322–1327.

Rothstein CP, Laorr A, Helms CA, Tirman P. Semimembranosustibial collateral ligament bursitis—MR imaging findings. *AJR Am J Roentgenol.* 1996;166:875–877.

骨挫伤

Ali AM, Pillai JK, Gulati V, Gibbons CER, Roberton BJ. Hyperextension injuries of the knee: do patterns of bone bruising predict soft tissue injury? *Skeletal Radiol.* 2018;47(2):173–179.

Kaplan PA, Gehl RH, Dussault RG, et al. Bone contusions of the posterior lip of the medial tibial plateau (contrecoup injury) and associated internal derangements of the knee at MR imaging. *Radiology.* 1999;211:747–753.

软组织

Helms CA, Fritz RC, Garvin GJ. Plantaris muscle injury: evaluation with MR imaging. *Radiology.* 1995;195:201–203.

Magee T, Shapiro M. Soft tissue twisting injuries of the knee. *Skeletal Radiol.* 2001;30:460–463.

膝关节扫描

以下是一个版本的扫描建议，很多不同参数也可达到相同的扫描效果

膝关节 MR 序列

序列编号	1	2	3	4	5
序列类型	FSE PD 抑脂	FSE 抑脂	FSE 抑脂	FSE T1 抑脂	FSE T1 抑脂
定位	矢状位	矢状位	冠状位	轴位	冠状位
FOV（cm）	14～16	14～16	14～16	14～16	14～16
层厚（mm）	4	4	4	4	4
增强	不需要	不需要	不需要	不需要	不需要

标准的诊断报告

临床信息

序列

检查运用常规膝关节扫描序列

讨论

1. 关节积液：无；无腘窝囊肿

2. 半月板：内、外侧半月板——无撕裂征象

3. 前、后交叉韧带：完整

4. 内、外侧副韧带：完整

5. 股四头肌及髌腱：正常

6. 关节软骨：正常；无局限性病变、关节炎或其他异常

7. 骨质结构：正常；无挫裂伤、骨折或其他病变

8. 其他异常：无

诊断意见

正常（左/右）膝关节 MR

第 16 章　足和踝

目录

足和踝如何扫描
正常和异常
　肌腱
　后踝肌腱
　　跟腱和跖肌腱
　内踝肌腱
　　胫骨后肌腱
　　趾长屈肌腱
　　踇长屈肌腱
　外踝肌腱
　　腓骨肌腱
　前踝肌腱
　　胫骨前肌腱
　踝关节韧带
　　内踝韧带
　　外踝韧带
　各类炎性病变
　　踝关节前外侧撞击综合征

　跗骨窦综合征
　　足底筋膜炎
神经异常
　跗管综合征
　莫顿神经瘤
骨异常
　跗骨联合
　副骨和籽骨
骨折
　足和踝骨坏死
　骨肿瘤
骨髓水肿综合征
软组织肿瘤
　良性
　恶性
　软组织肿瘤样病变
糖尿病足
异物
推荐阅读

足和踝如何扫描

　　参见本章末足和踝磁共振成像策略。

　　足与踝在解剖上成角，致使该部位成为最难成像的解剖部位之一。足和踝成像方向的术语混乱且未通用。

- **线圈及患者体位**：理想情况下，足和踝成像应在患者取仰卧位且足与小腿呈直角时进行。该体位需要足底的支撑以保持稳定，且成像需使用特定的表面线圈。如果缺乏特定的表面线圈，足的精准摆位会较难实现及维持，但还是可以采用标准的肢体线圈（与膝 MR 线圈相同）来进行扫描。使用棉垫固定患者以保持舒适从而避免运动影响图像质量，这是非常重要的。影像科医生应该充分掌握足和踝的解剖，即便足与踝的成像角度发生轻微变化，亦可进行准确判读。本章末的成像

策略展示了如何适当调整 MR 成像角度匹配足与踝的解剖平面，以获取易于判读的图像。当患者处于放松状态，取仰卧位，且下肢外旋时，成像平面必须朝向足而非磁体。足和踝的矢状位图像必须精准显示跟腱，若某一层面斜切肌腱，会造成肌腱异常增厚的假象。前足或足趾成像可嘱患者取俯卧位并保持足趾位于扫描床中间，该体位更易居中及固定线圈。一些医院常规取俯卧位进行足与踝成像，以减少"魔角效应"（magic angle effect）。成像仅针对患侧肢体，无需因对比需求同时对健侧肢体进行成像，因为扩大视野（FOV）会降低图像分辨率及损失图像细节。我们尝试采用小视野提高分辨率，因而将足与踝分成两个单独部位分别扫描。踝磁共振成像应包括远端跗跖关节（tarsometatarsal，TMT），前足成像应该延伸至跗跖关节近端。

- **成像方向**（专栏 16.1）：与身体其他部位相同，

● 专栏 16.1　不同平面评价足与踝结构

矢状位
- 跟腱
- 跗骨窦
- 足底筋膜
- 骨结构（跖骨长度）
- 踝关节

踝轴位及足长轴轴位（冠状位）
- 踝关节肌腱
- 跗骨窦
- 胫腓韧带
- 距腓前、后韧带
- 弹簧韧带（跟舟韧带）
- 骨结构（跖骨长度）

踝冠状位及足短轴轴位
- 三角韧带：深层和浅层
- 跟腓韧带
- 跗管
- 跗骨窦
- 踝关节
- 骨结构（跖骨横断面）
- 足底筋膜横断面

　　踝成像平面是标准的，足则比较复杂。基于本章目的，以平行于足长轴的图像作为前后位足长轴冠状位图像。垂直于足长轴的图像称为短轴轴位图像，图中跖骨表现为横断的 5 个圆形骨。矢状位成像是标准的，无须赘述。

- **序列和感兴趣区**：根据临床指征选用不同的序列。通常在三个垂直平面上结合 T1W 和某些类型的 T2W 序列，以正确显示不同的解剖结构和病变。根据以下临床分类选择序列：
  1. "常规"（疼痛，创伤）
  2. 感染 / 肿块
  3. 莫顿神经瘤

  从三个解剖区域中选取成像区域：
  1. 踝关节 / 后足 / 中足
  2. 前足 / 足趾
  3. 全足

- **对比剂**：钆用于疑似感染或关节炎病例，或用于区分实性与囊性占位。

正常和异常

肌腱

　　足部的肌腱，特别是踝部的肌腱异常很常见，

因为该区域许多肌腱与可能引起刺激的邻近骨质结构关系密切，且时常遭受应力及创伤影响。肌腱通常最好在足短轴轴位或踝轴位图像上进行评估，该图像展示了肌腱的横断面。其他成像平面或有助于发现肌腱，但并非观察肌腱的最佳平面，因为除了跟腱，其他肌腱均与这些非轴位成像平面成角。

　　本书第 3 章讨论了评价肌腱 MR 正常和异常表现的一般原则。简而言之，肌腱异常主要包括腱鞘炎、肌腱退行性变、肌腱部分或完全撕裂、肌腱半脱位或脱位、高脂血症所致的黄瘤、钙化性肌腱炎、痛风所致的尿酸痛风石以及罕见的肿瘤。肌腱可能因慢性重复性微创伤、急性严重创伤而撕裂，或因黏液样变性、类风湿关节炎、慢性肾衰竭、糖尿病、痛风、类固醇和其他药物而继发损伤。MR 异常包括肌腱周围积液（腱鞘炎）、肌腱粗细异常、肌腱内高信号（部分撕裂）、位置异常（脱位）或肌腱某一段完全缺失（完全撕裂）。根据位置可将踝关节肌腱分为 4 组：前组、后组、内侧组和外侧组（图 16.1）。

后踝肌腱

跟腱和跖肌腱（专栏 16.2）

　　跟腱位于后踝中线区，是人体最大的肌腱，由腓肠肌腱和比目鱼肌腱组成（图 16.2）。跟腱通常表现为弥漫的低信号。然而，跟腱内常可见一条垂直方向的高信号线，这代表肌腱的两个组成部分（腓肠肌腱和比目鱼肌腱）或肌腱内小血管间的正常界面。跟腱缺乏腱鞘，沿长轴方向不与其他结构紧密相连，因此只发生肌腱炎而不发生腱鞘炎。跟腱的背侧、内侧和外侧均有腱旁组织，使跟腱而非腱鞘流畅滑动，在轴位图像表现为一条平行于后踝肌腱的中等信号强度线。跟腱的前方为一三角形脂肪垫，称为卡格三角（Kager's triangle）。

　　轴位图像上跟腱前缘平直或凹陷（图 16.2）；若前缘弥漫凸起，则提示跟腱异常增厚。跟腱前缘常

● 专栏 16.2　跟腱

- 无腱鞘，但有腱旁组织
- 黄瘤
- 中点、近端或远端撕裂
- 跖肌内侧可发生类似撕裂
- "泵凸"或哈格伦德（Haglund）畸形（两者为同一种疾病）
  - 跟骨后滑囊炎
  - 跟腱滑囊炎
  - 远端跟腱增厚

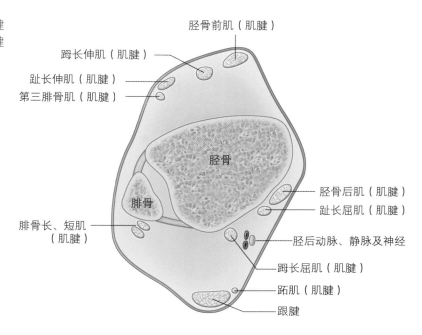

· 图 16.1 正常踝关节肌腱。踝关节周围肌腱图，分为前踝伸肌腱、内踝屈肌腱、后踝跟腱和跖肌肌腱、外踝腓骨肌腱

胫骨前肌（肌腱）

蹈长伸肌（肌腱）

趾长伸肌（肌腱）

第三腓骨肌（肌腱）

胫骨

腓骨

腓骨长、短肌（肌腱）

胫骨后肌（肌腱）

趾长屈肌（肌腱）

胫后动脉、静脉及神经

蹈长屈肌（肌腱）

跖肌（肌腱）

跟腱

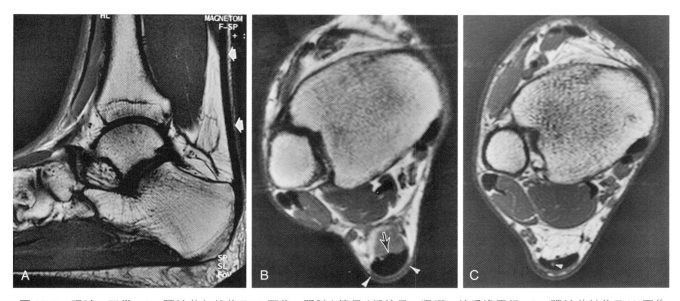

· 图 16.2 跟腱：正常。A，踝关节矢状位 T1W 图像。跟腱（箭号）低信号，紧绷，前后缘平行。B，踝关节轴位 T1W 图像。跟腱前缘平直或凹陷，但局灶性凸出（箭号）较常见。腱旁组织位于跟腱后方（箭头），表现为中等信号。C，踝关节轴位 T1W 图像。跟腱薄，前缘凹陷，实质内见点状高信号（箭头）

见局灶性凸出，从跟腱近端外侧延续至远端内侧，这种前缘局灶性凸出是因比目鱼肌与腓肠肌的肌纤维螺旋融合延伸至跟骨而引起的。同时轴位图上跟腱后缘呈凸出改变。正常跟腱前后径约 7 mm，矢状位图像上跟腱前后缘平行。

人群中约 90% 在跟腱前内侧具有一个较小的跖肌腱，它附着于跟腱、后方跟骨或屈肌支持带（图 16.3）。跖肌腱和跟腱之间的高信号可被误诊为跟腱部分撕裂，而在跟腱完全撕裂时，跖肌腱的存在容

易被误认为撕裂后部分残存的跟腱，这些都需在连续的轴位图像上区分正常跖肌腱与异常跟腱。

跟腱退化及跟腱部分或完全撕裂常发生于跟骨附着点上方 3～4 cm 处（图 16.4），但也可发生于跟腱的任何部位。撕裂也可能发生于肌腱 - 肌肉连接处（图 16.5），矢状位图像的视野必须足够大，方可包全该区域，以便观察急性期的出血、水肿及慢性期的肌肉萎缩。

平日里没有条件运动的中年人（"周末运动员"）

· **图 16.3　跖肌腱。A**，踝关节轴位 T1W 图像。跖肌腱（箭号）位于跟腱内侧，类似跟腱的部分撕裂。**B**，踝关节轴位 T1W 图像（与病例 A 不同）。跟腱完全断裂，跟腱纤维未见显示，这个时候不能把跖肌腱（箭号）误认为是部分撕裂的跟腱

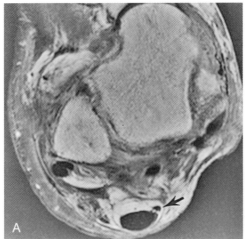
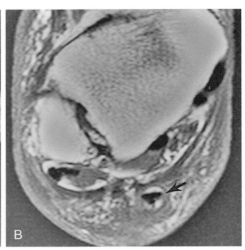

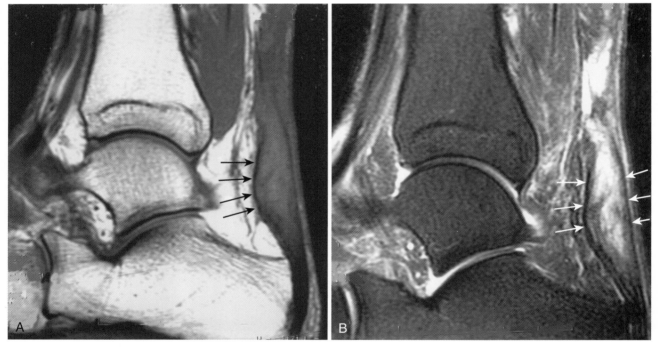

· **图 16.4　跟腱：部分撕裂。A**，踝关节矢状位 T1W 图像。距离跟腱附着点约 4cm 处的跟腱梭形增粗（箭号），中部前缘向外凸出。跟腱变性（黏液样变性）或部分撕裂可导致跟腱信号增高。**B**，踝关节矢状位 FSE-T2W 图像。跟腱前后径增大（箭号）、信号增高，提示部分撕裂。跟腱变性在 T2W 序列上不会表现为液体样高信号

最常患跟腱病变。跟腱完全撕裂的临床诊断较容易，但部分临床医生认为，对于评估跟腱断端之间的关系及跟腱的情况，影像学检查仍具有重要价值。扫描时于足底屈曲位用石膏固定足踝，从而使跟腱断端显示得更清楚。若断端间隙较大，骨科医生大多行手术修复跟腱，而断端无分离且对位尚可的则可行石膏固定治疗。目前治疗跟腱撕裂的理想方法尚存争议。

黄瘤发生于家族性高脂血症 Ⅱ 型和 Ⅲ 型（高胆固醇血症和高甘油三酯血症），且易发生于跟腱（和手部伸肌腱）。中等信号、富含脂质的泡沫状组织细胞浸润在低信号跟腱纤维间，导致点状改变和跟腱局灶性或弥漫性增粗（图 16.6）。MR 表现多为双侧性，与跟腱部分撕裂难以鉴别，所以在跟腱异常的鉴别诊断中必须牢记跟腱部分撕裂早期表现与跟腱黄瘤相似。跟腱黄瘤的确诊可通过实验室检查来证实。

· 图 16.5 跟腱：全层撕裂。A，踝关节矢状位 T1W 图像。跟腱于肌肉-肌腱连接处全层撕裂（箭号）。跟腱全长增厚，其内可见部分撕裂所致的异常高信号。B，踝关节矢状位 STIR 图像。由于出血和水肿，肌腱撕裂和回缩的边缘（箭头）更易观察

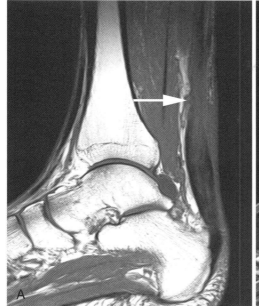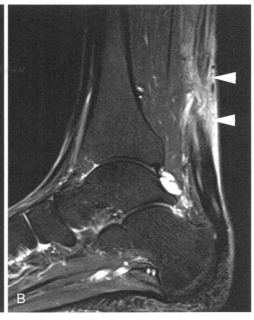

· 图 16.6 跟腱：黄瘤。A，踝关节矢状位 T1W 图像。跟腱（箭号）弥漫增厚，实质内见线性高信号。B，踝关节轴位 T2*W 图像。跟腱（箭号）呈点状改变，低信号区代表胶原纤维，高信号区代表高脂血症性黄瘤。MR 表现与更常见的跟腱炎及部分撕裂无法鉴别

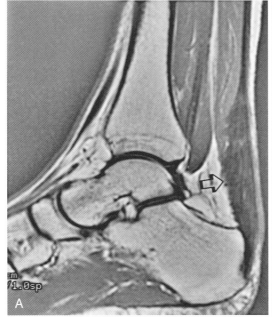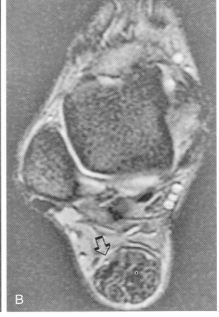

　　有两个滑囊与跟腱远端附着点相关，分别是跟骨后滑囊和跟腱滑囊。跟骨后滑囊表现为泪滴状，位于跟腱和跟骨后份上部之间，无炎症时囊内仅有极少量或几乎没有液体。跟腱滑囊（跟腱后滑囊）是一种获得性或偶发性滑囊，位于跟腱远端后方皮下脂肪层。上述滑囊积液扩张或囊壁炎性增厚，提示滑囊炎，这或可能是足跟疼痛的病因。慢性劳损可引起滑囊炎，尤其鞋不合脚和炎性关节病时。跟腱后滑囊炎、跟骨后滑囊炎和跟腱远端增厚/部分撕裂

三联征称为哈格伦德综合征（Haglund's syndrome），并可能产生称为泵凸（pump bump）的后部肿胀，穿高跟鞋或鞋不合脚为诱发因素（图 16.7）。

内踝肌腱

　　屈肌肌腱位于内踝（见图 16.1）。这些肌腱的位置和名称可用"Tom，Dick，And Harry"从内侧到外侧帮助记忆。"Tom"代表胫骨后肌腱；"Dick"代

· **图 16.7** 哈格伦德畸形。**A**，踝关节矢状位 T1W 图像。跟腱轻度增厚，部分撕裂致使信号增高。肌腱前方为圆形占位（黑色箭号），代表扩大的跟骨后滑囊炎。肌腱后方为跟腱滑囊炎（白色箭号）。**B**，踝关节矢状位 T2*W 图像。哈格伦德畸形三联征表现为跟骨后滑囊、跟腱滑囊及部分撕裂的跟腱内的高信号（箭号）

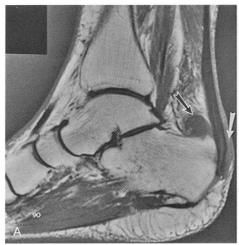
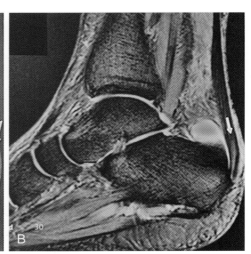

表趾长屈肌腱；"And"代表胫后动、静脉和神经；"Harry"是指踇长屈肌腱。上述肌腱均环以腱鞘、上覆屈肌支持带穿入跗骨管，以固定于适当的位置，后文将详述。

胫骨后肌腱（专栏 16.3）

　　胫骨后肌腱是内踝三条屈肌肌腱中最大的一条，呈椭圆形，约为邻近圆形趾长屈肌腱和踇长屈肌腱的 2 倍大。胫骨后肌腱走行于内踝下方，内踝相当于滑轮，肌腱大部分附着于内侧舟骨上，但其余部分延伸至三个楔骨和第一至第四跖骨底部。由于肌腱的附着方向和附着处多条肌腱的滑动，会导致附着于舟骨的肌腱远端常增厚并表现为中高信号，这种正常表现不可与肌腱部分撕裂混淆。

　　胫骨后肌腱撕裂多发生在内踝水平。胫骨后肌腱舟骨附着处高信号通常被视为正常改变，其余部分肌腱增厚或信号增高则为病理性改变（图 16.8）。胫骨后肌腱纵向撕裂常见，发生纵向撕裂时，轴位图像显示两条胫骨后肌腱（图 16.9）。胫骨后肌腱内部液体样 T2 高信号提示肌腱部分撕裂（图 16.10），可致使肌腱变薄或功能减弱（图 16.11）。

　　胫骨后肌腱是内踝最常发生异常的肌腱，它为足弓提供支撑，肌腱撕裂可致足弓塌陷，从而导致

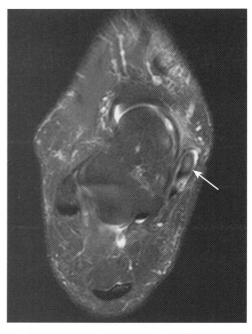

· **图 16.8** 胫骨后肌腱：肌腱变性。踝关节轴位 FSE-T2W 图像。胫骨后肌腱明显增粗（箭号），大小为邻近趾长屈肌腱和踇长屈肌腱的 2 倍多，其内见异常高信号。高信号非液体性信号——因此这是肌腱变性，而非部分撕裂

扁平足，常见于中老年妇女和类风湿关节炎患者。

　　副舟骨或舟骨内侧大结节（角状突）可导致足部应力改变及肌腱提前退化，这类人群更易发生胫骨后肌腱撕裂。副舟骨有三种类型：Ⅰ型为位于胫骨后肌腱舟骨附着处的小籽骨，该型并不增加肌腱病变的发病率；Ⅱ型为一个较大的二次骨化中心，人群中发生率约 10%，通常以纤维或软骨附着于舟骨，外伤（严重外伤或反复微创伤）可使其分离并引起疼痛，在副舟骨内部及周围可见水肿，T2 呈高信号（图

· **专栏 16.3** 胫骨后肌腱

- 内踝最常见异常的肌腱
- 可能撕裂或脱位
- 撕裂导致扁平足
- 撕裂与跗骨窦综合征相关
- 撕裂多见于副舟骨

· 图 16.9　胫骨后肌腱：撕裂。A，踝关节轴位质子密度加权图像；B，踝关节轴位脂肪抑制 T2W 图像。胫骨后肌腱实质内线状高信号（箭头）提示撕裂。纵向撕裂与完全撕裂临床意义相同

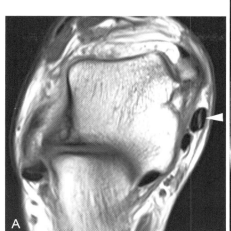
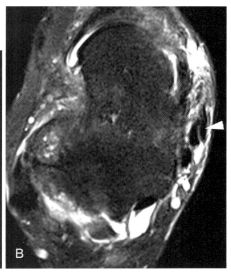

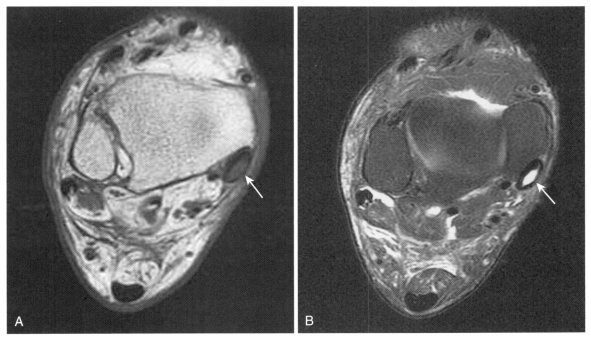

· 图 16.10　胫骨后肌腱：部分撕裂。A，踝关节轴位 T1W 图像。胫骨后肌腱明显增粗（箭号），内部信号增高。B，踝关节轴位 FSE-T2W 图像。在 A 的 T1W 图像上的胫骨后肌腱内中等信号在 T2W 图像上呈液体样信号（箭号），提示部分撕裂

16.12）。Kidner 手术是一种常见的外科手术，切除副舟骨并将胫骨后肌腱重新连接于舟骨。

胫骨后肌腱撕裂的继发征象已被报道，包括足弓塌陷及内踝后部小骨刺或骨膜反应。肌腱撕裂也与跗骨窦综合征和距骨后下关节退行性关节病有关，这可能是疼痛的来源。

多数胫骨后肌腱撕裂的患者伴有弹簧韧带异常，弹簧韧带位于胫骨后肌腱深部，有助于支撑足弓。弹簧韧带将在下文"内踝韧带"一节中详述。胫骨后肌腱很少发生内侧及前侧脱位或半脱位。

趾长屈肌腱

趾长屈肌腱很少出现异常。它走行于胫骨后肌腱外侧，分支附着于第二至第五远节趾骨的足底面。

跛长屈肌腱（专栏 16.4）

跛长屈肌腱为内踝三条肌腱中最外侧的一条（见图 16.1）。它穿过距骨后突内侧凹，以载距突为

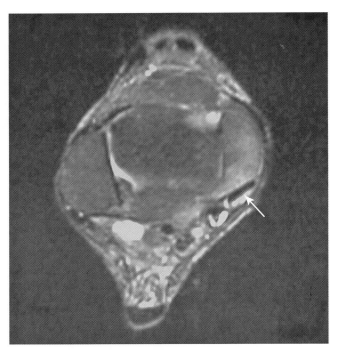

· **图 16.11**　胫骨后肌腱：部分撕裂。踝关节的轴位 FSE-T2W 图像。胫骨后肌腱变薄（箭号），提示部分撕裂。注意邻近内踝骨质水肿，常伴有邻近肌腱异常

· **专栏 16.4**　趾长屈肌腱

- 撕裂少见
- 腱鞘与踝关节腔相通（20%）
  - 无症状腱鞘积液常见
- 近端腱鞘炎
  - 反复跖屈（芭蕾、篮球）
  - 三角籽骨综合征
- 远端腱鞘炎 / 部分撕裂
  - 跑步、芭蕾

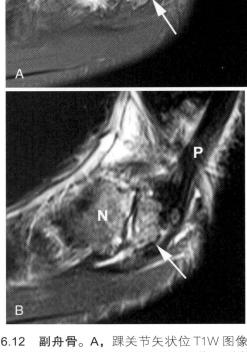

· **图 16.12**　副舟骨。A，踝关节矢状位 T1W 图像。副舟骨（箭号）。B，踝关节轴位 FSE-T2W 图像。副舟骨（箭号）和邻近舟骨信号增高，常见于副舟骨疼痛。N，舟骨；P，胫骨后肌腱

滑车走行于其下方，沿足底方向穿行于第一跖骨头与趾趾籽骨之间，附着于趾趾远节趾骨底部。人群中 20% 趾长屈肌腱滑膜鞘与踝关节腔相通，若踝关节积液，则肌腱周围积液也常见，无临床意义（图 16.13）。因此趾长屈肌腱鞘积液通常比另外两条内踝肌腱多见。

踝关节水平趾长屈肌腱撕裂较为罕见，而腱鞘炎则较为常见，足与踝反复跖屈（例如芭蕾舞演员和篮球运动员）是导致此部位腱鞘炎发生的常见原因。由于腱鞘内的局限性滑膜炎或纤维化阻断了滑液的正常流动，导致腱鞘内的局限性、非对称性积液，提示狭窄性腱鞘炎（图 16.14）。趾长屈肌狭窄性腱鞘炎常与三角籽骨综合征有关，该综合征是由于足极度跖屈，导致三角籽骨和趾长屈肌腱嵌于后踝胫骨和跟骨之间。

趾长屈肌腱远端穿行于趾趾籽骨间的狭窄间隙，可发生部分撕裂或腱鞘炎（图 16.15）。此部位的肌腱损伤在跑步运动员和芭蕾舞演员中常见。

外踝肌腱

腓骨肌腱（专栏 16.5 和专栏 16.6）

腓骨长肌腱和短肌腱位于踝关节后外侧，主要控制足部外翻（见图 16.1）。上述肌腱以外踝为滑车，穿行于外踝后方及下方。腓骨长、短肌腱近端位于同一腱鞘内，远端则各自具有单独腱鞘。腓骨短肌腱常位于长肌腱前方（有时亦可位于长肌腱内侧），并走行于外踝背侧的踝后浅凹中（图 16.16）。腓骨

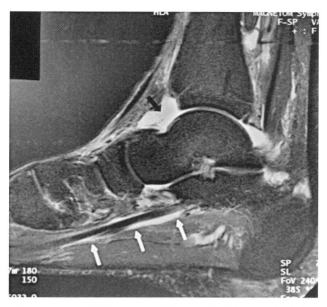

· 图 16.13　蹈长屈肌腱：腱鞘和踝关节相通。踝关节矢状位 STIR 图像。踝关节大量积液（黑箭）。蹈长屈肌腱走行于载距突下方，周围见积液（白箭）。因人群中 20% 蹈长屈肌腱与踝关节相通，故当踝关节积液时，腱鞘内积液无临床意义，不可诊断为腱鞘炎

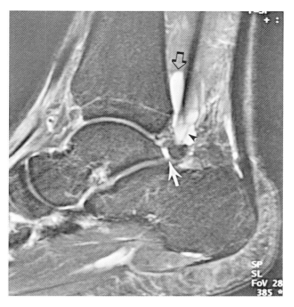

· 图 16.14　蹈长屈肌腱：狭窄性腱鞘炎和三角籽骨综合征。踝关节矢状位 STIR 图像。蹈长屈肌腱鞘近端积液扩张（空心箭号）。积液中见分隔（箭头），提示狭窄性腱鞘炎。三角籽骨和距骨间见高信号（白箭），它们之间的软骨结合中断（后撞击综合征），常与蹈长屈肌狭窄性腱鞘炎有关

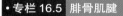

· 专栏 16.5　腓骨肌腱

· 短肌腱位于长肌腱前方或内侧
· 短肌腱：扁平状或椭圆形为正常；弯曲（螺旋状）为异常
· 撕裂或侧方脱位
· 跟骨骨折导致嵌顿、移位及腱鞘炎

· 专栏 16.6　腓骨短肌腱撕裂

· 外踝顶端水平肌腱纵向撕裂
  · 老年人：常无症状
  · 年轻人：外踝疼痛、肿胀
· 由肌腱磨损或撕裂引起
  · 背屈位腓骨长肌腱与腓骨嵌顿
  · 支持韧带撕裂导致肌腱慢性半脱位
  · 外踝后部平直或凸起（易发生半脱位）
  · 低位短肌腹或第四腓骨肌（导致短肌压迫）
· 误诊
  · 短肌腱撕裂（分叉）与腓四头肌相似
  · 鉴别点：撕裂肌腱具有一个肌腹及两条肌腱

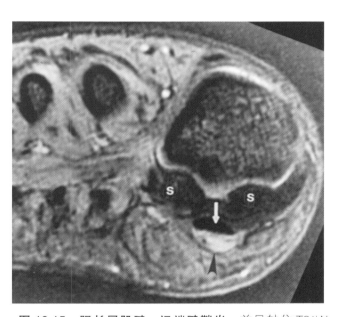

· 图 16.15　蹈长屈肌腱：远端腱鞘炎。前足轴位 T2*W 图像。蹈长屈肌腱远端位于第一跖骨头下方的蹈趾籽骨之间（箭号）。在这名长跑运动员可见腱鞘炎所致的高信号积液（箭头），并可引起疼痛

肌腱借以腓骨上支持带固定于外踝，被跟骨腓侧结节分开，短肌腱走行于结节前方（图 16.16），或两条肌腱均走行于跟骨腓侧结节前方。短肌腱最终附着于第五跖骨基底部。长肌腱则穿行于足底，最终以宽基底附着于第一跖骨及内侧楔骨基底。

在 MR 图像上，外踝水平腓骨长、短肌腱难以区分。短肌腱通常比长肌腱更平、更宽，而长肌腱比短肌腱更圆（见图 16.16）。短肌腱可平直，但呈 C 形改变则视为异常。另一种辨认腓骨短肌的可靠方法，是短肌肌腹比长肌肌腹延伸得更远。

·图 16.16   腓骨肌腱：正常。
A，踝关节轴位 T1W 图像。腓骨短肌腱（实心箭号）平直，位于外踝后部和腓骨长肌腱（空心箭号）之间。长肌腱比短肌腱更圆且位于后方。与肌腱相邻的等信号肌肉为腓骨肌。B，足长轴位 T1W 图像。腓骨短肌腱和长肌腱（箭号）分别位于跟骨外侧结节（跟骨外侧滑车突）的前方和后方，但亦可均位于结节的前方或后方

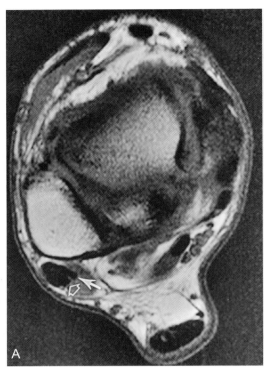
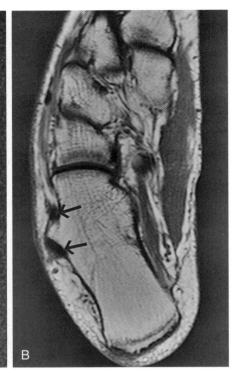

跟骨骨折可能与腓骨肌腱异常有关，包括腓骨肌腱嵌顿于骨碎片间、肌腱撕裂、肌腱移位或骨碎片撞击肌腱。在无跟骨骨折的情况下肌腱亦可发生完全及部分撕裂。

腓骨短肌腱纵向撕裂指腓骨短肌腱纵向或垂直撕裂，可见于所有年龄段及运动员身上，常因踝关节内翻损伤所致（图 16.17）。老年患者可无症状，而年轻患者常有外踝及腓骨肌腱走行区的疼痛及肿胀。对于保守治疗无效的患者，可采取肌腱断端吻合术或将肌腱固定于腓骨长肌腱。临床上需要注意的是外侧副韧带撕裂与腓骨短肌腱撕裂高度相关，且腓骨短肌腱撕裂与慢性踝关节不稳在临床上难以鉴别。

腓骨短肌腱的纵向撕裂是在足背屈时，腓骨短肌腱嵌入外踝与腓骨长肌腱之间所致。撕裂起自外踝远端，可向近侧及远侧蔓延。由于腓骨短肌腱撕

·图 16.17   腓骨短肌腱撕裂。A，踝关节斜轴位 PDW。腓骨短肌腱（黑色箭头）纵向撕裂，位于正常腓骨长肌腱（白色箭头）前方。如图所示，短肌腱呈 V 形为撕裂的特征。B，踝关节轴位 T1W 图像（非 A 图患者）。外踝水平腓骨短肌腱撕裂。腓骨长肌腱（L）两侧见撕裂的短肌腱（箭头）

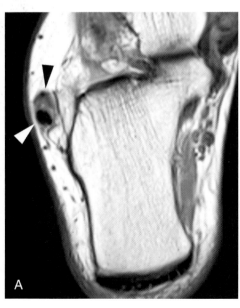
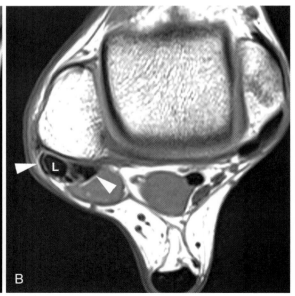

裂致使长肌腱直接暴露于外踝，并承受异常应力，故腓骨短肌腱撕裂患者中约30%伴发长肌腱部分撕裂。腓骨短肌腱断裂或可见腓骨后外侧突变尖，表现为反应性骨膜炎。

任何导致腓骨肌腱受压或半脱位的疾患，均可增加肌腱的磨损及撕裂，进而导致腓骨短肌肌腱纵向撕裂。这些疾患包括腓骨肌腱上支持韧带撕裂或松弛、外踝后部平直或凸出（而非正常的凹陷）、腓骨短肌腹低位（延伸至外踝尖端）以及副肌（第四腓骨肌）存在。

腓骨短肌腱纵向撕裂需与腓骨短肌腱分叉或第四腓骨肌及肌腱鉴别（图16.18）。短肌腱撕裂有别于这两种肌肉变异，当腓骨短肌腱分叉时，每条肌腱均具有单独肌腹；当第四腓骨肌存在时，可见与

腓骨短肌分离的肌腹。而当腓骨短肌腱纵向撕裂时，则可见一个肌腹及两条肌腱。

腓骨肌腱是少数可发生脱位或半脱位的肌腱之一，常见于腓骨肌肌腱上支持韧带断裂时。足部跖屈的强迫性内翻损伤可致支持韧带断裂，通常发生于滑雪、篮球或足球运动损伤中，依据MR肌腱位于腓骨远端外侧而非后方或支持韧带断裂即可诊断（图16.19）。腓骨踝后沟较浅或发育不全，也易发生腓骨肌肌腱半脱位。

人群中约10%腓骨长肌腱可见一籽骨，即腓骨（长）肌腱籽骨。腓骨（长）肌腱籽骨可加重应力性疼痛，最终导致肌腱断裂，这被称为腓骨（长）肌腱籽骨疼痛综合征。在腓骨长肌腱入骱管前，MR可见腓籽骨水肿（图16.20）。在MR出现之前，腓骨长肌

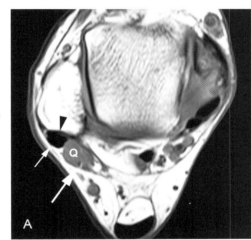
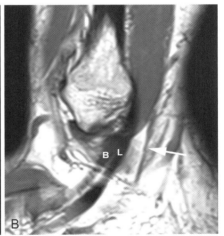

· 图16.18 第四腓骨肌。A，踝关节轴位T1W图像。第四腓骨肌（Q）位于腓骨长肌腱（小箭号）和腓骨短肌腱（箭头）的后内侧。注意它的小附属肌腱（大箭号）。B，踝关节矢状位T1W图像。第四腓骨肌肌腱（箭号）位置较远，位于腓骨短肌腱和长肌腱后侧。B，短肌；L，长肌

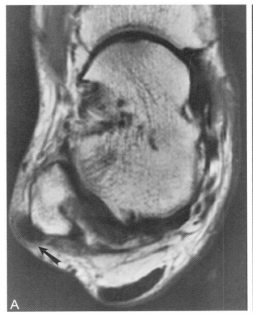
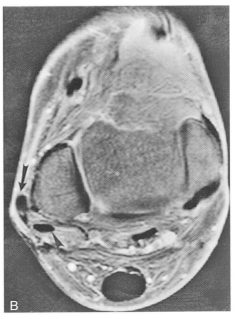

· 图16.19 腓骨肌肌腱：脱位。A，踝关节轴位T1W图像。两条腓骨肌肌腱外侧脱位（箭号）。屈肌支持带显示不明显。B，踝关节轴位脂肪抑制T1W增强图像。一条腓骨肌肌腱外侧脱位（箭号），而另一条位于外踝后方的正常位置（箭头）。跟腱因部分撕裂而增厚并向前凸出

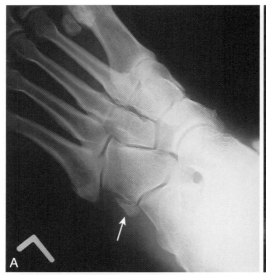

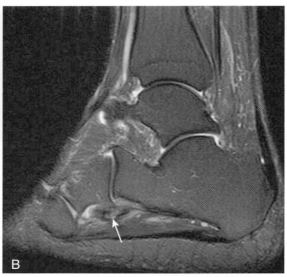

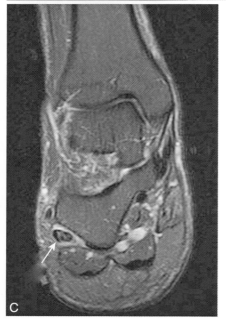

· 图 16.20　腓籽骨疼痛综合征。A，中足 X 线平片示腓籽骨不规则增大（箭号）。B，踝关节矢状位 FSE-T2W 图像。腓籽骨（箭号）信号增高，位于腓骨长肌前方、骰骨下方。C，踝关节冠状位 FSE-T2W 图像。腓籽骨（箭号）内部信号增高，周围内、外信号增高，这是腓籽骨疼痛综合征的特征

撕裂可通过对比前次 X 线平片观察腓籽骨向近侧移位而得到诊断（正如我们可能注意到的！）。MR 出现以后，腓骨（长）肌腱籽骨疼痛综合征可在肌腱断裂前确诊，有利于外科治疗。

前踝肌腱

前踝共有四条肌腱（图 16.1），自内向外分别为胫骨前肌腱、踇长伸肌腱、趾长伸肌腱和第三腓骨肌肌腱。前踝肌腱控制足与踝背屈。与屈肌肌腱相比，这些肌腱较少发生病变，故受关注较少。

胫骨前肌腱（专栏 16.7）

胫骨前肌腱是前踝肌腱中最易发生病变的肌腱，

专栏 16.7　胫骨前肌腱

- 最易病变的前踝肌腱
- 年长者或山地跑步者易发生撕裂
- 撕裂通常表现为肿块

它位于前踝最内侧且最粗大，尽管撕裂并不常见，但也可见于年长者及山地跑步者。胫骨前肌腱部分或完全撕裂偶可表现为类似肿瘤的肿块而非肌腱异常的征象（图 16.21），但大多数患者在 MR 检查前已临床确诊，MR 检查是为了确定肌腱回缩的程度。

踝关节韧带

踝关节韧带损伤可通过临床检查而轻松诊断，

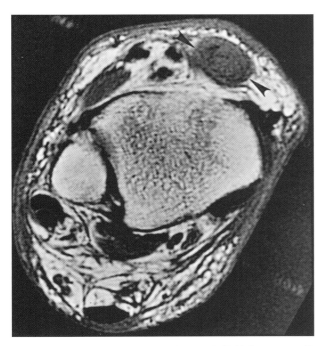

· 图 16.21　胫骨前肌腱：撕裂。踝关节轴位 T1W 图像。胫骨前肌腱完全撕裂，踝关节前方见大而圆的中等信号结构（箭头）

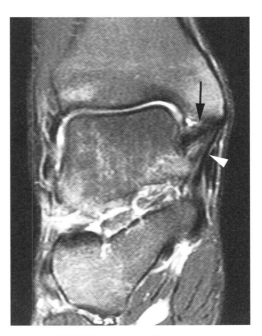

· 图 16.22　内踝韧带：正常。踝关节冠状位脂肪饱和 T2W 图像。常规 MR 示三角韧带（内侧）有两层。三角韧带深部位于内踝和邻近距骨之间（箭号）。浅部的胫跟韧带较薄，朝载距突方向垂直走行（箭头）

故不常用 MR 诊断韧带损伤。对于持续性疼痛或无明确病因的患者进行踝关节 MR 检查时，需充分了解韧带并进行评估，并识别具有临床意义的韧带异常。此外，许多韧带异常与慢性踝关节疼痛（例如跗骨窦综合征）的其他原因有关。影像科医生必须能够依据 MR 确定韧带病变。一般而言，韧带是菲薄、紧绷、低信号的结构。然而，厚胶原带可在某些韧带中表现为条纹状，包括胫腓前韧带、距腓后韧带、三角韧带深部（胫距韧带）和浅部（胫跟韧带）韧带。这些韧带呈条纹状，勿误诊为部分撕裂。

内踝韧带

内侧副韧带复合体（三角韧带）位于内踝屈肌肌腱的深面，由胫距韧带、胫跟韧带、距舟韧带和弹簧韧带（位于跟骨与舟骨之间）组成（注：三角韧带的组成目前还有争议），冠状位 MR 图像可较好地显示前二者（图 16.22）。冠状位及轴位图像示，三角韧带深部的胫距韧带呈条纹状，斜穿行于内踝与距骨之间。冠状位可清楚显示垂直走行的胫跟韧带，位于屈肌支持带深面、胫距韧带浅面。与外踝韧带相比，三角韧带少有损伤。

三角韧带损伤的 MR 表现取决于损伤的部位及程度（图 16.23）。胫距韧带（深部）条纹状结构消失，于 T1 加权（T1W）和 T2 加权（T2W）图像上呈高

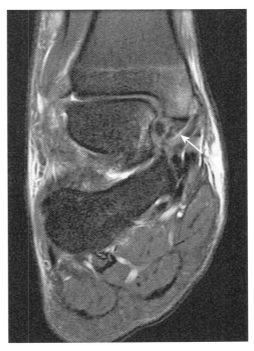

· 图 16.23　内踝韧带：撕裂。踝关节冠状位 FSE-T2W 图像。深部胫距韧带（箭号）条纹状结构消失，因为韧带撕裂及部分回缩继发韧带增粗

信号，提示韧带挫伤或撕裂。胫跟韧带急性撕裂表现为韧带不连续，其内见高信号出血及水肿；慢性撕裂可表现为韧带增厚或不连续。

弹簧韧带，也称为胫弹簧韧带（注：弹簧韧带

国内有学者分胫弹簧韧带、跟舟足底韧带），是三角韧带最内侧的部分（注：国内有学者认为胫弹簧韧带位于三角韧带的浅层，跟舟足底韧带位于三角韧带的深部），起自内踝，向下延伸至胫骨后肌腱深部，随后向内侧弯曲以支撑距骨头，并附着于载距突和舟骨（图 16.24）。弹簧韧带呈"J"形，形似吊索或吊床，支撑距骨头，但更为复杂。弹簧韧带的三部分前文已阐述，但通常不会在 MR 上分别评价每一部分。

弹簧韧带异常常伴胫骨后肌腱撕裂。胫骨后肌腱和弹簧韧带共同支撑足纵弓，当胫骨后肌腱无法承受其应分担的应力时，弹簧韧带难以单独支撑足足纵弓，因而足弓塌陷。若弹簧韧带异常增厚或其内呈 T1 或 T2 中等信号，则依据 MR 可诊断弹簧韧带异常（图 16.25）。弹簧韧带内的裂隙提示韧带撕裂（图 16.26）。然而，请注意在弹簧韧带的足底中

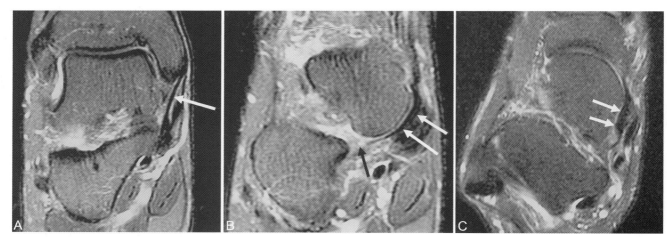

• 图 16.24　弹簧韧带：正常。A，踝关节冠状位脂肪饱和 FSE-T2W 图像。弹簧韧带（箭号）是三角韧带最内侧部的延伸，起自内踝，附着于载距突。B，踝关节冠状位脂肪饱和 FSE-T2W 图像（层面位于 A 图前）。弹簧韧带支撑距骨头（白色箭号）。请注意弹簧韧带足底部分信号增高（黑色箭号）为正常表现，勿误诊为撕裂。C，踝关节轴位脂肪饱和 FSE-T2W 图像。弹簧韧带（箭号）毗邻距骨，位于胫骨后肌腱深部

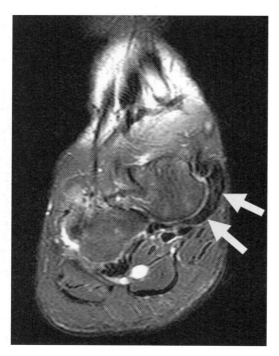

• 图 16.25　弹簧韧带：增厚。踝关节冠状位脂肪饱和 FSE-T2W 图像。弹簧韧带（箭号）明显增厚。术中见弹簧韧带增厚、纤维化

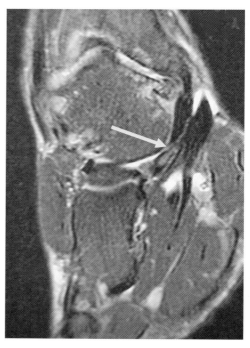

• 图 16.26　弹簧韧带：撕裂。踝关节冠状位脂肪饱和 FSE-T2W 图像。弹簧韧带近端增厚，中间部分见一裂隙（箭号），韧带远端信号增高。术中见弹簧韧带撕裂

份常有一个正常的间隙（见图 16.24B），这不应被误认为撕裂。

外踝韧带（专栏 16.8）

80%～90% 的踝关节韧带损伤均可影响外侧副韧带复合体。一般而言，轴位最适合评估外踝韧带。外踝上外侧的（联合）韧带包括胫腓前韧带和胫腓后韧带，位于胫距关节正上方（图 16.27）。胫腓前、后韧带自胫骨向下延伸至腓骨，并与胫、腓骨之间的骨间膜共同组成下胫腓联合。轴位图像可充分显示胫腓韧带，冠状位亦显示较好（见图 16.27）。经距骨穹窿的轴位图像显示胫腓韧带最好，勿认为该

• 专栏 16.8　外踝韧带

上组
- 胫腓前、后韧带
  - 见于踝关节顶部轴位图像
  - 胫腓后韧带在矢状位图像上类似关节内游离体

下组
- 自前至后：距腓前韧带、跟腓韧带、距腓后韧带
  - 跟腓韧带：冠状位图像显示最佳，但不连续
  - 距腓前、后韧带：见于腓骨踝窝水平轴位图像
  - 通常自前至后依次撕裂
  - 撕裂相关：
    骨软骨骨折
    长期关节不稳
    跗骨窦综合征

轴位太远而无法显示胫腓韧带。在踝关节矢状位图像上，若胫腓后韧带被关节积液包绕，则其断面表现类似于踝关节内游离体（见图 16.27D）。根据相邻断面的结构及胫距关节水平胫腓韧带应有的位置，可区分正常解剖和病变。胫腓韧带撕裂可依据轴位 MR 图像上低信号结构不连续进行诊断（图 16.28）。

外侧第二组韧带位于胫距关节远端，自前至后由距腓前韧带、跟腓韧带和距腓后韧带组成（图 16.29）。胫距关节下方、外踝内侧凹陷水平（即踝窝）的轴位图像显示距腓前、后韧带最清楚（图 16.30）。通常跟腓韧带是最难辨认的韧带，冠状位图像显示最佳（见图 16.30）。

踝关节韧带中距腓前韧带最易发生撕裂。距腓前韧带通常单独撕裂，但若创伤应力足够大，其余韧带可依次撕裂。即距腓前韧带撕裂后，跟腓韧带、距腓后韧带可依次撕裂，但距腓后韧带撕裂较为罕见。距腓前韧带为增厚的踝关节囊，急性韧带撕裂可导致关节囊破裂，关节液流入韧带周围的软组织中（图 16.31）。慢性撕裂可表现为韧带不连续，但很多时候由于撕裂处瘢痕形成使得韧带显示是完整的，而这种情况下的韧带通常是不规整的，可表现为增厚、变薄或附着点处撕脱与相应的骨质分离（见图 16.31D）。

约 15% 的踝关节扭伤可导致踝关节不稳，为机械性（体检时的客观关节不稳）或功能性（主观感觉踝关节不稳）。数种情况与外踝韧带撕裂有关，包括

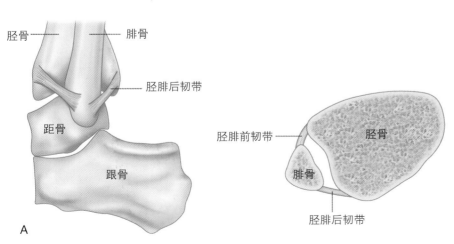

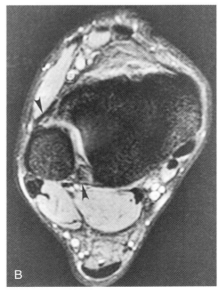

• 图 16.27　胫腓韧带：正常。 A，胫腓前、后韧带矢状位和轴位图像。胫腓前、后韧带自胫骨向下延伸至腓骨。B，踝关节轴位 T2*W 图像。显示完整的胫腓前、后韧带（箭头）

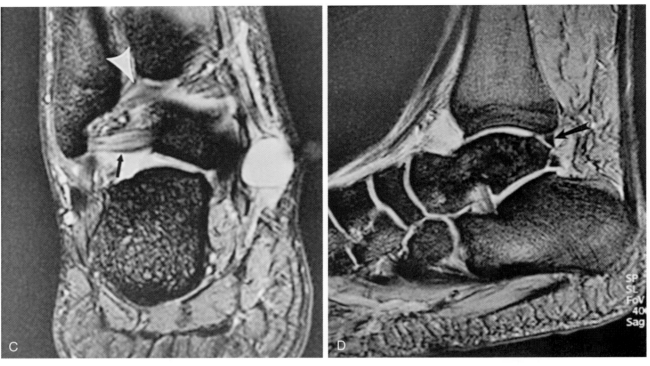

• 图 16.27 （续）C，踝关节冠状位 T2*W 图像。胫腓后韧带（箭头）和距腓后韧带（箭号）呈条纹样结构，内踝见腱鞘囊肿。D，踝关节矢状位 T2*W 图像。经踝关节断面示胫腓后韧带（箭号），勿与关节内游离体混淆，韧带下方见一大小及外观相似的三角形籽骨

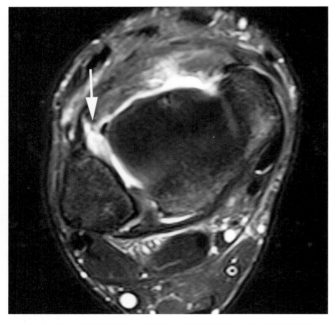

• 图 16.28　胫腓韧带：撕裂。踝关节轴位脂肪抑制 T2W 图像。胫腓前韧带缺失（箭号），局部积液

跗骨窦综合征、前外侧撞击综合征及腓骨短肌腱纵向撕裂。距骨穹窿骨挫伤及骨软骨骨折为常见并发损伤，常规 X 线片无法显示，但 MR 可容易诊断。

各类炎性病变

踝关节前外侧撞击综合征（专栏 16.9 ）

　　踝关节前外侧撞击综合征是由异常软组织卡压踝关节前外侧沟引起的。踝关节前外侧沟前方为胫腓前韧带及距腓前韧带，内侧为距骨，外侧为腓骨，该间隙向上延伸至胫骨平台及胫腓联合，向下至跟腓韧带（图 16.32 ）。踝关节前外侧沟亦为关节内游离体的常见位置。

　　踝关节前外侧撞击综合征表现为踝关节前外侧

• 专栏 16.9　前外侧撞击综合征

临床
• 前外侧疼痛、肿胀、背屈受限

病因
• 创伤后（内翻性）

病理
• 前外侧沟滑膜炎、纤维化

MR
• 胫腓前韧带和距骨韧带深部低信号软组织肿块

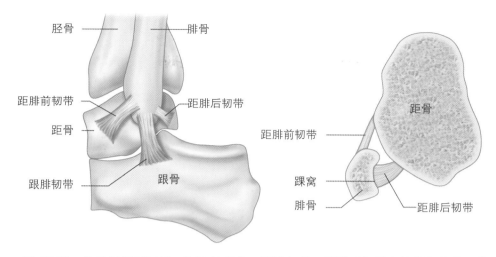

· 图 16.29　**外踝侧韧带下部**。距腓前韧带、跟腓韧带、距腓后韧带矢状位和轴位图像

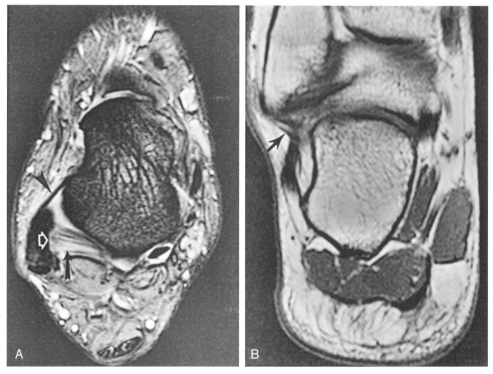

· 图 16.30　**下外踝韧带：正常**。A，踝关节轴位 T2*W 图像。距腓前韧带（箭头）和条纹样距腓后韧带（实心箭号）见于踝窝水平（空心箭号）。B，踝关节冠状位 T1W 图像。跟腓韧带（箭号）显示最佳，其上方为距腓后韧带

疼痛、肿胀及背屈受限，临床上与其他几种导致上述症状的疾患难以鉴别。上述症状可由滑膜肥厚、纤维瘢痕或胫腓前韧带副束等软组织病变导致，多数由外伤或手术引起，可在关节镜下切除。患者常有踝关节内翻损伤病史，同时可能伴有胫腓前韧带和距腓韧带损伤，导致滑膜炎及瘢痕形成，致使前外侧关节压痛及踝关节感觉减退。

若 MR 显示胫腓前韧带或距腓前韧带深部存在

软组织信号，则可诊断踝关节前外侧撞击综合征（图16.33）。关节积液有助于显示该区域软组织增厚。韧带断裂导致的踝关节不稳表现出与踝关节前外侧撞击综合征相同的临床症状。

跗骨窦综合征（专栏 16.10）

跗骨窦是位于跟骨与距骨之间的锥形（漏斗）间隙（图 16.34 和图 16.35）。锥形间隙的尖端位于内侧，

· 图 16.31　距腓韧带：撕裂。A，踝关节轴位 T2*W 图像。距腓前韧带撕裂断端（箭号），出血 / 渗液从踝关节流入周围软组织。条纹样距腓后韧带完整。B，踝关节轴位 T2*W 图像（非 A 图患者）。箭号示软组织水肿，距腓前韧带因撕裂而未见显示，距腓后韧带未撕裂。C，踝关节轴位 T2*W 图像（不同患者）。距腓前、后韧带（箭号）均未见，提示撕裂。这种情况下相应的跟腓韧带必然撕裂。距骨与腓骨间的间隙增宽。D，踝关节轴位 T2*W 图像（不同患者）。距腓前韧带外侧面明显增厚（箭头），呈低信号，提示撕裂后形成瘢痕和纤维化以保持韧带完整

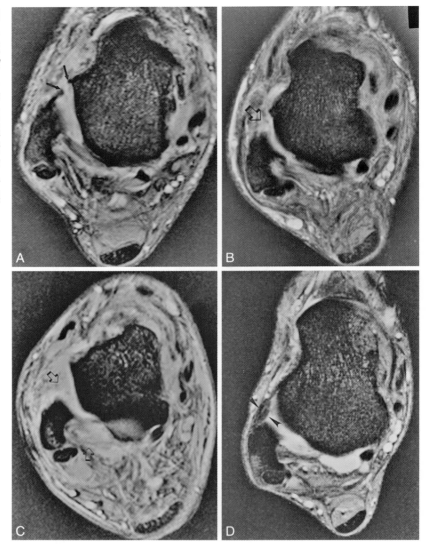

· 专栏 16.10　跗骨窦综合征

临床
· 足部外侧疼痛，注射麻醉药物可缓解
· 主观性后足不稳

病因
· 关节炎（30%）
· 内翻创伤（70%）
　· 外踝韧带及跗骨窦韧带撕裂
　· 本体感觉神经损伤

病理
· 炎症组织导致纤维化
· 踝关节和跗骨窦韧带断裂
· 胫骨后肌腱撕裂

MR
· 跗骨窦脂肪消失
　· T1W 低信号
　· T2W 高或低信号（炎症与纤维化）
· 跟腓韧带、距骨前韧带撕裂及胫骨后肌腱撕裂

而宽端或锥形间隙底部（跗骨窦口）位于外侧且处于外踝下方。跗骨窦包含脂肪、多条韧带、神经、血管和距下关节囊的一部分。跗骨窦的神经末梢对后足本体感觉至关重要。部分后足稳定性由跟距间跗骨窦内的韧带维持，主要的韧带由外至内分别是外侧伸肌下支持带、中间的颈韧带、内侧的骨间韧带。

　　跗骨窦综合征是一种以足外侧疼痛及主观感觉后足不稳为特征的疼痛综合征，体格检查时该部位可有压痛。病理学上，跗骨窦内包含炎性组织或纤维组织取决于慢性病理改变。骨间韧带及颈韧带断裂亦较常见。该综合征的主要病因（70%）与外伤有关，常伴外踝损伤、距腓前韧带及跟腓韧带撕裂。踝关节内翻损伤累及跗骨窦颈韧带、骨间韧带及外踝韧带。80% 跗骨窦综合征患者可伴外踝韧带撕裂。跗骨窦韧带的断裂及本体感觉神经纤维被损伤是踝关节不稳的原因。

·图 16.32　踝关节前外侧撞击综合征：解剖学。踝关节前外侧沟边界示意图。前外侧沟阴影区内的软组织可能为疼痛的来源

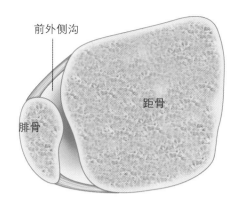

前外侧沟

边界

前缘：胫腓前韧带及距腓前韧带
内缘：距骨
外缘：腓骨
上缘：胫骨平台，胫腓联合
下缘：跟腓韧带

距骨

腓骨

·图 16.33　踝关节前外侧撞击综合征。A，踝关节轴位 T1W 图像。前外侧沟距腓前韧带深部见异常低信号（箭号），伴有关节积液或瘢痕组织。B，踝关节轴位 FSE-T2W 图像。无关节积液，关节内见前外侧撞击的瘢痕组织（箭号）。距腓前韧带菲薄

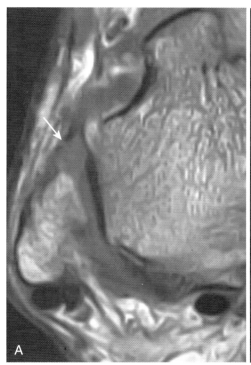
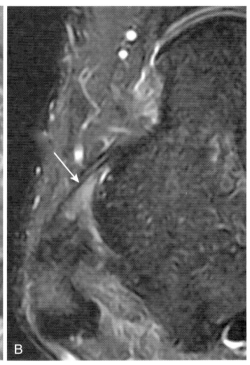

·图 16.34　跗骨窦：解剖学。距骨和跟骨之间的跗骨窦矢状位及轴位图像。图示跟距骨间韧带

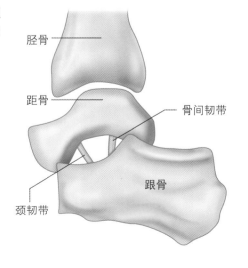

胫骨

距骨

骨间韧带

颈韧带

跟骨

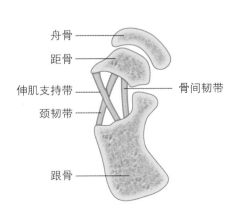

舟骨

距骨

伸肌支持带

颈韧带

骨间韧带

跟骨

· 图 16.35　跗骨窦：正常。
A，踝关节矢状位 T1W 图像。
跗骨窦（箭头）内见线样低信号
跟距韧带，周围充满高信号脂
肪。B，踝关节冠状位 T1W 图
像。距骨与跟骨之间的间隙见脂
肪填充（箭号）与跟距韧带（箭
头）

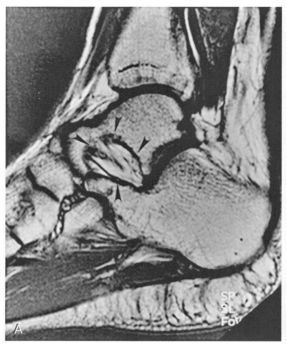
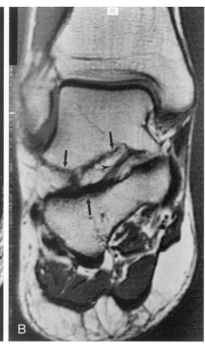

　　约 30% 跗骨窦综合征病例与创伤以外的疾患有关，如血管翳性关节炎自距下关节延伸至跗骨窦、慢性胫骨后肌腱撕裂。

　　即使跗骨窦韧带完整存在，MR 亦无法连续显示，因此磁共振评价跗骨窦韧带不是很有意义。跗骨窦 MR 异常包括 T1W 图像上的低信号和 T2W 图像上的高或低信号（或两者结合）取代脂肪信号（图 16.36）。急性病变包括炎性组织或水肿 / 出血，T2W 图像上表现为高信号，而慢性病变导致的纤维化，T2W 图像上通常表现为低信号。跗骨窦综合征患者

通常跗骨窦内全部的脂肪信号消失，如果只有部分脂肪信号被取代，则不太可能与跗骨窦综合征有关，相关疾病包括外侧韧带撕裂、关节炎及胫骨后肌腱撕裂。切勿将踝关节或距下关节大量积液并渗入跗骨窦误诊为跗骨窦异常。

　　跗骨窦综合征是临床诊断，跗骨窦内的 MR 异常表现并不总与该综合征的临床表现一致。更为重要的是描述 MR 所见异常，并阐述该异常可见于跗骨窦综合征患者，而非在 MR 报告中做出诊断。跗骨窦综合征可通过注射类固醇、重建跗骨窦韧带、

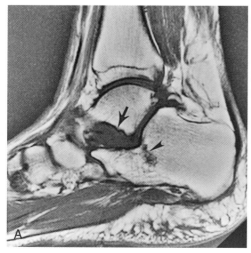
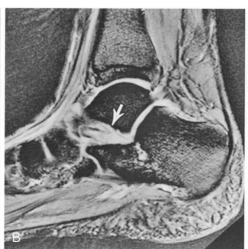
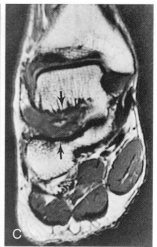

· 图 16.36　跗骨窦：异常。A，踝关节矢状位 T1W 图像。跗骨窦内的脂肪被中等信号组织（箭号）取代。跟骨见血管残留（箭头）。B，踝关节矢状位 T2* 图像。跗骨窦呈高信号，提示炎性组织尚未发生纤维化（箭号）。C，踝关节冠状位 T1W 图像。距骨与跟骨之间的跗骨窦内脂肪消失（箭号）

外科清理术、三踝关节融合术（较少采用）治疗。

足底筋膜炎（专栏 16.11）

足底筋膜或腱膜是起源于跟骨结节的足底面的纵向纤维凝集，由厚中央带、薄外侧带和膜状内侧带组成。筋膜的中央带起自跟骨内侧，远端附着于趾骨足底面，浅面与皮肤相连。在所有脉冲序列图像上，足底筋膜通常为低信号结构，在跟骨近端附着处的厚度不应超过 4 mm（图 16.37）。

足底筋膜炎是足底筋膜的炎症性病变，常引起跟骨结节前内侧附着处附近疼痛及压痛。好发于跑步运动员及肥胖的中年女性，病因为长期反复的微创伤及过度使用。血清阴性脊柱关节病患者足底筋膜炎的发病率较高，且常为双侧性。临床无需进行 MR 检查即可直接诊断足底筋膜炎，但在保守治疗无效时，仍需进行 MR 检查。少数情况下，足强迫背屈时可导致足底筋膜完全破裂，临床诊断困难，但 MR 可清楚显示。

足底筋膜炎 MR 表现为足底筋膜增厚，通常邻近跟骨附着处，T1W 呈中等信号，T2W 呈高信号。筋膜周围常可见水肿，邻近骨损伤或骨髓水肿常见于跟骨结节足底面（图 16.38）。足底筋膜破裂常发生于筋膜的中部，远离靠近跟骨附着处筋膜炎的典型好发部位（见图 16.34）。筋膜破裂在 T2W 图像上表现为筋膜不连续，软组织中高信号环绕，继发于出血及水肿（图 16.39）。

足底筋膜炎可通过休息、改良鞋类、服用非甾体抗炎药（NSAIDs）保守治疗，有时亦可注射类

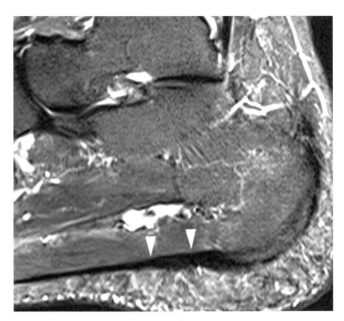

· **图 16.37** **足底筋膜：正常。**踝关节矢状位 STIR 图像。足底筋膜的中央带（箭头）表现为均匀低信号，自跟骨附着处向远端逐渐变薄

固醇，但较少采用手术松解筋膜或切除受损筋膜。足底筋膜炎的软组织病变有时可卡压跟骨下神经（Baxter 神经），导致卡压现象并小趾外展肌、趾短屈肌及跖方肌的肌肉在 MR 上表现为去神经支配改变（早期 T2W 信号增高，慢性期由于脂肪性肌肉萎缩表现为 T1W 信号增高）。

神经异常

跗管综合征（专栏 16.12 和专栏 16.13）

跗管是位于踝关节和后足内侧的纤维-骨管道，自内踝延伸至舟骨。距骨、跟骨及载距突构成跗管外侧，其内侧由屈肌支持带和踇展肌构成。跗管内包含胫神经及其分支、胫后动静脉、胫骨后肌腱、趾长屈肌腱和踇长屈肌腱（图 16.40）。

跗管综合征由一系列继发于胫神经或其分支受

· 专栏 16.11　足底筋膜炎及筋膜破裂

筋膜炎

临床
· 肥胖女性、跑步者或血清反应阴性关节炎伴足跟痛患者

病因
· 慢性、反复性应力损伤或炎症

病理
· 撕裂，黏液样变性，炎症

MR
· 跟骨附着处增粗、信号增高（T1W，T2W）
· 筋膜炎（增厚筋膜周围水肿）
· 跟骨结节足底面骨髓水肿/坏死

筋膜破裂

临床
· 强迫背屈
· 增厚，中部断裂（跟骨附着处远端）

· 专栏 16.12　跗管解剖

范围
· 头足向：内踝至舟骨
· 外侧：距骨及跟骨
· 内侧：屈肌支持带、踇展肌

内容物
· 胫骨后肌腱、踇长屈肌腱、趾长屈肌腱
· 胫后神经、动脉、静脉

临床
- 足底、足趾烧灼感，感觉异常

病因 / 病理
- 胫后神经或其分支受压：
  - 腱鞘囊肿
  - 神经鞘瘤
  - 腱鞘炎
  - 静脉曲张
  - 关节血管翳
  - 血管瘤
  - 跗骨联合
  - 纤维化

MR
- 显示是否有肿块，决定是否手术
- MR 特征取决于病理改变

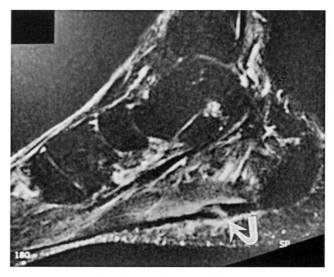

· **图 16.39　足底筋膜：断裂。**后足矢状位 STIR 图像。足底筋膜跟距骨附着点约 2 cm 处断裂（箭号），周围见高信号水肿 / 出血

压而导致的症状组成。由于不同神经分支所导致的症状不同，所以压迫的确切位置才是决定临床症状的因素。临床症状包括足底至足趾的烧灼感及感觉异常，常因活动加重，晚期常出现运动异常。

跗管综合征由跗管内部或外部的异常压迫跗管内神经所致，最常见的病因为跗管内腱鞘囊肿及神经鞘瘤（图 16.41 和图 16.42），其他病因包括姆长屈肌腱腱鞘炎、距下关节的中距关节面骨质增生形成跗骨桥、肌肉异常（副比目鱼肌或副趾长屈肌）、静脉曲张、关节血管翳、血管瘤及创伤后纤维化等（图

16.43）。

MR 不但能显示神经压迫性病变的异常改变，还能准确定位。腱鞘囊肿及神经鞘瘤为跗管综合征最常见的病因，在 T1W 图像上表现为均匀低信号，而在 T2W 图像上表现为高信号，但腱鞘囊肿与神经鞘瘤的手术方式不同，因此需注射对比剂行增强扫描加以鉴别。即使 MR 扫描跗管未见异常也是有意义的，因为可证实患者无手术指征或不能在手术中获益。但有一种情况需要注意，神经受周围组织瘢痕或纤维化影响时，MR 不能显示。

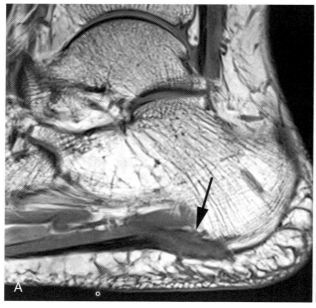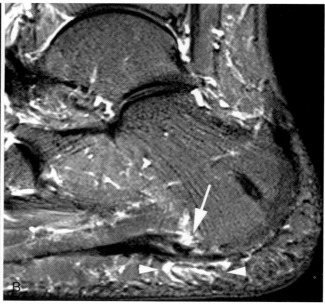

· **图 16.38　足底筋膜炎。**A，后足矢状位 T1W 图像。足底筋膜近端增厚，表现为中等信号（箭号）。B，后足矢状位 STIR 图像。与 A 图表现相似，但筋膜信号更高，易识别异常（箭号）。注意邻近足底脂肪垫水肿（箭头）

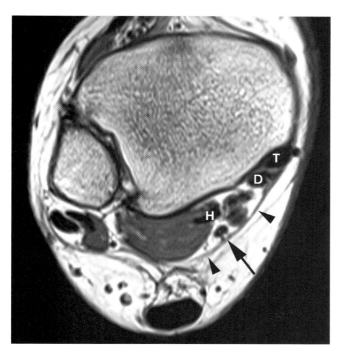

• **图 16.40 跗管：正常。** 踝关节轴位 T1W 图像。该层面跗管位于背侧的屈肌支持带（箭头）、外侧的跚长屈肌腱、内侧的趾长屈肌腱和前方的胫骨之间。屈肌肌腱及胫后神经（箭号）、动静脉位于跗管内。D，趾长屈肌腱；H，跚长屈肌腱；T，胫骨后肌腱

莫顿神经瘤（专栏 16.14）

莫顿神经瘤亦称为趾间神经瘤，从前被认为是神经肿瘤，但现在则认为其继发于慢性神经卡压，随后神经周围纤维化、神经退行性变以及邻近跖间滑囊炎并存。莫顿神经瘤发生在趾底神经周围，常位于第二或第三趾蹼间隙（图 16.44）。

• 专栏 16.14	莫顿神经瘤

临床
- 第二或第三趾蹼间隙疼痛，放射至足趾
- 女性或其他穿高跟鞋、鞋不合脚的患者

病因 / 病理
- 慢性趾底神经卡压导致神经周围纤维化、神经退行性变、邻近跖间滑囊炎

MR
- 跖骨头与足底间泪滴状软组织肿块
- T1W：低信号
- T2W：高信号或低信号，取决于纤维化程度
- 钆：强化，但非必须
- 邻近跖间滑囊积液及周围软组织水肿常见（T1W 低信号；T2W 高信号）

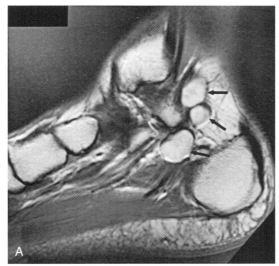

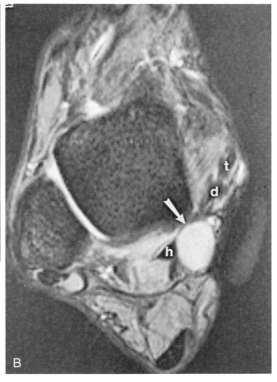

• **图 16.41 跗管综合征：源于神经鞘瘤。A，** 后足矢状位 T1 增强图像。三个强化的圆形肿块（箭号）穿行于跗管内。**B，** 后足轴位 T2*W 图像。胫后神经、动静脉走行区见高信号神经鞘瘤（箭号）。d，趾长屈肌腱；h，跚长屈肌腱；t，胫骨后肌腱

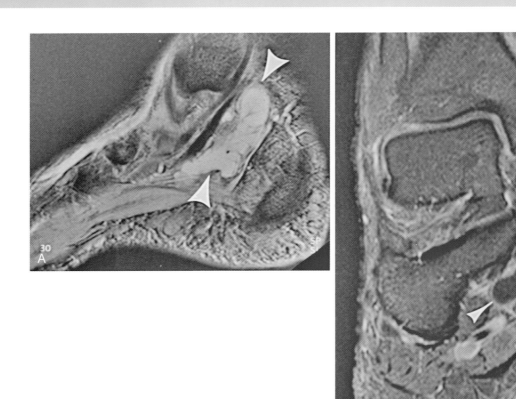

· 图 16.42　跗管综合征：源于腱鞘囊肿。A，后足矢状位 T2*W 图像。跗管内趾长屈肌腱后方见一长条状、分隔样肿块（箭头）。B，后足冠状位脂肪抑制 T1 增强图像。跗管内肿块（箭头）仅周围强化，提示其为囊性病变。腱鞘囊肿在跗管内邻近胫后神经

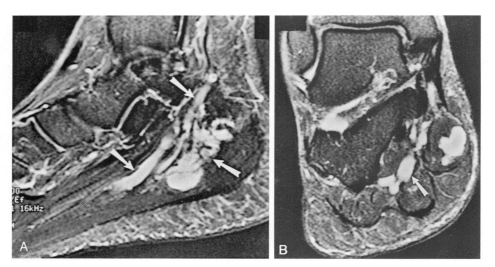

· 图 16.43　跗管综合征：源于血管瘤。A，后足矢状位脂肪抑制 Fast-T2W 图像。高信号线样结构（箭号）走行于跗管内，为血管瘤的血管。B，后足冠状位脂肪抑制 Fast-T2W 图像。扭曲的血管见于跗管内（箭号）及蹈展肌内

　　莫顿神经瘤临床症状表现为疼痛，常为电流样，并在受影响的区域跳跃传播，辐射至足趾。中青年女性为好发人群，这可能是因穿高跟鞋导致的神经慢性损伤所致。无症状患者 MR 上也可能会显示莫顿神经瘤及跖间滑囊炎。

　　建议对所有成像平面行常规 MR 检查，包括 T1W 和 T2W 序列，但是一些临床医生认为 T1 增强图像是不必要的，因为莫顿神经瘤一般无显著强化，

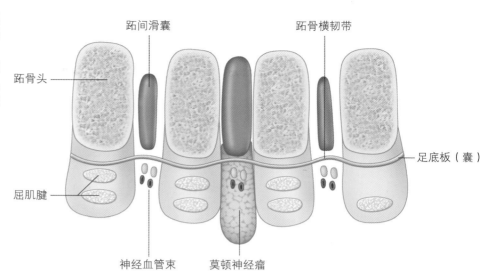

· 图 16.44 **莫顿神经瘤：解剖学**。前足横断位图像。足底神经位于跖骨头间的跖骨横韧带深部，其上为跖间滑囊。足底神经卡压可导致神经周围纤维化和神经退行性变（莫顿神经瘤）。跖间滑囊炎为常见并发症

图中标注：跖间滑囊　跖骨横韧带　跖骨头　足底板（囊）　屈肌腱　神经血管束　莫顿神经瘤

而且通常也无需使用钆剂鉴别 T2W 低信号的莫顿神经瘤与 T2W 高信号的跖间囊肿。莫顿神经瘤 MR 表现为跖骨头之间泪滴状软组织肿块，向下延伸至足底皮下脂肪（图 16.45 和图 16.46），因为存在大量纤维，在 T1W 图像上呈中等信号，在 T2W 图像上通常呈较低信号。邻近跖间滑囊内常见继发于炎症的积液（图 16.47）。跖间滑囊垂直走行于跖骨头之间（而非下方），滑囊炎在 T1W 图像上表现为低信号，在 T2W 图像上表现为高信号。莫顿神经瘤治疗方法包括鞋类改良、经皮神经松解术、跖骨横韧带切开或切除术。

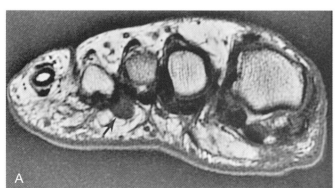
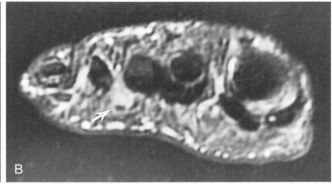

· 图 16.45 **莫顿神经瘤**。A，前足短轴位 T1W 图像。低信号、泪滴状莫顿神经瘤（箭号）见于跖骨头下方第三趾蹼间隙。B，前足短轴位 STIR 图像。莫顿神经瘤（箭号）呈高信号，与 T1W 图像相比更难观察到病灶

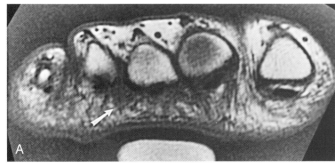
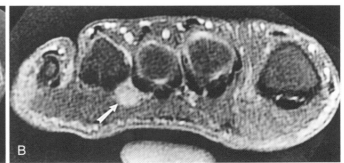

· 图 16.46 **莫顿神经瘤**。A，前足短轴位 T1W 图像。跖骨头下方第三趾蹼间隙见一肿块（箭号），该成像序列显示欠佳。B，前足短轴位脂肪抑制 T1 增强图像。肿块明显强化（箭号），依据该图像易于诊断

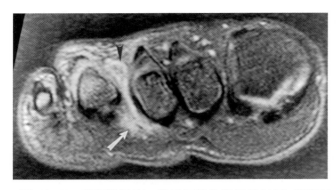

· 图 16.47　莫顿神经瘤。前足短轴位脂肪抑制 T1 增强图像。第三趾蹼间隙泪滴状肿块（箭号）为莫顿神经瘤。跖骨头间的滑囊炎强化（箭头）

骨异常

跗骨联合

　　跗骨联合（跗骨桥）为一种常见的骨异常，人群中约 6% 可见，被认为是跗骨分离不良的表现，也可能继发于类风湿关节炎或外伤。男性发病率约为女性的 4 倍，约 50% 患者双侧发病。最常见的两种类型见于跟舟骨间（通常无症状，可依据足内侧斜位片而非 MR 诊断）和跟距骨间，常见于跟骨载距突与邻近距骨的距下关节面中部。

　　症状通常是由于距下关节活动受限，增加跗骨及其他部位的应力，导致腓骨及伸肌痉挛，并伴有扁平足畸形。跗骨联合可为骨性、纤维性、软骨性或混合性。

　　MR 可显示跗骨联合，并用于分类及界定范围（图 16.48 ~ 图 16.50）。此外，MR 可评估周围结构是否受增大的骨块推挤，例如跗管内胫骨后肌腱及趾长屈肌腱移位。距下关节后关节面继发退行性关节病较常见，MR 可良好显示。MR 还可显示距下关节中关节间隙变窄、关节面不规则或呈骨性融合。通常跗骨联合的这些关节的角度是异常的。

副骨和籽骨（专栏 16.15）

　　副骨可以导致疼痛综合征及相关软组织异常。足部最常见的综合征为三角籽骨综合征，与软组织异常相关最常见的是副舟骨或趾趾籽骨。

三角籽骨综合征

　　三角籽骨综合征（又称后踝撞击综合征）是指在强迫足底跖屈过程中，距骨三角突或三角籽骨于胫骨后方与跟骨后方间受压，导致后踝疼痛。跳芭蕾

三角籽骨综合征（后踝撞击综合征）

临床
· 足底反复跖屈（芭蕾舞、篮球、踢足球、山地跑）

病因
· 三角籽骨 / 距骨三角突和趾长屈肌腱嵌顿于跟骨与胫骨之间

病理
· 距骨三角突或距后三角骨软骨结合处骨髓水肿 / 骨折；趾长屈肌腱刺激（狭窄性腱鞘炎）

MRI：
· T1W 距骨后份骨髓信号减低
· T2W 距骨骨髓信号增高
· 软骨结合、距后三角骨处高信号的骨折
· 趾长屈肌腱周围局灶性高信号积液（狭窄性腱鞘炎）

舟骨
· 舟骨大角状突或副舟骨
· 骨髓水肿，滑囊炎，副骨与舟骨间退行性关节病，胫骨后肌腱撕裂
· 所有异常在 T2W 上表现为高信号

趾趾籽骨
· 位于第一跖骨头趾短屈肌腱内
· 异常：急性或应力性骨折、骨坏死、感染、籽骨炎（炎症）、脱位，可能与炎症性的和退行性的关节疾病有关
· MR 敏感但非特异性；内侧籽骨低信号更可能为外伤性；外侧籽骨低信号则更可能为骨坏死

舞、下山跑及踢足球时，足底常跖屈。距骨后份压缩可导致距骨三角突或三角籽骨应激性骨髓水肿（图 16.51）、距骨三角突急性骨折或慢性应力性骨折、距骨与三角籽骨间软骨结合骨折。软骨结合破坏在 T2W 图像上表现为三角籽骨和距骨间的软骨结合部分被高信号液体取代（见图 16.14）。紧靠三角籽骨内侧的趾长屈肌腱受压可导致刺激、炎症、腱鞘炎及狭窄性腱鞘炎，肌腱内或其周围信号强度异常增高（见图 16.14）。踝关节内可见关节游离体，继发于骨撞击及碎裂。

副舟骨

　　胫骨后肌腱的相关内容已提及副舟骨或舟骨内侧结节样突起（"角状舟骨"）。因为一些原因副舟骨可引起疼痛。副舟骨与舟骨间的退行性改变可导致骨髓水肿引起疼痛。此外，舟骨结节表面软组织内可形成疼痛性囊肿，且由于副舟骨存在致使应力改变，发生胫骨后肌腱撕裂概率明显增高。

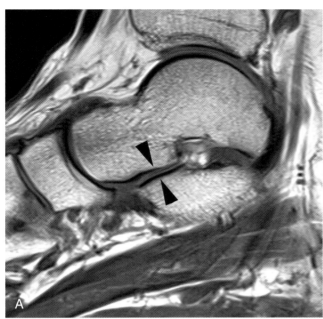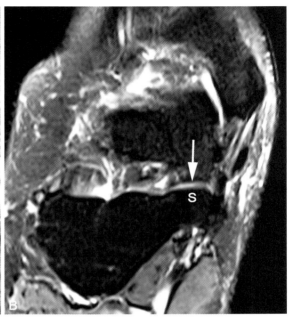

· 图 16.48　距下关节面中部：正常。A，后足矢状位 T1W 图像。载距突与距骨间的关节是笔直且均匀的（箭头），无联合征象。B，后足冠状位脂肪抑制 T2W 图像。距下关节面中部见均匀高信号软骨（箭号）。S，载距突

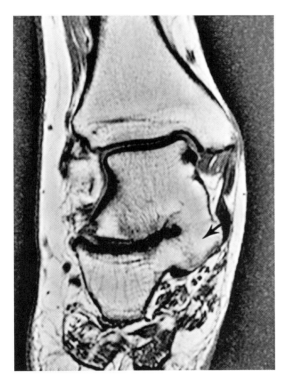

· 图 16.49　跗骨联合：骨性。后足冠状位 T1W 图像。距下关节面中部完全性骨性强直（箭号），关节结构消失。增大骨块压迫邻近胫后神经，患者表现为跗管综合征

蹈趾籽骨

内侧及外侧蹈趾籽骨，位于第一跖骨头水平蹈短屈肌腱内，为蹈趾的屈曲提供机械优势，且有助于减少摩擦。蹈趾籽骨异常可能有多种原因，包括急性骨折、应力性骨折、骨坏死、感染、籽骨炎及脱位，与退行性关节病及关节炎相关。一般而言，内侧籽骨异常易由外伤所致，而外侧籽骨更易发生缺血性骨坏死（图 16.52）。

无论病理表现如何，各类籽骨异常的 MR 表现通常相同。且多数情况下需进行鉴别诊断，因 MR 表现并非特异性。然而，如果骨折线明显，或者在籽骨与邻近跖骨头间的软骨下骨病变可见，则可诊断骨折或关节炎（见图 16.52）。

草皮趾是蹈趾籽骨区最常见的软组织异常，多见于参加户外人工场地体育运动的运动员。这是由于第一跖趾关节过度背屈导致足底囊样组织（"足底板"）破裂所致，可并发籽骨脱位或半脱位。

骨折

在常规 X 线片正常或无法确定骨折与否时，才采用 MR 诊断骨折。MR 显示骨折极佳，尤其是距骨穹隆骨软骨骨折及足和踝应力性骨折与不全性骨折，亦可良好显示软组织异常。

骨挫伤或骨软骨骨折常见于踝关节内翻或外翻损伤，且常伴有相关韧带损伤。剥脱性骨软骨炎（已更名为骨软骨损伤）的病因为自发性骨坏死，但骨软骨骨折可能是最准确的病理学表现。距骨穹隆内侧

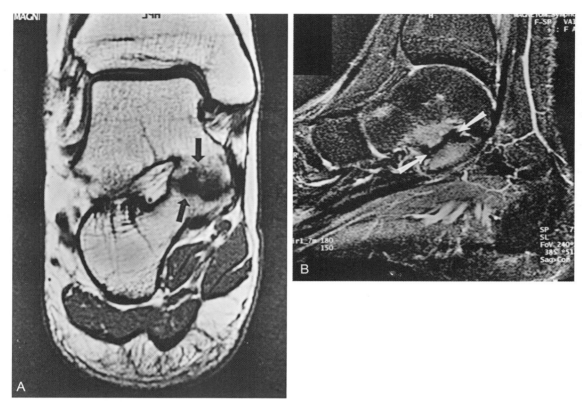

· 图 16.50 　跗骨联合：纤维软骨。A，后足冠状位 T1W 图像。载距突与距骨间关节间隙狭窄且不规则（箭号之间）。B，后足矢状位 STIR 图像。关节面中部不规则，纤维软骨联合处间隙变窄（箭号）。异常关节两侧均见高信号骨髓水肿

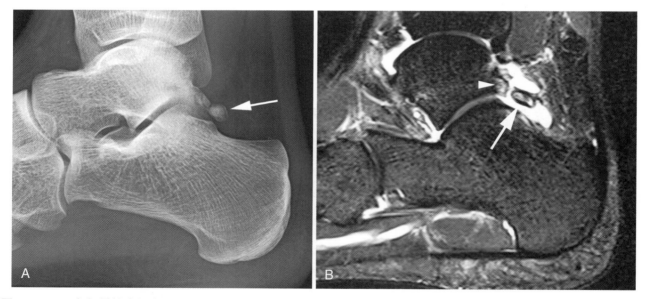

· 图 16.51 　三角籽骨综合征（后踝撞击综合征）。A，后足 X 线侧位片。该年轻芭蕾舞者后踝疼痛，片内见三角籽骨（箭号）。B，后足矢状位 STIR 图像。三角籽骨（箭号）与邻近距骨后份（箭头）见骨髓水肿，二者间见高信号积液

或外侧骨折的概率相同。骨折可仅为骨挫伤或为线性骨折，可累及上覆软骨（图 16.53）。软骨裂隙内有关节积液时，可形成距骨穹窿软骨下囊肿，形似骨肿瘤。

MR 有助于诊断骨软骨病变（专栏 16.16），并可显示骨碎片游离（不稳定）与否。MR 上游离骨软骨碎片的特征为 T2W 图像上碎片周围见高信号、碎片深部见软骨下囊肿、上覆软骨中见裂隙、伴或不伴

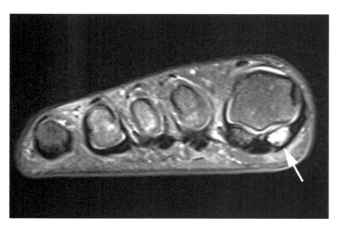

• 图 16.52 蹬趾籽骨。前足短轴位脂肪饱和 T2W 图像。蹬趾内侧籽骨内见异常高信号（箭号）。该患者为足球运动员，病变可能为一种应激反应

有关节内游离体或骨碎片。MR 通常也可以显示相关韧带损伤。

应力性骨折 MR 表现为 T1W 图像上的线性低信号区、T2W 图像上线性高或低信号区。骨折通常垂直于受累骨长轴，然而，内踝应力性骨折通常是纵行的（图 16.54）。与骨扫描相比，应力性骨折的 MR 表现具有特异性。与其他部位的骨骼类似，足和踝的任意骨均可发生外伤性骨折，当常规 X 线片呈阴性、骨扫描呈阴性或非特异性时，MR 显示此类骨折的敏感度极高。

足和踝骨坏死（专栏 16.17）

若患者服用类固醇激素或有其他系统性易感性危险因素，则足和踝的任何部位可发生骨坏死。创伤后最常继发骨坏死的部位如下：

1. 舟骨，可能发生隐匿性骨折，导致骨折部位进展为骨坏死；
2. 跖骨头，尤其是第二跖骨，常见于穿高跟鞋者（Freiberg 梗死）；
3. 第一跖骨头水平蹬趾外侧籽骨；
4. 距骨穹窿骨坏死，为距骨颈骨折伴骨近侧血供中断的后遗症（图 16.55）。

足和踝骨坏死的 MR 表现与其他骨坏死相同，表现为波浪状低信号线，从而构成地图样信号改变。

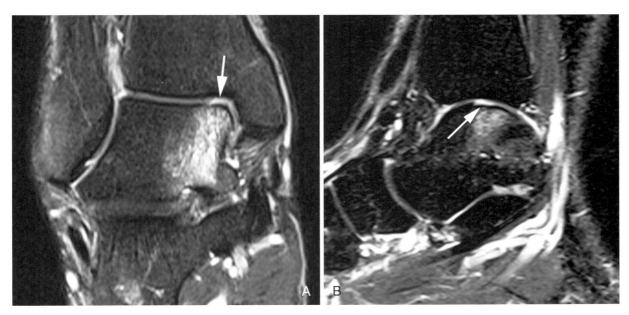

• 图 16.53 距骨骨软骨损伤。A，踝关节冠状位脂肪抑制 T2W 图像。距骨内侧见广泛骨髓水肿，伴距骨穹隆内侧（箭号）局灶性软骨缺损，符合骨软骨病变。B，踝关节矢状位 STIR 图像。骨软骨病变相关水肿及软骨缺损，该部位关节面见极细微的扁平样改变（箭号）

<table>
<tr><td>

• 专栏 16.17　足部骨坏死

- 舟骨（隐匿性骨折）
- 距骨头，尤其是第二和第三距骨头（反复应力性损伤，穿高跟鞋）
- 距骨穹隆（距骨颈骨折）
- 踇趾外侧籽骨
- 其余任何部位（类固醇激素）

</td><td>

• 专栏 16.18　足和踝常见骨肿瘤

胫、腓骨远端
- 非骨化性纤维瘤、骨巨细胞瘤、动脉瘤样骨囊肿

跟骨
- 颈部：单纯性骨囊肿，脂肪瘤
- 结节：动脉瘤样骨囊肿，软骨母细胞瘤，骨巨细胞瘤

距骨
- 骨样骨瘤

骨肿瘤样病变
- 内踝：骨内腱鞘囊肿
- 距骨穹隆：外伤后软骨下囊肿

</td></tr>
</table>

若未见波浪线，则 T1W 图像上骨髓内见弥漫性低信号（在 T2W 图像上伴或不伴高信号），鉴别诊断应包括骨坏死、隐匿性骨折、应力性损伤、骨髓炎及一过性骨髓水肿。

骨肿瘤（专栏 16.18）

少数骨源性肿瘤好发于足和踝，但恶性原发性肿瘤及转移瘤罕见。一般而言，MR 并不提高骨肿瘤的诊断效能，但有助于显示骨内病变的侵犯范围及评估病变内是否含有软组织成分。非骨化性纤维瘤、动脉瘤样骨囊肿及骨巨细胞瘤最常累及胫、腓骨远端。

跟骨为单纯性骨囊肿（单腔骨囊肿）的好发部位，多见于跟骨中份或颈部，该部位由于应力不足且常见脂肪填充，故骨小梁稀疏。部分学者认为骨内脂肪瘤亦好发于跟骨该部位，且 X 线表现与单纯性骨囊肿相同；但大多数学者现在认为其为单纯性骨囊肿，单纯性骨囊肿在分解时形成脂肪成分，MR 或活检会诊断为脂肪瘤。许多自发消退的纤维-骨性

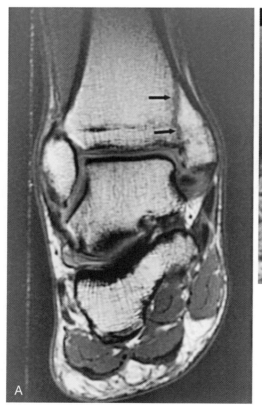
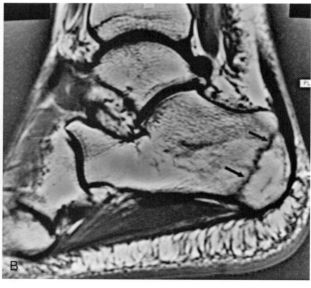

• 图 16.54　骨折。 A，踝关节冠状位 T1W 图像。大学篮球运动员内踝垂直应力性骨折（箭号），X 线片表现正常。B，后足矢状位 T1W 图像（非 A 患者）。跟骨结节见与跟骨长轴垂直的低信号应力性骨折线（箭号），X 线片显示骨折线并不明显

· 图 16.55 骨坏死。A，后足矢状位 T1W 图像。患者为前篮球运动员，足部疼痛，骨坏死致舟骨内见弥漫低信号（箭号）。B，前足长轴冠状位 T1W 图像。第二和第三跖骨头见局灶性低信号（箭号），提示骨坏死（Freiberg 梗死）

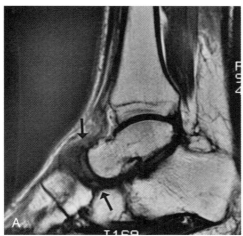
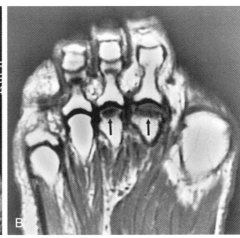

病变在演变过程中可能含有脂肪成分，勿误诊为骨内脂肪瘤（图 16.56）。其他好发于跟骨的病变包括软骨母细胞瘤、动脉瘤样骨囊肿和巨细胞瘤，常位于跟骨结节后方突起。

距骨和跟骨为骨样骨瘤的好发部位，可引起骨膜反应，MR 可显示广泛骨髓水肿和周围软组织水肿（图 16.57）。骨内腱鞘囊肿（常见于内踝）及外伤后距骨穹隆软骨下囊肿（图 16.58）常被误诊为骨肿瘤。上述病变体积可能会非常大。MR 可通过显示软骨下囊肿与关节面相连来进行诊断。

血管残留（vascular remnants）位于跟骨中段邻近跗骨窦（图 16.59；亦见于图 16.36），体积有时非常大，常为偶然发现且无症状。

骨髓水肿综合征

无原因的全身疼痛的患者，足和踝多骨散在 T2 信号增高（图 16.60），称为骨髓水肿综合征，被公认为非慢性局部疼痛综合征，其病因尚不明确。骨髓水肿综合征可见于任何年龄段，年轻患者更为常见。通常双侧发病且具有自限性，但病程可持续数月或长达一年。该病类似于疼痛性骨髓水肿综合征，如髋部特发性一过性骨质疏松症和局限性移行性骨质疏松症，均无需组织活检，治疗方法为对症保守治疗。

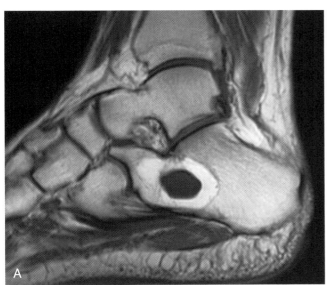
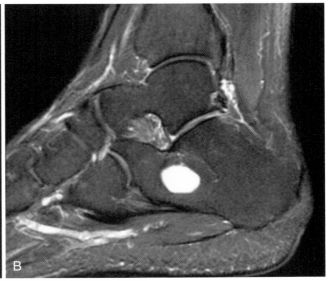

· 图 16.56 单腔骨囊肿。A，后足矢状位 T1W 图像。跟骨颈可见类圆形高信号脂肪团，边界清楚，中央呈低信号。B，后足矢状位 FSE-T2W 图像。T1W 病变中央低信号在 T2W 上呈液性高信号，提示单腔骨囊肿中央积液残留，外周部则已分解为正常黄骨髓。多数临床医生认为，在跟骨内原有的单纯性骨囊肿消退时，脂肪组织会填充于病变周围

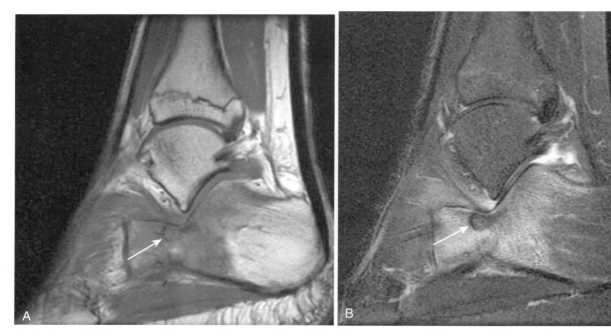

· 图 16.57　骨样骨瘤。A，踝关节矢状位 T1W 图像。跟骨前份可见大片状低信号，为骨样骨瘤所引起的水肿。病灶毗邻跗骨窦（箭号）。B，踝关节脂肪饱和 FSE-T2W 图像。跟骨水肿表现为高信号，骨样骨瘤病灶呈低信号（箭号）

· 图 16.58　骨肿瘤样病变。A，踝关节矢状位 T2*W 图像。内踝见分叶状高信号病变（箭号），活检证实为骨内腱鞘囊肿，该部位为典型病变部位。B，踝关节矢状位 T2*W 图像。距骨穹隆内见圆形高信号病变（箭号）。病变较大时类似于肿瘤，但该病变为骨软骨损伤所引起的软骨下囊肿。囊肿上方软骨内的异常低信号有助于诊断

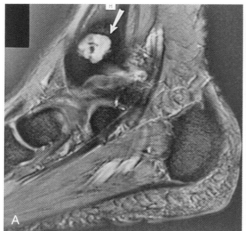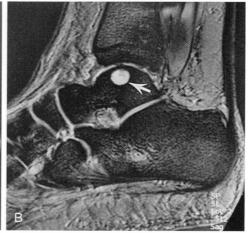

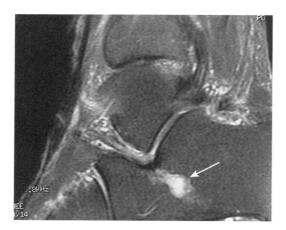

· 图 16.59　血管残留。踝关节脂肪饱和 FSE-T2W 图像。跟骨内的高信号（箭号）为正常变异，多数踝关节可见，是血管残留

软组织肿瘤（专栏16.19）

良性

　　好发于足部的良性软组织肿瘤主要包括腱鞘囊肿、血管瘤、脂肪瘤、神经鞘瘤、足底纤维瘤病、软组织软骨瘤（关节外滑膜骨软骨瘤病）、腱鞘巨细胞瘤（关节外色素沉着绒毛结节性滑膜炎）。MR 可准确定位软组织肿块的累及范围，有助于制订外科手术方案。在某些情况下，特定病变的 MR 表现具有特异性。上述病变中除足底纤维瘤病之外，足和踝软组织良性肿瘤的 MR 表现与身体其余部位相同，在此不做赘述。以下详述足部特有的足底纤维瘤病。

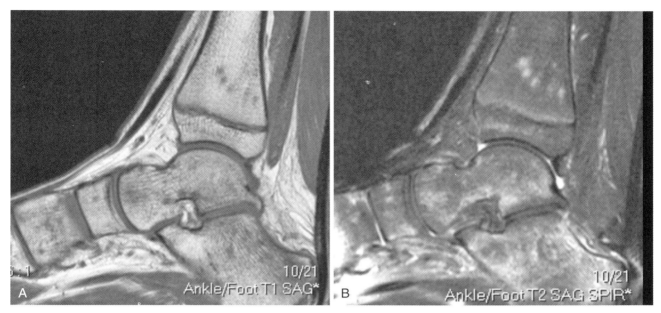

· 图 16.60　骨髓水肿综合征。踝关节矢状位 T1（A）和脂肪饱和 FSE-T2W（B）图像。该年轻患者踝关节疼痛，踝关节及胫骨远端见散在的斑片状、斑点状高信号。这是骨髓水肿综合征患者的骨髓水肿

良性

· 腱鞘囊肿，血管瘤，脂肪瘤，神经鞘瘤，腱鞘巨细胞瘤，软组织软骨瘤，足底纤维瘤病

恶性

· 滑膜肉瘤

软组织肿瘤样病变

· 副肌
　· 副比目鱼肌
　· 第四腓骨肌
· 压迫性病变

足底纤维瘤病

　　足底纤维瘤病为足底纤维组织的良性增生，发生于足底筋膜，常为位于足底内侧的无痛结节，表现为足底筋膜一处或多处小结节样增厚，在 T1W 和 T2W 序列上呈低至等信号（图 16.61），静脉注射钆剂后常见强化。病变上缘可呈浸润性，蔓延至足深部间隔，而下缘经皮下脂肪衬托，可清楚界定。足底纤维瘤病的解剖位置及 MR 表现较典型，通常不进行活检或手术切除，除非病变较大。

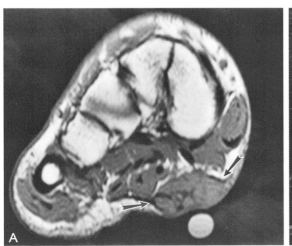
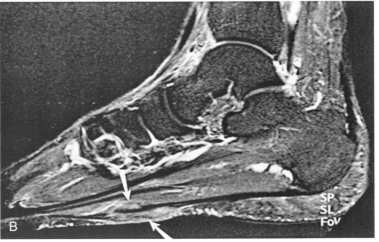

· 图 16.61　足底纤维瘤病。A，中足短轴位 T1W 图像。足底筋膜周围见等信号肿块（箭号）。B，足矢状位 STIR 图像。肿块（箭号）信号不均但常为低信号。足底筋膜穿行于肿块中心

恶性

滑膜肉瘤

足部最常见的恶性软组织肿瘤为滑膜肉瘤。滑膜肉瘤表现为关节外软组织肿块，在常规 X 线片上，约 20% 病变内可见散在钙化。滑膜肉瘤好发于年轻人群，可浸润并破坏邻近骨质，有的病例影像学也可表现出类似良性病变的清楚的边界，邻近骨质受压吸收。因坏死及出血致使钆剂增强扫描病变内部信号不均匀。总的来说滑膜肉瘤并无特异影像学表现，甚至 MR 表现可类似于良性囊性病变，在 T2W 图像上呈极高信号。但也有一些特征有助于诊断，包括病变在 T1W 图像上呈相对于肌肉的等至稍高信号（非液体），钆剂增强扫描常表现为异常强化。年轻患者足部无特征肿块需将其纳入鉴别诊断中（图 16.62）。

其他肉瘤

脂肪肉瘤和恶性纤维组织细胞瘤在膝以下罕见，但若发生于足 / 踝部，则常见于踝关节。

软组织肿瘤样病变

足和踝的某些肿块并非肿瘤，MR 可容易鉴别。副肌及撕裂的胫前肌在临床体格检查中可表现类似肿瘤。

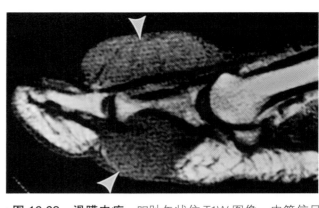

· 图 16.62　**滑膜肉瘤**。蹞趾矢状位 T1W 图像。中等信号肿块（箭头）包绕蹞趾。MR 表现非特异，术中证实为滑膜肉瘤

副肌

副肌在足和踝较为常见。副比目鱼肌和第四腓骨肌是该区域最常见的副肌。MR 表现是诊断性的，因为在所有的脉冲序列中，其信号和表现都与其他肌肉相同。

副比目鱼肌是小腿肌群的正常解剖变异，表现为踝关节内侧和 / 或后侧的肿块。副比目鱼肌可能会在运动时发生局灶性筋膜室综合征从而导致缺血并引起疼痛。也可压迫跗管内的胫神经导致跗管综合征。在 MR 上，副比目鱼肌位于跟腱腹侧，其肌腱附着于跟腱或跟骨上（图 16.63）。

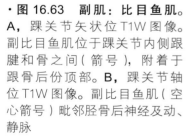

· 图 16.63　**副肌：比目鱼肌**。A，踝关节矢状位 T1W 图像。副比目鱼肌位于踝关节内侧跟腱和骨之间（箭号），附着于跟骨后份顶部。B，踝关节轴位 T1W 图像。副比目鱼肌（空心箭号）毗邻胫骨后神经及动、静脉

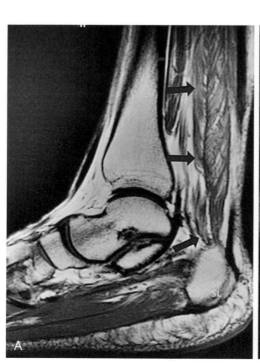

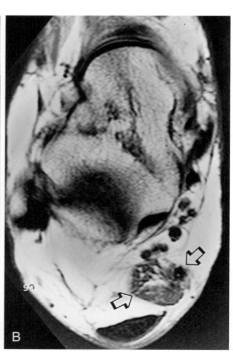

第四腓骨肌也位于踝关节后部、跟腱前外侧（见图16.18），走行于腓骨长肌腱和短肌腱的后内侧，通常附着于跟骨外侧滑车突（即腓骨滑车）后方。与副比目鱼肌类似，第四腓骨肌可表现为肿块或MR检查时偶然发现。人群中13%~25%的个体具有第四腓骨肌，通常无症状，但也可能引起踝关节外侧疼痛及踝关节不稳。由于副肌在腓支持带有限间隙内具有占位效应，导致支持带继发拉伸、松弛，并容易引起腓骨肌肌腱半脱位。

副趾长屈肌可压迫跗管内的胫后神经。腓跟骨内肌（peroneocalcaneus internus，也是一种副肌）的肌腱与𧿹长屈肌腱部分平行，其表现类似肌腱纵向撕裂。

压迫性病变（专栏16.20）

骨骼及肌肉压力增加可致其结构改变，虽易与病变混淆，但意义甚微或无意义。因骨内压力增高所导致的骨髓水肿，仅靠MR表现难与感染、早期骨坏死、疼痛性骨髓水肿综合征或其他疾病鉴别。

慢性压迫性病变可发生于压力点处的皮下脂肪及反复摩擦的部位，病变中央可囊变，因此被称为摩擦囊（偶发性黏液囊）（注：足底滑膜炎相关），症状可有可无。摩擦囊最初并不存在，是软组织对压力的反应而形成的。压迫性病变类似软组织肿瘤，尤在其发生囊变之前。

足压迫性病变发生于压力点，例如第一、第二或第五跖骨头足底面，𧿹外翻者第一跖骨头内侧、跟骨结节足底面至内侧，鞋不合脚者跟腱远端（跟腱后滑囊）后侧。足术后也可发生压迫性损伤或形成外部滑囊，致使应力转移至新部位，骨科医生常称之为转移性损伤。畸形足的压迫性损伤多发生于压力最大的非典型部位。

病变表现为真皮下脂肪层内的圆形异常信号，T1W图像上呈低至等信号，T2W图像上呈等至高信号，边缘模糊（图16.64）。由于压迫性病变也表现为软组织肿块，可被误诊为其他更严重的病变。诊断的关键在于病变的典型好发部位，且MR特征表现并非完全是真正的肿块性病变，脂肪信号常混于其中。活检可发现纤维及脂肪组织。

糖尿病足（专栏16.21和专栏16.22）

糖尿病患者的足部疾患常见且严重，这些疾患病因多样，包括小血管缺血、神经性关节病、骨折和感染。因糖尿病患者足部压力区常发生软组织溃

专栏16.21　糖尿病足骨髓信号异常

- 高T1W（脂肪），低STIR（脂肪）
  - 正常
- 高T1W（脂肪），高STIR
  - 继发于邻近软组织炎症的反应性骨髓水肿
- 低T1W，低STIR
  - 神经病变，慢性
- 低T1W，高STIR
  - 压力点处的骨髓信号异常伴有表面溃疡时骨髓炎的可能性非常大
  - 单纯的骨髓信号异常无法排除继发于邻近软组织炎症的反应性骨髓水肿
  - 急性神经病变常累及关节，且无表面溃疡或病灶不在压力点处

专栏16.20　足部压迫性病变

临床
- 通常无症状，偶尔疼痛
- 可能与摩擦囊形成有关
- 常见部位
  - 足底至第一和第五跖骨头
  - 足底至跟骨结节处的足底筋膜
  - 跟腱远端后部（跟腱囊）
  - 𧿹外翻跖骨头内侧
- 组织学：纤维及脂肪组织

MR
- 通常所有序列呈低信号
- 肿块中可混杂脂肪信号
- T2W上通常不具有真正的肿块外观
- 中心可囊变（T2W上呈高信号）

专栏16.22　糖尿病足

骨髓炎
- 骨髓信号：T1W低信号，STIR高信号
- 异常骨附近的软组织溃疡（>90%）
- 发生于压力点处：第一和第五跖骨头，跟骨结节，远节趾骨，踝关节
- 其他非特异性表现：骨皮质破坏，骨膜反应，关节积液，蜂窝织炎/脓肿所致的软组织STIR高信号

神经病变
- 骨髓信号：T1W低信号，STIR低信号或高信号（慢性或急性病变）
- 关节异常：常累及跗跖关节
- 骨变形（碎裂，吸收）
- 肌肉萎缩（T1W和STIR高信号）
- 其他非特异性表现：骨膜反应，骨皮质破坏，关节积液

· 图 16.64　压迫性病变。A，前足短轴位 T1W 图像。第五跖骨头下见一肿块（箭号）。B，前足矢状位 T1W 图像（非 A 患者）。等信号肿块（箭号）位于第一跖骨头和籽骨正下方。中央低信号（箭头）提示囊变，该病变为摩擦囊（偶发性黏液囊）。C，后足矢状位 T1W 图像（非 A 及 B 患者）。跟骨结节内下见压迫性病变，局灶性等信号内夹杂脂肪信号

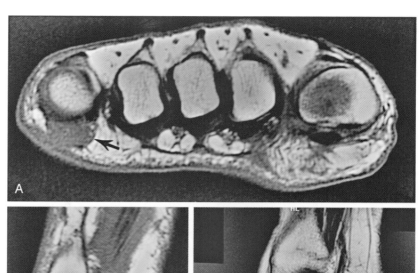

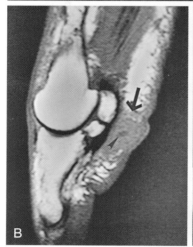

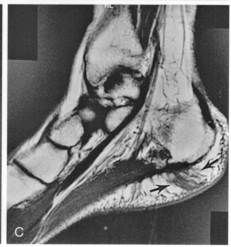

疡，临床医生重点关注软组织感染与骨髓炎的鉴别。临床上鉴别诊断较为困难但极为重要，因其影响治疗决策，包括抗生素治疗的时间长短及是否需要外科清创手术。影像学的作用不仅是诊断骨髓炎或软组织脓肿，还可确定累及范围，这对于判断是否需要手术或活检至关重要。

研究表明，对于糖尿病足感染，MR 比标准三相放射性核素骨扫描及铟标记白细胞扫描更具经济效益。同时 MR 还可相对快速地显示其余影响临床治疗决策的软组织疾患，如窦道、蜂窝织炎、脓肿及肌腱异常。

骨髓炎的 MR 表现为 T1W 图像上骨髓内脂肪高信号被低信号取代，以及 T2W 图像或短时间反转恢复（STIR）图像上的高信号（图 16.65）。MR 的局限性与骨扫描类似，无法鉴别骨髓炎与继发于邻近软组织炎症的骨髓水肿（交感神经性或反应性水肿）及神经性糖尿病足常见的隐匿性骨折所致的骨髓水肿。骨髓炎及神经病变可引起骨膜反应及骨皮质破坏。若在所有脉冲序列图像上都可见正常骨髓脂肪信号，即可排除骨髓炎。若在 T1W 图像及 STIR 图像上骨髓信号异常，则可归因于骨髓炎、继发于邻近软组织感染的反应性骨髓水肿或急性神经病变。若邻近软组织见溃疡或窦道，且骨异常发生于压力点，即便无骨皮质破坏，也可基本确诊骨髓炎。若 T1W 图像正常，但 T2W 图像或 STIR 图像示骨髓内高信号，则基本诊断为反应性骨髓水肿而非骨髓炎（见图 16.65）。

糖尿病足的骨异常定位有助于鉴别神经病变和骨髓炎。骨髓炎发生在软组织溃疡形成的压力点（足底到第一和第五跖骨头、跟骨结节、踝关节和远节趾骨足底面）。足畸形或有足手术史的患者，其压力点可能不同于上述部位，因此应评估特殊足的生物力学特性以避免误诊。神经病变一般与软组织溃疡无关，通常累及关节，最常见于跗跖关节。

所有成像技术，包括 MR，很难鉴别神经病变和骨髓炎。神经病变的典型 MR 表现为，在严重破坏的关节间隙两侧，T1W 图像和 T2（STIR）图像上骨髓信号减低（图 16.66）。伴有骨质破碎和关节破坏的侵袭性及活动性神经病变，T2W 图像上可见类似于骨髓炎的高信号骨髓水肿及软组织肿胀。异常骨髓的位置、表面溃疡、关节受累及骨折线是鉴别骨髓炎和神经病变的最优表现（图 16.67）。但是，

· 图 16.65　骨髓炎。A，矢状位 T1W 图像。第一跖趾关节足底面见溃疡，第一跖骨远 2/3 段见异常信号，邻近姆趾近节趾骨见正常脂肪信号。蜂窝织炎累及足背皮肤及真皮下脂肪。足底侧的肌肉因缺血或神经病变（去神经支配）而发生脂肪浸润。B，矢状位 STIR 图像。第一跖骨头内见高信号，与骨髓炎相融合。近节姆趾骨在 STIR 图像上呈高信号而在 T1W 图像上正常，提示为反应性骨髓水肿而非骨髓炎。足背蜂窝织炎和足底肌肉去神经支配呈弥漫高信号

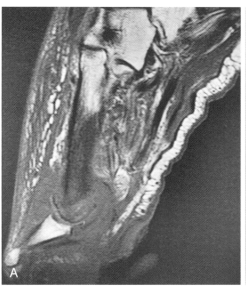
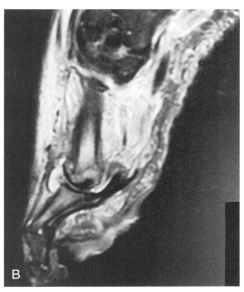

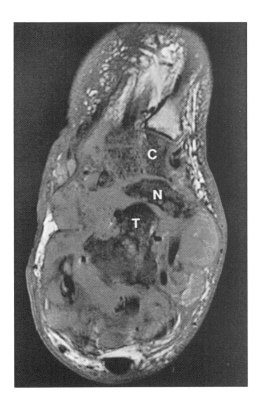

· 图 16.66　神经病变：慢性。足长轴冠状位 T1W 图像。糖尿病患者的后足及中足骨结构紊乱、碎裂，周围软组织肿胀。距骨（T）、舟骨（N）和楔骨（C）信号极低且在 T2W 图像上仍为低信号。中足位置畸形，压力点处未见表面溃疡，关节受累。典型的慢性神经病变在所有脉冲序列图像上均呈低信号

足部神经病变继发感染则一般难以鉴别。

由于反应性或交感神经性关节积液较为常见，因此不可仅依据 MR 所示的关节积液诊断化脓性关节炎。然而，MR 确实有助于指导骨骼或关节活检及关节积液抽吸。

MR 对显示可引流性脓肿的效果良好，静脉注射钆剂有助于鉴别复杂积液与蜂窝织炎。注射对比剂后，蜂窝织炎表现为弥漫不均匀强化，而脓肿表现为周边强化，中央不强化。

糖尿病患者足部常见的其他软组织异常包括脂肪化生和肌肉水肿（肌肉在 T1W 图像上呈高信号，在 T2W 图像或 STIR 图像上亦呈高信号），可能为神经病变及缺血改变所致（图 16.68）。T2W 图像或 STIR 图像上的高信号勿误诊为化脓性肌炎，T1W 图像所示萎缩肌肉内的脂肪浸润，可诊断糖尿病去神经病变。糖尿病患者的跟腱和胫骨后肌腱通常部分或完全撕裂，或可归因于微血管疾患所引起的缺血。

异物

异物在足部很常见，因人们赤脚时易不小心踩到穿透物。大多数异物不透 X 射线，且 X 线平片无法显示。小异物常自皮肤进入处移动至远处。在 T1 和 T2W 图像上，大多数异物呈线性低信号（图 16.69）。异物周围的炎性改变，如软组织水肿或脓肿形成，在 T2W 图像上表现为环绕异物的高信号，且常较异物更为明显，致使异物易被忽视。

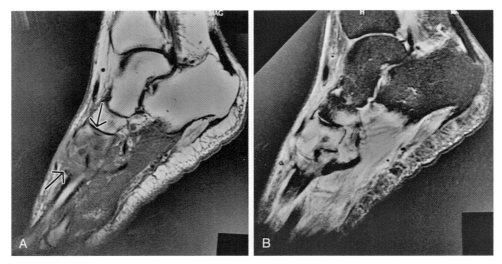

• **图 16.67　神经病变：急性。A**，足矢状位 T1W 图像。该糖尿病患者的中足见等信号及骨碎片（箭号）。**B**，足矢状位 STIR 图像。骨异常均呈高信号。骨髓炎具有相同的 MR 表现，但本例更倾向为神经源性病变，因为无表面溃疡、病灶也不在压力点处。此外，中足多个关节受累的位置是典型神经病变的部位

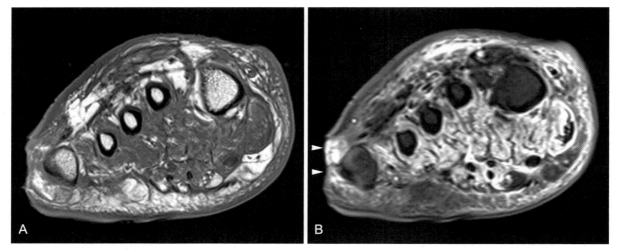

• **图 16.68　糖尿病肌肉病变。A**，足短轴位 T1W 图像。肌肉因去神经支配或缺血而发生弥漫性脂肪浸润。**B**，短轴位 STIR 图像。去神经支配的肌肉在该序列图像上呈高信号，勿与感染混淆。足背蜂窝织炎弥漫性高信号及侧面皮肤溃疡亦可见（箭头）

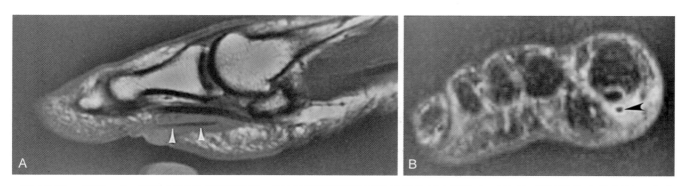

• **图 16.69　异物。A**，踇趾矢状位 T1W 图像。踇长屈肌腱深部见线状低信号（箭头），周围包绕脓液及肉芽组织，术中证实为木质。**B**，前足短轴位 STIR 图像。木质异物（箭头）仍呈低信号，周围包绕高信号炎性组织

推荐阅读

Albano D, Martinelli N, Bianchi A, Romeo G, Bulfamante G, Galia M, Sconfienza LM. Posterior tibial tendon dysfunction: Clinical and magnetic resonance imaging findings having histology as reference standard. *Eur J Radiol.* 2018;99:55–61.

Anderson MW, Kaplan PA, Dussault RG, Hurwitz S. Association of posterior tibial tendon abnormalities with abnormal signal intensity in the sinus tarsi on MR imaging. *Skeletal Radiol.* 2000;29(9):514–519.

Dussault RG, Kaplan PA, Roederer G. MR imaging of Achilles tendon in patients with familial hyperlipidemia: comparison with plain films, physical examination and patients with traumatic tendon lesions. *AJR Am J Roentgenol.* 1995;164:403–407.

Freccero DM, Berkowitz MJ. The relationship between tears of the peroneus brevis tendon and the distal extent of its muscle belly: an MRI study. *Foot Ankle Int.* 2006;27(4):236–239.

Galli MM, Protzman NM, Mandelker EM, Malhotra AD, Schwartz E, Brigido SA. An examination of anatomic variants and incidental peroneal tendon pathologic features: a comprehensive MRI review of asymptomatic lateral ankles. *J Foot Ankle Surg.* 2015;54(2):164–172.

Jegal H, Park YU, Kim JS, Choo HS, Seo YU, Lee KT. Accessory Navicular Syndrome in Athlete vs General Population. *Foot Ankle Int.* 2016;37(8):862–867.

Lee MH, Chung CB, Cho JH, Mohana-Borges AV, Pretterklieber ML, Trudell DJ, Resnick D. Tibialis anterior tendon and extensor retinaculum: imaging in cadavers and patients with tendon tear. *AJR Am J Roentgenol.* 2006;187(2):W161–W168.

Lim PS, Schweitzer ME, Deely DM, Wapner KL, Hecht PJ, Treadwell JR, Ross MS, Kahn MD. Posterior tibial tendon dysfunction: secondary MR signs. *Foot Ankle Int.* 1997;18(10):658–663. Erratum in: *Foot Ankle Int.* 1998;19(2):117.

Major NM, Helms CA, Fritz RC, Speer KP. The MR imaging appearance of longitudinal split tears of the peroneus brevis tendon. *Foot Ankle Int.* 2000;21(6):514–519.

Mengiardi B, Pfirrmann CW, Schöttle PB, et al. Magic angle effect in MR imaging of ankle tendons: influence of foot positioning on prevalence and site in asymptomatic subjects and cadaveric tendons. *Eur Radiol.* 2006;16:2197–2206.

Mengiardi B, Pfirrmann CW, Vienne P, Kundert HP, Rippstein PF, Zollinger H, Hodler J, Zanetti M. Anterior tibial tendon abnormalities: MR imaging findings. *Radiology.* 2005;235(3):977–984.

O'Neil JT, Pedowitz DI, Kerbel YE, Codding JL, Zoga AC, Raikin SM. Peroneal Tendon Abnormalities on Routine Magnetic Resonance Imaging of the Foot and Ankle. *Foot Ankle Int.* 2016;37(7):743–747.

Perdikakis E, Grigoraki E, Karantanas A. Os naviculare: the multi-ossicle configuration of a normal variant. *Skeletal Radiol.* 2011;40(1):85–88.

Roster B, Michelier P, Giza E. Peroneal Tendon Disorders. *Clin Sports Med.* 2015;34(4):625–641.

韧带

Crim J. Medial-sided Ankle Pain: Deltoid Ligament and Beyond. *Magn Reson Imaging Clin N Am.* 2017;25(1):63–77.

Kim YS, Kim YB, Kim TG, Lee SW, Park SH, Lee HJ, Choi YJ, Koh YG. Reliability and Validity of Magnetic Resonance Imaging for the Evaluation of the Anterior Talofibular Ligament in Patients Undergoing Ankle Arthroscopy. *Arthroscopy* 2015;31:1540–1547.

Meehan TM, Martinez-Salazar EL, Torriani M. Aftermath of Ankle Inversion Injuries: Spectrum of MR Imaging Findings. *Magn Reson Imaging Clin N Am.* 2017;25(1):45–61.

Mengiardi B, Pinto C, Zanetti M. Medial Collateral Ligament Complex of the Ankle: MR Imaging Anatomy and Findings in Medial Instability. *Semin Musculoskelet Radiol.* 2016;20(1):91–103.

Mengiardi B, Pinto C, Zanetti M. Spring Ligament Complex and Posterior Tibial Tendon: MR Anatomy and Findings in Acquired Adult Flatfoot Deformity. *Semin Musculoskelet Radiol.* 2016;20(1):104–115.

Ormsby N, Jackson G, Evans P, Platt S. Imaging of the Tibionavicular Ligament, and Its Potential Role in Adult Acquired Flatfoot Deformity. *Foot Ankle Int.* 2018;1. 1071100718764680.

Orr JD, Nunley JA 2nd. Isolated spring ligament failure as a cause of adult-acquired flatfoot deformity. Foot Ankle Int. 2013;34(6):818–823.

Roemer FW, Jomaah N, Niu J, Almusa E, Roger B, D'Hooghe P, Geertsema C, Tol JL, Khan K, Guermazi A. Ligamentous Injuries and the Risk of Associated Tissue Damage in Acute Ankle Sprains in Athletes: A Cross-sectional MRI Study. *Am J Sports Med.* 2014;42(7):1549–1557.

Toye LR, Helms CA, Hoffman BD, et al. MRI of spring ligament tears. *AJR Am J Roentgenol.* 2005;184:1475–1480.

各类炎性病变

Balen PF, Helms CA. Association of posterior tibial tendon injury with spring ligament injury, sinus tarsi abnormality, and plantar fasciitis on MR imaging. *AJR Am J Roentgenol.* 2001;176:1137–1143.

Chang CD, Wu JS. MR Imaging Findings in Heel Pain. *Magn Reson Imaging Clin N Am.* 2017;25(1):79–93.

Chundru U, Liebeskind A, Seidelmann F, Fogel J, Franklin P, Beltran J. Plantar fasciitis and calcaneal spur formation are associated with abductor digiti minimi atrophy on MRI of the foot. *Skeletal Radiol.* 2008;37(6):505–510.

Donovan A, Rosenberg ZS. MRI of ankle and lateral hindfoot impingement syndromes. *AJR Am J Roentgenol.* 2010;195(3):595–604.

Ehrmann C, Maier M, Mengiardi B, Pfirrmann CW, Sutter R. Calcaneal attachment of the plantar fascia: MR findings in asymptomatic volunteers. *Radiology.* 2014;272(3):807–814.

Ferkel RD, Tyorkin M, Applegate GR, Heinen GT. MRI evaluation of anterolateral soft tissue impingement of the ankle. *Foot Ankle Int.* 2010;31(8):655–661.

Jordan LK, Helms CA, Cooperman AE, Speer KP. Magnetic resonance imaging findings in anterolateral impingement of the ankle. *Skeletal Radiol.* 2000;29:34–39.

Klein M, Spreitzer A. MR imaging of the tarsal sinus and canal: normal anatomy, pathologic findings, and features of the sinus tarsi syndrome. *Radiology.* 1993;186:233–240.

Lawrence DA, Rolen MF, Morshed KA, Moukaddam H. MRI of heel pain. *AJR Am J Roentgenol.* 2013;200(4):845–855. https://doi.org/10.2214/AJR.12.8824. Review. Erratum in: *AJR Am J Roentgenol.* 2013;201(2):462.

Lee KB, Bai LB, Park JG, Song EK, Lee JJ. Efficacy of MRI versus arthroscopy for evaluation of sinus tarsi syndrome. *Foot Ankle Int.* 2008;29(11):1111–1116.

Lektrakul N, Chung CB, Ym Lai, Theodorou DJ, Yu J, Haghighi P, Trudell D, Resnick D. Tarsal sinus: arthrographic, MR imaging, MR arthrographic, and pathologic findings in cadavers and retrospective study data in patients with sinus tarsi syndrome. *Radiology.* 2001;219(3):802–810.

神经异常

Alaia EF, Rosenberg ZS, Bencardino JT, Ciavarra GA, Rossi I, Petchprapa CN. Tarsal tunnel disease and talocalcaneal coalition: MRI features. *Skeletal Radiol.* 2016;45(11):1507–1514.

Carrington SC, Stone P, Kruse D. Accessory Soleus: A Case Report of Exertional Compartment and Tarsal Tunnel Syndrome Associated With an Accessory Soleus Muscle. *J Foot Ankle Surg.* 2016;55(5):

1076–1078.

Espinosa N, Schmitt JW, Saupe N, Maquieira GJ, Bode B, Vienne P, Zanetti M. Morton neuroma: MR imaging after resection-postoperative MR and histologic findings in asymptomatic and symptomatic intermetatarsal spaces. *Radiology.* 2010;255 (3):850–856.

Ganguly A, Warner J, Aniq H. Central Metatarsalgia and Walking on Pebbles: Beyond Morton Neuroma. *AJR Am J Roentgenol.* 2018; 210(4):821–833.

Hallahan K, Vinokur J, Demski S, Faulkner-Jones B, Giurini J. Tarsal tunnel syndrome secondary to schwannoma of the posterior tibial nerve. *J Foot Ankle Surg.* 2014;53(1):79–82.

Linklater JM. Imaging of sports injuries in the foot. *AJR Am J Roentgenol.* 2012;199(3):500–508.

Zanetti M, StrehleJ K, Zollinger H, Hodler J. Morton neuroma and fluid in the intermetatarsal bursae on MR images of 70 asymptomatic volunteers. *Radiology.* 1997;203:516–520.

骨异常

Blanke F, Loew S, Ferrat P, Valderrabano V, Ochsner PE, Majewski M. Osteonecrosis of distal tibia in open dislocation fractures of the ankle. *Injury.* 2014;45(10):1659–1663.

Buchan CA, Pearce DH, Lau J, White LM. Imaging of postoperative avascular necrosis of the ankle and foot. *Semin Musculoskelet Radiol.* 2012;16(3):192–204.

Cass AD, Camasta CA. A review of tarsal coalition and pes planovalgus: clinical examination, diagnostic imaging, and surgical planning. *J Foot Ankle Surg.* 2010;49(3):274–293.

Chen H, Liu W, Deng L, Song W. The prognostic value of the Hawkins sign and diagnostic value of MRI after talar neck fractures. *Foot Ankle Int.* 2014;35(12):1255–1261.

Crim J. Imaging of tarsal coalition. *Radiol Clin North Am.* 2008; 46(6):1017–1026.

Coughlin MJ, Kemp TJ, Hirose CB. Turf toe: soft tissue and osteocartilaginous injury to the first metatarsophalangeal joint. *Phys Sportsmed.* 2010;38(1):91–100.

Crain JM, Phancao JP. Imaging of Turf Toe. *Radiol Clin North Am.* 2016;54(5):969–978.

Flynn JF, Wukich DK, Conti SF, Hasselman CT, Hogan MV, Kline AJ. Subtalar coalitions in the adult. *Foot Ankle Clin.* 2015; 20(2):283–291.

Gorbachova T, Wang PS, Hu B, Horrow JC. Plantar talar head contusions and osteochondral fractures: associated findings on ankle MRI and proposed mechanism of injury. *Skeletal Radiol.* 2016; 45(6):795–803.

Hayashi D, Roemer FW, D'Hooghe P, Guermazi A. Posterior ankle impingement in athletes: Pathogenesis, imaging features and differential diagnoses. *Eur J Radiol.* 2015;84(11):2231–2241.

Iyer RS, Thapa MM. MR imaging of the paediatric foot and ankle. *Pediatr Radiol.* 2013;43(suppl 1):S107–S119.

Kauffmann G, Stacy GS. Os cuboideum secundarium: a rare accessory ossicle with the potential to mimic a mass on magnetic resonance imaging. *Skeletal Radiol.* 2014;43(1):95–98.

Kulemann V, Mayerhoefer M, Trnka HJ, Kristen KH, Steiner E. Abnormal findings in hallucal sesamoids on MR imaging-Associated with different pathologies of the forefoot? An observational study. *Eur J Radiol.* 2010;74(1):226–230.

Malghem J, Lecouvet F, Vande Berg B. Calcaneal cysts and lipomas: a common pathogenesis? *Skeletal Radiol.* 2017;46(12):1635–1642.

Nault ML, Kocher MS, Micheli LJ. Os trigonum syndrome. *J Am Acad Orthop Surg.* 2014;22(9):545–553.

Nery C, Baumfeld D, Umans H, Yamada AF. MR Imaging of the Plantar Plate: Normal Anatomy, Turf Toe, and Other Injuries. *Magn Reson Imaging Clin N Am.* 2017;25(1):127–144.

Ouellette H, Salamipour H, Thomas BJ, Kassarjian A, Torriani M. Incidence and MR imaging features of fractures of the anterior process of calcaneus in a consecutive patient population with ankle and

foot symptoms. *Skeletal Radiol.* 2006;35(11):833–837.

Skaf AY, Olivotti B, Pecci-Neto L, Yamada AF, Crema MD. Symptomatic Osseous Abnormalities at the Posteromedial Tubercle of the Talus: Magnetic Resonance Imaging Features. *J Foot Ankle Surg.* 2015;54(5):978–984.

Shortt CP. Magnetic resonance imaging of the midfoot and forefoot: normal variants and pitfalls. *Magn Reson Imaging Clin N Am.* 2010;18(4):707–715.

Umans RL, Umans BD, Umans H, Elsinger E. Predictive MRI correlates of lesser metatarsophalangeal joint plantar plate tear. *Skeletal Radiol.* 2016;45(7):969–975.

Yu SM, Dardani M, Yu JS. MRI of isolated cuboid stress fractures in adults. *AJR Am J Roentgenol.* 2013;201(6):1325–1330.

骨髓水肿

Mirghasemi SA, Trepman E, Sadeghi MS, Rahimi N, Rashidinia S. Bone Marrow Edema Syndrome in the Foot and Ankle. *Foot Ankle Int.* 2016;37(12):1364–1373.

Orr JD, Sabesan V, Major N, Nunley J. Painful bone marrow edema syndrome of the foot and ankle. *Foot Ankle Int.* 2010;31(11): 949–953.

Weishaupt D, Schweitzer ME. MR imaging of the foot and ankle: patterns of bone marrow signal abnormalities. *Eur Radiol.* 2002;12(2): 416–426.

软组织肿瘤

Bancroft LW, Peterson JJ, Kransdorf MJ. Imaging of soft tissue lesions of the foot and ankle. *Radiol Clin North Am.* 2008;46(6): 1093–1103.

Duran-Stanton AM, Bui-Mansfield LT. Magnetic resonance diagnosis of tarsal tunnel syndrome due to flexor digitorum accessorius longus and peroneocalcaneus internus muscles. *J Comput Assist Tomogr.* 2010;34:270–272.

Lintingre PF, Pelé E, Poussange N, Pesquer L, Dallaudière B. Isolated rupture of the accessory soleus tendon: an original and confusing picture. *Skeletal Radiol.* 2018;30.

Murphey MD, Ruble CM, Tyszko SM, Zbojniewicz AM, Potter BK, Miettinen M. From the archives of the AFIP: musculoskeletal fibromatoses: radiologic-pathologic correlation. *Radiographics.* 2009;29(7):2143–2173.

糖尿病足

Leone A, Cassar-Pullicino VN, Semprini A, Tonetti L, Magarelli N, Colosimo C. Neuropathic osteoarthropathy with and without superimposed osteomyelitis in patients with a diabetic foot. *Skeletal Radiol.* 2016;45(6):735–754.

Martín Noguerol T, Luna Alcalá A, Beltrán LS, Gómez Cabrera M, Broncano Cabrero J, Vilanova JC. Advanced MR Imaging Techniques for Differentiation of Neuropathic Arthropathy and Osteomyelitis in the Diabetic Foot. *Radiographics.* 2017;37(4):1161–1180.

McCarthy E, Morrison WB, Zoga AC. MR Imaging of the Diabetic Foot. *Magn Reson Imaging Clin N Am.* 2017;25(1): 183–194.

Roug IK, Pierre-Jerome C. MRI spectrum of bone changes in the diabetic foot. *Eur J Radiol.* 2012;81(7):1625–1629.

Toledano TR, Fatone EA, Weis A, Cotten A, Beltran J. MRI evaluation of bone marrow changes in the diabetic foot: a practical approach. *Semin Musculoskelet Radiol.* 2011;15(3):257–268.

Zampa V, Bargellini I, Rizzo L, Turini F, Ortori S, Piaggesi A, Bartolozzi C. Role of dynamic MRI in the follow-up of acute Charcot foot in patients with diabetes mellitus. *Skeletal Radiol.* 2011;40(8): 991–999.

异物

Peterson JJ, Bancroft LW, Kransdorf MJ. Wooden foreign bodies: imaging appearance. *AJR Am J Roentgenol.* 2002;178:557–562.

足 / 踝扫描策略

以下为一系列扫描策略建议，许多不同参数同样能得到良好的图像。

踝关节 / 后足 / 中足：常规（疼痛）

序列编号	1	2	3	4	5	6
序列类型	T1W	STIR	T1W	T2*	T1W	T2*
成像方向	矢状位	矢状位	长轴轴位	长轴轴位	短轴轴位	短轴轴位
视野（cm）	14	14	14	14	14	14
层厚（mm）	4	4	4	4	4	4
增强	否	否	否	否	否	否

踝关节 / 后足 / 中足：感染 / 占位

序列编号	1	2	3	4	5	6
序列类型	T1W	STIR	T1W	STIR	脂肪饱和 T1W	脂肪饱和 T1W
成像方向	矢状位	矢状位	长轴轴位	短轴轴位	长轴轴位	矢状位
视野（cm）	14	14	14	14	14	14
层厚（mm）	4	4	4	4	4	4
增强	否	否	否	否	是	是

全足：感染 / 占位

序列编号	1	2	3	4	5	6
序列类型	T1W	T1W	STIR	STIR	脂肪饱和 T1W	脂肪饱和 T1W
成像方向	长轴轴位	矢状位	矢状位	短轴轴位	矢状位	长轴轴位
视野（cm）	14	14	14	14	14	14
层厚（mm）	4	4	4	4	4	4
增强	否	否	否	否	是	是

前足 / 足趾：常规（疼痛）

序列编号	1	2	3	4	5	6
序列类型	T1W	STIR	T1W	STIR	T1W	T2*
成像方向	矢状位	矢状位	长轴轴位	短轴轴位	短轴轴位	短轴轴位
视野（cm）	12	12	12	12	12	12
层厚（mm）	4	4	4	4	4	4
增强	否	否	否	否	否	否

前足 / 足趾：感染 / 占位

序列编号	1	2	3	4	5	6
序列类型	T1W	T1W	STIR	脂肪饱和 T1W	脂肪饱和 T1W	
成像方向	矢状位	长轴轴位	短轴轴位	矢状位	长轴轴位	
视野（cm）	12	12	12	12	12	
层厚（mm）	4	4	4	4	4	
增强	否	否	否	是	是	

前足 / 足趾：莫顿神经瘤

序列编号	1	2	3	4	5	6
序列类型	T1W	快速 T2W	STIR	脂肪饱和 T1W		
成像方向	短轴轴位	短轴轴位	长轴轴位	短轴轴位		
视野（cm）	12	12	12	12		
层厚（mm）	4	4	4	4		
增强				否		

标准报告范例

踝关节 MR

临床适应证

策略

采用多序列、多平面成像的常规方案

讨论

1. 关节积液，滑囊炎：无

2. 骨结构：正常；无骨折或骨软骨炎征象；无关节炎

3. 肌腱：踝关节的屈肌腱及伸肌腱的位置、大小及信号正常

4. 韧带：内侧副韧带（三角韧带）和弹簧韧带（跟距舟韧带）完整；胫腓前、后韧带，距腓前、后韧带，外踝跟腓韧带完整

5. 足底筋膜：形态及信号正常

6. 跗管及跗骨窦：正常

7. 其他异常：无

诊断意见

（右 / 左）踝关节 MR 正常。

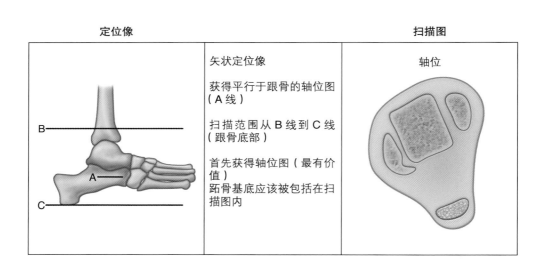

定位像		扫描图
	矢状定位像	轴位
	获得平行于跟骨的轴位图（A 线）	
	扫描范围从 B 线到 C 线（跟骨底部）	
	首先获得轴位图（最有价值）距骨基底应该被包括在扫描图内	

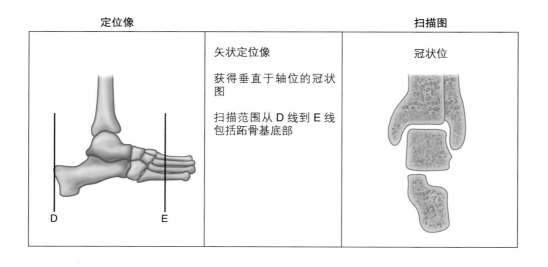

定位像		扫描图
	矢状定位像	冠状位
	获得垂直于轴位的冠状图	
	扫描范围从 D 线到 E 线包括距骨基底部	

定位像		扫描图
距骨轴 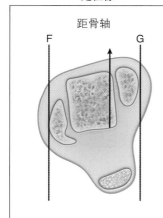	轴位定位像 获得平行于距骨轴的矢位图 扫描范围从 F 线到 G 线 包括最后获得矢位图（价值最小）	矢状位 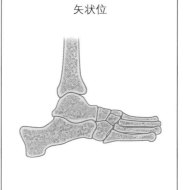

定位像		扫描图
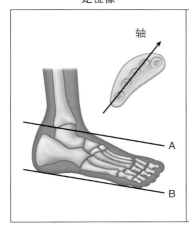	短轴轴位定位像 获得平行于足长轴的长轴冠位像 扫描范围从矢位定位像的距骨上缘（A 线）到足底（B 线）	长轴轴位（冠位） 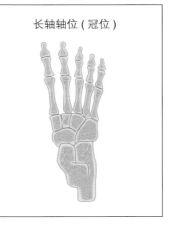

定位像		扫描图
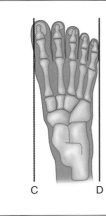	长轴冠位定位像 获取平行于足长轴的矢位图像 扫描范围从 C 线到 D 线	矢状位 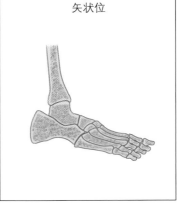

定位像		扫描图
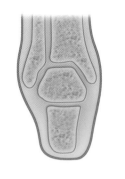	矢位定位像 获取垂直于跖骨轴的短轴轴位图 扫描范围包括整个足（从E线到F线）	短轴轴位图

定位像		扫描图
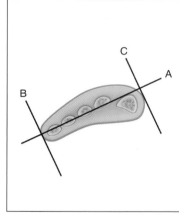	跖骨的短轴轴位定位像 获取大致垂直于第2跖骨到第5跖骨连线（A线）的矢位图 扫描范围包括这个足宽（从B线到C线）*	矢状位 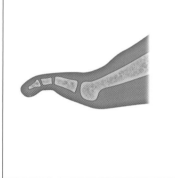

* 最后矢状位和长轴冠位图包括足趾和近端跖骨。

定位像		扫描图
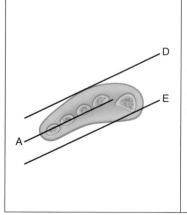	短轴轴位定位像 获得大致平行于跖骨2到跖骨5连线（A线）的长轴冠位图 扫描范围包括整个足从D线到E线*	长轴冠状位 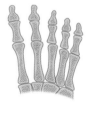

* 最后矢状位和长轴冠位图包括足趾和近端跖骨。

定位像

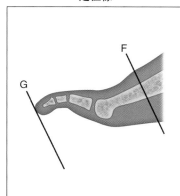

矢位定位像

获取垂直于第2或第3跖骨轴的短轴轴位图

扫描范围从跖骨近端F线到足趾（G线）

扫描图大小适中

扫描图

短轴轴位

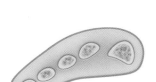